U0392989

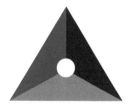

原著第三版　THIRD EDITION

药学监护实践方法

以患者为中心的药物治疗管理服务

Pharmaceutical Care Practice：
The Patient-centered Approach to Medication
Management Services

罗伯特 J. 奇波利（Robert J. Cipolle）

［美］ 琳达 M. 斯特兰德（Linda M. Strand）　著

彼得 C. 莫利（Peter C. Morley）

康　震　金有豫　朱　珠　等译

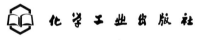

·北 京·

图书在版编目（CIP）数据

药学监护实践方法：以患者为中心的药物治疗管理服务／〔美〕罗伯特 J. 奇波利（Robert J. Cipolle），〔美〕琳达 M. 斯特兰德（Linda M. Strand），〔美〕彼得 C. 莫利（Peter C. Morley）著；康震等译. —北京：化学工业出版社，2016.8（2021.9重印）

书名原文：Pharmaceutical Care Practice：The Patient-centered Approach to Medication Management Services
ISBN 978-7-122-27339-0

Ⅰ. ①药… Ⅱ. ①罗…②琳…③彼…④康… Ⅲ. ①临床药学 Ⅳ. ①R97

中国版本图书馆CIP数据核字（2016）第131974号

Robert J. Cipolle, Linda M. Strand, Peter C. Morley
Pharmaceutical Care Practice：The Patient-centered Approach to Medication Management Services
ISBN：978-0-07-175638-9
Copyright © 2012 by McGraw-Hill Education.
All rights reserved. No part of this publication may be reproduced or transmitted in any form or by any means, electronic or mechanical, including without limitation photocopying, recording, taping, or any database, information or retrieval system, without the prior written permission of the publisher.
This authorized Chinese translation edition is jointly published by McGraw-Hill Education and Chemical Industry Press.This edition is authorized for sale in the People's Republic of China only, excluding Hong Kong, Macao SAR and Taiwan.
Copyright © 2016 by McGraw-Hill Education and Chemical Industry Press.
版权所有。未经出版人事先书面许可，对本出版物的任何部分不得以任何方式或途径复制或传播，包括但不限于复印、录制、录音，或通过任何数据库、信息或可检索的系统。
本授权中文简体字翻译版由麦格劳－希尔（亚洲）教育出版公司和化学工业出版社合作出版。此版本经授权仅限在中华人民共和国境内（不包括香港特别行政区、澳门特别行政区和台湾）销售。
版权©2016由麦格劳－希尔（亚洲）教育出版公司与化学工业出版社所有。
本书封面贴有McGraw-Hill Education公司防伪标签，无标签者不得销售。
北京市版权局著作权合同登记号：01-2014-4044

责任编辑：邱飞婵　张　赛　杨燕玲　王金生　　　装帧设计：史利平
责任校对：边　涛

出版发行：化学工业出版社（北京市东城区青年湖南街13号　邮政编码100011）
印　　装：中煤（北京）印务有限公司
710mm×1000mm　1/16　印张34　字数673千字　　2021年9月北京第1版第6次印刷

购书咨询：010-64518888　　　　　　　　　　售后服务：010-64518899
网　　址：http://www.cip.com.cn
凡购买本书，如有缺损质量问题，本社销售中心负责调换。

定　　价：98.00元　　　　　　　　　　　　　　版权所有　违者必究

翻译人员名单

翻译人员	康　震	金有豫	朱　珠			
	陆　浩	牛思佳	陶　骅	刘　宁	牟金金	李　頔
	胡　欣	张亚同	梁　良	朱愿超	赵　明	李　艺
	刘　建	赵志刚	朱　斌	田　月	李新辰	赵　亮
	史录文	王天晟	熊　亮	张　叶		

20世纪以来，随着科学技术、制药与研发的不断发展，新药品种和用药方法日益复杂。医师更多地专注于疾病诊断和治疗，较难全面掌握日益剧增的药物知识，使得医疗中不合理用药等情况不断发生，药品不良反应及不合理用药导致的患者住院率和死亡人数也呈不断上升趋势。20世纪80年代，Hepler和Strand两位教授在从事药物经济学等方面的研究时发现，美国医疗费用上涨的原因来自患者发病率、住院率的升高，而发病率和住院率持续升高在一定程度上正是不合理用药导致的。事实上，让具备相关知识的药师参与临床实践就可以避免大多数不合理用药问题。从那时起，Hepler和Strand教授更加认同"药物本身没有剂量，只有患者用药时，才有了剂量"。为了满足临床和患者的安全用药需求，药师的工作重心必须从药品供应和调剂转向临床，为患者提供用药指导和监护。这种想法和举措，就是药学监护（Pharmaceutical Care）理念的雏形。

1990年，Hepler和Strand教授在《美国医院药学杂志》上发表了里程碑式的文章——《药学监护中的机会和责任》，他们定义了药学监护的概念，明确提出了21世纪药师的使命是药学监护，呼吁广大药师尽快从以药品调剂为重心的传统角色转型到以患者为中心的监护角色上来，承担起患者疾病治疗结果的责任，最终帮助患者提升生活质量。这一理念得到了全世界药师的一致认可。1997年，这两位教授获得了美国药学界最高荣誉——雷明顿奖章，以表彰他们对药学事业所作出的巨大贡献。

为了推进药学监护理念和实践，1992年，Cipolle、Strand和Morley三位教授在明尼苏达州启动了著名的"药学监护实践示范研究项目"。该项目历时五年，用大量数据和丰硕成果证明"药学监护理念"可以在社区药房实施，同时撰写发行了本书原著的第一版，为广大药师参与实施药学监护实践、解决患者药物相关问题，提供了一套全面而系统的药物治疗评估方法。此后，他们在明尼苏达大学药学监护彼得斯研究所以及美国各药学院校陆续开设了《药学监护实践方法》或《药学监护实践原理》等相关课程。如今，《药学监护实践方法》已经成了美国药学博士（Pharm D）学生的必修课程。这门课程用于教授学生临床实践中药物治疗的评估方法，从而帮助患者找到疾病治疗过程中存在的药物相关问题以减少可预防的药物不良事件，实现药物治疗的最佳效果。该书的第二版升级为临床医务人员的实践指南。

本书是这部权威著作的第三版，突出了以患者为中心的药物治疗管理服务这一理念。第1章为药物治疗管理服务概述。第2章到第4章论述了药学监护的概念、执业理念及其内涵等内容。第5章到第9章是本书的核心内容，即药学监护实践的实际操作内容。第10章介绍了开展药学监护所必须掌握的相应药物治疗知识和技能。第11章介绍了建立药物治疗管理服务体系的必要条件和准备工作。第12章展现了全球十几个国家与地区开展药物治疗管理服务的情况以及这些国家与地区中从事这项工作的学者们存在的困惑、获得的成果和对未来的展望。作者把药学监护实践的执业规范作为附录，提供了术语表和概念，还提供了一些药物治疗评估的表格和临床参数指标，以便对照使用。

当前，我国的医药卫生体制改革正在逐步深化，借鉴美国等发达国家先进的医药教育和管理经验，系统引进药学监护的理念和实践方法，对提高我国的药学服务水平，实现患者的最佳治疗结果，降低整体医疗费用，提升药师在医疗实践活动中的作用等都具有重大的现实意义。

本书原著的英语表达用词讲究，复合长句较多，有很多哲学、社会、人文、管理的概念，对于多数译者来说是初次遇到。为了准确传达"Pharmaceutical Care"的概念、理论和实践，保证译文质量，译者团队反复研读、推敲和交流，以便于读者理解。

"Pharmaceutical Care"的中文翻译很多，如"药学服务"、"药学监护"，还有"药学保健"，在台湾地区则翻译为"药事照护"。1994年中国药学会周海钧理事长在《中国药学杂志》上发表题为《药师在医疗事业中的作用》的文章，文中他首次将"Pharmaceutical Care"翻译为"药学监护"，并介绍了有关"Pharmaceutical Care"是药师职业的准则及其主要精神。在翻译过程中我们也逐渐体会到作者提出的"Pharmaceutical Care"并非是简单的服务，而是包含有关注、关怀、关爱、关切、护理和监护等医疗行为的系统内涵。我们认为，"药学监护"的译法符合专业术语特点，经讨论后，确定"Pharmaceutical Care"译为"药学监护"。

另外，原著中"Medication Management Services"我们翻译成"药物治疗管理服务"，而非"药物管理服务"或"用药管理服务"，是因为"Pharmaceutical Care Practice"是为了解决患者药物治疗中存在的问题，是围绕药物治疗管理展开的一系列专业实践，原作者在该术语前还增加了"以患者为中心的模式"以示差异。我们理解到原作者是为了避免与MTM（美国医疗保险法案提出的药物治疗管理）概念的冲突而改变了词汇的表述。"药物管理服务"或"用药管理服务"的含义与关注药物的传统药学专业概念非常相似，容易让人误解这项工作与临床或疾病治疗无关，进而误解药师的职能角色仍然是关注药品，而非关注患者。因此，最终确定把"Medication Management Services"翻译为"药物治疗管理服务"。

对我们来说，整个翻译过程是一次转变传统药学执业观念的学习过程，我们受益匪浅！即使翻译本书的工作极其艰巨，我们仍然乐此不疲！但受水平所限，本书的译文可能存在许多不足之处，期望读者们提出宝贵的意见和建议。

本书的翻译出版过程中，得到麦格劳－希尔公司和化学工业出版社的大力支持；杨赴云药师给予了译前指导；王政、王芳等人参与译文的校正工作，在此我们一并表示衷心的感谢！

康 震 金有豫 朱 珠
2016.10于北京

原著前言

药物治疗管理服务是为了解决药物治疗问题而采取的一项应对措施。虽然药物治疗管理服务是相对较新的概念，但药物治疗问题并不陌生。只要使用药物治疗疾病，药物治疗引发的发病率和死亡率问题就一直困扰着我们。然而，这个问题现在已经非常严峻，必须加强管理。

请考虑下列情景：

假设你正在驾车，一辆急救车拉着警笛、闪着警灯从旁边驶过。你停下来想想，你本可以使车里的受害者免于这趟医院之旅。扪心自问：是不是你本可解决他的药物治疗问题，而避免让他坐上这趟急救车呢？很有可能！很有可能！！

实际上，车上的患者极有可能是因为药物使用不当而出现危象，并正在赶往医院急救治疗的路上。1/4住院治疗的患者是由于药物治疗问题导致的。值得反思的是，我们发现这些因药物治疗问题导致的住院治疗，绝大多数是可以预防或避免的[1～4]。据统计，每6人次住院就有一次是因为可以预防或避免的药物治疗问题导致的。因药物治疗问题导致住院治疗的最常见药物类别是：心血管类药物、抗凝血药、降糖药物以及抗炎药。

在门诊中，这类故事都很相似[5]。老年患者出现药物不良事件有超过27%是可以预防或避免的。2006年，最常见的问题用药包括：心血管类药物、利尿药、镇痛药、降糖药以及抗凝血药。同年，一份报告叙述了超过70万患者因为药物治疗问题而去急诊治疗[6]，所涉及的最常见药物清单听起来十分熟悉：华法林、胰岛素、非甾体抗炎药和地高辛[7～8]。这些药物都是老药，每种药物的药理学对我们而言都非常熟悉。实际上，我们在急诊治疗时可以对最常见的三种药物测量出血药浓度并计算出个体化给药剂量。华法林、胰岛素和地高辛三种药物的治疗指数非常窄，也是大家非常熟悉的。可在美国有1/3的药物不良事件急诊都与这三种药物有关。药物不良事件带来的大部分公共医疗负担都是因为"老药滥用"导致的。我们难道还要继续滥用这些非常有效的药物吗？

在超过65岁的患者中，每年因为药物不良事件导致的费用超过了2010亿美元，而这些药物不良事件有一半属于可以预防而免于发生的[9]。这些患者中，一年内有超过40%的人再次住院治疗[10,11]。这是药物治疗管理执业者的一个重要机会，他们的技能和知识可以帮助规范用药和合理用药，并贯穿于整个医疗系统。这对我们的患者、我们的朋友，甚至我们的家人带来的影响是巨大的。

但是用药问题、产生原因和解决办法是多维度的，所以很难找到一种可以对患者或医疗系统具有显著意义的解决办法。实际上，在过去30多年这种情况基本没有得到多少改善。1991年来自犹他州的一个研究小组发表了52位患者因为药物不良事件住院治疗的结果[12]。这些药物不良事件导致患者住院时间延长一倍还多。类似的情况，多数老人因为不良反应事件而急诊住院治疗都是由于使用一些最为普通的药物引起的（华法林、胰岛素、口服抗血小板药物和口服降糖药）[13]。我们的年龄足以让我们记得在过去的35年波士顿合作药物监护计划得到的第一批结果[14]。其涉及不良反应结局的最常见药物依然和今天报告的那些药物一样。

我们很清楚需要一种新型的执业者，按照新的执业实践标准，更有意义地为全体患者的药物治疗，尽力做到合理、安全、有效和方便。从研究到实践，药学监护实践规范为患者带来了持续的优质用药监护，因为这些实践规范为管理药物使用的利益和风险提供了合理的解决方案[15]。

我们依然坚信药物治疗管理服务提供了一个合理解决问题的方案。因为这些服务是长期的研究、教育和实践的成果，这些成果显示药物治疗管理服务对于解决不合理用药导致的伤害和痛苦是一个有价值的方案。建立以患者为中心的服务模式，评估患者用药的适应证、有效性、安全性和依从性，再创建一个符合逻辑和合理有序的决策流程，对药物治疗的结局具有重要的积极作用。

是到该改变的时候了。事实上，早就应该积极改变了！积极的改变永远不过时！这种改变要求执业者群体不能坐视急救车急速而过，而是要认真领悟药学监护实践的执业理念，承担患者药物治疗结局的责任，不管结果如何，去确认、解决和预防药物治疗问题。只有执业者监护患者用药，才能最终对药物治疗的整个结局产生积极的影响，这也是患者期待和应得的结果。

本书就是为促进这样的改变而编写的。本书既描述了药物治疗管理服务，也解释了药物治疗管理的演变，还描述了执业者提供服务的方法并介绍了这些服务如何满足变革中医疗系统的需求。本书还把药物治疗管理服务和专业实践协调起来，因为专业实践是药学监护实践的基础。本书按如下结构编写。

第1章概述了药物治疗管理服务，描述了药物治疗管理的定义、发展史、患者为何需要药物治疗管理服务、服务的价值以及如何在执业中提供服务。

第2章明确了药学监护的专业实践是药物治疗管理服务的基石。第3章解释了药学监护执业理念需求的原因以及在患者监护实践中发挥重要作用的理由。

第4章揭示了以患者为中心的药物治疗管理服务的核心思想。尽管现在经常提起以患者为中心这个术语，我们在这里特指的是在患者的用药体验和依从性行为这些方面的具体意义。

第5章～第8章则详细描述了如何通过药学监护实践，提供以患者为中心的药物治疗管理服务。药学监护是建立在伦理道德、临床实践和合法的基础上，提供全面的药物治疗管理服务。这部分谈及理解患者的用药体验来认识患者依从性的问题，而优质的服务才能正确理解患者的用药体验。优质的服务包括进行全面的患者评估、拟定个性化的监护计划以及及时的随访评估。第9章解释了如何更好地记录患者监护的流程。

第10章描述了准备提供以患者为中心的药物治疗管理服务时，具备资格的执业者需要掌握的技能和知识。

第11章的重点从谈论个体执业者提供药学监护转到如何建立和管理医疗体系中的药物治疗管理服务。

第12章由来自世界各地的作者编写，各自讨论自己国家或地区药学监护情况和药物治疗管理服务的发展情况，作者解释了当地服务的起源和目前这些服务的实际水平。此外，还讨论到在各地文化、政治和社会结构下，如何在未来大规模地宣传这些服务。

本书是写给医疗服务的执业者和那些涉足医疗体系多个领域的人员。其目的是提供建立、支持和维护药物治疗管理服务所需的基本信息。在药物治疗管理服务背景下，患者按照预期，体验到药物治疗，并达到最佳临床结局的基本治疗目标，最终提高自己的生活质量。这些目标已经是触手可及了，现在我们需要个人和集体都下决心往前走，抓住每一个机会来开展和实施药物治疗管理服务。患者也同样应该得到这些服务！

Robert J. Cipolle，PharmD
Linda M. Strand，PharmD，PhD，DSc
(Hon)
Peter C. Morley，PhD

参考文献

1. Samoy LJ, Zed PJ, Wilbur K, Balen RM, Abu-Laban RB, Roberts M. Drug-related hospitalizations in a tertiary care internal medicine service of a Canadian hospital: a prospective study. Pharmacotherapy，2006，26(11): 1578-1586.

2. Patel KJ, Kedia MS, Bajpai D, Mehta SS, Kshirsagar NA, Gogtay NJ. Evaluation of the prevalence and economic burden of adverse drug reactions presenting to the medical emergency department of a tertiary referral centre: a prospective study. Br J Clin Pharmacol，2007，7: 8.

3. Howard RL, Avery AJ, Slavenburg S, et al. Which drugs cause preventable admissions to hospital? A systematic review. Br J Clin Pharmacol，2007，63(2): 136-147.

4. Leendertse AJ, Egberts AC, Stoker LJ, van den Bemt PM.Frequency of and risk factors for preventable medication-related hospital admissions in the Netherlands. Arch Intern Med，2008，168(17): 1890-1896.

5. Gandhi TK, Weingart SN, Borus J, et al. Adverse drug events in ambulatory care. N Engl J Med，2003，348(16): 1556-1564.

6. Budnitz DS, Shehab N, Kegler SR, Richards CL. Medication use leading to emergency department visits for adverse drug events in older adults. Ann Intern Med，2007，147(11): 755-765.

7. Zhang M, Holman CDJ, Price SD, Sanfilippo FM, Preen DB, Bulsara MK. Comorbidity and repeat admission to hospital for adverse drug reactions in older adults: retrospective cohort study. Br Med J.，2009，338: a2752. doi: 10.1136/bmj.a2752.

8. Zhang M, Holman CDJ, Preen DB, Brameld K. Repeat adverse drug reactions causing hospitalization in older Australians: a population-based longitudinal study 1980-2003. Br J Clin Pharmacol，2006，63(2): 163-170.

9. ClarkTR.Startling Statistics About Seniors and Medication Use. Alexandria: American Society of Consultant Pharmacists，2008.

10. Davies EC, Green CF, Mottram DR, Rowe PH, Pirmohamed M. Emergency readmissions to hospital due to adverse drug reactions within 1 year of the index admission. Br J Clin Pharmacol，2010，70(5): 749-755.

11. Jencks SF, Williams MV, Coleman EA. Rehospitalizations among patients in the Medicare fee-for-service program. N Engl J Med，2009，360(14): 1418-1428.

12. Classen DC, Pestotnik SL, Evans RS, Burke JP. Computerized surveillance of adverse drug events in hospital patients. JAMA，1991，266(20): 2847-2851.

13. Budnitz DS, Lovegrove MC, Shehab N, Richards CL. Emergency hospitalizations for adverse drug events in older Americans. N Engl J Med，2011，365(21): 2002-2012.

14. Miller RR. Hospital admissions due to adverse drug reactions: a report from the Boston Collaborative Drug Surveillance Program. Arch Intern Med，1974，134(2): 219-223.

15. Cipolle CL, Cipolle RJ, Strand LM. Consistent standards in medication use: the need to care for patients from research to practice. J Am Pharm Assoc，2006，46(2): 205-212.

就像本书所述的那样，药学监护实践自从1978年以来一直在不断发展之中。实在无法向曾经为本书贡献思想的所有人一一致谢。这其中有一直对药学监护实践的发展做出巨大贡献的执业同仁、医师、专业学生、研究生、学校教员以及成千上万的患者，还有那些在财力上支持我们研究的朋友和给予我们建设性意见的朋友，在此，对支持我们的人一并深表谢意。

15年来，要不是Karen E. McCauley的一直支持，我们也不可能准备好本书的三版文稿。我们也想要感谢Victoria Losinski博士和Christina Cipolle博士给予的建设性意见和实用思想。

我们还要感谢Mike Frakes博士对于我们的支持、贡献和友谊。Frakes博士领导团队开发了药学监护的计算机化执业记录系统（即Assurance System），并一直在完善该系统。有赖于Frakes博士和全美执业者们的付出，所有描述药学监护影响的临床证据才得以呈现。这些执业者提供了证明药学监护作为日常执业的价值证据。

我们对明尼苏达大学药学院名誉院长Lawrence C. Weaver 博士深表谢意，他是最伟大的、最有思想的导师。正是受他无私的品德、令人惊叹的远见和持之以恒的热情的感染，才使得我们专注于研究30多年。

我们也要对我们的国际作者所给予的大力支持表示谢意。第12章展示了我们十几位同行所提供的资料，为我们提供了药学监护实践的全球视野。没有这部分内容，本书是不完整的，他们为此付出了大量的时间和巨大努力。非常感谢你们！

最后要说的是，我们职业生涯的大半时间都在致力于发展药学监护实践工作。因为变革从来就不是轻而易举的，因此，这项工作一直充满挑战。然而，对于我们来说，积极提高患者生活质量一直是我们的一种荣耀。我们无法想象还有其他比这更好的职业，为此，我们深感庆幸。

Anna Birna Almarsdóttir, PhD

冰岛，雷克雅未克，冰岛大学，制药科学系，教授

Lynne M.Bye, DipPharm, PG DipHthMngt

新西兰，奥克兰大学健康医学院，药学系资深导师

新西兰奥克兰市，威特马塔地区健康委员会，药学咨询委员会主席

Andreas Niclas Föerster, PharmD

美国明尼苏达职业教育大学药学院，德国费尔贝特阿德勒药店的高级药师，临床副教授

Johan J.de Gier, PharmD, PhD

荷兰，格罗宁根大学数学和自然科学学院，药物治疗和药学监护系，教授

Dr.Paul F.Grassby, BSc, PhD, MRPharmS

英国诺福克郡诺维奇，东安格利亚大学药学院，药学系副主任

Brian J.Isetts, PhD, BCPS

明尼苏达州明尼阿波利斯市，明尼苏达大学药学院，药学监护和医疗系统系，教授

Nadir M.Kheir, PhD, FNZCP, MPS

卡塔尔，多哈，卡塔尔大学药学院，药学职业持续发展协调员，助理教授

Eunyoung Kim, PharmD, BCPS, PhD

韩国大田市，忠南国立大学药学院，助理教授

Manuel J.Machuca, PhD, PharmD

西班牙塞维利亚，药物治疗优化组的临床药师，社区药师

Geoff March, BPharm, PhD

南澳大利亚阿德莱德大学，桑塞姆健康研究所，用药质量与药学研究中心

Barbara Gobis Ogle, BSc(Pharm), ACPR, MScPhm

加拿大不列颠哥伦比亚省北温哥华市，专科药师

Djenane Ramalho de Oliveira, BSc, RPh, MSc, PHD

巴西贝洛奥里藏特，米纳斯联邦大学药学院，社会药学部，教授

明尼苏达州，明尼阿波利斯市，费尔维尤药学服务公司药物治疗管理部，药物治疗管理专科药师，研究员

明尼苏达州，明尼阿波利斯市，明尼苏达州立大学药学院，药学监护与卫生系统部，兼职教授

Jochen Pfeifer, PharmD, MRPharmS

美国明尼苏达职业教育大学药学院，德国费尔贝特阿德勒药店的所有者及首席药师，临床副教授

Geeta Pradeep, MPharm

澳大利亚维多利亚州，皇家墨尔本理工大学科学、工程与健康学院，医学科学学校，研究学者

Siting Zhou, PhD

美国特拉华州威尔明顿市，HealthCore公司，研究分析员

Robert J.Cipolle 罗伯特 J. 奇波利

Dr. Cipolle是一位药师和教育学家。毕业于伊利诺伊大学医学中心药学院，获得药学学士学位（荣誉学位），在明尼苏达大学药学院获得药学博士学位。而后，他在明尼苏达大学担任了教员和行政职务，包括部门领导、学术事务部副主任、药学院院长。Dr. Cipolle在临床药代动力学、综合医疗门诊以及长期护理等领域执业服务过。针对药学学生、住院药师、研究员以及研究生学员的需求，他在治疗药物监测、药物治疗学专科领域和药学监护方面开发了不少教育课程。1978年Dr. Cipolle与Dr. Strand一道开始了这项研究工作，最终开展了药学监护的执业项目并研发了一个支持执业者工作的信息记录系统。

Dr. Cipolle是美国首批临床药师之一，是由美国临床药学学会（1985年）和美国医疗系统药师学会（1991年）认证的研究员。他获得过不少奖项，这是对其为药学实践所做贡献的认可。这些奖项包括明尼苏达医院药师学会授予的哈利布鲁斯奖（Hallie Bruce Award）以及拉里与迪韦弗奖章（Larry and Dee Weaver Medal），以表彰他对明尼苏达大学药学院做出的持续贡献。

Dr. Cipolle曾 于1992年 到2011年 期间在明尼苏达州明尼阿波利斯市的明尼苏达大学药学院药学监护彼得斯研究所担任教授和院长职务。目前担任明尼苏达大学终身教授，是药物治疗管理系统公司的创始人之一和董事会成员。

Linda M. Strand 琳达 M. 斯特兰德

Dr. Strand是一位药师和教育学家。她毕业于明尼苏达大学，获得理学学士学位、药学博士学位以及药事管理博士学位。2001年苏格兰阿伯丁的罗伯特戈登大学授予她理学荣誉博士学位。

Dr. Strand在回到明尼苏达大学之前曾在尤他大学和佛罗里达大学的药学院担任过教师。在她的职业生涯中，她曾执业于社区药房、医院药房以及临床药学机构。Dr. Strand一直在为专业学生和研究生讲授药学监护实践课程。

Dr. Strand带着药学监护理念开始工作，并于1978年后专门从事药学监护实践工作。那时她开始与Dr. Cipolle一起研究，1983年Dr. Morley加入了他们的研究团队。1990年她的研究成果与Dr. Charles Hepler的成果整合成具有标志性的研究论文"药学监护中的机会与责任"（Opportunities and Responsibilities in Pharmaceutical Care）。自从那时起，她一直在研究和发展并教授药学监护实践的课程。1997年Dr. Strand获得了美国药师协会颁发的雷明顿奖章（Remington Medal）。这枚奖章是对从事药学工作个人成就的最高认可。

Dr. Strand的研究工作得到了国际的一致认可。她的演讲足迹遍布世界，至少有12个国家的执业者接受过她的药学监护培训课程训练。

Dr. Strand于2001～2009年在明尼苏达大学药学院担任杰出教授职务。目前她是明尼苏达大学的终身教授，药物治疗管理系统公司专业服务事业部副董事长。Dr. Strand还是这家公司的创始人之一和董事会成员。

Peter C. Morley 彼得 C. 莫利

Dr. Morley是一位医学人类学家和教育学家。他毕业于加拿大不列颠哥伦比亚的西蒙弗雷泽大学，获得政治、社会学和人类学文学学士（荣誉）学位，政治科学文学硕士学位，而后在苏格兰斯特林市的斯特林大学继续他的教育学习，在那里获得了人类学博士学位。

Dr. Morley曾在苏格兰斯特林大学、加拿大纽芬兰纪念大学、尤他大学药学院和护理学院、佛罗里达大学药学院以及明尼苏达大学药学院任教。在尤他大学期间他曾经是跨文化护理专业的主任。他的研究已经让他到许多国家授课，并在世界各地参与了许多不同文化的研究工作。

Dr. Morley已经为来自健康和社会科学里每个学科的100多名研究生提供了指导。他已被选为英国皇家人类学研究院的研究员和美国应用人类研究学会的研究员。

1983年，Dr. Morley加入了Dr. Cipolle和Dr. Strand的研究团队，从那时起一直在深入研究和教授药学监护实践课程。他的主要研究重点是伦理与社会文化对药学监护实践的指导。他在促进以患者为中心的药学监护实践和在理解一种健康职业的变化与发展过程方面起到了重要的作用。

Dr. Morley从1990开始在明尼苏达大学药学院担任教授职务，直到2008年退休。他是药物治疗管理系统公司的创始人之一。

2006年明尼苏达大学业务发展办公室为药物治疗管理系统公司的成立提供了帮助。这家公司是由Dr. Cipolle、Dr. Strand和Dr. Morley共同建立的。他们共同分享公司股份。此外，Dr. Cipolle和Dr. Strand是董事会成员。

这家公司的目标是通过Dr. Cipolle、Dr. Strand和Dr. Morley共同开发出可供全世界执业者使用的具有知识产权的产品（如全面的药物治疗管理服务的执业软件、实践指导说明、管理以及营销支持）。

药物治疗管理系统公司许可的软件系统（即Assurance System）生成了本书报告的数据。数据来自美国各类诊所执业环境提供的药学监护工作的成果。

目录

第6章　患者药物治疗的评估　　139

第1章

药物治疗管理服务概述

核心概念

1. 药物治疗管理服务（Medication Management Services）是践行药学监护（Pharmaceutical Care）时患者能体验到的、可量化的服务项目。

2. 目前有两种药物治疗管理服务模式：以处方为重心的方式和以患者为中心的方式。本书重点介绍后者。

3. 之所以开展药物治疗管理服务，是因为治疗方案复杂化、处方药物数量和新药费用不断增长，以及在药物选择和给药剂量管理方面缺失系统的结构化决策流程。

4. 尽管在政策和医疗机构层面解决药物治疗问题引起的高发病率和高死亡率已经取得一些成就，但这还是要归功于在患者层面的药学干预对个体患者的日常治疗的影响。而在改善个体患者用药疗效层面上，药物治疗管理服务是非常合适的手段。

5. 应该确保有需求的所有患者都能享受到药物治疗管理服务。在我们理解其中谁能获得最大利益之前，不应限制这项服务。

6. 药物治疗管理服务的价值已得到了呈现和肯定并载入史册，已发表相关文献，并在世界各地的许多执业环境中得到复制。

7. 药物治疗管理服务正在综合医疗门诊（Ambulatory Settings）和医疗机构（Institutional Settings）中开展，并已获得美国家庭化医疗和责任制医疗组织的认可，可以在任何具备患者来源和具有资格的执业者的地方发挥作用。

1.1 药物治疗管理服务概念的产生：定义 ------------------

　　对于那些医疗体系内外的专业人员来说，药物治疗管理服务是相对较新的概念。2006年，美国首次大范围使用这一术语，这年美国联邦政府在老人医疗保险（Medicare）中为老年人推行了一项新的药品福利计划（Drug Benefit，D项计划），作为该项药品福利计划的一项配套措施，要求医疗保险提供一项服务，以帮助患者管理那些可报销的福利药品，这项新的服务被称为药物治疗管理（Medication Therapy Management）。该词来自英国医疗卫生系统（British Health System），在英国该术语是用于治疗意见（Treatment Opinions）的管理，也被称为治疗管理（Therapy Management）。当该术语被引入Medicare计划中，并用于该计划受益人的药物管理，就成了药物治疗管理。

　　药物治疗管理的清晰定义并没有谈到对老人受益的内容介绍。这就是为什么会出现如此之多不同定义的原因，每个定义的侧重点稍有差异，取决于定义该术语的机构属性。总的来说，目前存在两种药物治疗管理方式，即以处方为重心的方式和以患者为中心的方式。本章后面将会详细描述两种方式。因为以患者为中心的方式是本书重点，所以我们首先对其进行定义。这里我们也强调，我们使用的术语药物治疗管理（MTM）仅指美国联邦政府在Medicare计划中的定义，而我们使用的药物治疗管理服务是指本书所描述的以患者为中心的服务。

对于以患者为中心的药物治疗管理服务，目前有很多一致的定义，我们将这些基于市场中医疗和政策因素的定义作为本书定义的基础。这些定义包括：

① 以患者为中心的基层医疗合作组织（Patient Centered Primary Care Collaborative，PCPCC）提出的定义，该组织是美国的全国性组织，代表了500多个利益相关组织，引领医疗卫生改革向着由家庭化医疗（Medical Home）提供基层医疗服务的方向发展[1]。

② 美国医学会提供的定义，该定义为现行临床程序术语（Current Procedural Terminology）编码的一部分，可能收取药物治疗管理服务费用[2]。

③ 2006年明尼苏达州立法提供的定义，这年明尼苏达州通过立法允许药师向联邦医疗救助保险（Medicaid）的患者提供药物治疗管理服务，并由州政府补偿支付此项服务的费用[3]。

所有这些定义都与本书所使用的定义一致：

> 药物治疗管理服务是需要具备监护标准的专业活动，以确保药师逐个评估每位患者使用的药物（处方药、非处方药、替代药物、传统植物药、维生素或营养补充剂），来确认每种药物是否适用于病情，是否有效并达到治疗目标，存在合并症及患者正在服用其他药物的情况下是否安全，患者是否有能力或愿意按医嘱服药。这项药物治疗评估需要做到系统和全面。

> 除了全面评估患者药物相关需求外，药物治疗管理服务还包括患者的个性化监护计划（Care Plan），即充分利用患者的用药体验（Medication Experience）和偏好（Preferences），与患者确定期望的治疗目标，以及进行适当的随访，以评估监护计划给患者带来的实际结局。所有这些需要患者的理解、认同、积极参与，这样监护计划才能执行，才能使每位患者获得较好的用药体验和临床结局。药物治疗管理服务必须以一种方式提供给患者并做好记录，这种方式可以给患者监护带来独特价值且容易与医疗团队的监护工作融为一体。

> 这些药学干预服务必须以药学监护（Pharmaceutical Care）的执业理念和道德准则为基础，并根据患者监护流程的执业标准才能向患者提供。

药物治疗管理工作小组（Medication Management Task Force），是PCPCC组织（www.pcpcc.net）的一部分，在2010年全面的药物治疗管理服务资源文件中提供了更为详尽的指南[1]。文件概括了每次提供这些服务需要完成的10个步骤，目的是达到全面的药物治疗管理。美国最大的医师团体认可了这10个步骤，这可说是这些服务广泛传播的关键一步。PCPCC的成员有500多个组织机构，都是医疗卫生体系中活跃的成员。除了所有主要的专业医师组织外，成员还包括患者权益团体、制药公司、护士和药房专业组织、医疗信息技术公司以及许多其他成员。随着上述资源文件的公开出版，PCPCC赞同在整合协作的综合基层医疗服务中有必要提供全面的药物治疗管理服务。表1-1描述了这10个步骤。

表1-1　全面的药物治疗管理所需的10个步骤

1	识别并确认还没有达到临床治疗目标的患者
2	理解患者的个人用药体验/用药史以及偏好/信仰
3	确认所有药物的实际使用方式，包括非处方药、生物活性补充剂以及处方药物
4	评估每种药物（按以下顺序）治疗适应证的适宜性、有效性、安全性（包括药物相互作用）和依从性，关注每次药物治疗是否达到临床目标
5	确认所有的药物治疗问题（目前治疗状况与达到最佳临床结局之间的差距）
6	拟订一份患者监护计划，说明推荐的治疗步骤，包括达成最佳结局需要的治疗调整
7	与处方医师沟通监护计划并获得其同意/支持，且患者同意并理解该监护计划
8	记录所有步骤、当前的临床状况与治疗目标的对比情况
9	对患者进行随访评估是确定调整治疗方案效果、再次评估实际结局、为达到预期临床目标/结局进一步调整治疗方案提供建议的关键。所有团队成员要互相理解，并了解治疗的个性化（患者独特的）目标
10	全面的药物治疗管理是一个循环的过程，患者监护要与个性化治疗目标相协调，所有医疗团队成员要对此完全理解

退一步说，在非专业人士眼中，药物治疗管理服务就是专业人员应用其知识和技能来履行职业责任的活动。因此他们谈论执业者提供药物治疗管理服务时，这些服务就是与患者、管理者和费用支付者相关的事。例如，我们在牙医那里所观察到的是牙医为我们提供服务——洗牙、钻牙和补牙等，但牙医自己看到和完成的事却完全不同，这是他的专业实践、决策过程以及专业技术。这是在两个不同层面描述相同的工作，即执业者的专业实践以及医疗服务中他人体验到的服务。这里所谈及专业的实践就是药学监护，而提供的服务就是药物治疗管理服务。

重要临床概念

药物治疗管理服务就是指药师在其执业实践中承担患者用药管理职责的专业活动。

因此，药物治疗管理服务对于非从业人员来说是提供一系列的医疗服务；对于支付者是一项物有所值的服务；而对于行政管理者而言，抓好药物治疗管理是疾病治疗获得成功的必要途径。药物治疗管理服务是可标准化、可量化、可评估和可复制的一项专业实践的重要环节,因此才会产生对这些服务的问责和报酬。从本质上讲,药物治疗管理服务就是非专业人员认为专业人员监护患者而产生费用和问责的工作内容。

然而,这些服务包含一些决策,这些决策既可能挽救生命也可能威胁生命,若没有定义清晰的专业授权和决策行为的伦理框架,则无法进行。这种专业授权需要运用循证医学知识,由承担决策责任的合格执业者实施。因此,只有提供这些服务的执业者以专业实践进行执业时,才能保证提供药物治疗管理服务。建立在伦理基础上,提供高品质药物治疗管理服务的这种专业实践行为就是药学监护实践(Pharmaceutical Care Practice)。

简单地说,药学监护是执业者在医疗体系内为患者提供药物治疗管理服务的专业实践行为。本章会描述药物治疗管理服务以及药学监护的专业实践。但在讨论之前,需要回顾和思考目前有关药物治疗管理服务的不同解读。这也将帮助我们理解以患者为中心的服务和药学监护的适用环境。

1.2 药物治疗管理服务的方式 ------------------------------

目前,对于界定哪些是药物治疗管理服务和哪些不是药物治疗管理服务,仍存在严重混淆。

> **重要临床概念**
>
> 执业中有两种药物治疗管理服务的方式:① 以处方为重心的方式;② 以患者为中心的方式。

尽管这两种方式相互之间并非完全不同,为了说明含义,我们将会关注两者之间的主要差异。虽然本书基本都是讨论以患者为中心的方式,但理解这两种方式对我们也有所帮助。

1.2.1 以处方为重心的方式

以处方为重心的方式是指那些为患者调剂药品时的执业活动。这些执业活动包括仿制药替换、处方集调整、药物信息服务、围绕药品涉及的疾病教育、药品应用的临床规范和个别药物的监测。这些干预活动都发生在处方调剂的地方和调剂的时候,或者按照处方数据分析的结果进行干预。在后一种情况下,在患者交完处方后,就排队等待药师的用药交代和指导。由于这些活动都是在调剂处方的时候进行,多数是面对面的沟通并且通常是零散的,因为每个患者只进行一次干预。这些涉及的干预活动是变化多样的,都是在药师酌情决定或是在医疗保险计划即支付方特别要求下实施的。通常是列出可以接受的干预措施清单，当药师认为适当时就会执行其中适宜的干预措施。执行的活动取决于在调剂处方时药师和患者的"可用时间"，药师通常还会在与患者详尽面谈结束后做简略的药历记录。总之，这些活动都始于处方，几乎都是将关注点放在个别药品上。

以这种方式执行干预活动有优势也有挑战。最大的优势就是支付方认可这种服务体系并给予经济补偿，但这也需要药师接受一定的培训。由于这些干预活动由药师判断决定，只有那些药师确认无疑的干预活动才会有信心提供给患者。对于想要以一种快速和容易的方法来提供这些服务的药师来说，这被认为是一种优势。

当然，执行这些干预活动也存在一些挑战。也许对于患者和处方者的最大挑战是所有药师无法以相似的方式提供标准服务。患者和处方者对此感到困惑，也给支付方带来一定的挑战，因为支付方需要努力理解和确定大量干预的价值。此外，这些干预活动可能会破坏处方调剂过程，这种破坏性可能会使处方调剂过程变得更加低效，且缺乏精确性。

另外，这些干预活动的偶然性无法满足其他患者监护提供者和医疗团队成员的要求和期望。而且因为不允许处方者把患者介绍到指定药房，所以，快速让患者接受这项服务成为棘手的问题。其他挑战包括：这些服务对于患者治疗结局的影响是有限的；与可以获得费用支付的服务相比，这些服务的经济价值较低。相比其他医疗服务专业人员来说，此项服务的费用相对较低，故很难以这种方式建立患者监护的执业行为。

也许，对于以处方为重心的方式来说，最具威胁的挑战在于其运行结构中存在利益冲突，即如果以处方为重心的方式导致处方药或非处方药使用量增加，那么药师即可从处方决策中获利。这就是问题所在，人们无法接受医师因对患者用药做出决策（开具处方），而从药品销售中获利。这就是美国以及其他国家严禁医师经营药房的原因。若要坚持以处方为重心的方式，则需要谨慎处理经济和伦理上的利益冲突。为了成功开展这项业务，药师将不得不把调剂处方业务和职能从患者监护业务和监护流程中分离出来。为了使药师可提供以处方为重心的药物治疗管理服务，还需要做很多的工作。

1.2.2 以患者为中心的方式

本书将详细描述这种方式，见图1-1，这种方式将称为以患者为中心的方式。

这种药物治疗管理服务的方式与处方调剂完全分开。这种方式的执业者需要经过特别的训练，通常他们是工作在诊所、患者家里、零售药房里与处方调剂区分开的独立区域、心理健康机构（Mental Health）等地方的药师，或作为医疗小组或老人和残疾人起居护理机构（Assisted Living）的咨询药师。当然这种方式也包括患者本人。执业者的服务通常需要预约，面对面或通过电话与患者沟通，系统性地提供统一的服务，并且每次按照特定的监护标准服务患者。这种方式是基于药学监护实践行为的一种垂直型的专业深度服务。

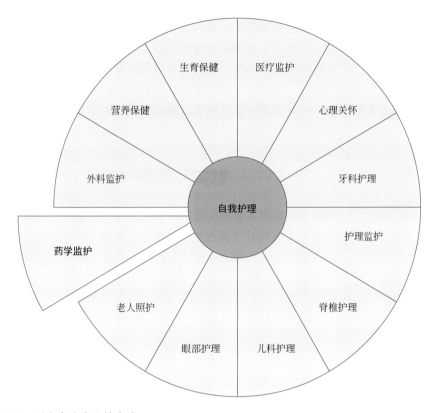

图1-1 以患者为中心的方式

这种以患者为中心的服务需要先了解每位患者的用药体验，包括他们的顾虑、偏好、信仰和用药行为。这种服务需要患者全程参与，从最初评估药物相关需求到确认药物治疗问题，从建立治疗目标到拟定监护计划，再到随访评估，来确定患者经历的实际治疗结局。这种方式也有很多优势和挑战。

其优势在于以患者为中心的方式与医疗团队提供监护服务相一致并很容易融为一体。处方者很容易将患者介绍给执业者。以患者为中心的方式在术语定义和服务标准上与医学、护理、牙医和动物医学相一致。当执业者用以患者为中心的方式提供药物治疗管理服务时，执业者可以要求较高的补偿以从经济上维持这项服务。由于广泛的执业记录足以衡量服务的结果和经济作用，因此这些服务始终有乐观的投资回报（Return On Investment，ROI）。这种方式存在的挑战也显而易见。例如，对药学监护实践中执业者的训练还没有成为多数药学院关注的焦点。此外，这一方式要求药师投入时间提供这项服务，并要求有意义地记录患者用药情况。由于这项服务相对较新，所以支付者仍在犹豫是否应该补偿药师投入的相应时间和精力。另外，这项服务的经济效益主要体现在医疗卫生体系预算的医疗费用节余上，而不是预算的药品费用节余上。因此，对于那些试图降低药品开支而节约预算的人来说，推行这种服务会比较困难。

本书其余部分将详细讨论如何提供以患者为中心的药物治疗管理服务。然而，应该由谁来负责提供这些服务，这一问题非常值得思考。

1.2.3 药物治疗管理服务中需要承担的责任

药物治疗管理是每一位参与患者药物治疗决策者的责任。在一定程度上，药物治疗管理目前已经成为患者监护的临床日常工作。当然，这需要处方医师在全科或专科领域具备药物治疗管理的相关经验。然而逻辑上，随着临床用药种类越来越多和治疗方案越来越复杂，当药物治疗管理超出医师日常的监护范围，或患者正在服用高风险药品，或患者无法达到预期治疗目标时，医师会有意寻求帮助。

提供药物治疗管理服务的执业者并非要取代医师、调剂处方的药师或其他医疗执业者。药物治疗管理服务是现行患者用药治疗监护工作的补充，可促进药物治疗的有效性和安全性。与药物治疗相关的岗位责任已经变得更加多样和复杂，以至于对这种执业者的需求变得非常紧迫。本质上，提供药物治疗管理服务的执业者是医疗卫生体系内患者监护的新成员。这就意味着这样的执业者可能需要接受专门的训练才能胜任这些服务。

长期以来，药物治疗一直是药师关注的焦点。在过去60年中，调剂处方药一直是大多数药师的主要责任。然而，自从20世纪60年代以来，药师一直在扩展他们的岗位职责范围，现已延伸到患者监护领域。随着药师的正规教育从20世纪50年代的2年延长到2012年不同项目的6年、7年或8年，药师接受正规的用药教育比任何其他医疗卫生专业人士都多。为学习掌握如何使用药品，美国和世界各国的药师教育正在朝着最低5年制的药学博士学位（有些情况长达8年）的方向发展。尽管自2000年起美国的药学课程内容已经关注到培养执业者提供药物治疗管理服务的能力，但还是有必要增加额外的训练，运用药学监护实践的执业理念和患者监护流程，将服务聚焦于患者以及患者服用的所有药品上。通过这样的训练，药师可以将所学到的必要和最新知识用于监护患者的服务之中。然而，由于缺乏对这些服务价值的认可和费用支付，一直制约着这些服务的发展。随着药物治疗管理服务逐渐成为最佳患者监护的一项必要手段，这种现象正在发生改变。

药物治疗管理服务为社会用药引入了一种新的标准模式。这些服务标准将确保个体患者按照医嘱服用药品，以达到最合适、最有效、尽可能最安全和便捷的效果。但有许多可变因素会影响到这些治疗决策。这些可变因素包括患者的个体信息，尤其是患者的病情以及正在使用治疗疾病的药品。由于围绕药品使用的学科在过去30年中快速扩展，复杂的知识对于系统、全面和一致的治疗决策十分必要，这就界定了药物使用的新标准。

实施这项标准需要具备药理学、药代动力学、生物药剂学、药物治疗学、毒理学和人体化学以及病理生理学和患者行为学等领域更为广泛的知识。尽管任何掌握专业知识并具有系统和全面的药物治疗决策经验的医疗专业人员都可以提供药物治疗管理服务，但对于实施这项服务，似乎只有药师才是最符合逻辑的执业者。

我们关注的不是谁能或者不能提供这项服务。所有的患者监护提供者，不管是医师、医师助理、护士、从业护士，还是其他临床专业人员，他们的知识和执行的服务都存在重叠的问题。然而，为了给患者监护增加独特价值，每位患者监护提供者必须拥有特定的知识，才可以承担相应的责任。医师确认、解决和预防疾病问题，护士则确认、解决和预防护理问题，而对于药物治疗管理服务来说，其责任包含确认、解决和预防药物治疗问题。为了优化患者监护服务，药师正准备承担这些岗位责任。

我们将把提供药物治疗管理服务的人员称为执业者或临床人员。那么可以假定我们指的是一个受过专门训练的药师，他已证明有能力提供高品质的药物治疗管理服务。当然，受过相似高等教育和临床训练的护士或医师也有资格提供该服务。

1.3 药物治疗管理服务的迫切需求

不久以前，为了提供高品质的患者监护，人们对是否有必要提供药物治疗管理服务有过激烈的争论。然而，由于支持这一立场的数据很有说服力，最近这一争议的关注点已经发生变化，并非关注是否必要，而是关注如何才能大范围提供这些服务，让更多的患者在日常诊疗中获益。虽然问题的焦点有了转移，但是我们仍要简略说明，为什么药物治疗管理服务对于全面、整合、协调一致的患者监护是必要的。我们将从两个角度来讨论药物治疗管理服务的必要性：

① 药品按照常规使用，其药物治疗本身已经发生了很大的变化。

② 与用药相关的药物治疗问题所引起的发病率和死亡率已经增加到一种让人难以接受的程度。

这些论点应该能说服那些质疑的言论，证明患者的药物治疗的确应得到更好的管理。

1.3.1 药物治疗的变化以及应用情况

药物本身以及使用药物的方式在过去几十年已经发生了巨大的变化。这些变化包括：

① 药物本身的专一性和复杂性增加，以及这些药物的监测方式发生了变化；

② 拥有处方权的执业者类型和数量增加，书面处方数量也在增加；

③ 新药成本增加；

④ 一直没有一个针对药物选择、给药和监测用药状况的系统性、结构化的决策流程。

所有这些因素共同促成了建立一种更多地以循证为基础和以患者为中心的方法来管理患者的用药问题。

随着科学的发展，药物结构更加复杂，其功能更加明确。由于对获得性免疫缺陷综合征（AIDS）、风湿性关节炎和糖尿病等的病理生理有更深的了解，药物在个体患者受体中的作用部位更加明确，其作用机制更加清晰，这种复杂性和专一性的提高改变了这些药物的给药途径、监测的方式以及与其他药物联合使用的方法。这些药物以一些独特的方式与其他药物产生相互作用，而产生的副作用特征变得更加复杂，甚至建立患者治疗目标的方式与之前也不一样。因此，监测目前的药物疗效和安全性比以往需要更多的时间、更多的技能和更多的知识。从医学的角度看，药物治疗正在变得更为复杂，我们不得不承认只有执业者经过专门训练才能最合理使用这些药物，患者才能够获得科技进步带来的最大收益和最小风险。

伴随药物治疗的复杂性和专一性增加，拥有处方权而使用药物的执业者数量和类型也急剧增长。除了对抗疗法和正骨疗法的医师，牙科医师、护士、医师助理、脊椎推拿治疗者、足病医师、精神科医师、眼科医师以及现在的药师，都可以在合作医疗协议（Collaborative Practice Agreements）下开展药物治疗，改变给药剂量以及监测患者的药物使用。事实上，在美国65岁以上的患者平均接受过13位不同执业者开立的处方，而这些执业者通常并没有完全掌握其他执业者处方的药物[4]。这些患者平均患有8种并发症，平均服用15种不同的药品。对于这些患者，潜在的用药问题相当多。实际上，60%的患者存在亟待解决的药物治疗问题，以防止产生昂贵的和痛苦的后果。当然，多个处方者、并存多种合并症和服用多种药物都使得药物治疗管理变得更加复杂[5]。

仅在美国调剂的零售处方就已经达到引人注目的39.9亿张。Medicare D项计划处方达到8.71亿张，占总处方量的22%[6]。在过去30年，每年每位患者的书面处方数量已经从6张增加到18张。虽然不会直接对他人或自己产生不良影响，但我们知道有25%的处方属于不适宜、无效、不安全或患者无法按照医嘱服用的，处方带来的风险和并发症的发生程度必须得到关注。

随着年龄的增长，人们服用处方药的数量也会不断增加。因此，随着社会老龄化程度的增加，患者使用的药品也会越来越多。即使考虑到死亡因素，美国老年人口到2030年也将翻番。药品将变成人们生活中一个更大且更加明显的可变因素，因为人们活得时间越长，所经历的慢性疾病就会越多。1999年有82%的Medicare受益老人患有1种或1种以上的慢性疾病，有65%的老人患有多种慢性疾病。24%的老人患有4种或4种以上的慢性疾病。Medicare的人均费用随着慢性疾病的数量和类型而增加，未患慢性疾病受益者的支付费用为211美元，那些患有4种或4种以上慢性疾病受益者的支付费用则增加至13973美元。65岁及65岁以上患有2种或2种以上慢性疾病的老人平均每年需要看7位不同的医师[7]。

服用药物的复杂变化以及处方医师数量和书面处方数量的增多等都是由于慢性疾病增多的结果，所有这些因素最终导致了药品开支的持续上涨。在主要治疗领域（如糖尿病）的花销中，我们发现2010年增加了19亿美元治疗费用，其中13亿美元是花在人胰岛素和合成胰岛素上。最新得到的数据显示，仅美国2010年在药品上的花费就超过了3070亿美元，其中超过2000亿美元用于处方药物，另外的1000多亿美元用于非处方药物[6]。一位患者自费购药的费用在美国每年可以达到成千上万美元。不管是患者本人付费（这种情况在美国非常普遍）还是政府付费（就像多数的其他医疗卫生系统的情况），这些都是不能持久的。

> **重要临床概念**
>
> 药物越来越复杂，药物使用越来越多，用药费用越来越高，这三个重要因素提示我们提供药物治疗管理服务的必要性。另一重要的因素是一直缺乏一种全面而系统的合理决策流程，这一流程用于药品的选择、给药方案的设计和治疗药物的监测，其应既可用于医药院校教学，又可在临床实践中应用。

尽管系统性决策流程的缺失还没有得到广泛的研究和认可，但可以肯定这是药物治疗问题引起的发病率和死亡率的主要原因。早期对处方者的决策和处方行为研究显示，处方者在考虑选择药品、用量、疗程时，其决策有明显的主观性。大部分这类的研究都起因于制药行业通过输送利益给处方者，即所谓"外快"，这"扰乱"了处方者决策行为的结果。这些"扰乱"行为包括赠送免费笔、提供免费旅行以及参与学术会议和临床研究的酬劳补助等。尽管这些担忧促进了在法律法规层面上对制药行业这类行为的约束，但并没有多少研究证据体现如何改善决策的过程。

1983年，Strand教授开始了她的研究生涯，当时她认为处方者在药品和给药指南方面的选择不规范[8]，决策不一致的问题相当明显，因此处方者在几周内为同一患者的药物选择或给药剂量不可能重复做出相同的决策。她对文献和医疗实践的进一步研究表明，处方者实施或教会其他人做出的决策过程缺乏逻辑、不系统也不全面。这一结果对于大多数人来说是令人惊讶的，尤其是因为我们在指导医师和护士诊断医疗问题和判断护理问题时，还在强调规范性和系统性。因此，当诊断过程完成并且选择了治疗模式（如手术治疗、放射治疗或药物治疗）后，决策过程就变得武断随意和缺乏结构性。大多数处方者都是在"看一个、做一个、教一个"的传统实践模式中，从前辈那里学习这些药物的药理学知识。所以，无论行为是好是坏，相同行为都代代相传下来，而这也限制了对问题的反思。

这些结果表明，需要建立一种全面而系统的合理方法，来规范药物使用的选择、药物剂量的调整、血药浓度的监测以及科学地评估药物治疗的结局。Strand教授等认为这应该是药师对患者监护服务所做出的独特临床贡献[9]。之后的30余年，Strand教授和同事一直致力于阐述一条最合乎情理和准确的路径来指导合理选择药物、调整给药方案以及监测患者用药的治疗结局[7,10,11]。

Strand教授和其同事的进一步研究显示，可用的唯一系统性决策流程应该是相对直接解决问题的方法。因此，有必要对于实践过程中可能出现的药物治疗问题进行分类，从而方便教会执业者去确认、解决和预防有限数量的药物治疗问题。在定义了药物治疗问题的分类方法这一具有临床意义的工作后，又定义了七类具体的药物治疗问题，这些问题相互独立且全面[9]。这些问题的分类体现了药物治疗决策合乎情理的思考过程，问题分类见表 1-2。

表 1-2　药物治疗问题的七种类别

1	患者有适应证需要药物治疗，但目前没有给予药物
2	患者没有用药的合理适应证却正服用该药物，应停止服药
3	患者正在服用一种药物，但对于病情没有效果
4	患者没有服用足够剂量的药物以达到治疗效果
5	患者正在遭受由于服用药物导致的不良反应，应该停止服药
6	患者正在服用过量的药物，且引起了毒性反应
7	患者不能或不愿意遵从医嘱服用药物

除了药物治疗问题的分类外，Strand 教授和其同事还定义了每种药物治疗分类问题的一组常见原因。在第 5 章中将讨论如何确认、解决和预防这些问题的类别、原因和步骤。

完成药物治疗问题分类后，才能界定解决问题的步骤，即确认、解决这些治疗问题，更重要的是预防这些治疗问题。这个研究的成果就是药物治疗评估方法（Pharmacotherpy Workup）[10]，该评估方法与医师临床诊断的方法如出一辙。这就是药学监护实践的精髓，也是指导执业者履行专业职责的决策过程。

这些方法使得执业者可以预测治疗结局，干预患者药物治疗。这是一种崭新的模式，同时为建立药学监护的专业实践和全新服务奠定了工作基础，现在称为药物治疗管理服务。

随着这些全新服务的建立：药物治疗问题的分类，合理的临床决策步骤，药物治疗评估方法以及一种专业的实践，使得以某种形式来管理患者的服药问题成为可能，这种形式可能会在更大程度上影响到全世界范围内所记载的与药物相关的发病率和死亡率的水平。让我们更详细地思考这一问题。

1.3.2　药物相关的发病率和死亡率的升高

有关医疗卫生费用的持续讨论和医疗改革的话题，几乎都是在谈论与药物相关的发病率和死亡率造成的费用问题。这样的费用多得惊人且问题复杂。Johnson 和 Bootman 早期的研究就发表了一份"耸人听闻"的报告，指出了与药物相关的发病率和死亡率所带来的高昂费用的问题[12~14]。他们指出这些费用可能高达 1360 亿美元，这还只是 1997 年的数据！ Howard 和他的同事的结论是"可预防的与药物相关的住院问题与处方问题（占 30.6%）、依从性问题（占 33.3%）以及监测问题（占 22.2%）

有关系。"[15]尤其在美国的急诊患者中，65岁以上患者所发现的药物不良事件有1/3是由华法林、胰岛素和地高辛引起的[15]。这些都是我们已经使用了60多年且其药理学、给药指南和监测指标都非常清晰的药物。

美国以外的国家出现的相似问题也有记载。Renee Stark和他的同事在德国做过一项非常有用的研究。他们假设2007年大约有200万成人出现药物不良反应，则与之相关的医疗费用将达到8.16亿欧元[16]。而且，这些费用中约有58%由住院产生，有11%来自急诊治疗，有21%则是支付给了长期护理机构（long-term care）产生的[17]。总的来说，在综合医疗门诊中发现的药物不良事件所产生的费用高得令人吃惊。

Field等人在享有美国Medicare的患者中做了一项为期一年的回顾性队列研究。在这项研究中，共有1210位老年患者经历过药物不良事件。他们在研究中还发现，对于所有的药物不良事件来说，事件发生后的治疗费用要比发生前高出1310美元[18]。即使在排除了年龄、性别、合并发病率、定期服药数量，且在事件前已经住院等因素的影响后，那些发生药物不良事件试验组的费用也比对照组要高得多。特别要注意的是，对可预防的药物不良事件，在影响因素排除后费用仍多出1988美元。检查后发现，药物不良事件在综合医疗门诊的医疗费用中有65631美元，其中可预防的药物不良事件的相关费用则是27365美元。

当我们试图把所有的困惑信息碎片拼在一起时，我们发现了一些令人不安的数字。这里我们得到了美国咨询药师协会（American Society of Consultant Pharmacists）准备的选编案例支持。例如，他们引证了Kongkaew等人得到的结论：有10.7%住进医院的老人可能都是因为药物不良反应造成的[19]。这份报告也引证了Gurwitz等人的研究并强调以下结果：

> 如果将目前的研究范围扩大到所有Medicare在册受益人群的话，那么，在每年3800万Medicare受益人中就会发生超过190万起的药物不良事件，而其中超过1/4都属于可以避免的。而且，根据我们的研究估计，每年有超过18万人遭遇危及生命或致死的药物不良事件，其中超过50%的不良事件是可以避免的[20]。

尽管医疗改革的工作正在步入正轨，但与药物相关的发病率和死亡率一直在增长。令人警醒的发现是，因药物不良反应和其他药物相关的问题使美国医疗卫生成本的增加超过2000亿美元。此外，这些数字也令人难以置信：有37%本可避免的用药错误属于剂量错误，11%属于药物过敏或药物相互作用，22%是在住院期间发生的，66%是在"医疗转诊"期间发生的，还有12%是在出院期间发生的。配药错误是这一问题的一大原因，我们发现每天约有100次没有被发现的配药错误[20]。

以上的事实和数字绝不是问题的全部。相反，它们只是医疗问题的冰山一角。考虑到药品在治疗中的重要性，且成本也在迅速攀升，在国家层面建立一套处方药物的利益、风险和成本的全面核算体系势在必行[21]。对于这一点，应该对如何补救解决目前日益增长的危机风险进行更多的讨论。我们坚信，在药物治疗管理体系的行政背景下，药学监护问题的解决任重道远。确实，我们的经验让我们充满信心，药学监护的干预会行之有效。

最后，还要提一下 Johnson 和 Bootman，他们已经建立了一个概率路径模型来评估什么样的药学监护可以把不良的治疗结果降到最低[12]。他们的成果非常重要且鼓舞人心：

> 根据模型预测，若所有的综合医疗门诊机构的药房可以提供药学监护的话，随着不良治疗结果的减少，估计有近84%的患者通过药物治疗可以获得最佳的治疗结果。根据我们之前的估计，如果药师在传统的综合医疗门诊机构仅仅提供配药服务，那么，只有少于60%服用药物的患者不会发生任何问题。也就是说，提供药学监护就可以使获得最佳治疗结果的患者人数增加超过40%[12]。

目前，还没有太多其他医疗创新服务可以令超过40%的患者得到治疗结局的改善。

我们已经谈论了很多有关全球药物相关的发病率和死亡率的问题，以及这些问题带来的巨大成本。政府、医疗群体以及药房群体都已经开始记录医疗行业公认的重要问题，以期及时地解决如此之高的药物相关的发病率和死亡率。

1.4　降低药物相关的发病率和死亡率的措施 ----------------

改善药物治疗管理的大量工作一直在广泛开展，并随着药物治疗而持续推出。我们无意详细地描述所有的工作，但回顾和反思许多已经提出的解决方案可以帮助我们了解需要克服的挑战，从而使药物治疗管理服务更有成效。

重要临床概念

药物使用需要在三个层面进行管理：① 政策或体系建设层面；② 机构制度建设层面；③ 个体患者管理层面。

图1-2展现了这些层面的意义以及每个层面所提供的不同解决方案。三个层面的描述如下。总结资料是为了更好地了解过去成功与失败的解决方案，并明确哪些药物治疗管理服务可能与先前的工作一致。

1.4.1　政策或体系建设层面的解决方案

在体系层面，政府通过法律、法规和政策来尽力对药物的使用进行管理。管制

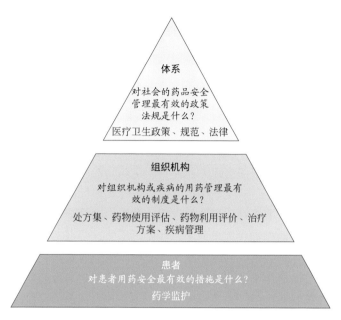

图 1-2　药物使用管理的层级模型

（限制性）药品的名称、处方的需求、处方开立者的管理、新药申请的流程都是在体系层面上管理药物使用的实例。尽管美国和世界各国在这一层面已经做了很多的努力，但是仍然在管控药品上面临很多巨大的挑战。例如，世界各国仍有很多药品不需要处方就可以买到，或医师、护士或药师对其视而不见。假冒伪劣药品的制造似乎在世界各地不断增多。

美国政府近来决定允许制药行业直接面向消费者投放广告，这是体系层面政策制定影响药物相关的发病率和死亡率的另一实例。这些广告对患者服药意愿的影响还不得而知，但治疗中的患者却对电视广告列出的用药引起的副作用深表忧虑。各种杂志、脱口秀、朋友圈和当今网络的言论都对药物使用提出"建议"，而我们则发现其中大多数不具参考价值且有疑问，至少是含糊的。有些则就是错误的。

任何国家都无法控制药物的非法使用，这证明了在体系层面药物管理存在缺陷。此外，扩大廉价仿制药的需求导致了有史以来最多的药品造假现象。因此，在体系层面控制药品使用也是非常困难的。

1.4.2　医疗机构、执业实践即专业层面应用的解决方案

在这一层级的措施涉及组织机构制度、执业者实践方法，以及管理患者人群。让我们评价一下这几种措施。

医院以及管理型医疗机构尝试通过药学与治疗学专业委员会（Pharmacy & Therapeutics Committees，也称为 P&T 委员会）来管理医院的药物成本和药物治疗的应用。这些决策组织一直使用的最常见办法就是制订处方集系统。处方集是指医疗

机构可以使用的药品目录，一般是由委员会成员依据药物的治疗特征评价药品后甄选出来的。这个流程只是限制了药品的选择，强调药品的成本问题，尽力避免重复治疗，且对所有这些可变因素的影响有限。然而，制药行业以及他们的药品定价结构已经极大地影响到各组成员的决策，更不用说那些打擦边球的"回扣"，以至于现在处方集代表的是成本核算决策，而不是药品使用决策。也许处方集的最大贡献是在扩大仿制药代替品牌药的使用。目前仿制药的使用已经达到处方药的60%～70%。

近来在管理型医疗机构、医院以及医师团体中，更多的决策组织已经把精力集中到为医师和其他开具处方的医疗专业人员制定药物治疗方案和国家执业实践指南上。治疗方案制定的依据是从文献中得到的"最佳实践标准"或由医师群制定出来的标准。治疗方案可代表药物治疗决策时需要的指南。这一过程成功地让我们注意到有关药物治疗决策的标准化需求问题。然而，虽然这些方案在疾病治疗初期有帮助，但很难控制个体患者治疗问题的变化。此外，执业者对药物治疗的决策规则并不完全适应。这可能是由于缺少针对处方者的教育课程来讲授药物治疗选择、给药方案设计和治疗药物监测的一个系统的合理决策流程。因此，可以说，治疗方案对执业者的个人决策流程只是进行了干预，并没有弥补执业者的决策流程。

工作在医院、管理型医疗和家庭护理等机构管理层的药师已实施药物使用评估（Drug Use Evaluation，DUE）和药物利用评价（Drug Utilization Review，DUR）来影响各自机构的药物使用。进行这些评估通常是回顾性的，以解决该医疗机构中的处方问题。DUR和DUE为我们提供了一个严格评估药物使用的框架。然而，其结果缺乏及时性且影响程度相当有限。这些工作内容一直是临床药学运动的一部分，临床药学通过专科诊所的发展（如华法林的给药服务、糖尿病患者教育、诊所再次处方调剂）和临床服务（如药代动力学给药调整服务、全肠道外营养服务）影响了医院内的药品使用。临床药学服务对那些接受服务的患者有明显的影响。然而，临床药学发展了30年后，仍只有一小部分患者从这些服务中得到有限的帮助，并且局限于医院的治疗环境。

刚刚描述的所有措施一直持续了二三十年，直到2010年，美国国立医学研究所（National Institute of Medicine）才指出：不管付出多少努力，必须大大降低药物相关的发病率和死亡率水平[22]。

可以肯定，导致上述方法对药物治疗使用的影响有限的原因有很多。其中一种合理可能的解释是这些方法的发展和实施主要是以人群、政治和经济为基础的，而不是针对个体的患者监护。在个体患者层面，执业者可以和患者互动沟通，可以在日常中决定并影响患者的用药行为。

1.4.3 个体患者层面提供服务的解决方案

对于患者和处方者来说，医疗服务体系可能会引起很多的问题。例如，由于处方集的限制，使得到特殊药品变得困难，或药品不可能让所有的患者都能买到。还有，制药厂家或药房可能供给短缺，以至于患者无法及时得到药品。但大多数药品使用问题的产生是由于个别患者和处方者做出的决策。

制药公司一直努力通过医药代表的销售推广来影响个体执业者的决策。关于这种影响是正面还是负面仍存争议，但这肯定是处方者得到重要药品信息的一种手段，属于正面的结果。还有，医师通过参加医学学术会议、处方者之间互动交流和继续教育获得知识更新，也有益于患者药物治疗的决策。

对于患者来说，想得到毫无偏见的信息资料用于药物治疗决策似乎更难。总的来说，医疗卫生体系总是让患者很难获得药品信息。处方者实际上很少介入到患者的决策之中，也很少参与自己执行的患者监护计划的监护过程。此外，对于服药或不服药以及如何服药，患者每天都在做决策，有时每天2次或3次。

所以，在个体患者层面管理药物治疗的指导相对投入有限。这个层面的干预只是医师开具处方，而患者则负责自己吃药问题。患者依从性不好和药物治疗问题严重，说明我们没有在这一层面管理好药品的使用。药物治疗管理服务将改变这一问题。依据患者个体情况提供药物治疗管理服务，其目的就是帮助个体患者更好地执行日常治疗方案。这就是药物治疗管理服务"顺应"了我们寻求解决在医疗卫生体系中管控药物不合理使用的地方。

1.5 患者是药物治疗管理服务最大的获益者

最初提出有关药物治疗管理服务的问题之一就是，哪些患者可以从这项服务中获得最大的利益呢？想必这是一个很普通的问题，因为普遍认为我们无法提供这项服务给每位服用药物的患者。也许之前我们直接接受了这个假设作为事实，但我们应该反过来想一下，如果不向患者提供这项服务，是否可以承担得起每位患者因服用药物不当所带来的经济负担？而我们的道德、良心在哪里呢？是否想过不恰当用药、没有效果、不安全、不方便给患者所带来的困扰？这需要花多少钱来弥补呢？因为出现这些问题的频率太高了，我们应该重新思考这个问题的假设。

对于谁获益最多的问题，很难在药物治疗管理服务发展的早期得到答案，这里有很多原因。第一，目前还缺乏充足的数据而无从得知谁应该或不应该接受此项服务。第二，行政管理部门增加新服务时，总想做到成本效益最大化，却面临很大的压力，因此自然倾向于提供更少的服务。最后，开始和扩大一项新的与行政偏见相悖的医疗服务有很多要求。下面将具体讨论这三个问题。

1.5.1 数据显示了什么

目前从实践中收集的数据无法用于分析哪些患者人群可以从服务中获益最大。当进行综合评估时，发现药物治疗问题普遍存在，以至于很难预测谁能获益、谁不能获益。

重要临床概念

大约一半正在取药的门诊患者（无论患者个体、疾病和药物如何）存在一种需要解决的严重药物治疗问题。以这样高的统计数字来看，很难得出患者人群无法从药物治疗管理获益的结论。

由于所有患者、所有疾病和所有药物都可能引起药物治疗问题，因此评估患者个体的药物相关需求，确定需求的程度，这是符合逻辑的。正如所有医疗专业服务一样，必须通过评估需求来确定需要什么工作，如医师进行诊断、牙医确定患者需要什么牙科服务，甚至兽医也是这样的。这没必要花太多的时间，在任何地方都可以做到。因此，没有必要花太多的时间来确定谁需要药物治疗管理服务。也许，我们更应该花时间来评估什么患者在逻辑上可能需要这样的服务，并从经验中学习，以便我们对未来做出更好的决策。

确定哪些患者最需要得到药物治疗管理服务，需要更长时间、更广地向更多的患者提供服务。所以，在一段时间里还无法了解到哪些患者从服务中获益最大。然而，如果看一下至今为止记录患者接受全面的药物治疗管理服务的最大数据库，就能了解哪些变量最有启示意义。所有的数据是通过服务管理系统软件（Assurance System Software）产生的。到目前为止，在美国、波多黎各和加拿大，数百位执业者提供的超过50万次咨询服务中，有超过15万份药物治疗服务的案例。尽管普通案例对医疗服务不一定非常有用，但常常要求我们叙述接受药物治疗管理服务的典型或"普通"案例情况。从数据来看，典型患者案例是一位66岁的女性患者，现患6种疾病，需要服用9种药品来控制病情（其中3种药品属于OTC）。她在初期评估时被确认存在2种药物治疗问题，并在监护期间又额外出现了2种药物治疗问题。在监护初期的90天内，经过药物治疗管理的服务，节省了435美元医疗费用（见第7章）。

服务管理系统数据库（Assurance System Database，www.medsmanagement.com）可以搜索已确认和解决严重药物治疗问题而避免住院的患者。这些患者大部分都是女性（63%），平均年龄60岁（所有患者年龄中位数为61岁），她们正在服用13种（平均数）药物（1～43种不等）来治疗或预防9种（平均数）疾病。多数引起药物治疗问题（82%）的原因是给药剂量不足、出现药物不良反应以及患者没有掌握合适的服药方法而存在的不依从医嘱的问题。每位患者平均节省的医疗费用达到4211美元。这些药物治疗问题涉及常用的药物，如治疗哮喘和慢性阻塞性肺疾病的吸入剂、胰岛素和降糖药、呋塞米、华法林、非甾体抗炎药、血管紧张素转换酶抑制药和血管紧张素受体Ⅱ抑制药以及口服泼尼松。这些数据佐证了世界范围内因药物引起住院的大量报告，这些药物引起的住院问题在过去40年中一直没有得到改善[18,19,23,24]。

虽然这些数据还无法提供一个准确的预测模型，但正在收集的信息将会很快确认最需要服务的那些患者。在这些信息被人们熟知以后，应全力为尽可能多的患者提供更多的监护服务。只有获得充足的数据后，才能知道如何更有效地提供这项服务。

1.5.2 开展业务的要求

当每年医疗服务的成本逐渐增高时，再增加一项新的服务成本就成为一种顾虑。通常谨慎的管理者会质疑新增的服务。在他看来，有必要坚持用数据证明提供任何服务的价值，尤其是对于多数人都还不熟悉的、尚未得到常规费用补偿的一项全新服务。这自然就限制了新服务的使用范围和成本投入。对于这些原因，我们可以运用某些评估指标采集患者数据，选择那些似乎最能从服务获益的患者接受这项服务。这些评估指标可包括正在服用药品的数量、正在治疗的慢性疾病的种类以及花费在药品上的费用。还可以使用在病案管理和疾病管理项目中的现存患者或那些"事先授权"项目中接受评估的患者，作为药物治疗管理服务的启动人群。

虽然制订这些评估指标的目的是为了界定一项新的服务应该从哪里入手，但是拒绝给予患者一项新的服务可能是不道德的行为，尤其是当患者可以从中获得极大利益的时候。这样的讨论还需要继续下去。前景尚未明朗，我们仍需要更多的数据支持。

1.5.3 如何在执业实践中开展这项服务

每次开展新的患者监护服务应从一个单独的患者开始着手。因此，执业者不应奢望在业务开展的第一天就能监护到医师看诊的每位患者。可以采取合乎情理的办法确定谁需要接受药物治疗管理服务（药品数量、疾病类型、监护费用或药品费用），但最佳办法也许是借助医师的帮助，直接问医师哪位患者最需要得到这项服务。

最符合开展药物治疗管理服务的患者情况包括：① 还未达到治疗目标；② 正在接受复杂的给药剂量方案；③ 最新诊断的疾病；④ 对自己的用药存在疑问或顾虑；⑤ 要求有更多的时间与医师讨论用药问题。医师、从业护士和医师助理都是提供患者的很好来源。

收集药物治疗管理服务的数据迫在眉睫，这样就可以有效地在执业实践中尽快确定谁最需要该项服务。由于药物治疗管理服务对人们来说是全新的服务，且最近才获得经济的补偿，可能还要花两年时间来建立全职的执业岗位，所以很有必要尽快为更多的患者提供该服务。必须记住，一个执业者必须服务足够多的患者才能让自己的执业实践变得熟练，并维持经济上可行。请注意，不要过度限制该服务，以免因患者人数或费用支付的问题而使服务得不到保障，或长期无法获得这项服务。

1.6 开展药物治疗管理服务的意义 ------------------

总体来说，药物治疗管理服务为患者、其他医疗服务提供者、费用支付者以及医疗服务系统带来了可量化和可复制的价值。这里我们要讨论如何计量服务的价值，以及服务的效果。

> **重要临床概念**
>
> 药物治疗管理服务已经被证明可以降低医疗成本，改善临床治疗结局并对临床使用药物的适宜性、有效性、安全性以及依从性有非常重要的影响。

很多参与方已经从多方面体验到药物治疗管理服务的价值。首先，可看到希望，也是非常重要的，患者不仅可以从改善治疗结局中获益，还能有专人关注其药物使用的需求、问题和顾虑。患者可以直接从增加对用药个性化的关注和执业者在其日常生活中所起到的作用中获益。当拥有药物治疗专业知识的专业人士能够帮助管理复杂的药物治疗和治疗选择过程，医师也将从中受益，这样医师的工作会更有效，可以看更多患者，也可花更多的时间为患者提供医疗监护[25]。

总体来说，若患者用药实现安全、合理、有效和依从，则医疗保险计划、雇主以及医保支付者为患者用药支付费用时会从中获益巨大。患者不用住院是最具成本效果的结局之一，为患有复杂疾病的患者提供全面的药物治疗管理服务是达到最佳疗效的一条途径[1]。

1.6.1 为患者带来的临床价值

从Medicaid的一组高危人群中得到的初期结果显示非常乐观，该人群共计1651位患者，经历了4453次就诊面谈。患者平均年龄48岁、平均患有9种疾病、服用13种药品，每位患者平均出现7种药物治疗问题。在接受药物治疗管理服务后，达到疾病治疗目标的比例从基线的54%提高到80%，每位患者平均节省1594美元，在确认和解决药物治疗问题后，总体节省费用共计2729424美元[25]。

在Medicare的一组患者中（共706位患者，平均年龄70岁），发现他们平均患有11种疾病、服用18种药品。这些患者具备接受Medicare D项计划中的药物治疗管理服务的条件，实际上，他们都接受了全面的药物治疗管理服务。这些患者中约有28%存在10种或10种以上的药物治疗问题！随着确认和解决这些药物治疗问题，患者的胆固醇和血压控制的临床指标得到显著改善（$P<0.0005$），平均每位参与者节省超过1750美元。这组患者节省的费用中约97%与非药学的成本相关，如住院、长期护理、服务提供者的费用，共计约220万美元[1]。

也许，评估绝大多数人的最大利益还是应该从该服务对于医疗系统的经济价值出发。

1.6.2 服务对医疗体系的经济价值

计量价值的另一方法是通过计算投资回报率（ROI），即与提供服务的成本相比，服务后的增值数。ROI的数据常常很难获得并且变化很大，取决于被评估的患者人群。然而，药物治疗管理服务ROI已经建立起来了，提供服务后的数据显示了积极的结果，数据显示ROI均值为3：1～5：1，最高可达12：1。ROI反映出减少患者住院、医师门诊量、急诊人次以及减少不必要和不适宜药物使用的效果。由于执业者担心过高估计干预的影响效果，所以这还只是一个保守的估计值。

1996年美国启动阿什维尔项目（Asheville Project）。该项目计划涉及社区药房（Community Pharmacy）的执业者，在接受特别训练后，来解决糖尿病患者的治疗问题。后来该项目扩大到心血管健康、哮喘和抑郁症，持续至今。每个项目的前五年，相比项目的基准费用，每年每位患者的直接平均医疗费用降低到1200～1872美元，投资回报率（ROI）是4：1。有趣的是，阿什维尔项目因其医疗服务的较好结局和较低成本被Dartmouth Atlas排在社区项目前五位。糖尿病十城挑战项目（Diabetes Ten City Challenge）成功复制了阿什维尔项目，在全美10个地区超过50家企业雇主中开展这项服务[26～29]。

明尼苏达州进行的一项随机对照试验提供了药物治疗管理服务，由具备资格的提供者（经过训练的临床药师）在商业保险人群中提供此项服务，当年每位患者的医疗费用就降低3768美元（31.5%），投资回报率达12：1。达到治疗目标的比例从基线的76%上升到90%，平均为每位患者确认和解决2.2个药物治疗问题[25]。

可见该服务不仅具有临床价值，还具有经济价值。患者、其他医疗服务人员、医疗系统行政管理者以及医疗保险支付者都已经认识到更好的药物治疗管理可以为所有其他服务带来的独特贡献。目前必须考虑能从服务中获益的患者在哪里可以享受这些服务。一些医疗机构已经让药师开展这项服务了，而另一些则刚刚开始。

1.7 提供药物治疗管理服务的组织机构 -

重要临床概念

　　许多不同的执业环境正在提供药物治疗管理服务。如综合医疗门诊和医疗机构正在为就诊的患者提供此项服务。

服务以面对面和电话形式向患者提供。许多服务体系将在下文谈及。

尽管药物治疗管理服务目前正在或将要在许多不同的患者监护环境中开展，但是必须保证在所有执业环境下专业服务行为都是一样的。对于医疗服务中所有的专业行为（医学、护理、口腔和兽医），相关的流程和标准在所有执业环境下要保持相同，唯一不同的是提供的服务技术。实际上，为了达到以循证为基础、以患者为中心和负责任的执业行为，世界上应该只有一种药学监护实践来提供药物治疗管理服务。这样可以在全球范围内提供统一的全面药物治疗管理服务。药学监护的执业规范（Standard of Practice For Pharmaceutical Care）会明确不同执业环境或文化环境中需要实践的工作内容。这些规范见附录1，可用于所有执业环境。应该清楚，作为患者监护提供者，为了得到其他专业人员的认真对待，就必须要求所有的执业者遵守统一的执业规范，这些规范要对患者和其他监护者透明公开。第6～8章将详细讨论这些规范以及如何达标。

1.7.1　综合医疗门诊环境下开展服务的机会

药师在综合医疗门诊为患者提供监护服务并不新鲜。实际上这是最接近为患者提供药物治疗管理的临床服务。几十年来，临床药师一直受聘于家庭医疗诊所并得到医疗服务提供者的充分协作，不仅帮助患者更好地管理其药物治疗，还教授医师如何更好地选择药物、计算给药剂量以及监测药物使用的情况[30]。

在早期的大多数实例中，通常是诊所（和/或药学院）来聘用药师，并指派工作，为诊所的患者人群服务。在广义上来说，临床药师的工作付出从来就没有获得直接的经济补偿。这些实例中并没有统一的专业实践定义作为该服务的伦理和临床基础。这就意味着在执业者、患者以及执业环境中尚没有提供统一的监护标准。药物治疗管理服务意味着要利用多年来已经在门诊提供的临床服务优势，并引进药学监护实践、监护标准以及经济补偿机制，才能从经济上实现服务的持续开展。

很多变化已经使这项服务变成可能。全美50个州中的46个以及加拿大7个省已考虑建立药师和处方者之间的合作医疗协议。这些协议规定如果按照协议的做法，药师有权代表处方者为患者选择药品、设立和改变用药剂量以及终止用药。这项立法使得药师可以向患者提供药物治疗管理服务，提高医师和护士的效率。药师能够与患者一起合作治疗疾病，更快地帮助患者达到治疗目标，更多地解答患者的用药问题和顾虑，最终通过消除患者不遵照医嘱服药的原因，从而改善患者用药依从性。

药物治疗管理服务正在家庭医疗、内科医疗和全科医疗诊所中开展。在文献中已经有许多这样的报道[5,29～36]。

1.7.2　家庭化医疗和责任制医疗组织开展服务的机会

自从20世纪60年代，美国就出现了家庭化医疗（Medical Home）的概念。然而，用"家庭化医疗"来形容在大范围内的基层医疗环境中对患者医疗需求整合的全面管理，这种认识是美国最近才出现的。此外，责任制医疗组织（Accountable Care Organization，ACO）在美国更是一项全新的概念。因此以下将介绍二者的基本情况。不过，由于这里所谈的核心是药物治疗管理服务，因此若想更多地了解家庭化医疗[1,37]和责任制医疗机构[38]业务，建议参考其他更多的资源。

在美国，以基层医疗合作组织（PCPCC）为代表和联系纽带的医疗社区正在呼吁为每位患者提供个人家庭化医疗，通过一种持续的关系来确保患者获得全面和整合的医疗服务。此外，这种"家庭化医疗"模式将为每位患者提供一揽子针对急慢性和预防性的家庭化医疗服务，并作为患者健康相关的信息库[39]。基层医疗合作组织、国家质量保证委员会[36]和联邦基金会[40]已对家庭化医疗必须履行的主要概念进行了定义。

由于责任制医疗组织直到2012年才成为活跃的医疗团体，因此，在美国仍然是一种较新的概念模式。这是通过联邦政府立法建立的一种模式，其目的在于控制成本，尤其针对Medicare计划的患者，因为美国人口中有很大一部分（"步入65岁老人高峰期"）将很快成为Medicare计划的受益者。

每个责任制医疗组织由医师和医院构建成网络，共同承担监护患者的责任。在新的法律中，每个责任制医疗组织同意至少为5000位Medicare计划受益者的所有医疗需求提供至少3年的医疗管理服务。责任制医疗组织让医疗服务提供者共同为患者健康负责，激励他们之间的合作，通过避免不必要的化验和诊疗流程节省费用。责任制医疗组织工作时需要成员之间做到信息的完全共享。那些既满足质量目标又节约费用的服务提供者能够节约一部分成本。但是有一些服务提供者也可能面临损失的风险。要求ACO中的基层医疗医师告诉其患者可以参与责任制医疗组织的服务项目。尽管这些医师可能想让患者转诊去ACO系统内的医院或专科医师，但患者仍然可以自由选择系统外的医师，且不用支付更多的费用。责任制医疗组织成员若无法达到标准，提供高品质的监护服务时将面临压力，他们也将无法分到应得余额，甚至可能失去未来的合作协议。

由于责任制医疗组织为一个群体提供医疗时存在风险，因此，行政管理者就会寻找可以节省费用的服务，而药物治疗管理正是这样的一种服务，可以预期，在不远的将来，责任制医疗组织管理者将对这些服务有极大需求。在这种执业环境里，提供药物治疗管理服务的药师可以受聘于责任制医疗组织或与责任制医疗组织签订合作协议。

随着家庭化医疗和责任制医疗组织在整个美国都成为向患者提供监护服务的普通机构，药物治疗管理服务的需求将可能有巨大的增长。

1.7.3 社区药房开展服务的机会

多年来药师一直在社区药房试图为患者提供监护服务。然而，对这些服务进行大规模补偿从未实现。实际上调剂处方的费用持续减少，在很多情况下甚至低于实际的处方调剂成本。因此，药师不得不调剂越来越多的处方来维持盈利。这种执业环境持续影响药师的精力，使得药师无法花更多的时间向患者提供优质的监护服务。

如果在社区药房提供服务，通常都是以处方为重心的服务（本章前面描述过）。这些服务一般关注处方调剂，并且是一次性的。这些服务的一部分可以得到有限的费用支付。

然而，有少数例外情况。美国的一些连锁药店已经为想提供"以患者为中心"的药物治疗管理服务的药师建立了独立管理的"方向"。一旦开展此项业务，药师将被指派到一家特定药房，每周至少一天。患者需要的话，可以预约当天的药师，该项服务与处方调剂流程完全分开。一周内一位药师可以在多达四家不同药房提供服务。除非患者的预约量超过了这个时间表的安排，这时药师可在这个药房再延长工作一天，否则原计划不变。

除了社区药师可用时间很少外，还存在利益冲突需要管理。当药师在对患者的用药问题进行决策时，有人可以直接从销售药品获利，这就出现了道德伦理冲突。此外，患者和医师都不期望在零售的商业环境中提供临床服务。在药物治疗管理服务成为一项普通医疗需求之前，必须改变这样的看法。

1.7.4 住院病房开展服务的机会

尽管几十年来药师一直在住院病房（Inpatient Setting）对接受医疗服务的患者提供临床药学服务，但是几乎没有按直接监护患者的模式来提供全面的药物治疗管理服务。大多数临床药学服务是一种具体临床支持工作（如地高辛、氨基糖苷类和抗凝血药的个体化给药或肠外营养）或服务于整个医疗团队所执行的活动（查房、药物信息服务等），但很少见到指定药师来监护个体患者以及全面管理患者住院期间所有的治疗药物。如果药师能被委派到各个住院医疗团队，并承担患者住院期间的用药监护工作的责任，那此项服务就容易开展了。

最近，Medicare规定不予支付30天内已明确诊断出院的受益患者再次入院的费用，这就导致需要委派药师负责随访患者的院外用药情况。试想一下如果患者入院时，在许多用药变化或问题出现之前即委派药师提供此项服务，会带来怎么样的收益。除了尽力减少因用药问题引起的再次住院外，现在需要把大量的注意力放在患者能否依从药物治疗方案上，以便预防患者住院治疗。由于住院治疗相当昂贵，因此现在看来，想要提供药物治疗管理服务的药师还有工作的另一重点。

1.7.5 长期护理机构、起居护理机构、心理健康机构和康复机构开展服务的机会

尽管从1983年以来美国通过法律要求药师在长期护理机构为患者提供30天的患者用药评估，但没有明确的证据说明这些机构是否大范围地提供药物治疗管理服务。而且，关于30天的患者用药评估与药物治疗管理服务之间的区别一直存在争议。联邦政府正在建议出台规范，要求获得Medicare D项计划药物报销的患者可以在他们居住的家庭护理机构接受药物治疗管理服务。这又引发了许多疑问，30天用药评估与药物治疗管理服务的价值谁更高？政府计划中期望提供药物治疗管理服务，而这些服务的费用支付又如何分摊呢？

这种情况在心理健康机构并不复杂，在那里工作的药师多年来一直积极服务于临床。加拿大合作医疗协议（Canadian Collaborative）详细描述了药师的执业行为是患者监护团队的一部分，并很好地与其他患者监护服务者的工作相融合。

在上述所有情况里，药物治疗管理服务的提供必须依靠一个团队的共同努力。

未来的个体药师不会在与患者获得其他医疗服务相分离的环境中提供服务，这种情况将越来越清晰。因此，下一章会有更大的篇幅来解释如何在基层医疗环境下提供监护服务，在与其他患者监护提供者合作的同时，将药物治疗管理服务融入患者接受的医疗服务之中。

1.8 本章小结

药物治疗管理服务目前已经获得了认可和接受，保证患者按照医嘱服药以达到适合、有效、安全和足够便利是很有必要的。尽管药物治疗管理服务对于医疗卫生体系来说相对较新，但药学监护已经实施，并在过去的20年间一直在发展之中。这些服务是非常有必要的，也被证实是有价值的，目前在各种执业环境中都在开展这些服务。因此，我们有必要更好地理解药学监护的专业实践行为，它是以患者为中心的药物治疗管理服务的核心。

参考文献

[1] PCPCC. In: McInnis T，Strand LM，Webb CE，eds. *The Patient Centered Medical Home: Integrating Comprehensive Medication Management to Optimize Patient Outcomes*. Patient-Centered Primary Care Collaborative，2010.

[2] Abraham M，Ahlman JT，Boudreau AJ，Connelly JL. *CPT 2011 CPT/Current Procedural Terminology*. Chicago，IL: American Medical Association，2011.

[3] *Minnesota Statute 256B. 0625 Subd. 13h*，2005. Available at: https: //www. revisor. mn. gov/statutes/?id=256B. 0625.

[4] Anderson GF. The future of Medicare: recognizing the need for chronic care coordination. In: *Special Committee on Aging*. U. S. Senate Hearing Publications，2007: 19-20.

[5] Strand LM，Cipolle RJ，Morley PC，Frakes MJ. The impact of pharmaceutical care practice on the practitioner and the patient in the ambulatory practice setting: twenty-five years of experience. *Curr Pharm Des*，2004，10(31): 3987-4001.

[6] IMS Institute For Health Care Informatics. *The use of medicines in the United States: review of 2010*, 2011.

[7] Cipolle RJ，Strand LM，Morley PC. *Pharmaceutical Care Practice: The Clinician's Guide*. 2nd ed. New York，NY: McGraw-Hill，2004.

[8] Strand LM. Decision analysis of physician prescribing in the treatment of essential hypertension. In: *Department of Social and Administrative Pharmacy*. Minneapolis，MN: University of Minnesota，1978.

[9] Strand LM，Morley PC，Cipolle RJ，Ramsey R，Lamsam GD. Drug-related problems: their structure and function. *DICP: Ann Pharmacother*，1990，24(11): 1093-1097.

[10] Strand LM，Cipolle RJ，Morley PC. Documenting the clinical pharmacist's activities: back to basics. *Drug Intell Clin Pharm*，1988，22(1): 63-67.

[11] Cipolle RJ，Strand LM，Morley PC. *Pharmaceutical Care Practice*. New York，NY: McGraw-Hill，1998.

[12] Johnson JA，Bootman JL. Drug-related morbidity and mortality. A cost-of-illness model. *Arch Intern Med*，1995，155(18): 1949-1956.

[13] Johnson JA，Bootman JL. Drug-related morbidity and mortality and the economic impact of pharmaceutical care. *Am J Health System Pharm*，1997，54(5): 554-558.

[14] Ernst FR，Grizzle AJ. Drug-related morbidity and mortality: updating the cost-of-illness model. *J Am Pharma Assoc*，2001，41(2): 192-199.

[15] Howard RL，Avery AJ，Slavenburg，et al. *Which drugs cause preventable admissions to hospital? A systematic review. Br J Clin Pharmacol*，2007，63(2): 136-147.

[16] Stark RG，John J，Leidl R. Health care use and costs of adverse drug events emerging from outpatient treatment in Germany: a modelling approach. *BMC Health Serv Res*，2011，11: 9.

[17] Budnitz DS，Pollock DA，Weidenbach KN，Mendelsohn AB，Schroeder TJ，Annest JL. National surveillance of emergency department visits for outpatient adverse drug events. *JAMA*，2006；296(15): 1858-1866.

[18] Field TS，Gilman BH，Subramanian S，Fuller JC，Bates DW，Gurwitz JH. The costs associated with adverse drug events among older adults in the ambulatory setting. *Med Care*，2005，43(12): 1171-1176.

[19] Kongkaew C，Noyce PR，Ashcroft DM. Hospital admissions associated with adverse drug reactions: a systematic review of prospective observational studies. *Ann Pharmacother*，2008，42(7): 1017-1025.

[20] Gurwitz JH，Field TS，Harrold LR，et al. Incidence and preventability of adverse drug events among older persons in the ambulatory setting. *JAMA*，2003，289(9): 1107-1116.

[21] Bobb A，Gleason K，Husch M，Feinglass J，Yarnold PR，Noskin GA. The epidemiology of prescribing errors: the potential impact of computerized prescriber order entry. *Arch Intern Med*，2004，164(7): 785-792.

[22] Shaw G. To err is still human: medication errors are a persistent challenge. *Anesthesiology News*. 2011: 37.

[23] Budnitz DS，Shehab N，Kegler SR，Richards CL. Medication use leading to emergency department visits for adverse drug events in older adults. *Ann Intern Med*，2007，147(11): 755-765.

[24] Beijer HJ，de Blaey CJ. Hospitalisations caused by adverse drug reactions(ADR): a meta-analysis of observational studies. *Pharm World Sci*，2002，24(2): 46-54.

[25] Isetts BJ，Schondelmeyer SW，Artz MB，et al. Clinical and economic outcomes of medication therapy management services: the Minnesota experience. *J Am Pharm Assoc*，2008，48(2): 203-211.

[26] Cranor CW，Bunting BA，Christensen DB. The Asheville Project: long-term clinical and economic outcomes of a community pharmacy diabetes care program. *J Am Pharm Assoc*，2003，43(2): 173-184.

[27] Cranor CW，Christensen DB. The Asheville Project: factors associated with outcomes of a community pharmacy diabetes care program. *J Am Pharm Assoc*，2003，43(2): 160-172.

[28] Cranor CW，Christensen DB. The Asheville Project: short-term outcomes of a community pharmacy diabetes care program. *J Am Pharm Assoc*，2003，43(2): 149-159.

[29] Fera T，Bluml BM，Ellis WM. Diabetes Ten City Challenge: final economic and clinical results. *J Am Pharm Assoc*，2009，49(3): 383-391.

[30] Ramalho de Oliveira D，Brummel AR，Miller DB. Medication therapy management: 10 years of experience in a large integrated health care system. *J Manag Care Pharm*，2010，16(3): 185-195.

[31] Barnett MJ，Frank J，Wehring H，et al. Analysis of pharmacist-provided medication therapy management(MTM) services in community pharmacies over 7 years. *J Manag Care Pharm*，2009，15(1): 18-31.

[32] Alvarez-Risco A，van Mil JW. Pharmaceutical care in community pharmacies: practice and research in Peru. *Ann Pharmacother*，2007，41(12): 2032-2037.

[33] Group TL. Medication therapy management services: a critical review(Executive Summary). *J Am Pharm Assoc*，2005，45(5): 580-587.

[34] Harris IM，Westberg SM，Frakes MJ，Van Vooren JS. Outcomes of medication therapy review in a family medicine clinic. *J Am Pharm Assoc*，2009，49(5): 623-627.

[35] Isetts BJ. *Evaluating Effectveness of the Minnesota Medication Therapy Management Care Program.* St. Paul，MN: DHS，2009.

[36] Smith M，Giuliano MR，Starkowski MP. In Connecticut: improving patient medication management in primary care. *Health Aff*，2011，30(4): 646-654.

[37] Carrier E，Gourevitch MN，Shah NR. Medical homes: challenges in translating theory into practice. *Med Care*，2009，47(7): 714-722.

[38] Berwick DM. Launching accountable care organizations: the proposed rule for the Medicare Shared Savings Program. *N Engl J Med*，2011，364(16): e32.

[39] Martin JC，Avant Rf，Bowman MA，et al. The Future of Family Medicine: a collaborative project of the family medicine community. *Ann Fam Med*，2004，2(suppl 1): S3-S32.

[40] Commonweath-Fund，www. commonwealthfund. org.

[41] Craven MA Bland R. Better practices in collaborative health care: an analysis of the evidence base. Can J Psychiatry，2006，51(6 suppl 1): 7S-72S.

第2章

药学监护是药物治疗管理服务的专业实践

核心概念

1. 药学监护是一种对患者实施监护的专业实践。通过提供专业的系统服务，让患者得到体验，并作为药物治疗管理进行记录、评估和收费。

2. 当需要运用专业知识解决疾病问题时，"专业人员"会直接参与决策和干预行动，干预个人的生活，甚至干预个人的生命问题。这就是一种专业实践。专业实践存在的意义则是作为衡量职业道德的参考依据，作为制定临床实践指南以及医疗职业的法定释义和维权条例的基石。

3. 无论是医学、护理或者牙科，所有的专业对患者实施监护的实践都由三个主要部分组成：一种执业理念、一个患者监护流程、一个执业管理体系。药学监护同样含有这三部分的定义内容。

4. 药学监护使用医学、护理以及其他监护患者实践的常用术语。因此，将药学监护与这些服务整合在一起是非常必要的。

5. 药学监护的理念包括：a.药学监护的社会需求；b.执业者为满足社会需求所承担的责任；c.以患者为中心的执业行为；d.监护模式的实践。医学和护理都要求有执业理念，同时所有医疗专业人员都应秉承执业理念践行服务。

6. 患者监护流程必须与其他医疗人员的患者监护流程相一致，包括：a.对患者药物相关需求的评估；b.制订满足患者具体需求的监护计划；c.确定所做决策和干预效果的随访评估。

7. 执业管理体系应包括给患者提供服务需要的所有资源，即执业场地、预约系统、执业记录、报告系统、执业评价、服务报酬以及更多包括在一项服务管理中的资源。

8. 药学监护实践是由临床药学演变而来，作为一种直接面对患者的服务，其执业规范与其他医疗人员一致。

9. 药学监护是一种全科实践。全科实践是构建专科实践的必要基础，因为专科实践只是相对于与全科实践而言（它们有相同的患者监护流程）。

10. 由于药学监护是一种全科实践，因此其概念上与基层医疗相一致，而具体业务上则与家庭化医疗的概念相一致。

2.1 专业实践的需求

一种专业实践通常是先有实践，当这项实践在医疗卫生体系中践行，并被认可是合法之后，它才被定义，从而衍生出服务。然而药物治疗管理服务并不如此。尽管药学专业早在1990年就提出并认可了药学监护的专业实践，但到2006年引入药物管理服务时，这项专业实践已被广泛讨论，但实际上发展甚为有限。也许这有助于今天解释药物治疗管理服务在当下依然让我们感到困惑和缺失共识的原因。

患者监护的专业实践（如医学、护理学、牙科学以及兽医学）是衡量职业道德的依据、是开展相关的科学研究和制订实践指南以及医疗职业的法定释义和维权条例的基石。因此，一旦专业人员干预他人的生活，甚至干预到生命问题时，其行为必然是专业实践，尤其是医疗卫生职业。

自从19世纪医师与药师的职能分开，药师就不再负责提供对患者的直接监护。事实上，药学是众多健康科学专业（如医学、护理学、牙科学以及兽医学）中唯一一个没有直接承担患者监护职责的专业。药学在这方面已然发展得有些"不同"。尽管临床药学也是给患者这个群体提供服务，而且药师的功能也非常"接近"医师，但在大多数情况下，仍然是医师或护士为药师做出的决定或建议承担最终责任。

就像在后文中会叙述的，直接承担患者监护工作包括三个非常明确的职责：① 以一种全面的方法评估每位患者个体的需求，从而确定专业人员必须采取的行动，以恢复患者到健康的状态；② 整合所有可获资源，拟订满足患者个体需求的治疗计划；③ 专业人员对患者进行随访并承担所做决策和达到结果的职责。只有按统一的标准对每位患者进行三方面的专业活动，才算直接对患者实施监护工作。所以要想实现提供药物治疗管理服务的理想，大多数的药师需要像其他医疗人员一样采用相同方式和标准来进行专业的患者监护实践。

由于药师并没有接受一致的专业实践培训，因此难于了解到这方面的需求以及其在教育、研究和实践标准中发挥作用的重要性。鉴于以上原因，我们会从头开始，解释什么是专业的患者监护实践以及它是如何进行的。

2.1.1 专业实践的特征

本文中描述的专业实践统称药学监护实践，是为了达到标准，以及和其他专业实践（如医学、护理学、牙科学以及兽医学）达到一致而发展起来的。事实上，药学监护实践是从教育、研究以及实践的角度，通过对医学和护理实践广泛的研究和观察发展而来的。"药学监护实践"术语的精心确定，是为了使践行药学监护的人员与医学及护理的执业人员能够容易融为一个完整的医疗团队。药学监护实践在变化莫测、盛衰起伏的时代中生存发展。它的发展顺应社会规范和公众所望的变迁，并且能够承受经济压力和考验。在未来的几十年里药学监护应该是能很好地服务于患者和执业者的一种实践。

然而，对执业者、患者以及医疗卫生体系来说，药学监护实践都是一种全新的专业实践，我们认为，有必要从这个最基本的问题开始考虑——"什么是一种专业实践？"这是个非常具有挑战性的问题，因为其他医疗实践（如医学、牙科学、护理学以及兽医学）已经存在相当长的时间了，并且已经在一些方面做出了小的调整，让我们很自然地认为这就是医疗实践，其功能即是如此。我们也可能臆断它们（如医学、护理学、牙科学）的内部逻辑以及实践步骤是已经明确定义的并经过了系统的研究。然而随着时代的发展，这些专业在对其践行责任透彻理解的基础上发生了演变，事实并非如此。因此，几乎所有的医师都知道自己的角色、责任、实践中需要遵守的原则。药学目前正向着类似这些实践的模式发展。

重要临床概念

　　一种专业实践旨在运用其专业知识，依据执业理念和行业规则，解决专业问题。执业者应当运用行业认可的专业知识。因此，执业者在践行患者监护的过程中与患者互动面谈的经历就是一种专业实践。

　　所有的医疗专业人员通过一种实践的方式把自己的专业知识及技能用于服务患者。事实上，通常来讲，"实践"指的是那些拥有知识的人实际所做的或能做到的事情。最好达到这样一个共识：特定的专业知识在日常行为中的应用构成了实践行为。另外，这里常有一个概念混淆，将实践理解为行为发生的地点或环境。简单来说，实践没有明确的定义，常常模棱两可，某种程度是想当然。

　　实践并不是一系列简单的活动，无论这些活动对践行者来说多么重要。最重要的是，"实践不仅是指践行者的活动，还指构建新的现实生活，其中这些活动是有意义的"[1]。在药学这个情境中，实践的概念被过度简单化成了"做"的涵义。这就是说，药师无论在任何时间从事的任何活动都被认为是实践活动。这个观点太狭隘了。

　　我们的目的在于挖掘和扩大实践这一概念的深度和广度。实践不只是运用知识对某个未知领域的探索。实践还包含对善行的坚定承诺。因此，对于我们目前的想法来说，药学监护实践意味着应用知识去促进他人的健康。在这个理念下，实践活动无疑包含了一个确定的目标和结果，作为重要的伦理元素。显然，任何实践活动都必须建立在一定的道德规范之上的。任何实践活动都应有其自身清晰而显而易见的道德规范，这种道德规范不是泛泛而笼统的，它决定了该实践活动的真正意义。其参与者必须对这种道德规范有清晰的认识，并予以认可和服从。就像MacIntyre（麦金泰尔）所说的，美德在维系实践活动中起到了一个关键的作用。

　　每种实践活动都需要参与者彼此构成一定关系。我们这里所说的美德，就是指那些参与实践的人与我们有着共同的目标、相同评判标准和志同道合的善举。

当我们把美德和药学监护实践联系起来时，我们认为药学监护的实践需要在承担责任和增进执业者团结的价值观上有形成共识和承诺，遵守一套公认的对执业规则、角色分配、责任担当以及目标设定的行业信条。此外，就像 MacIntyre 清楚表达的那样，实践包含了这一理念的整个体系，并非仅限于过去强调的那些技能和干预措施。因此，他说道，"砌砖并不能称之为一种实践，但建筑术是。种萝卜也不算是一种实践，但农作是"[3]。

实践也必须能经受时间的考验。在现实中，这意味着支持实践的基础必须非常牢固，并且能为执业者提供持续的参照规则。实践逐渐传承，并在社会中彰显。实践作为执业者身份的来源，帮助新成员的未来发展和成长。就像文化一样，实践存在于任何特定的个体职业形成之前，并让未来的成员融入其职业文化中。

此外，实践可以被认为是"与世界不断联系的模式，但这些模式仅在其重复或连续的实践中得以生存"。这些模式"只通过'规范'的确立和强化而得到维系[1]。因此，实践不依赖于执业者个体自发的（通常指个性的）行动，而是取决于是否能够符合行为规则去理解和回应他人"。非常重要的是，药学监护实践正是"执业者践行时必须完全理解的核心概念"[1]。另外，所有执业者必须共同遵守维系实践的规则。

药学监护包含了所有要求践行药学监护的药师都必须认可的行为规则和公众期望。这并不是一种权威独断，而是一种实践的执业规范，从而为决定承诺践行药学监护的所有执业者提供一个基本理论。药学监护实践的整套执业规范可参见附录1。

综上所述，药学监护实践的基本理念决定了其执业行为，所有执业者应奉献于患者监护过程之中并承担所有附带的职责，也要承担自己做出干预的责任。此外，药学监护实践授予了执业者一个明确的统一身份，并公示承担医疗责任的执业者身份。这样一个执业者的身份对于患者来说，是明确的且有意义的，可以令其与其他医疗人员一样得到认可。

2.1.2 专业实践的构成

在这个时候可能有必要回顾一下实践与服务的区别，在这里说的是，药学监护实践与药物治疗管理服务的区别。如上文所述，药学监护实践是结合专业知识和临床经验服务于患者，满足患者的特定需求，获得一个具体的结果。当这些服务于个体患者的实践成为医疗卫生体系的组成部分时，就形成了一个服务体系。当这个体系需要通过预约流程、明确的监护流程、付费系统以及其他"实践"所需要的支持资源，从而使执业者每天重复"实践"他的专业，（这时"服务"就算提供了。）所以，从执业者的角度看，这就是其实践；从患者的角度看，是提供的服务。

重要临床概念

　　所有患者监护实践由三个基础部分组成：① 执业理念，是实践的伦理基础，规定恰当的专业行为；② 患者监护流程，收集处理信息、做出决策和行动；③ 执业管理体系，即可以在一个组织架构中提供服务，以保证其质量、行为问责以及费用支付的顺畅，并维护实践的长期可行。

　　执业理念是实践的基石。其实就是道德的方向标，患者监护流程和执业管理体系可以对照这个方向标持续推进，并确定符合这一理念的正确行为。执业理念与其他的组成部分不同，因为其非常稳定，不会每天发生改变，只会随着时间的流逝，而慢慢变化或发生演变。

　　从图2-1中看出，患者监护流程决定了其日常活动需要支持的管理系统类型。患者监护流程代表必须要完成的工作，而执业管理体系必须促进这些日常工作的完成。

　　图2-1说明了这三者之间的关系。

　　专业实践的每一个组成部分都有自己略微不同的目的。执业理念是一个规定，让执业者知道正确的行为规范，并概括了执业者的责任，阐述了这个职业的社会目的。另外，还规定了工作模式，所以每个人都知道了执业者应该做什么。另一方面，患者监护流程描述了执业者与患者之间各自承担的责任。由于为监护流程制订了标准，可以让执业者与患者有合理的期待。患者监护流程为执业者提供了一个明确的、全面的、系统的、有效的决策程序用于实践。就执业者在医疗中正在做出的决策而言，这是非常重要的，决策将影响到他人，并极有可能是巨大的（可能救命或可能害人）。如果没有执业理念和患者监护流程的话，执业者的干预将是不道德且非常不专业的。药学监护实践的监护标准在第6～8章以及附录1中有详细介绍。

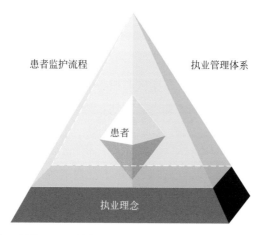

图2-1　以患者为中心的执业行为的构成

执业管理体系并不是站在执业者以及患者层面设计的，而是站在医疗卫生体系层面来设计的。执业管理体系将执业者单独服务于患者个体的实践整合成一系列创造价值且值得支付的服务项目。执业管理体系是支持执业者在一天的时间内尽可能服务更多的患者。这项支持可包括人员、场所、设备、收费以及记录等，这些只是例举一些从经济上支持一项专业实践并维系其长期发展的必要资源。执业管理体系可以保证患者教育的服务质量。

2.2 药学监护是一种专业实践 ----------------------------

定义 药学监护是执业者承担解决患者药物相关需求的责任并坚守这一承诺的一种实践[4]。在执业过程中，以达到正向的治疗结果为目标，向患者提供负责任的药物治疗服务[4,5]。

实践的每一个组成部分会在本书各自的章节中详细介绍。然而，在每一部分详细分解讨论前，将所有组成部分概括起来理解是很有帮助的。这种实践应该成为药学院校的核心课程，这会成为未来几年实践研究的主要力量。由于未来会确定药师直接向患者提供监护服务的方式，因此，提供药物治疗管理服务的所有相关利益者都需要理解。以下是这项实践的简要描述。

2.2.1 执业理念

> **重要临床概念**
>
> 药学监护的理念包括四个关键元素：药学监护的社会需求、执业者为满足社会需求所承担的责任、以患者为中心的执业行为以及监护模式的实践。

从最广义的层次来看，药学监护之所以有社会需求，是因为可以降低药物相关问题引起的发病率及死亡率。这个社会需求，只有在个体执业者为患者个体完成其责任时，才能得到实现，所以要为执业者阐明这些责任。只有阐明应该怎样履行这些责任，即在以患者为中心的思想指导下奉献关爱，执业理念才会继续深入探讨下去。这四个组成部分：社会需求、执业者的社会责任、以患者为中心的指导思想以及监护模式下践行服务，协同起来表达践行药学监护实践的恰当行为。只有执业者真正将这个理念融入自身，才能在道德、临床和法律的规范下提供监护服务。

2.2.1.1 社会需求的声明

满足社会的需求，职业才能生存。专业人员的培养是昂贵的，行业需要自治，坚持自律，并排除那些不符合准入要求的人员。然而，对于社会授予这种特权角色的回报，是这个职业必须在解决一系列社会问题中做出比其他人更有意义的贡献。药学监护的发展是为了优化药物的合理使用，以及最大限度地降低药物使用中药物相关问题引起的发病率及死亡率。只有当一位专业的执业者自己充分做好准备，履行及承担每位患者的责任，这种社会的需求才不会只是一句不假思索脱口而出的口号，而成为一种具有社会意义的必然需求。

2.2.1.2 执业者责任的描述

如前所述，所有专业人员都必须能够比其他人更有效地识别一系列的问题，从而担任专业人员的角色。药学监护实践中也是如此。最简单地说，执业者在药学监护实践中的责任就是确认、解决以及预防药物治疗问题。执业者应在患者监护流程中解决这一问题，特别是在评估患者的药物相关需求时处理解决。

每位患者都应该服用符合自己疾病治疗需要的合适药物。患者有权使用有效的药物去治疗他们所有的疾病，而且他们有权利只服用有必要的药物。患者应该服用最有效的药物，而且应服用针对他们特定的疾病有效的治疗剂量。此外，患者有权服用不会引起不良反应的药物，并且服用的剂量对他们来说是安全的。最后，患者需要按要求服用药物，从而能坚持治疗方案以产生预期的效果。所以，概括起来，药学监护执业者的责任是确认患者服用的所有药物适宜、有效、安全，并且能够按照医嘱服用。

2.2.1.3 以患者为中心的执业行为

这些责任的履行必须做到让患者受益。执业者必须履行职责，做到以患者为中心。对于以患者为中心的含义已经有很重要的论述，然而，多数执业者认为这个概念很难掌握。最容易做到的方式是患者至上；患者的需求决定所有你需要做的，所有决策、措施以及结果的解释都应该以患者为中心。在执业者履行这些责任时，患者监护的方方面面都应考虑到患者个体、患者的个人需求和偏好。在传统意义上，这是一个与医学非常不同的思维体系。它将药师工作的对象转向患者，并非医师；药师对患者的需求做出相应的反应，而不是对管理者或雇主期望做出的反应；只有达到患者的治疗目标，药师才算完成任务，而非以时间或利益来确定。在药学监护实践中，以患者为中心最好的方式是重复这句话："药物本身没有剂量，患者用药时，才有了剂量"[6]。

强调以患者为中心的思想是决定未来医疗卫生体系变革的主要因素。一种专业实践，如果没有以患者为中心作为执业理念的这一关键元素，就没有未来的发展。患者是未来医疗卫生体制各方面发展的"驱动者"，因此以患者为中心的执业行为将是药学监护提供方式的核心根本。

2.2.1.4 监护模式的实践

有关监护的阐述已经很多了。一方面它是一个简单的概念，另一方面又是一个复杂的系统。这个系统模式包括人的行为和感受，还有情感、理解、人性、尊重，甚至奉献。在药学监护中，监护行为意味着执业者尽最大的可能通过用药减轻他人的苦痛。在药学监护实践过程中，监护他人是指花费时间和精力来理解每位个体患者的用药体验（Medication Experience），这样才能最大程度优化患者未来的药物治疗体验。这意味着需要理解医患双方之间建立的一种治疗关系的必要性，达成相互信任和相互尊重、恪守承诺，承担各自决策的责任。

监护是所有的患者监护职业的基础，必须对应规定的方式和规范，才能认为做到其专业的监护水平。所以如果没有对患者的个体化需求进行评估，没有利用一切资源满足这些需求，没有随访以确定患者发生了什么，就根本不能叫做监护。这个概念在这句话中得到最好的体现：“如果不做随访，就是没有提供监护。”所以如果说患者监护流程是关怀患者过程的一种简单反映，应该也不足为奇，监护流程包括患者评估、监护计划的拟订和患者随访三个阶段。

2.2.2 患者监护流程

重要临床概念

患者监护流程的三个主要步骤是：① 患者及其疾病的评估及用药引起的药物治疗问题的确认；② 监护计划的拟订；③ 患者的随访评估。

这些步骤都是非常相互依赖的。要想实践药学监护以及对患者的用药体验产生积极的影响，必须完成所有步骤。这个流程将持续发生于患者的多次就诊过程。在首次与患者见面时，对患者进行初次评估、确认患者是否存在药物治疗问题并拟订监护计划，然后在下次患者就诊时，进行随访评估以及进一步调整药物治疗方案。但在我们探索这三个步骤之前，有必要先讨论一下患者监护流程，患者监护流程的步骤是执业者的实践中看不见的思考决策过程，是药学监护执业者的重要特征。

2.2.2.1 患者监护流程的基础：药物治疗评估方法（Pharmacotherapy Workup）

所有提供患者监护的执业者，不论是医师、护士、牙医或者药学监护执业者，都需要一个做出临床决策的合理思维过程。一个合格的执业者应能够运用独特的知识储备和临床技能以及系统的思维方式去评估患者的需求，确认、解决问题以及预防问题的发生。对于药学监护执业者来说，其独特的知识储备侧重于药理学、药物治疗学和药学监护实践方法，而在药学监护实践中，执业者要确认、解决和预防药物治疗问题。这种系统性的思维过程就是药物治疗评估方法。

定义 药物治疗评估方法是用于药学监护实践中的一个合理的决策过程，包括确认、解决和预防药物治疗问题，设定治疗目标，选择干预措施以及评估治疗结局。它描述了在执业实践中的思维过程、假设、决策和患者问题。

药物治疗评估方法是执业者在监护患者时发生的思维认知活动。相比之下，患者监护流程是患者在接受药学监护时的体验。这是患者和药学监护执业者一连串互动的过程。患者监护流程就是监护者将独特的知识和临床技能应用于解决患者的医疗问题。

2.2.2.2 患者监护流程的步骤

思考药学监护实践的最好方式就是借助发生在患者和执业者之间的互动过程。这种互动就是患者监护流程。患者监护流程的三个步骤说明见图2-2，每个步骤中主要的工作和责任总结见表2-1。患者监护三个步骤的详细描述参见第6章至第8章。

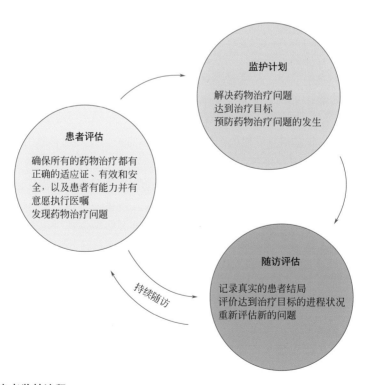

图2-2 **患者监护流程**

表2-1　患者监护流程中的工作内容及责任

	工作内容	责任
患者评估	和患者见面 引导患者说出欲知的相关信息 运用药物治疗评估方法做出合理的药物治疗决策	建立治疗关系 确定患者是谁，了解患者就诊的原因，患者的个人信息、用药体验和其他的临床信息 确定患者药物相关需求是否被满足（适应证、有效性、安全性和依从性），确认药物治疗问题
监护计划	建立治疗目标 选择合适的干预手段以： 　解决药物治疗问题 　达到治疗目标 　预防药物治疗问题 　做出随访评估的日程表	与患者和其他监护患者的人员商讨并确认药物治疗的终点及时间范围 考虑备选的治疗计划 选择患者个体药物治疗方案 考虑非药物的干预 患者教育
随访评估	明确反映患者真实结局的临床和（或）化验指标，把它们和治疗目标做对比来判断药物治疗的有效性 明确不良反应的临床和（或）化验指标来判断药物治疗的安全性 记录药物治疗控制每个疾病的临床状况 重新评估患者出现新的药物治疗问题 制订下次随访评估的日程表	评估药物治疗的有效性 评估药物治疗的安全性 判断患者的依从性 对药物治疗是否有效控制患者状况做出评估 确认新的药物治疗问题及其原因 提供持续的监护

　　由于药物治疗问题的确认、原因陈述、解决问题的优先次序排列以及药物治疗问题的解决和预防体现了药学监护执业者的特别贡献，本书有一个独立的章节专门论述了患者评估这部分内容（参考第5章）。

　　记住！患者监护流程是患者和执业者之间互动产生的。这是患者和执业者实际都参与和体验的一部分。无论患者的特征、患者的疾病、具体的药物治疗或者执业者的专业特长，所有的执业者都要运用相同的患者监护流程和结构化的决策流程。

　　表2-1把药学监护执业者的认知行为（药物治疗评估）和具体行动（患者监护流程）整合起来。这些行为的每一步骤都有简洁说明，以描述整个的患者监护流程。

（1）患者评估

　　患者评估的目的有三部分：① 充分理解患者及其用药体验，以便与患者一起做出合理的药物治疗决定；② 判断患者的药物治疗方案是否合适、有效、安全以及患者是否依从药物治疗；③ 确认药物治疗问题。

　　当做出临床决策时，需要知道患者的相关信息包括患者个人信息（个人信息及用药体验）、疾病信息（当前疾病、既往病史、营养状况及系统回顾）和用药信息（当前用药、过去用药、社交性药物使用情况、免疫接种情况、过敏史和警示信息）。

患者评估时需要做的三个主要工作如下：

① 从患者及患者病历记录里收集患者信息；

② 引导患者说出自己的用药体验；

③ 对患者的用药做出临床决策并确认药物治疗问题。

患者评估先从讨论患者的用药体验（Medication Experience）开始，逐渐了解患者。用药体验在医疗领域是一个新的重要概念（参见第4章患者用药体验的详细描述）。患者把服用药物对日常生活的影响当做他们的用药体验。用药体验是患者个体的用药行为，是发生在患者生活中所有用药相关事件的总和，是患者对药物治疗的一种信念、认知、理解、态度和行为。正是这些因素最直接地影响到患者决定是否服用某种药物，服用多少以及如何服用的行为。患者与其用药体验是一体的。我们的责任是理解并且积极引导患者。

因此，对患者的用药体验了解得越多，就越可能持久地积极影响患者。用药体验也包括更多方面：患者当前的用药状况、社交性药物使用情况、免疫接种情况、过敏史、警示信息和既往用药史。通常处理用药体验的技术问题更简单一些，但是执业者是否有能力去影响这些因素，取决于执业者对于患者用药习惯的理解程度。多花时间去学习沟通技巧，以便有效地引导患者说出自己的用药体验，这是值得你去付出的。提供监护服务的质量也取决于你对患者的了解程度。

药学监护执业者有责任理解患者的用药体验，因为它直接影响到患者对药物治疗的决定。尽管医师、护士和药学监护执业者可以向患者提出建议，但是最终是否服用药物还是要患者自己来决定。

在患者评估过程中，药学监护执业者做出的主要判断包括：① 在这段时间患者的药物相关需求是否得到了满足；② 患者现在是否存在药物治疗问题。因此，对药物治疗问题的理解显得尤为重要（见第5章详述）。

定义 药物治疗问题是患者经历的与药物治疗相关或者疑似相关的不良事件或者风险，它会阻碍或者延迟患者达到治疗的预期目标，并且需要专业的判断来解决。

这些问题都会在评估过程中得到确认，通过个体化调整患者的药物治疗方案就能解决这些问题。确认药物治疗问题需要评估在此阶段中收集到的患者的个人史、疾病史和用药史。只有以系统和符合逻辑的方式运用药物治疗评估方法时，这些知识才能得到综合的应用（详情请参见第6章）。

确认患者是否存在药物治疗问题需要连续评估四个问题：

① 患者使用的每种药物是否都有对应的临床适应证？每种适应证是否都有相对应的药物治疗？

② 这些药物治疗方案对改善患者的疾病是否有效？

③ 这些药物治疗方案尽可能做到安全了吗？

④ 患者是否有能力和意愿按照医嘱服用这些药物？

当临床人员把患者、疾病和药物的情况用于分析这一系列问题时，就能做出是否存在药物治疗问题的临床决策。患者存在的药物治疗问题可分成七类，如表2-2所示。

表2-2 药物治疗问题分类

药物治疗问题	药物治疗问题的描述
不必要的药物治疗	此时患者无临床指征（适应证），不需要药物治疗
需要增加药物治疗	需要新增药物来治疗或预防一种疾病
无效药物	药品没有起效，不能产生患者所需的预期疗效
给药剂量过低	给药剂量过低，患者未达到预期的治疗效果
药物不良反应	患者使用药物后产生副作用
给药剂量过高	药物治疗剂量过大，导致患者遭受不良反应
患者依从性	患者不能或不愿意按医嘱服药治疗

分类完成以后，就需要去确认引起每一个药物治疗问题的原因。认识这些问题的原因有助于为患者提供最好的解决方案。这三部分需要能完全陈述患者存在的药物治疗问题。流程包括确认与治疗问题相关的疾病、与治疗问题相关的药物治疗以及引起治疗问题的原因。

当多个药物治疗问题同时出现时，需要排列优先次序，确定应该优先处理的问题。我们如何决定优先处理的问题是依据患者的看法，即哪个是患者认为最让其担忧的问题，哪个是患者更倾向解决的问题以及哪个是临床上更严重的问题。

评估患者药物相关需求的结果就是先描述药物治疗问题，然后决定问题优先处理的级别，再通过制订监护计划干预解决。确认和解决药物治疗问题就是药学监护执业者对患者监护做出的特别贡献。

（2）监护计划的制订

监护计划的目的是整理执业者与患者共同协商的治疗方案，以达成患者的治疗目标。这需要干预解决药物治疗问题，实现这些目标并预防可能出现的药物治疗问题，这样才能让患者获得更好的用药体验。这些详述见第7章。

制订监护计划主要是为了帮助患者实现针对自己罹患的每种疾病设定治疗目标。构建监护计划需要患者的通力协作，适当的时候也需要其他的医疗执业者提供帮助。

监护计划是按照疾病来整理的，每种疾病建立独立的监护计划。构建一个监护计划包括三个步骤：①确定治疗目标；②选择合适的个体化干预措施；③安排下次随访评估的日程表。如果患者有多种疾病，就需要整合多个监护计划，最终给患者一份整合的监护计划。

监护计划实施过程中的第一步也是最重要的一步，就是针对患者的每种疾病确立治疗目标。其治疗目标包括临床参数、化验值和时间范围。纵观全文，治疗目标是描述对未来预期的终点。治疗目标指导所有随后的决策、行动、干预措施和患者教育。因此，陈述治疗目标必须明确，与患者的偏好和愿望相一致，在规定的时间内达到可观察或可测量的临床最佳结果。或许最重要的是：治疗目标必须得到患者和执业者的理解并一致认同。

每个监护计划均包含具体的代表患者利益的行动计划。这些具体的行动就是干预措施。

监护计划涵盖的干预措施是为了：

- 解决药物治疗问题。
- 达到既定的治疗目标。
- 预防产生新的药物治疗问题。

监护计划中的第一类干预措施应旨在解决已经确认的药物治疗问题。解决药物治疗问题是监护计划过程中首先应该考虑的问题，如果不能成功解决这些问题，就无法达到设定的治疗目标。最常见的干预措施分别是开始新的药物治疗、终止原有的药物治疗、增加药物剂量、减少药物剂量、对患者进行用药教育或将患者转诊至其他医疗执业者去解决其健康问题。

在制订监护计划中，第二类干预措施可保证患者达到治疗目标。最常见的干预措施包括药物治疗方案的调整和患者个体化指导，如关于药物合理使用的患者教育，运用相关的技术和（或）饮食以及运动方面的指导建议来提高药物治疗方案的成功率。

为了预防药物治疗问题的发生，干预措施对于完成整个监护计划是非常必要的。这些干预措施，尤其对那些因存在明确的风险因素更有可能产生药物治疗问题的患者来说，显得更为重要。

每个监护计划的最后一步是安排随访评估的日程，以评估药物治疗的结局。随访评估期间，根据监护计划对患者产生的积极或负面的影响来评判监护计划实施的效果。因此，何时安排下次随访评估需要综合评估以下因素：产生预期良好结局的时间，治疗目标的实现以及任何负面的结果[包括药物的副作用和（或）不良反应]可能出现的时间。如果有多个监护计划，那么就必须协调随访评估的时间安排。

患者和执业者之间应经常协商监护计划中的治疗目标、干预措施和下次评估的日程安排。

（3）随访评估

随访评估的目的是确定患者药物治疗的实际结局，并对比预期的治疗目标，以确定药物治疗的有效性和安全性，并评估患者的依从性，确认患者正在使用药物治疗的疾病现状。这些详述见第8章。

应当指出的是，在药学监护实践中"结局"术语被用来描述实际的临床结果，不应该与治疗目标或定义模糊的结局概念相混淆。

在随访评估阶段会收获到临床经验和新的知识。事实上，在随访评估期间收获最大。执业者可以了解到什么药物、多少剂量是最有效或者可能造成最大的伤害。

在一个规范操作的随访评估中，执业者应借助药物的有效性、安全性和用药依从性来评估药物治疗的疗效，从中确定是否出现新的问题。

随访评估期间的具体工作描述如下：

- 观察或者评估患者接受药物治疗后体验到正向的疗效（有效性）。
- 观察或者评估患者体验到药物治疗导致的不良作用（安全性）。
- 从临床观察到的结果来确定患者实际的服药剂量（依从性）。
- 患者接受药物治疗后，对其病情是否得到控制做出临床判断（结局）。
- 再次评估患者，确定是否出现新的药物治疗问题。

执业者必须收集患者信息，以评估药物治疗的有效性。这些信息包括患者体征或症状的改善或者减轻情况。

有效性的评估同样是通过解读信息，证明化验结果从异常值恢复到理想范围或者正常范围的程度。执业者必须收集信息，评估在监护计划中药物治疗方案的安全性。安全性信息包括评估患者药物治疗期间出现的非预期药理作用（副作用），也包括患者因药物治疗后，其化验结果是否出现异常危险状况的评估结果。由于有效性和安全性的评估是基于患者正在服用药物的实际给药剂量，所以在每次随访评估时确定患者的依从性是非常重要的。

至于了解患者每种疾病在药物治疗后的结局状态，需要临床判断。每次评估时，治疗结局的状态可能是：治愈、稳定、改善、部分改善、未改善、恶化或者失败。每种状态的术语在实践中都有特定的意义，并且包含两类重要信息：患者目前的状况以及对应患者的疾病状况（病情）采取的药物治疗措施。记录临床判断情况并对比随后的评估结果，确定个体化治疗方案是否帮助患者达到期望的治疗目标。

每一次随访评估，执业者必须确定从上次和患者见面后是否产生新的药物治疗问题或者疾病。如果产生，患者监护流程就要重新开始了。

履行患者监护流程的一个重要目标是与患者建立一种有意义的治疗关系。这种关系不同于你与普通个体建立的其他关系。它包含了深层次的相互信任、相互尊重和相互分享的含义。没有这层关系，就无法很好地完成对患者监护的过程，且监护质量也会受到影响。形成这样一种关系需要时间，并且在每次的见面中得到稳固。离开了这样的关系，就很难开展药学监护。治疗关系的详细讨论见第4章。

2.2.3 执业管理体系

成功执业的关键是不断地招收新的患者接受这项服务，在经济上得到保障才能维护这项服务并得以长久持续下去。想要为大量患者提供监护服务，需要一个卓有成效的结构体系及合适的资源才会成功。为了实现这个目标，就必须建立促进这项服务的执业管理体系，在这种情况下，药学监护服务的体系才能建立起来。详细描述见第11章。

> **重要临床概念**
>
> 执业管理体系包括运用所有必要的资源为患者提供卓有成效的服务。

执业管理体系包含以下有关执业的主要信息：

- 清晰的执业使命（对所提供服务的清晰描述），定义了提供服务时的环境和文化。
- 认可所有提供服务需要的资源（它包括人力、物力、财力以及这些有形和无形的资源）。
- 建立实践（执业行为）的评估方法。从短期看，是衡量执业者管理患者能力的评估过程；从长远看，是执业者，或者在某些情况下作为一个管理者，管理执业者行为（实践）的能力。这两个方面都会产生前述的结局。
- 确认回报执业者和在经济上支持长期服务的方式（经济补偿机制）。从短期来看，是体现对患者疾病治疗的服务价值；从长远来看，是体现对社会贡献的服务价值。

当执业者监护患者时，是看不到执业管理体系的。当执业者为了维持业务的发展、一天需要看诊10～20位患者时，这个体系就变得至关重要了。管理一项执业项目涉及很多方面，包括临床、法律和许多商业相关的问题。通常临床人员不是管理这项服务的最佳人选，当确立服务项目时应该注意确认最佳的人选。

2.2.4 药师执业的语言和专业用语

我们已经在药师词典里引入了许多与专业实践相关的新术语。我们想花一点时间，强调术语在患者监护实践中的重要性。法国哲学家 Paul Ricceur 得出结论：连接我们和社会最有意义的因素就是语言。语言构建了我们的现实世界，并塑造出意识形态里的真我[7]。

随着时间的推移，所有医疗专业都有代表自己角色和责任的描述性语言，并不断引进专业术语，用来定义和阐述特定工作和干预措施[8]。这些术语的常用功能在于可以具体确认谁来做这些事情。这样，我们发现，医师通常确立"诊断"，护士进行

"身体评估"，药师进行"药物相关需求的评估"来实施药学监护。

表面上看这个道理是显而易见的。然而，随着药学监护实践的发展，其描述特定目的、功能、过程和采取行动的语言和词汇也必须得以发展并能呈现给他人。我们用语言来表明我们的工作、工作方式、服务对象，因此我们会反复强调。总之，通过语言沟通，展现我们的身份是执业者，展现我们的职责和我们独特的知识基础。因此，药师必须学习药学监护实践中的新术语，并持续使用它们。

我们用自己的语言把药学监护实践及其意义、价值向其他医疗专业人员、患者、第三方付款者、潜在客户、大学同仁和普通大众进行沟通传播。我们使用的语言就是一种"权力"的象征[9]。药学监护执业者对其专业领域内的问题必须学会表达"权威意见"。为了与其他临床人员紧密沟通，药师需要像临床人员一样沟通，通过明确的技术性语言清晰表达专业建议。在临床的交流中不可含糊其辞。专业用语也要得到法律的认可。其他执业者会遵从并尊重那些条理清晰、表达权威建议的药师。有时，要把看似非常技术的学科"行话"知识传递给"外行人"的时候必然需要独特语言。

为便于"入门"，在本书最后编译了术语表，从我们的角度出发，为其他执业者及患者建立和表达药学监护实践的精确术语，其中包括了与药学监护实践最直接相关的用语。我们鼓励读者/执业者/学生/患者丰富这些词语，从而重视语言能力在执业实践中的重要性。

之所以在这里特别强调语言，是因为我们前面所提到的，药学专业的发展不同于医学、护理学，药学专业的重心一直是药品，而不是患者，药学专业从其他直接提供患者监护的医疗人员术语中发展了自己的专业用语，而这也引起了其他参与医疗的人员诸多困惑。当药师转向直接接触患者、提供监护服务时，必须意识到这些差异。当患者的健康问题成了困惑的话题时，这种用语的差异就会产生严重的后果。出于这个原因，我们会花一点时间来说明药学与其他医学科别在关键表述上的差异。如果想参与到医疗团队中，药师显然要放弃原来的定义而采用其他医疗人员用语中的常规定义。

已经有一些不同含义的术语用于药师的执业，也用于其他医疗人员，如执业、监护、执业规范、咨询、全科、专科，当然还有更多的例子。下面将讨论其中一些，以说明这一点。

对于所有其他医疗人员，描述一个人的执业范围通常包括其提供的特定类型的监护以及接受其监护的患者。例如，一个医师能这样描述他的执业行为：我为6个月至16岁儿科患者提供医疗服务，我还有两位其他医师，加上一位护士和两位助理护士，每天大约看20位患者。而药师习惯用自己工作的场所来描述其工作性质，如"我在零售药房执业"或"我在长期护理中心或在医院执业。"

药师所表达的患者监护工作通常会包括其所有的执业活动（甚至也包括发药相关的职能）。这与医师的工作内容有很大不同。药师在对患者进行监护时，需要完成三项任务：① 评估患者的个体化需求；② 整合患者的所有必要信息，制订个体化的监护计划；③ 随访患者并评估与患者共同确定治疗目标后的实际治疗结果。这就是常说的为患者提供监护服务的工作。这三项任务是必需的且缺一不可，任务的内容由患者的需求决定，而不是由执业者的可用时间、个人偏好或管理者的意愿决定。

药学专业的执业规范历来有不同的含义。这些规范的制定是通过调查药师目前正在做的工作，然后由专业机构把这些常见的工作变为日常执业规范。这些执业规范也是可选的，可以根据个人偏好、时间利用以及是否习惯进行这些活动来选择。

在患者监护实践中，这些规范被定义为执业者能够全面地及尽最大可能地监护患者，并100%达到行为要求。这些规范对不同的患者都是一样的，不受疾病或药物治疗的影响，并且患者和执业者都能一目了然。然而针对患者的监护标准，则是不可选择和协商的，也不可以根据个人偏好而定。患者监护一定要做到以循证为基础，全面和熟练，并且所有执业者必须对自己的决策和行为负责。在专业实践中需要有言简意赅的监护标准定义。药学监护的这些标准已经制订了，详细讨论见后面章节。

"咨询"是药学专业使用的一个词语，描述药师在调剂处方时对患者提供的"监护"行为。多年来，药师一直在寻求所提供"咨询"服务的费用支付。这些工作包括提供患者处方医嘱的用药指导，提醒患者潜在的副作用和（或）回答患者用药的问题。医学上"咨询"一词的意义有其特点。首先，咨询只能由具备资格许可的执业者在医疗实践地点完成。例如，社会工作者、心理学家、精神病学家、牧师和危机处理专家都必须有临床执照才可以为患者提供"咨询"服务。所以，在零售药房，药师总是谈到"咨询"，可以想象这种概念混淆的状况。

另一个经常混淆的概念是全科执业者和专科执业者。在医学中，专科解决的问题比全科更为复杂。在药学中，由于没有全科的概念，所以药师的发展则更偏向于内容的专家，而不是发展成全科践行的监护相关工作。全科和专科拥有共同的执业理念和患者监护流程，这就是为什么相比全科，专科发展成为了能解决更复杂问题的学科，专科是由全科演变而来的，药学监护是作为一种全科实践来发展的，其意义在下节描述。

还有许多词汇有不同的应用，这也会影响到药师能否顺利融入以监护患者为共同目标的医疗团队之中。在此强调这一点，是因为开展药学监护的实践已经用到了患者监护专业的用语含义，而不是药学专业的用语。

重要临床概念

用来描述药学监护的词语都是经过精心挑选的，它们的定义往往是基于特定的执业实践场景，这就是为什么药学监护与医学、护理或其他提供患者监护的实践容易结合到一起的原因。如果没有共同的语言和术语，服务将很难开展，并且可能产生消极的后果。

2.3 药学监护是一种全科实践 ----------------------------

药学监护是作为一项全科实践而发展的。这一点具有意义，因为临床药学实践是作为专科实践得以发展的，虽然如此，但这并不是医学职能发展的路径。为了给患者提供成功的监护服务，药师需要有一个全科的实践基础，在此基础上再去建立专科实践。这样的实践才能算是药学监护实践。全科实践的定义及对全科执业者的需求都在本节进行描述。

2.3.1 全科执业者的定义

定义 全科执业者指提供持续、全面、协调的医疗服务的执业者，按性别、疾病和药物治疗分类或器官系统区分不同，向患者提供统一的服务（引自美国家庭医疗及内科医学会，American Boards of Family Practice and Internal Medicine）[10,11]。

欧洲全科执业教师学会（European Academy of Teachers in General Practice）建立了全科人员执业的标准。按此表述了全科执业的11种特征，第一种特征是：

"在医疗体系中，患者第一个接触到的是全科医疗人员，他们为患者提供开放、无限制的医疗帮助，不论年龄、性别或者其他的一些特征。"

全科执业者全面定义的其他特征还包括：与其他专业人员协作提供医疗服务，以患者为中心，建立长期的关系，提供纵向医疗服务，基于社区的患病率和发病率的情况使用具体的决策流程，同时管理急性和慢性疾病，早期控制危险因素，促进社区内居民的身体和身心的健康，并在生理、心理、社会文化及生存层面上处理健康问题[11]。

> **重要临床概念**
>
> 药学监护执业者需整体评估患者的所有用药、疾病（医疗状况）和结局指标，而不仅仅是依据疾病状态、药物作用或消耗的用药数量来单一评估。全科药师确认、解决和预防药物治疗问题的复杂程度由监护标准来界定。

尽管疾病状态管理作为患者监护的方法曾一度流行，并且在临床药师执业中普遍应用，但近期发现它的价值比预期的少。对于平均患有5～8种并发症的患者只针对一种疾病进行治疗时，这种方法就显得十分局限，尤其涉及药物使用时更是如此。因为药师对疾病的熟悉程度以及对管理不同疾病的信心或个人兴趣都不一样，因此，判断疾病状态时，容易与药学监护中以患者为中心的理念不一致。此时，评估患者所有的药物相关需求，在不同疾病及药物间运用相同的标准就很有必要。一旦保证了药学监护的基本标准，那么专科药师就可以解决全科药师解决不了的问题了。

医疗学科中对"患者监护专科"的界定是相对于全科而言的。因此，只有当药学监护广泛开展，并且执业者变得非常熟悉实践流程时，专科才能有所发展。全科与专科需要拥有相同的执业理念，采用相同的患者监护流程，使用共同的用语，并且为了工作更有效率且节省成本，需要在执业中将患者适时互相转诊。在药学监护中，患者的药物治疗由全科药师来管理还是专科药师来管理取决于药物治疗问题的复杂程度，所以，全科药师和专科药师都必须能够确认和解决药物治疗问题。

这里所描述的全科实践适用于所有患者监护执业环境，包括综合医疗门诊（非卧床医疗）、长期护理、医院和诊所。药学监护的执业实践不因环境而改变，因为它可以适应各种形式的患者、疾病及药物治疗的各种类型。

有数据表明，超过半数以上的患者存在亟待解决的药物治疗问题。不能正确、有效、安全地用药以及缺乏用药依从性是最常见的用药问题。无论是年轻患者，老年患者，还是罹患各种疾病服用各种药物的患者，甚至那些现在还未服用药物但需服用药物的患者，都会遭受药物治疗问题的困扰。因此，可以预见，应当全力预备有能力提供药学监护的全科执业者。

2.4 药学监护作为基层医疗的组成部分

由于药学监护是作为一项全科实践来发展的，现在已准备成为基层医疗服务的组成部分了。除了美国外，在其他国家，基层医疗一直是医疗服务中的重要部分。而在美国，专科实践40余年来一直是基层医疗的主要服务体系。直到美国的《医疗改革法案》在2010年重新提出基层医疗将以家庭化医疗的形式作为未来的医疗结构，这个局面才开始改变。家庭化医疗将会促进基层医疗提高到一个新的高度。然而，先让我们了解什么是基层医疗，才能清楚药学监护如何结合成为基层医疗和家庭化医疗的组成部分。

2.4.1 什么是基层医疗？

著名的医师和生物伦理学家 Eric Cassell 定义了基层医疗："20世纪医学的顶峰"、"21世纪行医的基础"[12]。基层医疗正迅速成为管理型医疗模式下医疗实践的主要形式。实际上，正如 Cassell 所言，基层医疗已成为"精致的全科"，即"我们所擅长的高科技医疗与庞大的人群（例如，贫困患者、慢性病患者、老年患者和残疾人）的医疗需求之间的不协调推动了基层医疗的发展"[12]。

从历史上看，基层医疗曾有多种含义，也因其模糊的定义而饱受争议。最早的一种定义（1920）强调把医疗服务整合到基层医疗中心和教学医院[13]。这一体制结构"按地点设置"来规划医疗服务，直到1978年在阿拉木图举行的一个国际会议，此次会议重点提出从医疗服务转向健康服务的概念。这是一个重大的转变，由于概念的扩大，在一定程度上颠覆了医疗强权主义的主导势力。

这个更为广泛、更加社会人文化、生态化的构架清楚地解释了所有健康问题中的政治性质。的确，这个人类学概念从本质上质疑生物医学模式和医学专业人员的统治地位。最终，提出了一个激进的人文健康模式，可以接受医疗各个方面的严格审查。基层医疗转型为需要更加协作、需要更多医疗专业人士参与进来共同提供的服务。

1979年以后，对于基层医疗的叙述出现了两种截然不同的意见。第一种是世界卫生组织（WHO）提出的，强调运营基层医疗的"模式"[14]。这个模式包含广泛的利益：健康教育、环境卫生、预防、药物、营养及传统医疗。WHO提出的模式主要被不发达和发展中的国家认可。

第二种关于基层医疗的观点是更关注在第一次接触患者时，进行一系列健康宣传活动和（或）强调临时性的或基本"服务层级"[15]。这些服务可能包括对阵发性疾病的反应性监护，慢性疾病的持续性监护、健康筛查及监测、预防性服务、适当的健康教育，以及结合急诊和长期护理机构的一体化监护[16]。基层医疗的这一观点被美国这样的发达国家广泛认可。

根据遇到不同种类的医疗问题，执业者逐渐可以分为初级（基层医疗）、二级（综合医院）和三级（专科医院）。基层医疗执业者是接触不同种常见疾病（50%的患者）的专业人员。而二级及三级的执业者则是接触不同种罕见疾病的专业人员。另外，大部分来基层医疗就诊的患者是与预防相关，需要持续医疗的患者多于首次医疗就诊的患者[13]。

对于基层医疗，无论采用哪种观点，比如WHO提出的"模式"，或是强调"服务层级"，基层医疗都有共同的核心元素。可归纳为如下几点：

- 服务是全面的、连续的、协调的、可获得并易接受的；
- 倾向对弱势人群提供服务；
- 首诊医疗（守门人作用）；
- 大多数时间用于解决大多数人的健康问题；
- 多个执业者共同提供的医疗服务；
- 强调健康而不是医疗；
- 全科医疗执业者人数的扩增。

发达国家如美国，将会经历观念上的明显转变，即从专科医疗概念转向基层医疗概念。由专科医疗向更"全科化"的基层医疗执业的微妙转变，反映出关注的焦点由疾病转向健康，由治疗转向预防与保健。此外，内容上也有重大的转变。我们期望看到重心由关注特定疾病问题转向综合监护，由阶段性监护转到持续监护，以及由治疗转向促进健康。我们还期待增加紧急治疗团队，这个团队是由多专业人士组成。单人执业已过时了。而这些改变已在美国初具规模。

基层医疗是"基于患者为中心，而不是器官、系统或疾病本身，专科医疗也是如此。"此外：

基层医疗不仅解决患病，也解决未病。功能衰退和疾病会发生在患者生命的过程之中，所以在选择干预时也要考虑到这些问题。因此，比起治疗，预防更为适宜，比起成人，更需多关注儿童的健康，而且更要关注构成社会最大患者群体的慢性病患者[12]。

Cassell 的结论：

基层医疗最好由受过专业培训的全科执业者来提供，这样可以从专业的广度，知识及技术水平的精度上，满足基层的医疗需求[12]。

Hibbard 和 Nutting 也提供了对于基层医疗有价值的描述，在本文中将其与药学监护联系了起来。

"首诊"医疗是基层医疗的核心，立足于以人为本的服务理念（而不是以疾病、器官系统为中心），医疗范围更为全面，而不是局限于疾病的某个阶段或是器官系统或是疾病的进程。基层医疗又因提供服务的范围、特点和一体化的特点而区分于其他层次的医疗服务。在医疗体系中，基层医疗执业者通过最初的个体接触诊疗来处理综合医疗门诊的患者。患者表现出各种不同的疾病、不适或表现出一些疾病前期的困扰，这些困扰并不易按器官系统或诊断分类。通常患者存在多种疾病，当只考虑解决一个问题时，可能会使另一个问题变得复杂。基层医疗提供了一个整合的功能，通过有效整合多种资源信息，平衡患者多种疾病需求，找到对策帮助每位患者尽可能恢复到最好的功能状况[17]。

这个定义的框架，引导我们总结出基层医疗的总体概念，即患者的需求引导服务。因此，基层医疗与其他专科的服务如疾病管理、药物动力学服务或药物使用评估并不一样。此外，我们也得出这样的结论：执业者选择的部分服务，或是医疗保险计划中特别指定的比如处方集药物控制、药物不良反应报告、仿制药/治疗等效替代药物的使用等服务不一定都是基层医疗的一部分，因为如果想成为患者监护计划的一部分，整体必须先存在。

重要临床概念

药学监护，在理论和实践上就是基层医疗。

实际上，基层医疗及药学监护的基本点是相同的，包括：

- 以患者为中心；
- 既处理急性疾病也处理慢性疾病；
- 强调预防；
- 系统持续记录患者需求与监护过程；
- 患者容易得到的一线服务，最先接触到患者；
- 系统性的持续监护；
- 整合医疗；
- 责任制；
- 重心在综合医疗门诊患者；
- 包括患者教育及促进健康的干预。

这些概念适用于基层医疗的执业环境，且与家庭化医疗的新概念一致。

2.4.2　家庭化医疗中的药物治疗管理服务

根据基层医疗合作协议（PCPCC），基层医疗的特征已成为家庭化医疗概念的基本原理。PCPCC的药物治疗管理服务组已经将基层医疗概念表述为家庭化医疗的基本概念，运用于药学监护实践[18]。表2-3显示了药学监护实践完全匹配成为家庭化医疗的组成部分。因此，这项服务为药学监护进一步创造了践行的机会。

表2-3　**药物治疗管理对家庭化医疗概念的贡献**[18]

家庭化医疗概念	药物治疗管理的贡献
与医师及其他执业者的个人关系	建立治疗关系，患者用药体验的分享，用于改善医疗质量
团队合作模式	利用了合理的药物治疗决策过程，药物治疗评估、监护计划制订和随访评估是整个团队协作完成的
全面整体/个人化模式	对患者的所有药物（所有来源）进行整合、评估，以确保药物使用恰当、有效、安全和方便
医疗的协作与整合	患者预期的治疗目标是可衡量且个体化的，与其他团队成员共同协调整合患者的监护
强调质量和安全	系统且全面地确认、解决并预防药物治疗问题，每个执业者都可以最有效地实现对患者合适、有效、安全、方便的药物治疗
增加医疗可得性	通过对患者用药的优化，扩展医师的治疗，使其治疗更卓有成效
增值服务的认可	临床结局得到改善，投入获得受益，患者接受度高，得到医师的支持

2.5　药学监护实践的起源

药学监护实践的发展来自重新对药学进行专业化定位的需求，这与20世纪80年代和90年代重新专业化定义护理专业非常相同。虽然有关药物使用的科学迅猛发展，但并没有将这些知识运用到实践中并作为一种实践在临床药学或临床药理学中得以应用。为努力获得这方面的知识，并通过更有效的方式和更高效的体系运用于更多的患者，药学监护应运而生。

2.5.1　药学监护作为一项新兴的临床服务模式

药学监护最初被用来描述这样的一种监护：一个特定患者需要的及接受的监护，这种监护可以确保用药安全及合理。引入这个术语后，尽管后来大家一直在用，但直到Brodie等人[19]给出他们的建议，药学监护才有了更详尽的解释。他们指出：药学监护包括确认指定个体的药物需求，而且不仅提供需要的药物，还要提供必要的服务（治疗前、治疗中及治疗后）以确保安全及有效的、最佳的治疗。Brodie的概念是建立一种反馈机制，来作为促进医疗监护连续性的一种手段。Brodie的工作推动了药物安全有效的应用，并且为提高公众意识、促进公众及专业人员之间的交流铺平了道路。继他推动之后所发生的变化却主要体现在对药品供给及药品分配的调控上，而不是放在判断临床指标来满足患者的具体需求上。

1988年Hepler[20]更有哲理地描述了什么是药学监护，即"患者与药师之间建立的一种契约关系，在这种关系中药师理解患者利益，并为满足患者的利益而付诸行动，用自己的知识和技能体现药物使用管理的职能。"Hepler和Strand在1990年[4]发表了一篇文章，其中给出了药学监护的概念，引起了业界广泛的讨论。Posey提供了这段历史的具体信息[21]。以下是最能体现Hepler和Strand提出的概念：

　　　药学监护是药学实践的一部分，为了满足患者的药物相关需求，需要药师与患者之间直接的互动[4]。

Hepler和Strand强调要提供药学监护有两项工作必须要做。第一，执业者花时间去确定患者对其健康和疾病治疗的期望、偏好及需求。第二，药学监护一旦开始，药师需要承诺保证提供持续的监护服务。根据这一基本前提，药学监护就是"以达到确定的治疗结局，提高患者的生活质量为目的，负责任地提供药物治疗服务"[4]。

Hepler和Strand也非常强调以患者为中心，重视发展执业者与患者的治疗关系，共同协作解决复杂的药物治疗问题。此外：

　　　药学监护是医疗服务的一个必要组成部分，应该与其他部分相融合。不过，患者从提供的药学监护中直接受益，而药师则对于患者的监护质量负有直接的责任。在药学监护中最基本的关系就是相互受益,在这个过程中,患者赋予药师(监护提供者)权利,药师向患者证明自己(提供监护)的能力及给予患者的承诺(接受这项责任)[4]。

通过Hepler和Strand的阐述,药学监护被广泛认可,并作为药学专业的必修基础课程。从这个意义上说,该职业已被重新定义为提供患者监护的实践,在执业中对患者监护负有直接和重要的责任。

2.5.2 药学监护实践的兴起

虽然早在1990年药学监护的概念已被广泛接受,但直到1998年药学监护实践才被Cipolle、Strand和Morley三位学者定义[22]。此定义来源于明尼苏达大学进行的一项为期5年的研究,该研究涉及20个不同执业地点的社区药房和54位执业的药师。此项研究同时还借鉴了由Strand从1978年开始长达20年研究的成果。

Strand最初想找到一套合理的系统化药物治疗决策方法。她与医师合作选择了原发性高血压患者治疗,但未能从中得出一种制订合理方法的实验证据[23]。后来,Strand在Cipolle协助下,从1978年开始(Morley也于1983年加入团队),共同致力于开发一个临床判断流程,以从系统上全面地解决患者药物相关的需求。

这些努力促成了解决药物治疗问题流程的诞生。最初该流程只是作为一种工具来记录药物治疗决策,被称为药物治疗的药师评估方法[24]。从产生以来经历了连续修正,现已证明了其药物使用决策结构和框架的有效性。药师进行的药物治疗评估已成为药学监护实践中患者监护的流程,现在称为药物治疗评估方法[25](Pharmacotherapy Workup)。

这一系统性解决问题的方法使得Strand、Cipolle和Morley三位学者进一步专注于更清晰地界定执业者管理患者药物治疗的职责。这样的执业者应承担两项基本职责:① 确保患者所有的药物治疗是恰当的,在现有情况下是最有效的、安全的,并且患者愿意按医嘱服用药物;② 确认和解决,更要预防那些会影响到实现治疗目标的药物治疗问题。这些职责在1990年被定义,成为药学监护实践的基石[26]。

1998年药学监护实践的成功定义促使药师教育向满足执业需求的方面改变。另外,有必要建立相关服务的支付机制以延续这一执业服务。由此,2004年美国医学会批准了此项服务的费用补偿代码,2006年联邦政府通过了在Medicare中执行D项药品福利计划,2006年州Medicaid开始支付此服务。目前已证明药学监护实践是增值的,并能改善医疗服务质量,现已成为世界各地一项患者监护的固定服务。

2.6 本章小结 -

药物治疗管理服务需要一种专业实践作为其衡量职业道德的参考依据,创建临床实践指南和法律法规的制定基础。药学监护就是这项专业实践。一种专业实践应包括执业理念、患者监护流程和执业管理体系。此外，一种专业实践需要一套规范、特定的术语，而且必须与其他的患者监护专业实践相"契合"。药学监护满足了这些要求，同时很好地融入了美国兴起的以"家庭化医疗"为主导的基层医疗。或者说，药学监护实践终于找到了自己的"家"。现在有必要更详细地理解专业实践的每个组成部分，我们将在下一章节阐述执业理念。

参考文献

[1] Rouse J. *Engaging Science: How to Understand Its Practices Philosophically*. Ithaca: Cornell University Press，1996.

[2] MacIntyre A. *Three Rival Versions of Moral Inquiry*. London: Duckworth，1990.

[3] MacIntyre A. *After Virture*. 2nd ed. Notre Dame: University of Notre Dame Press，1984.

[4] Hepler CD，Strand LM. Opportunities and responsibilities in pharmaceutical care. *Am J Hosp Pharm*，1990，47(3): 533-543.

[5] Strand LM. 1997 Remington lecture. Re-visioning the profession. *J Am Pharm Assoc*，1997，NS37(4): 474-478.

[6] Cipolle RJ. Drugs don't have doses-people have doses! A clinical educator's philosophy. *Drug Intell Clin Pharm*，1986，20(11): 881-882.

[7] Ricoeur P. The conflict of interpretations. *Northwestern University Studies in Phenomenology and Existential Philosophy*. Evanston: Northwestern University Press，1974.

[8] Fleischman S. Language and medicine. In: Schiffrin D，Tannen D，and Hamilton HE，ed. *The Handbook of Discourse Analysis*. Oxford : Blackwell Publishing，2003: 470-502.

[9] Bourdieu P. *Language and Symbolic Power*. 4th ed. Cambridge MA: Harvard University Press，1995.

[10] Glassman PA，Garcia D，Delafiel JP. *Outpatient Care Handbook*. 2nd ed. Philadelphia PA: Hanlelyl & Belfus，1999.

[11] EURACT. *The European Definitions of General Practice/Family Medicine*. European Academy of Teachers of General Practice，2005.

[12] Cassell EJ. *Doctoring: The Nature of Primary Care Medicine*. New York: Oxford University Press，1997: p 3.

[13] Starfield B. *Primary Care: Concept Evaluation and Policy*. New York: Oxford University Press，1992.

[14] WHO. Division of strengthening health services. In: *Cited in Starfield*，1978.

[15] Woodward K. '76 Primary health care model. In: Miller RS，ed. *Primary Health Care: More Than Medicine*. Englewood Cliffs NJ: Prentice Hall，1983.

[16] Lloyd W. *'76 Neighborhood Health Center*. New York: New York Academy of Medicine，1977.

[17] Hibbard H，Nutting P. *Research in Primary Care: A National Priority*. US Department of Health and Human Services，1991.

[18] PCPCC. In: McInnis T，Strand LM，Webb CE，eds. *The Patient Centered Medical Home: Integrating Comprehensive Medication Management to Optimize Patient Outcomes*. Patient Centered Primary Care Collaborative. 2010.

[19] Brodie DC，Harvey AK. Whitney lecture. Need for a theoretical base for pharmacy practice. *Am J Hosp Pharm*，1981，38(1): 49-54.

[20] Hepler CD. Unresolved issues in the future of pharmacy. *Am J Hosp Pharm*，1988，45(5): 1071-1081.

[21] Posey LM. Pharmaceutical care: will pharmacy incorporate its philosophy of practice? *J Am Pharm Assoc*，1997，NS37(2): 145-148.

[22] Cipolle RJ，Strand LM，Morley PC. *Pharmaceutical Care Practice.* New York，NY: McGraw-Hill，1998.

[23] Strand LM. Decision analysis of physician prescribing in the treatment of essential hypertension. In: *Department of Social and Administrative Pharmacy.* Minneapolis: University of Minnesota，1978.

[24] Strand LM，Cipolle RJ，Morley PC. Documenting the clinical pharmacist's activities: back to basics. *Drug Intell Clin Pharm*，1988，22(1): 63-67.

[25] Cipolle RJ，Strand LM，Morley PC. *Pharmaceutical Care Practice: The Clinician's Guide.* 2nd ed. New York，NY: McGraw-Hill，2004.

[26] Strand LM，Morley PC，Cipolle RJ，Ramsey R，Lamsam G D. Drug-related problems: their structure and function. *DICP: Ann Pharmacother*，1990，24(11): 1093-1097.

第3章

迈向药学监护实践的执业理念

核心概念

1. 执业理念是专业实践最重要的概念，但其较抽象，所以也是最难掌握的概念。

2. 执业理念是指导执业者崇尚道德规范，实施精准的临床实践，遵守法律法规的一系列价值观念。它定义了执业者的行为准则、角色作用、与患者的关系和应承担的责任。

3. 执业理念是实践特有的，而不是执业者特有的。与执业者的生活理念有本质的差异。

4. 药学监护的理念确定了其实践目的，通过合理用药、减少药物相关的发病率和死亡率，以满足社会的需求。

5. 药学监护理念将药学监护的专业责任界定为：确认并解决药物治疗问题，更重要的是预防患者出现药物治疗问题。

6. 药学监护理念主张，承担这些专业责任需要做到以患者为中心，采用医学及护理专业的监护模式。这种模式要求执业药师全面评估患者的用药相关需求，并制订一份解决患者问题的监护计划，随访患者进行评估并确定其治疗是否获得预期的治疗结局且没有造成伤害。

7. 职业行为准则是确定一个执业者在实践中是否践行执业理念的依据。执业者每次监护患者时都应该遵守这些准则。

　　医学、护理学、牙科学等专业的患者监护实践均拥有其执业理念作为支撑专业的思想基础。其执业理念是指导患者监护过程以及管理专业实践的组成部分。执业理念是专业实践中最难掌握的、无形的意识形态，只能从执业者的行为、态度和工作中体现出来。执业理念反映了执业者服务的专业价值，正是这些价值指导着执业者在实践中每日的执业行为及决策。由于药学监护实践的执业理念对药师来说是较为陌生，接下来我们将讨论其意义及在实践中的重要性。

3.1　如何理解执业理念

　　定义　执业理念（philosophy of practice）是指导特定活动相关行为的价值理念，而此处的特定活动指的是药学监护。

　　理念定义了执业的行为准则、角色作用、与患者的关系及应承担的责任。严格地来说，任何执业理念须反映执业者的功能和活动，也必须提供正确的方向，以形成一致的执业行为。同时，执业者日复一日的实践应该反映出执业理念的特性。

重要临床概念

执业理念帮助执业者在每日实践中决策，从而完成应尽职责，恪守伦理和道德义务，判断什么是最重要的，设定工作的优先次序。

实践中遇到的伦理困境、管理问题和临床判断问题都以执业理念为准绳得以解决。这就是为何需要理解执业理念并清晰阐述的原因所在，在面对难题时依赖于执业理念的帮助。

执业理念是实践特有的，而不是执业者特有的，与个人的生活理念有不同。生活理念包括个人对于政治、宗教、生育、职业道德及其他事情的信仰。在民主社会里，只要不是非法行为，个人可以自由选择自己的生活理念。但是，当一个人监护他人的健康时，这个人必须有义务根据其专业实践的特定理念，履行责任做出决定和行动。这一理念将保护患者不受到执业者的非专业或不合伦理行为的侵害，同时也帮助引导执业者清楚自己的职责和道德义务。

当执业者对自己从事的专业许下誓言时，就需要坚持这样的执业理念。因此，有意参与专业实践的所有执业者都要持有相同的执业理念。理念的统一和规范的行为，是持续提供高品质服务及不辜负患者期望的保障，而患者的期望又促进服务质量的提升。另外，执业理念必须体现在实践中服务于患者上，而不是满足个人的便利、时间利用或个人偏好等方面上。

执业理念因其定义了其实践规范，所以它是专业实践"规定"的必备要素。执业理念是"永恒"的，日常实践中不会改变，对于每个执业者之间的要求都是一样的，但不意味着是教条且不可改变的，其可以更好地理解为一套完整的思想、原则、概念和价值观体系，作为"所有执业者"共同持有的执业品质框架。

重要临床概念

药学监护特有的执业理念，描述了执业的目的是满足社会对于管理药物相关发病率和死亡率的需求，通过赋予执业者职责来确保患者的所有药物治疗是合理的，最有效的、最安全的、患者是按医嘱服药的，从而最终达到满足患者药物相关需求的目的。

执业理念通过确认、解决以及预防药物治疗问题体现出来，这些药物治疗问题可能会干扰患者药物治疗目标的实现以及积极治疗结局的产生。所有的实践需要采用以患者为中心的监护模式（所有患者监护职业的核心）来体现这一理念。

只有药师与患者建立一种互相信赖的治疗关系，并且参与到患者监护过程之中，执业理念才不会显得有点"空谈理想"或者过于抽象。当药师学习药学监护时，总会有"马上开始实践"的想法。但是，因为所有实践的内容都来自这一理念，反过来也"推动"理念的发展，所以我们需要更深刻地理解药学监护执业理念的细节。

3.2 药学监护实践的执业理念

药学监护实践的理念在第2章中已经概述，我们将在这里进行更多细节的讨论。

> **重要临床概念**
>
> 药学监护理念包括四个独立要素，表达出承诺的责任：① 以实践满足一种社会需求；② 履行特定的责任，实现治疗的目标；③ 以患者为中心的服务模式；④ 通过建立和维持一种治疗关系来"监护"他人。

执业理念可以让患者和执业者知道期待的结果，通过执业理念，可以对执业者的职责以及实际的服务结果进行问责。这就是执业理念的重要性。我们接下来将要对四个责任逐条进行讨论。

3.2.1 满足一种社会需求

所有职业都必须满足独特的社会需求来证明自己高贵的地位和拥有的社会权利。这种需求就是执业理念的核心思想，也就是在实施药学监护过程中，执业者优化药物的使用，为社会减少药物相关的发病率和死亡率。执业者每次通过解决患者的需求，以满足社会的需求。只有做到以患者为中心的执业理念，才可以实现这一目标。那么就意味着执业者的所有决定都要以患者利益为先，所做的所有事情都应对患者负责，而不是以自己个人的兴趣或利益为先。

当职业活动满足了某个独特的社会需求时就会得到回报。当执业者通过专业的知识和技能来为"客户"的问题进行服务时，就可以得到回报。以医疗专业人员为例，这种独特的需求是与健康相关的问题。尽管维护患者健康的任务是所有的医疗专业人员首先要想到的重要事情，医疗专业人员们也通常是通过预防、确认以及解决某一特定系列的健康相关问题来完成这一任务的。

满足独特的社会需求兼顾了专业人员所得的利益。例如，社会以税收来支持专业学生得到更广泛的教育。社会支持专业人员享有独有的权利去获得相对高的收入，授予他们高贵的社会身份，而且一般都接受执业者的自律与行业自治。但这些特权同时也意味着他们要承担相应的社会责任和职业责任。

3.2.2　履行药师的专业责任

传统上我们认为应由医师来决定患者的用药，从而减少因药物使用不当而引起的发病率，护士甚至也承担起一些相关的责任，药师则很少参与。然而，职责的自然分割以及新型药品的不断发展和日趋复杂，产生了对药师职责的专业需求，只有公开地、全面地更正以前的模式，才能找到一个专业人员承担药品使用和管理的责任。只有当这样的药师"就位"的时候，社会上药物相关问题引起的发病率和死亡率才能减少到最低程度，药物相关疾病的花费才会得到有效管理[1]。因此，我们强调药学监护理念的首要前提是药师承担起满足社会需求的责任，才能确保患者的用药做到恰当、有效、安全和方便。

药学监护规定了相应的职责，需要遵守执业规范才能实现（见附录1）。这些规范是不容商议的，每次提供服务时必须满足这些规范，这样才能实现该专业实践的预期价值。所有患者应该服用药品，以达到治疗目标并获得更好的体验。提供药学监护的执业者就是要承担实现这些目标的责任。药师在接受药物治疗的责任作为一种专业授权时，不能有任何附加条件。因此，药学监护的理念强调不管患者在哪里进行药物治疗，都需要一位执业者，确保患者服用适宜的药物、正确的剂量、合适的疗程并得到有效的监测。这是对这项职责最明确的阐述。当一个执业者接受了这样的执业理念，他就接受了社会中的这个职业角色。

3.2.3　建立以患者为中心的服务模式

为了能有效地满足社会的需求以及上述职责，药学监护的执业者必须做到以患者为中心的执业行为，即执业者的主要思考是以患者作为一个整体，再总体满足患者的健康需求以及特定的药物治疗需求。患者被认为是拥有自己权利、知识和经验的个体，这些都是执业者履行自己的职责时必需思考的。这种方式能够避免把患者看作是一个药物研究的载体，也能避免把患者看作是一个器官系统和药物反应的聚合体，而这种患者人格的物化是药学监护执业者不能接受的。这种方式需要执业者把患者作为监护计划的合作者以及最终的治疗决策者，因为患者是最终承担药物治疗结果的人。

以患者为中心的方式将患者所有药物相关的需求视为执业者的职责，并不仅仅是具体某类药物或者某种疾病状态相关的需求。患者对于药物治疗的所有担心和期望都是执业者的职责。

重要临床概念

以患者为中心的方式主张以患者的需求（而不是以执业者的偏好）来"驱动"药学监护实践的发展。务实的做法就是执业者以患者的需求为出发点提供服务，直到最终满足患者的全部需求。

执业者应做出所有必要的决定及行动以满足患者药物相关的需求。

"以患者为中心"这个术语正在发挥更大的影响力，因为"以患者为中心的家庭化医疗"概念已经在美国实现。药学监护将会与家庭化医疗团队提供的服务轻松融合，因为所有成员的执业理念都是一致且互相补充的。这就更说明了理解和践行执业理念的重要性。基于这些原因，下一章我们将重点关注以患者为中心的概念并详细阐述药学监护的组成要素。

3.2.4　监护作为一种实践模式

术语"监护"有很多种解释。但是，当监护用在执业理念中时，它的意思是非常具体的，即表示执业者需要为患者完成三项工作。首先，执业者全面地了解患者的需求，然后动用所有可获得的资源来满足这些需求，最终，判定患者的需求是否得到满足，或者是否有一些不良的结果发生。

然而，在执业理念的概念中，监护的概念总体来说是从两个不同又相互补充的关注点衍生而来的：

① 监护患者的技术层面。

② 照料或关心一个个体患者，由此对患者的健康表现出一种关切[2]。

很多人对上面的第一个关注点已经理解得很好了。事实上，一些人甚至可以说太"懂"了，从全美国都在全神贯注采用"高科技"方法解决各种各样的健康问题也能反映出这个心态。当然，药学在这方面也基本一致，因为药学是以经验为基础驱动药物的使用，通常在任何时候都是关注有疑问的治疗药物。

第二个关注点体现了执业目的"软的"一面作为药学监护的另一重要方面。用有点老套的说法，两者的区别在于，第一个关注点体现了药学工作中的"科学性"，而第二个关注点更深层次体现了实践行为的"艺术性"。

在药学监护过程中，监护重点从产品转移到人，从药品转移到患者。值得强调的是，这并不削弱药学知识的重要性！事实上，应用药学知识让患者受益的责任，对全面理解和掌握药物治疗学基础提出了更高的要求。但的确关注的重心转向了这种技术知识的受益人（患者）身上。这种重心的变化在Cipolle的著作中已有清晰的阐述："药物本身没有剂量，患者用药时，才有了剂量。"[3]

因此，患者成为我们干预的中心焦点。这种焦点的转变需要承诺提供和接受药学监护的人们从认知和概念上发生转变，甚至需要在情感上投入。我们必须用辩证思维来审查传统界定专业学科的合法性和专业权威的虚假冒充问题，有意践行药学监护的执业者应做好准备，在正确的执业理念和社会文化背景下接受专业的基础训练。事实与价值观都必须进行严谨的评估，因为这些影响到的不仅是生物体或者器官系统，而是人。

实质上，药学监护的执业者很希望能够有机会参与发展一种科学的人文实践，使自己和患者都可以摆脱过度依赖于"使用技术"治疗疾病的办法。

举个例子，Rollo May认为关切（caring）指的是"某事"处于一种紧要状态，关心（care）被认为是冷淡疏远的对立面，是生命的必需之源，也是"人性的源泉"[4]。

对May和其他人文主义者而言，不能将关心与多愁善感混淆，因为后者只是情绪本身的一种反映，并没有体现出关心的对象是谁。关心本质上等同于同情。但是必须强调的是，按照人文主义传统，关心的概念传达的是一种设身处地的同理心而不仅仅是一种态度[4]。

在Rogers与Maslow的人文心理学中可以找到联系关切的本质——"特异性"。从一种有意义的角度来看，关心他人就是帮助其成长和"自我实现"。这是一个过程，是被关心的个体与其自身的疗愈之旅密切相连的一种关系。作为一个过程而言，自我实现涉及所有与疗愈相关的程序。因此，世俗地来看，整合了思想、身体和精神层面的"以客户为中心"的治疗理念，可以与神学的干预达到同样的效果。当这种关系能够促使两个甚至更多的人协同参与解决某一问题的时候，也就淡化了"关心者"与"被关心者"的差异[5,6]。

关切涉及更加尊重他人的特异性。因此，在这种理念的指引下，我们认为治疗的依从性不是迫于执业者的权威所得，而是应被看作在解决同一问题的过程中，所有相关人员协同努力的结果。也许更好的说法是相互依附。药学监护中的关切表现为帮助他人来照顾自己。这就需要一种关联体现出他人的参与感，也需要意识到个体疾病在治疗过程中的进程与控制的特别需求。如果执业者以"专家最懂"的家长式作风行事，则往往效果最差，甚至完全不被理会。

任何一种有效且恰当的治疗联盟都需要倾听与关注患者的心声。对于需要经验性知识的情况，执业者有义务告知、教育，并尽力倾听患者的需求及选择。对话是有必要的，而不应是执业者的一家之言。举个例子，Mayerhoff就强调自我实现的重要性：

> 如同帮助他人成长和自我实现一样，关心他人是一个过程，是一种与他人建立关系的方式，就像友谊的存在是建立在彼此信任、关系加深并有实质性的变化上，关心他人也会经历相同的发展过程[7]。

Gaylin的观点略有不同。他对关心他人的理解试图说明监护他人是由生理特性决定的，而且应该被看作是人类成长与发展的基本事实。他的理论将生物学与文化相结合，而且超出了人文主义理念的范畴，试图证明人类与生俱来的善良[8]。

或许关于"关心"与"关联"主题的最实质的论述在护理学中才能找到。事实上，这种文献记载富有智慧的论点并充满激情。Benner的工作尤为重要，并且直指问题的核心：

> "监护"是一个关联词，通常出现在治疗关系的情境中。如果说监护意味

着什么的话，那么它的含义总是在特定的情境和关系中才体现出来。监护从根本上不可能完全依靠个人和自治。监护意味着其他人可以对你的时间、你的利益、你的资源提出要求。这就意味着你不可能再像一个原子似的与人无关，脱离群体或者置身于关系之外[9]。

当然这就体现了监护关系的本质。她继续写道：

监护阐述了旧有的控制模式，并形成一种在技术上自我理解如何应对反常、主导和压迫的文化情景。监护需要倾听，需要一种认知形式，这种认知不仅仅是出于好奇和剖析，也不仅仅是出于对事实的揭露。监护需要一种对于认知者和被认知者都真实的真相理论。监护体现并根生于社区或者社会关系之中。监护在工作中可以释放出成就感，让人们感觉值得付出且会使人得到改善，实现了方法与目标的统一[9]。

此外，监护还告诉了我们什么是真正重要的，什么是带来压力的，什么只能算是应付，以及与人相关联的意义是什么，最终我们体会到什么才算是助人与被助[9]。

在我们看来，Benner为我们提供了有关监护概念的最清晰与最全面的解释，尤其是其涉及治疗关系时，因为我们需要在药学监护实践中使用这一元素。

护理理论派目前已开始关注一些重要的问题，包括：监护相关的含义、监护中的跨文化主题、监护和实践（理论与实践的关系）有关的价值观和信仰、监护的美学、监护经济学与政治、监护伦理学、监护的精神与宗教问题，以及对"监护专业"的教育需求。这些只是围绕着监护实践的问题中的一小部分[10]。药师必须在践行药学监护之前解决这些问题。

3.2.5 监护作为一种契约

Hepler和Strand认为药学监护"与患者利益直接相关，而且药师为其监护质量承担直接责任"[11]。也就是说，他们强调药学监护是"基于患者与药学监护者之间的契约，患者承诺绝对认可监护者的权威，监护者则承诺服务患者的能力和义务"。对于这一契约，药师还需要承担自己做出决策和干预措施的责任。

Hepler与Strand独到之处的关键点是"契约（covenant）"。他们以此重点强调了药师与患者之间的纽带。这是一种"巩固"治疗关系的纽带。这种契约被看作是活跃在关系中的双方对于角色与责任的共识。对所有相关人士而言，这个契约实质上是一个为了解决所有经历过和未经历过的问题而立的协议。

在药学监护的实践过程中，以及监护者和患者契约的互惠性上，我们都要相互认可、相互承担并相互考虑对方的确定责任。药学监护执业者需要评估患者的需求，利用所有资源以解决这些需求，并通过随访确认是否获得有效的干预。患者认同至少两件重要的事。首先，需要为执业者提供精确与完整的信息（数据），从而双方才可以做出有效的决策。同时，患者还需要在监护中主动参与。这就意味着患者同意设立目标，采取一致认同的行为，并提供有益于监护的信息。

Cooper坚信"一种契约关系考虑了护理学监护中道德与人之间的方方面面"[12]。她这样写道：

> 对患者及其需求的反馈，对其实践参与带来益处的感激谢意以及对双方之间互惠互利的认可，都显示出护士进入契约关系的意愿[12]。

尽管契约这个概念确实有一定的吸引力，尤其是很适合犹太基督教对于承诺的理解，但同样也有一定的局限。例如，Bishop与Scudder就提出如下见解：

> 契约是兼有包容性与排他性的一种协议。例如，在犹太基督教的传统中，盟约中的人团结在一起，却远离了契约外的人[13]。

他们还认为，（上述观点的）关键问题是契约在重视监护者责任的方面太过死板，却没有充分强调患者的参与。是的，尽管我们认识到隐含在契约关系中的诚信是必需因素，且接受职业责任中的积极含义，以及最终的责任，我们还需要认识到对话的重要性，是对话构成契约关系的框架，或就那而言，我们还认识到一种更具契约想法的东西。Cooper更好地表达了相关内容：

> 与契约关系不同，对话关系没有假定双方有共同的目标。每个人展现在其他人面前都是当下这个个体。他们是在认可彼此合法权利的关系中互相回应对方的存在。Buber（1923）曾将这种关系描述为"我和你"，而非将人视为可被分类与利用的"我和它"的关系。"我和你"的关系是在对话过程中逐渐形成与发展的[12]。

契约与对话显然在药学监护中占有一席之地。一旦满足了对话的先决条件，执业者与患者就会建立开放的而非排他的契约关系。而且，这种关系必须明确体现患者的欲望、愿望和需求。这样一种同盟需要从患者的意向移到执业者的意向。然而，我们同样意识到，对话先决条件的本质是必须要构建"议程"并塑造出对话双方关系之间的本性。我们并不认为契约与对话关系一定是相互排斥的。相反，我们认为两者是治疗关系中的不同方面，是有效的药学监护的核心。

所以，起始并贯穿于对话形式的监护是药学监护理念与实践的根本。契约的道德伦理决定了恪守承诺与尊重他人。毋庸置疑，对于契约关系动态变化的近距离观察表明，实质上正是对话使这种关系成为可能，并尽力包容了所有的可能性。因此，这种关系并非是简单的相互理解，而是如何达成相互理解。最重要的是，如何形成与维持这种关系的过程。对话过程会影响到患者的期待和欲望、治疗的方法和承诺。对话能够识别患者的需求，促进其健康，并为建立关系的意义与目的带来持续的反馈意见。对话加深了信任感、尊重、诚恳与真实性。对一些人来说，谈话可能是"廉价的"，但在一个可行的治疗关系中，不谈话会让你付出更高的代价。

3.2.5.1 监护体现出的价值观

药学监护实践内在具有的价值观，在实践的应用中，由执业理念得以表现出来。我们对其他人生命的干预，是以价值为中心的，或者说价值是我们认为值得的东西。正如Guttman所言：价值体现在干预过程中的所有方面，既能影响干预目标与宗旨的选择，还能为其提供依据[14]。

对药学监护执业者而言，以上观点极其重要。临床干预不仅是运用精确且足够的专业知识解决健康问题。在临床人员努力做出决定和判断并为所作抉择寻找证据的过程中，这正是临床干预的价值体现。

能够有效解决患者日常相关问题的首要之举是将个人的价值观与实践过程中为他人提供监护的职业价值区别开来。这对刚刚工作的年轻执业者而言有难度，因为要想区别价值观之间的差异，就必须意识到自己的价值观。为了认识和理解这些价值观，通常有必要以批判性思维进行评估，通常称为价值观辨析。

价值观辨析是一个药学监护执业者成长的必经之路，因为可以帮助执业者有更大程度的自我认识。执业者通过自己的反省过程，深刻地认识自己的价值或付出的价值，如下行为：

- 理解他人的信仰与行为，包括其支持和反对的观点，并与其他人就此沟通；
- 通过评估他人传授的价值观来选择自己的信念与行为，包括审视其他备选的价值观及由其带来的影响，最终决定属于自己的信念与行为。
- 坚定地践行这些信念[14~16]。

个人价值观包括政治主张、宗教信仰、社会准则、个人偏好及个人经历带来的影响。执业者应该清楚地意识到这些个人价值观，这样当他们在实践过程中遇到价值观上的冲突时，才会清楚地认识到。当执业者把自己个人的价值观与专业价值观混为一谈，并把个人的价值观加诸于患者身上，问题就会产生。个人价值观必须与专业价值观划清界限，这是因为个人价值观是自私片面的，而专业价值观是公开宏观的，是执业团体赋予的。这就是个人生活理念（人生哲学）与专业执业理念的明确区别。

3.2.5.2 从价值观到伦理观

从价值观到伦理观的跨越实际上很小。价值观有助于我们形成是非对错这类的个人理念，从而影响实践过程中的决策与干预。伦理观是以个人对是非对错的观念判断为基础，理解我们行为动机和决策的一个体系[17]。此外，伦理观能帮我们解决类似问题："这种情况下我该怎样做？"当我们在实践中与他人共同决策时，伦理观提供一个正规的思考过程，应用道德来规范我们的行为[17]。

在药学监护实践中体现道德伦理是很有意义的。事实上，我们也强调这样一个核心思想对于执业是必要的，而且与监护紧密相关。承担他人药物治疗结果的责任并不是一个复杂的承诺，而是一个需要对一系列道德行为不断反思与批判的严肃承诺。

Husted GL 与 Husted JH[18]共同提出以下决策原则，在互动交流中自然形成。尤其适用于医疗人员，帮助指导实践过程中的行为：

- 每位患者有权要求依据自身特性进行个体化治疗。
- 每位患者有权决定并依据自己的价值观，履行自己的生活计划。
- 每位患者有权知晓完整的客观信息，且可以期待医疗人员为其有效接受该信息提供必要的情感支持。
- 无论是自己独处还是与医疗人员共处，每位患者有权自己分配时间与精力。
- 每位患者有权期待在医疗过程中尽可能获得益处，并期待避免没有必要的伤害。
- 每位患者有权期待医疗人员遵守制定的协议[18]。

上述这些原则为制定确定的监护标准提供了伦理依据，有助于执业者在探索自身价值与伦理定位的过程中不断进步。你能毫无保留地准备接受这些原则吗？这些原则如何影响你对患者的专业义务、责任和职责呢？当你不能接受其中任何一个原则时，你会采取何种措施？在价值观/伦理探索的所有阶段，询问这些问题以及其他问题是很重要的。

3.3　执业过程中的道德伦理 ------------------------------

药学监护实践会遇到涉及伦理困境的潜在情况。两个个体（患者和执业者）可能来自不同文化、具有不同的价值观和知识层次，但他们要同时面对改变命运的疾病和治疗问题。这种现象在日益依赖科技的社会中越来越多，与此同时，在那种经济资源有限但服务需求不断增长的社会中也愈演愈烈。任何一种情况都可能导致伦理困境。

每位执业者都应做好充分准备，认识隐含道德与伦理行为的情景。这就要求执业者应具备如下特质：① 明确自己的个人价值观、文化规范、道德发展以及伦理准则；② 意识到可能隐含伦理问题的细微线索需要的时间、注意力和敏感性；③ 拥有做出合理的、公正的、一致决策的知识与才能。具备基本的职业行为有助于避免伦理困境。这些重要的行为都是基于伦理准则，详见表3-1。药学监护执业者应学习上述行为，并将其作为日常实践中不可或缺的部分。因此有必要对其进行简单介绍并将其作为执业实践的内容。

表3-1 执业中应具备的基本职业行为

职业行为	伦理原则
尽自己最大努力帮助每一位患者	善行
任何情况下从不伤害他人	无伤害
告知患者事实	诚实
表现出公正性	公正
表现出忠诚度	忠实尽责
让患者成为最终决策者	自主权
永远保护患者隐私	保密性

（1）善行

道德高尚的执业者总希望能为患者提供最优服务。也许执业者对药学相关知识格外精通，也看到问题的本质，但这并不意味着我们无所不知。显然，考虑以患者为中心、尊重其个人偏好，在任何情况下做出最佳的决策远比提出专业意见及其他选择措施更有效。例如，没有患者本人的参与，就无法进行治疗方案的风险与收益的决策。患者本人会决定承担什么风险，期待得到什么收益，以及他们自愿且能够承受什么责任。

尽管医疗专家能够计算出理论风险值与基于经验用药的不确定性，但是这些信息一旦告知患者，患者就必须决定行动方式。善行，即为患者提供最佳服务，应该是双方（患者与医疗人员）间的协商而不是一方的意愿强加于另一方，即使对患者来讲在临床上方案的利益似乎很明显。

一个简单的经验法就是利用所有相关的信息，与患者进行开诚布公的探讨，优化患者的选择，最终实现患者受益最大化。

（2）无伤害

所有的医疗执业者都熟悉希波克拉底原则"首先不要伤害人"或者"最重要的是不要伤害人"。在"善行"原则中也有相关内容。然而，尽管我们都同意接受任何反对伤害他人的原则，但是我们不得不承认，有风险的地方就有潜在的伤害[19]。

任何情况下，药学监护执业者都不应该对患者强行实施治疗方案。无论有何辩解的理由，无论医疗人员是以药物学、临床依据，还是个人偏爱的名义，只要没有考虑患者的想法都属于渎职行为。从这个角度说，结局不能证明措施的合理。

（3）诚实

让执业者始终讲实话似乎听起来是件简单的事情。但永远不要忘记尚有许多（医疗相关）问题需要继续探究。我们应该始终告知真相吗？如果不告知患者事实合乎道德标准吗？告知事实的话会伤害他人吗？如果会，那么在何种情境下会伤害他人？如果是为了患者的利益，我们可以撒谎吗？撒谎有时候会保护他人吗？如果有益于患者的健康与康复为什么不能给患者善意的谎言呢？这位特殊的患者是否愿意听到坏消息呢？一个不明朗的预后会伤害患者吗？为什么不能保留一定的信息？不完整告知是谎言的一种吗？我们需要告知患者所有事吗？我们告知患者所有的信息，难道不会令患者困惑吗？

以上只是探讨与"诚实"相关的一小部分问题。除非有患者要求无条件告知真相并愿意承担一切后果，否则对于是否告知患者真相的问题，并没有标准答案。

虽然我们赞同应该坚持道德原则，并坚信诚实是非常重要的品质，但是我们同样也意识到，在执业过程中，基于人们经历痛苦与煎熬的现实，每个执业者都是容易犯错的，当他们确信真相会伤害到患者时，在情感上常常难以告知全部事实。

执业者要花大量时间考虑是否应该"说出实情"以及"说出实情"对其与患者之间治疗关系的影响。一旦有了欺骗和谎言，还能再建立信任吗？是否不重要的谎言和欺骗就影响不大呢？如果谎言真的奏效，而且患者也康复了呢？对于尊重患者，同时承认信任在治疗关系中具有重要意义的执业者而言，必须明确自己有多大的把握能够将内心的宁静传递给那些乐意接受陌生人意见的患者。

最终真的归结为个人的选择吗？不尽然。"说出实情"或许是在执业过程中可以学习的一项技能。告知患者坏消息是一件很困难，甚至是令人心碎的事情。或许含糊过去会很容易，但是最终一切会水落石出。困惑中的人们，常常心理脆弱，无精打采，似乎也想得知真相。

最终，诚实原则能为患者提供最大受益。药学监护执业者可以在不断的实践中学习敏感并且周密的沟通技巧[20～22]。

一旦确立了最初的信任及治疗关系，就应无条件地相互坦诚。为了达到这个目标，我们有必要要求治疗中的语言是真实可信的。只有将诚实作为关系的核心，才有可能成功创建一份监护计划。

（4）公正

公正是伦理原则之一："是依据某人的需求，做到公平、合理并且恰当的治疗。公正的原则认为满足某些人的需求同时也可能会拒绝其他人的要求。"[15]

患者会经常提出一些公平与公正的严峻问题。并不是所有患者都能负担得起基本药物。对于接受常认为符合"市场的道德"的做法合适吗？显然，作为雇员的执业者，不能擅自决定分发储备药品。那么对于需要帮助的穷人来说，执业者的责任是什么呢？

还有那些不懂医疗保险的选择与限制，且未被告知的患者呢？拒绝为没有医疗保险的患者服务符合伦理原则吗？当执业者抱怨保险不能够完全赔付相关的费用时，这就是一件比较严肃的事情。这也再一次验证了涉及与公正相关的事宜没有简单的解决办法。

起初这个问题就是与体系相关的，在市场经济中，商品与服务的分布本就是不公平的、不均匀的，而且在很多情况下公平性都是遭受质疑的。目前在美国，没有国民医疗服务体系，也没有共识认为医疗服务是一项基本的权利。依据社会规范与价值观，药学监护执业者应该在"现实环境"中服务，而不是在"理想环境"中。很多执业者意识到这些情况，并愿意以一种很务实的方法有针对性地解决每个事件。

事实上，道德高尚的药学监护执业者应该尽最大努力平等对待每个人，帮助那些具有合法地位的弱势群体，通过查找相关信息与项目以满足他们的需求。这不是说每位药学监护执业者应该成为社会义工，而是应该全面了解医疗服务体系以及一些特殊的政策，从而利用这些信息帮助患者解决在接受监护与治疗时的困惑。

我们期待执业者能够尽可能坚持平等原则，在为患者提供服务时，无论种族、阶级、性别甚至性取向的差异，都可以做到一视同仁。任何歧视行为都是不能接受的、不道德的，也是无法容忍的。

（5）忠实尽责

这是与"忠诚的概念与遵守诺言的实践"相关的伦理原则[15]。药学监护执业者被社会授权执业，这个社会通过核发执照来规范竞争，从而保护专业人员的自身利益。实际上其真正的意义是，这样一个社会契约是为精英群体提供了特权，因而这种做法要求执业者具备很强的责任心。Bukhardt与Nathaniel特别提到护师，并恰当地引用了以下例子：

> 颁发执照的过程，是一个由社会大众及专业人士确定某一专业领域的过程，从而确保在该领域内不会存在其他领域的执业者。因此，为了得到执业证书并成为合法的专业成员就要求（药学监护执业者）能够自觉承担社会责任[15]。

虽然我们把"护师"换为"药学监护执业者"，但是所有情况也都是适用的。我们期待药学监护执业者可以"忠于这个授予其实践权利的社会"[15]。

此外，我们还期待他们做到以下几点：

- 遵守坚持职业道德规范的承诺；
- 在规定的执业范围和（药学监护）定义内实践；
- 能够胜任实践任务；
- 遵守雇佣单位的政策；
- 遵守对每个患者的承诺[15]。

要想成为一名药学监护执业者就需要向患者许下并遵守承诺。当然，显而易见的是，忠诚是与信任相关的，并且是任何有意义的治疗关系中必不可少的职业品质。

在患者监护过程中很难做到遵守承诺，特别是那些为了给患者希望和保证时许下的诺言。最常听到的"我答应你，你很快就会好起来"，主要是为了让患者安心，但或许我们只是令患者期待过多，却往往得不到当初承诺的结果。简言之，不会有无条件的承诺或者一成不变的职责来遵守这些承诺[15]。道德高尚的药学监护执业者应该记住"任何情况下，都需要权衡许诺可能带来的不良后果与遵守承诺带来的益处"[15]。

（6）自主权

没有一个人是绝对自主的。然而，如果出于伦理角度考虑，自主是指患者有自己做出选择的自由。从这层意义来讲，自主意味着一个独立的个体不会受到强制或威胁，可以自由地做出知情的决策。但这并不意味着每人做出决策时与其他人没有任何关系。换言之，我们尊重个人选择，而且随后的干预也是基于对个人的尊重。当患者的选择与执业者的选择发生冲突时，这点就显得尤为重要。执业者必须尊重患者。如果没有尊重就没有信任，就没有治疗关系，也就不存在监护了。

当然，每件事情都有其局限性。对自主而言，尽管我们始终都要尊重个体，但是制订监护计划时还需谨慎考虑。患者是否清楚理解所有重要的事实与价值？我怎么知道患者确实有能力做出知情自主的决定？不清醒的患者还会有自主行为吗？或许这些问题听起来有些夸张，但确实是经常被问到的，而且具有普遍的不确定性。有些患者，比如儿童和精神障碍者，是不能做出自主决策的。

尊重患者的自主在药学监护实践中至关重要。如果没有尊重，那么信任和必要的治疗关系（"契约关系"）就无法共同达成。无法认真履行此基本原则会让声称提供监护的行为成为笑话，因为无法为那些寻求监护的人提供有意义的帮助。

除了孩子或不能独立的患者，家长式作风很少有存在的必要。家长式作风是指"压倒一切的做法或忽视患者自己的偏好来使患者受益，或者获得更好福利"[23]。此外，家长式作风代表了善行优先于自主的判断想法[23]。

药学监护致力于对患者自身偏好的了解。如前所述，药学监护执业者与患者结成治疗的同盟，患者需要理解药学监护执业者的责任与义务，更重要的是，患者亦需要了解自己在这种关系里的责任。实际上，执业者与患者都应该以治疗关系为中心，明确各自的角色、原则和责任。如果没有这样的理解，就很难建立一种有意义的治疗关系，也无法产生积极的结果。

权威独断的告知药物知识和价值并不能达到有效的沟通[24]。同样值得怀疑的是，这样的做法只会产生过多的知情同意书或要求顺从。

因此，可以说，无论在道德上还是治疗上，都更适合以展开对话、发展有意义的双向沟通的方式，最大程度地去相互合作及理解药学监护经历的方方面面。

尊重自主权不仅仅是一个简单的道德问题，在某些情况下更是法律要求的。例如，1990年施行的《患者自主权法案》[25]，规定在任何情况下接受"Medicare"或"Medicaid"资助的患者必须接受明确的书面声明：

- 患者接受或拒绝治疗的权利；
- 患者依据现有国家法律做出事前声明的权利；
- 医疗机构有关停止维持生命治疗的任何规定。

尊重人和自主权只能合理的被理解为尊重患者的偏好。道德上来讲，这应该是个人的心愿、期望和优先权，这些组成了药学监护的核心。这种以患者为中心的医疗观点，使药学监护执业者为患者的健康争取权益成为一个重要议题。

如果没有充分考虑患者的自主和知情同意的影响，药学监护实践难以实现。的确，药物治疗是当今最普遍的治疗类型，但是目前知情同意几乎没有得到关注，这值得深思。虽然外科手术（一次很普通的身心有创治疗）要求基于实际信息的书面同意书才可以进行，但药物治疗却成了仅仅依赖于一个完全靠口头而不太严谨的通知就进行的过程。

以患者为中心的医疗需要一个伦理与临床治疗并存的治疗关系，在这种关系里会讨论达成准确、疗效最优的药物治疗和用药信息。应评估各种选择，并且与患者沟通，最大程度地让患者理解信息。当医患双方能够对目的和目标达成共识，并且监护计划经共同制订并已达成一致意见时，那么执业者需要遵从伦理和临床实践行为的合适要求。

（7）保密性

如果无法保证患者隐私，执业者与患者之间建立的信任就会受损。保护患者隐私的职责体现在建立信任的关系。

作为一个有明确药学监护责任的医疗人员，有责任保护患者的个人信息。这是一个在临床工作中众所周知的事实。为了让患者与执业者之间可以更进一步地信息自由交换，保护个人隐私是必不可少的，不应该轻视。患者必须感到他们所说的每一句话，疾病情况，服药情况，以及自己认为比较隐私的其他事项都要得到尊重。

如果药学监护执业者表现出尊重，而且时刻保护患者隐私，即使属于非药物相关的事件，都会促进信任关系的建立，而这种信任关系最终会产生某种治疗价值。简单来说，任何时候，隐私保护都是必备的规则。

这些执业行为的责任，以患者为中心的药学监护方法以及患者监护中涉及的伦理道德都需要制订一套专业行为的标准规范。尽管这些规范不言而喻，但在规范中明确和完整地陈述执业者秉承执业理念的专业责任也是非常必要的。

维护患者的隐私就是执业者对患者的最大尊重。执业者可以声明自己是公正和忠诚的，也可以声明是以患者为中心的，也可以证明与患者建立了积极的治疗关系。然而，如果患者的隐私未被保护，他们前面说的一切都是没有意义的。在医疗中，患者的隐私始终是被关注的话题。自2003年4月14日起，开始受到更多的关注。当时的《医疗保险权利与责任法》（HIPAA）促使建立了新的保护患者隐私规范[26]。正是美国联邦政府介入，才建立了一个保护患者隐私、符合HIPAA要求的新规范。这些规范对始终保护患者隐私的准则提出了更高的期待和更苛刻的遵从要求。HIPAA旨在保护个人健康信息的隐私和安全。患者有权要求拥有一份他们的用药相关信息。他们也有权修改任何错误或不完整的信息。患者有权要求执业者只以某种方式（例如，只通过信件或电子邮件，或者在某个地点，比如在单位或在家）来沟通健康问题。HIPAA条例的总结见：http//www.hhs.gov/ocr/privacy/hipaa/understanding/summary/prwacysummary.pdf。

3.4 专业责任——药师的职业行为准则

重要临床概念

监护他人是一种特权，这种特权只限那些做好充分准备且遵守职业行为准则的专业个人拥有。

因为所有医疗专业人员的工作都是与患者有关的，做出的决策可能导致重大的后果，所以期待他们学习且履行一系列与众不同的职业行为。这些行为和标准被称为职业行为准则。新的执业者需要深入理解每个准则的意义，在执业中有效应用每条准则。表3-2总结了所有药学监护执业者应做到的七条职业行为准则。这些准则是改编自护理学、医学、牙科学和兽医学等职业行为准则[25,27]。

表3-2 药学监护执业者的职业行为准则

类别	准则
监护质量	执业者依照专业实践标准和相关法规条例，以评估自己的执业行为
道德伦理	执业者代表患者利益所做的决定及行为，应遵从道德伦理及行为规范
同僚关系	执业者应协助其他药师、同事、学生、和其他专业人员的职业发展
多方合作	执业者照护患者时，应与患者、家属或看护者、其他医疗人员共同合作
继续教育	执业者需要不断学习药理学、药物治疗学和药学监护实践方法的最新知识
参与研究	执业者在执业中经常应用各类研究的成果，在必要时也参与研究
资源分配	执业者在规划和提供患者监护时，应考虑药物的疗效、安全性和成本等相关因素

这些准则相关的行为是对具有专业身份的执业者的期望。每一位执业者不仅要坚持自己履行这些准则，更应要求周围的同事们履行类似的准则。即使很少通过一个正规或连续的方式评估执业者的执业行为，所有的执业者都知道一个同事能否在

日常执业中做到维护这些准则。

自我规范是一个职业的基石之一。同事间应为彼此的工作质量负责。自我评价是自我规范的开始。重要的是在实践中反思,所以每个执业者可以从中得知自己的工作质量。这有助于每个执业者在实践中提高,有助于维持高标准的专业行为。

应用于药学监护实践中的职业行为准则描述如下。下面还描述了遵从每个准则的衡量标准。这些标准应被铭记于心,与患者的每次面谈都应得到体现,并按需调整,从而提供有质量的药学监护。

3.4.1 标准1:监护质量

要求:执业者应依照专业实践规范和相关法规条例,以评估自己的执业行为。

衡量标准

1. 执业者利用文献中的循证证据来评价自己的执业表现。

2. 执业者应持续并经常地寻求同行评审,以评估自己的监护行为。

3. 执业者运用自己执业结果的数据,以严谨态度评价自我执业的表现。

已经有大量的讨论聚焦执业中的道德行为。这些讨论有助于强调道德行为的相对重要性。除了提供高品质的监护服务,还需要遵守职业的伦理道德。

3.4.2 标准2:道德伦理

要求:执业者代表患者利益所做的决定和行动,应遵从道德伦理及行为规范。

衡量标准

1. 执业者应维护患者的隐私和机密。

2. 执业者作为患者权益的支持者和维护者,应帮助其节省医疗经费的支出。

3. 执业者应排除主观偏见及歧视的态度执行监护行为,并对患者的独特性保持尊重态度。

4. 执业者应以维护/保护患者的自主性、尊严和权利的态度执行监护工作。

5. 执业者应寻求资源来协助伦理道德相关决策。

没有同事的支持与帮助是不可能成为一个优秀的执业者,这在有经验的执业者中已是常识。这在医疗人员身上更能体现。他们不可能知道所有的事情,经历所有事件,并且在所有情况下都做出正确决定。因此,成为一个团队是必须的。总之,这对保证患者利益是最好的,同时对执业者也是有意义的。

3.4.3 标准3：同僚关系

要求：执业者应协助其他执业者、同事、学生和其他专业人员的职业发展。

衡量标准

1.当其他医疗专业人员要求协助时，执业者愿意提供专业协助。

2.执业者愿促进患者、医师、护士以及其他医疗人员之间的互动关系。

相比于其他活动，患者监护更是一个多方协作的过程。患者是复杂的，患者的监护也是复杂的，医疗系统更是复杂的。协作才能使这一切变得易于管理，甚至享受过程的快乐。药学监护的实践已经发展到使各方之间的协作变得相对简单而有效。为了患者的利益，我们应该利用这一优势与所有患者监护执业者融洽相处。

3.4.4 标准4：多方合作

要求：执业者照顾患者时，应与患者、家属或看护者及其他医疗人员共同合作。

衡量标准

1.患者应被看作最终的决策者，而各专业间应相互合作与配合。

2.执业者应与患者的医疗人员协作，构建对患者最有利的治疗监护环境。

继续教育的职业行为与提供监护的第一个准则密切相关。如今，若不通过严密安排的继续教育和学术互动，几乎不可能维持执业能力。为了你的患者、你自己和你的同事们，你需要投入时间和精力来使自己保持拥有最新的知识和技能胜任能力。大量知识的迅速膨胀使继续教育成为当今维持执业能力的必要手段。

3.4.5 标准5：继续教育

要求：执业者需要不断学习药理学、药物治疗学和药学监护实践方法的最新知识。

衡量标准

1.执业者运用反思来发现需要补充的专业知识。

2.执业者持续通过订阅专业期刊、最新书籍、执业者之间的互动以及参加继续教育课程来更新知识。

人们期望将参与研究作为执业中决策的基础，这就是所谓的"循证实践"。当执业者的决定会影响他人时，循证实践就是必须的。

因为我们掌握的药物治疗知识、人体生理学和病理学知识是不完整的，医疗人员每天都会在不确定的领域中做出决定。恰当处理这种问题的方法是充分利用我们的知识，了解知识的局限性，并能够认识到在研究中尚无定论的话题。

3.4.6 标准6：参与研究

> **要求**：执业者应在执业中经常运用各类研究的成果，在必要时也参与研究。
>
> **衡量标准**
>
> 1.执业者应运用各类研究的结果作为执业决策的依据。
>
> 2.执业者通过系统地回顾文献，来找出有助于执业的知识、技能、技术和产品，并且及时加以运用。
>
> 3.有机会时，执业者可在执业中规划应用性研究，边执业边收集数据。

所有的医疗资源都有局限性，不论是时间上、人员上、知识上，还是在最新技术的利用方面。执业者需要认识到这些局限性，但应该始终把患者的利益放在第一位。

3.4.7 标准7：资源分配

> **要求**：执业者在规划和提供患者监护时，应考虑药物的疗效、安全性和成本等相关因素。
>
> **衡量标准**
>
> 1.执业者对于患者、其他医师以及往来机构的财务需求与资源的限制应有清楚认识。
>
> 2.执业者应决定尽力节省资源，并在执业中让资源的使用得到最大的价值。

成为一个合格的医疗执业者，应代表患者的利益，时刻准备执行专业实践标准，甚至有时超过专业实践标准的要求。这些活动成为临床人员个性的一部分，执行这些活动成为一种生活方式。药学监护执业者将期待他们自己及同事们以此表现。以下是药学监护执业者的良好执业行为。

① 在做出行动和与人交谈前，坚持了解或学习事实（循证实践）。

② 始终执行到底——立即行动寻找未知信息来获得答案，从不留下未知信息。

③ 从个人品质和职业形象上树立榜样。人们尊重你，并且会效仿你——像你一

样服务患者。

④ 做一个值得信任的同事。

⑤ 保证自己和同事遵守执业规范。

⑥ 致力于维护自己的形象，并且意识到对他人的影响。

⑦ 在执业过程中遵从道德伦理。

这些似乎是"常识"，因此我们理所当然要接受或承认它们的存在，但我们需要经常依据这些准则做出反思。在面对患者时，即使是最小的偏离（这些准则）也能被患者发现。个人反思的目的是在被人发现之前发现这种偏离！

3.5 本章小结

执业理念是执业者在监护患者时表现出正确和真实行为的体现。执业者要秉承这一理念，理解掌握并用于每次实践做出的决策，才有权利去监护患者。执业理念列出了执业者对患者的道德义务，明确了实践中应以循证医学作为决策的依据，它也是患者监护中需要做艰难的决定时提供给执业者的法律基础。无论何时出现困惑或不确定时，这个理念可以指导执业者的思维过程从而得到一个符合逻辑的结论。这个理念在患者监护的过程中的每一步实践都得到应用。当我们更密切地关注以患者为中心的服务方式时，这一执业理念就特别显而易见了。下一章节将讨论以患者为中心的内涵，以及强调实践中如何应用这些概念。

参考文献

[1] Manasse HR，Jr. Medication use in an imperfect world：drug misadventuring as an issue of public policy，Part 1. *Am J Hosp Pharm*，1989，46(5)：929-944.

[2] Reich WT. Historical dimensions of an ethic of care in health care. In：Reich WT，ed. *Encyclopedia of Bioethics*. New York：Macmillan，1995.

[3] Cipolle RJ. Drugs don't have doses-people have doses! A clinical educator's philosophy. *Drug Intell Clin Pharm*，1986，20(11)：881-882.

[4] May R. *Existential Psychology*. New York：Random House，1960.

[5] Rogers C. *On Becoming a Person*. Boston：Houghton Mifflin，1961.

[6] Maslow AH. *Toward a Psychology of Being*. Princeton NJ：D. Van Nostrand，1962.

[7] Mayerhoff M. *On Caring*. New York：Perennial Library，1971.

[8] Gaylin W. *Caring*. New York：Avon Books，1976.

[9] Benner P. The moral dimensions of caring. In：Stevenson J，Tripp-Reimer Y，eds. *Knowledge About Care and Caring*. American Academy of Nursing，1990.

[10] Leininger M. Historic and epistemologic dimensions of care and caring with future directions. In：Stevenson J，Tripp-Reimer Y，eds. *Knowledge About Care and Caring*. American Academy of Nursing，1990.

[11] Hepler CD，Strand LM. Opportunities and responsibilities in pharmaceutical care. *Am J Hosp Pharm*，1990，47(3)：533-543.

[12] Cooper MC. Covenant relationships：grounding for the nursing ethic. *ANS Adv Nurs Sci*，1988，10(4)：48-59.

[13] Bishop AH，Scudder JR. Dialogical care and nursing practice. In：Chinn P，ed. *Anthology of Caring*. National League of Nursing，1988.

[14] Guttman N. *Public Health Communication Interventions*. Thousands Oaks，CA：Sage Publications，2000.

[15] Bukhardt MA，Nathaniel AK. *Ethics and Issues in Contemporary Nursing*. New York：Delmar；2002.

[16] Simon SB，Howe L，Howard K. *Values Clarification: A Handbook of Practical Strategies for Teachers and Students*. New York：Hart，1995.

[17] Towsley-Cook DM，Young TA. *Ethical and Legal Issues for Imaging Professional*. St. Louis，MO：Mosby，1999.

[18] Husted GL，Husted JH. *Ethical Decision-Making in Nursing and Health Care*. 3rd ed. New York：Springer，2001.

[19] Hebert PC. *Doing Right: A Practical Guide to Ethics for Medical Trainees and Physicians*. Toronto：Oxford University Press，1996.

[20] Tindall WN，Beardsley RS，Kimberlin CL. *Communication Skills in Pharmacy Practice: A Practical Guide for Students and Practitioners*. 3rd ed. Malvern，PA：Lea & Febiger，1994.

[21] Lipkin MH，Putman SM，Lazare A，et al. *The Medical Interview: Clinical Care Education and Research*. New York：Springer，1995.

[22] Cole SA，Bird J. In：Schmitt W，ed. *The Medical Interview: The Three-Function Approach*. St. Louis，MO：Mosby，2000.

[23] Jonsen AR，Siegler M，Winslade WJ. *Clinical Ethics: A Practical Approach to Ethical Decisions in Clinical Medicine*. 5th ed. New York：McGraw-Hill，2002.

[24] Parrish II，RH. *Defining Drugs: How Government Became the Arbiter of Pharmaceutical Fact*. New Brunswick：Transaction，2003.

[25] ANA. *Standards of Clinical Nursing Practice*. Kansas City，MO：American Nurses Association，1991.

[26] HIPAA. In：USDHH Services，ed. *The Standards for Privacy of Individually Identifiable Health Information "Privacy Rule"*. Washington，DC：OCP Privacy Rules，1996.

[27] Wilkinson JM. *Nursing Process: A Critical Thinking Approach*. 2nd ed. Menlo Park，CA：Addison-Wesley Nursing，1992.

理解药学监护中"以患者为中心"的内涵

核心概念

1. 以患者为中心的执业行为包括许多要素，但最重要的是患者至上。

2. 患者的欲望和需求是患者就诊的驱动因素。

3. 执业者需要了解患者对疾病的认知程度和用药的体验，按患者的话说，执业者应该仔细聆听。

4. 执业者和患者之间建立的治疗关系是一种伙伴关系或者是合作关系，其目的就是让患者的用药得到最好的体验。

5. 患者监护的质量取决于建立治疗关系的质量，因为这种关系会影响到信息的共享、决策的制订，以及从患者那里了解到的信息。

6. 对于治疗，患者既有权利也有责任，执业者必须注意这两方面的问题。

7. 患者对给药方案的依从性是检验执业者是否有能力做到"以患者为中心"的试金石。

8. 药物治疗管理服务如果做到以患者为中心的话，患者依从性比例可以超过80%，因为患者积极参与了治疗。

9. 当执业者考虑患者的个性化需求、权利、责任，以及认识到自己有义务持续、完整、全面地为每位患者做出决策时，就可以让患者完全依从给药方案。

4.1 正确理解"以患者为中心"的定义

以患者为中心的概念很难让人理解透彻，使得在执业中难于操作。因为这个概念反映出对其他事情的许多总体感受。重要的是要问："我从哪里开始着手确保以患者为中心的服务？"Oliveira 和 Shoemaker 为这个问题的思考提供了一个有用的框架[1]。

幸运的是，当你实施药学监护时，总是会做到井井有条的针对性思考，你为每位患者提供的服务，都有一个明确的前后逻辑关系。

重要临床概念

思考、决策和行动的顺序总是需要做到以患者为先，疾病（诊断）其次，最后才是药物治疗。

这种做法似乎有点违反直觉，因为医疗实践主要是考虑药物治疗问题。然而，为了正确用药并做出正确的决定，最为重要的是必须了解患者的实际情况。实际工作中，在诊断疾病和药物治疗之前要先了解患者的欲望和需求。这就是为什么医师开始与患者的对话都会说"今天我可以为你做什么？"。只有医师了解患者为何而来，才会明白可能的疾病问题。药学监护服务也是一样的，患者的需求才是服务的重点。

要想了解患者的所需所想，必须了解患者对自己的生病和药物治疗的看法。患者的看法往往与医师和药师都不同，而且差别往往很大。因此，我们把患者的看法称为生病，而把医师的看法则称为疾病；把患者对用药的看法称为用药体验，而药师对用药的看法则称为药物治疗。还记得我们在第2章强调的语言问题吗？它可以使所有的问题变得不一样。所以，如果，想要在药学实践中真正做到以患者为中心，首先我们要了解患者的想法和他们对生病的认识，而患者的用药体验也许是药学监护实践中最重要的考察内容，下文会有解释。

4.2 理解患者对患病的认识

对于医师或药师来说，通过对症状或化验结果的汇总才能得出某一特殊疾病、病痛或综合征的诊断。然而，对于一个患者来说，"生病"是生活体验的一部分同时也会影响到生活体验，其产生的影响有些是正面的，而有些则是负面的。实际上，如果医疗人员不打算花时间了解患者的病情，那将会产生许多负面的结果。

> 对患者病情的漠视，可能是造成患者的依从性差、患者和家属对医疗人员的不满以及临床监护不细致的部分原因[2]。

因此，为了达到治疗的最佳效果，首先要了解患者对自身的健康和生病的看法。当我们与患者讨论健康的问题时，他们的态度可能是积极的，也可能是消极的。积极的态度通常是指所谓的"理想状态"。1946年世界卫生组织提出了这样一个概念：

> 健康乃是一种在身体上、心理上和社会上的完好状态，而不仅仅是没有疾病和虚弱的状态[3]。

一般在生病后，人们才会意识到健康这个问题。当被问及健康，患者常理解为是问他身体的功能状况及其生活的能力。这在不同的文化背景下具有重要意义，当面谈和评估患者时，重要的是要知道这种情况。其次，一般人把健康错误地认为是一个人没有疾病、没有残疾、几乎没有痛苦和不舒服症状，有这种想法的患者往往完全关注自己的症状而忽略问题的潜在原因，从而进入"头痛医头，脚痛医脚"的求医模式。因此，一个人对"健康状态"的理解可以告诉我们他的信仰、价值观、态度和对生病（痊愈）的期望。此外，由此也可推测出他在治疗过程会怎么对待自己的问题。

讨论健康这个话题是有价值的，因为它可以让临床医师了解患者对健康行为、健康理念的理解，而这往往反映患者为达到自己理解的健康状态会做些什么。这在开始建立与患者的治疗关系并且制订监护计划时非常重要。这将是非常有用的，能帮助我们了解在维持人的健康中什么最重要，生病时如何确定适当的干预措施以达到患者的治疗目标。

Brown、Weston和Stewart[4]等提出了一组（四个方面）特别有用的问题，阐明生病经历与行为之间的关系。这些问题与患者的用药体验及已确认的药物治疗问题直接相关。

（1）患者对自己生病的看法是什么？他们是如何看待生病的经历呢？许多人把生病看作是不可弥补的损失；也有些人可能会认为是获得宝贵生活经验的一次机会。生病是一种惩罚？还是一个依赖别人的机会？不管是什么病症，了解患者都是非常重要的。

（2）患者的感觉怎么样？患者会不会担心他的症状可能是更严重疾病的症状，比如癌症？有些患者可能会有一种如释重负的感觉，把生病当成暂时给自己减压的机会。有些患者则常会因为生病感到愤怒或内疚。

（3）患者对临床人员的期望是什么？喉咙痛是不是就意味着要用青霉素？患者是想要让临床人员做什么？还是只是聆听而已？

（4）生病对患者身心有没有影响？它是否限制了患者的日常活动？是否影响他们的家庭关系？是否需要患者改变生活方式？

从某种意义上来说，生病的经历是主观的，缺乏从临床思维得出的经验思考。"生病"和"疾病"概念之间的混淆存在很多的问题。疾病是一种生理状态，可以利用医学实践经验进行分析、解释和诊断。而生病，则是个人对疾病存在的感受。在用药体验中，我们发现对药物治疗的理解和主观认知、情感、感觉、个人的经验都可能影响用药依从性。总的来说，患者总有自己长期形成的用药体验。

重要临床概念

患者的很多信息可以告诉和教会我们很多东西。可以从他们的叙述中挖掘出很多有用的信息用于制订监护计划。

然而，从广义上说，只有真正理解患者的体验和表达并使患者获益时，信息才是有意义的。聆听患者表达出来的感受、情绪、焦虑、恐惧，也包括生病经历等一些表现以及治疗就诊的想法，对解决问题是非常必要的。患者主诉的目的是试图找到生病的原因并得到有效治疗。这是一个了解"发生了什么的"过程。因此，在通常情况下，患者和临床人员对生病的看法和体会是不同的，但共同的目的需要从患者的角度去理解实际"发生的情况"。

临床人员收集患者的信息。我们每个人记录的"病史"详细程度、深浅程度和理解程度都不尽相同，这些记录成为患者的"传记"，也往往成为所有临床干预的唯一基础。现在的电子记录已经在很大程度上取代了纸质记录，但收集信息的质量依然取决于我们问诊的质量，即问与答的质量。很多时候我们问诊，会记录一些我们认为重要且与临床相关问题的答案。其实我们需要的是患者的"自传"，而不是几乎完全由临床"作者"撰写的"传记"。

我们必须与患者交流，让患者"主诉病情"。患者的病情通常比临床提示的典型问题隐藏得更深。Kleinman的经典作品《生病的叙述》(《The Illness Narratives》)[2]揭示了医患之间经常发生的紧张关系。而这只不过是冰山一角。

在治疗情景中，患者和临床医师都努力按规则办事以避免出现"混乱"。但有时往往没有关注到患者各种体征、症状和痛苦的表达。就像Kleinman断言的一样，"生病带来的痛苦给患者和社会提出了两个基本问题：为什么是我（困惑）？可以做点什么呢（主宰和控制）？"患者对生病有自己的解释。他们可以讲述生病的原因、持续时间、何时首次发现、可能的结果以及这些问题如何影响他们的日常生活[2]。

同时，患者常常会对治疗方案提出意见。很明显，在互联网时代这一现象已经变得更加盛行。患者自己会对病情进行"研究"，他们会上网寻找定义、想法和具体的信息，这些搜索有助于提高或阐述他们自己"研究"的可靠性。患者的解释是治疗关系的重要组成部分。正如我们一再陈述的一样，临床人员必须了解患者自己的观点意见，因为这些意见是与患者治疗相关的，这样将来在临床治疗中才能和患者能达成一致。一个叫Sacks[5]的医师，在他成为患者时，说过一段话：

> 关于"病史"会有很多难点，因为他们想要知道的是"重点"，而我想告诉他们一切事情，整个事情的来龙去脉。另外，我不是很确定什么是"重点"。

重要临床概念

患者提供的全部病史和个人信息，应该成为病历和药历的一个核心组成部分。

所谓合作伙伴关系，是指患者讲述的病情和他对疾病的认知能够有助于得到更好的治疗，获得更积极的疗效。一般来说，生病的经验，特别是用药体验，都受益于大家经验的共享。应该明确患者和临床人员承担的责任，同时接受所有关心者的严格监督，因为他们的意见会纳入治疗计划。这种相互的理解可以改善治疗和提升合作行动计划的依从性。

4.3　患者的用药体验 ----------------------------------

用药体验在医疗行业是一个相对较新的概念。一般情况下执业者总是完成既往用药史的记录，然后创建新的药物记录，把既往用药情况和正在使用的都记录下来。但是，时代已经变了，我们要关注更多的是：① 患者用药后感觉怎样；② 患者是否决定服用一种药物以及他实际上是如何服用药物的。这一层面就需要我们花更多的时间和精力全面管理患者的用药问题。Oliveira 和 Shoemaker 的研究让我们对用药体验的讨论有了更深的理解[6~8]。

其实医师们早就意识到需要了解患者对疾病的认识、理解和感受。回想前面我们的讨论，就是指患者的生病经历和生病行为。所以实施药学监护的执业者必须了解患者对用药的认识，了解这些药物对患者的生活产生什么影响。我们把这称为患者的用药体验[6]。

定义　患者的用药体验是患者接受药物治疗经历所有事件的总和。这是患者用药的亲身经历。这种生活经历形成了患者对药物治疗的态度、信念和偏好。

患者的用药体验影响着他对药物治疗的选择，包括有效的用药证据和那些过去失败的感受，并告诉我们目前处方的药物治疗情况及患者如何服用或是否真实服用药物。患者用药体验是最重要的信息。因为它描述了患者对药物治疗的态度和看法，因此，其对药物治疗的结果有很大的影响。事实上，如果没有理解透彻患者的用药体验，执业者是无法做出正确的临床决策的。

重要临床概念

患者的用药体验是患者个人使用药物的方法，即为什么他会相信或他会摸索药物治疗的一种确定方法。

有些患者并没有总结出良好的用药体验，另外一些服用过多种药物的患者则可能已经有了清晰的信念、偏好和习惯。这种经验受到了患者的传统习俗、宗教、文化和从他人那里听到、学到的经验的影响。所有这样或那样的因素会影响到患者是否服用和如何服用药物，以及对药物的有效性和安全性的认识情况。患者的用药体验会影响到其对医疗人员能力的信任程度，无论你是一位经验丰富的临床人员还是一位新手。

有些患者会对过去失败的治疗方案非常失望。这种负面的经历可以影响患者对你推荐的治疗方案的期望，除非你认识到并直接解决了这个负面影响。同时，患者可能不愿意在其工作、在校或在宗教仪式期间使用药物。制订药物治疗方案时如果能考虑到患者的偏好，可以大大提高患者的依从性和治疗结局。

患者的朋友和家人都会对患者的用药体验造成巨大影响。尤其是那些自身没有用药体验的患者。除了熟悉患者对用药的理解和信念，了解患者身边的人对患者用药理念的影响对治疗也很有帮助。我们应该对患者的个人生活经历和世界观给予关注。

重要临床概念

作为实施药学监护的执业者，其主要责任是改善每位患者的用药体验，让他们比监护之前得到更好的体验。

我们要关注的就是患者的用药体验，我们对患者最大的影响就体现在用药体验上。记住！每个患者都有自己的用药经验。一些患者很年轻，他们很少服用药物或几乎没有生过病，这些人几乎没有用药体验。而其他人，特别是患有多种疾病的老年人，会有一种更全面的用药体验，你需要花很多时间才能了解清楚。这个时候，耐心和同理心是最有价值的。

有时，这些特别的信念和偏好只体现在使用某个种类的药物时，例如患有慢性背部疼痛的患者已忍受使用非甾体抗炎药（NSAIDs）的多次治疗尝试，目前会认为这些药物已经对他的背痛无效了。推测患者的用药体验或者把一位患者的用药体验归纳到另一位患者身上都是没有意义的。花时间了解每位患者自己获得的用药体验才是非常有意义的。如果不努力理解患者的用药体验，就会妨碍我们的决策力，这也会影响患者疾病治疗的有效结果。

有些虔诚的宗教徒可能会拒绝服用避孕药。还有些人会习惯使用民间偏方养生，只有在出现急症时才会寻求常规药物治疗。执业者需要学会根据患者的具体情况制订方案。所以我们必须做到个性化给药。

4.3.1 执业中如何做到充分理解患者的用药体验

管理患者用药的第一步就是引导患者说出他们的用药体验。正如之前强调的，我们应专心倾听患者的主诉。让我们思考一下，究竟患者主诉的哪些细节是我们想要的重点。

- 患者对用药的总体态度是什么？
- 患者对他的药物治疗了解到什么程度？
- 患者期望从他的药物治疗中获得什么？
- 患者对药物治疗的顾虑是什么？
- 是否存在文化、宗教或伦理问题影响到患者的用药意愿？
- 患者有什么用药习惯？

这些都是用于了解患者用药体验的一些问题。花时间理解每个问题所涵盖的意义是很有用的。

（1）患者对用药的总体态度

我们要记住，患者的用药体验是患者生活各个方面的一个体现，其包含着患者的印象、观念、顾虑、认知和药物治疗的偏好。随着时间和阅历的增长，患者形成了自己对药物治疗的态度和信念以及具体的用药偏好。患者可能形成的消极态度和信念包括："药物根本无效，只会带来更多的问题"，或"我不吃药"。过于积极的态度则有："一定有一种药物能帮我解决这个问题"。例如，那些使用中草药治疗的人可能有会对西医治疗有顾虑而更愿意用草药[9~11]。"天然"常常被当作"安全"的代名词——这是一个极有误导性的观点，并且有潜在的危害。

这些信念和态度决定了每个患者的用药偏好和习惯。这些偏好将直接影响患者是否会接受药物治疗，以及接受何种方式的治疗。如果需要干预患者对药物治疗的态度和信念，我们首先要对他们的信念了解透彻。

（2）患者对药物治疗方案的理解

有的患者可能会对其药物治疗情况非常了解，也有的患者对此一无所知。还有些患者对疾病和药物治疗的了解比我们还多。患者的理解水平决定我们需要花多大的精力向他们讲解用药的安全性及有效性。经验丰富的执业者肯定会在着手进行患者药物信息的教育之前，了解到患者对用药的理解程度。想要让患者满意达成治疗目标，就要让患者清楚为什么要吃药、每种药品的名称（用能让患者理解的方式）、每种药品的用法用量和疗程。临床和化验指标可以用来判断治疗结果，还可以用来监测是否存在治疗风险。在患者用药之前，实施药学监护的执业者必须了解到足够多的患者信息，来确定患者对药物治疗的理解程度。

（3）患者的"欲望"和期望

评估患者时，最有效的方法是确定患者想得到什么。其中有两个原因，一是向患者提供服务时，一定是患者想要的才是有价值的。对此，最好的办法就是探询。另一个更务实的原因是在确定患者需求的评估之前，患者实际上都知道你想得到什么信息。每个去诊所或药店的人都是有目的的。有些人可能很难用执业者能完全理解的语言来清楚表达自己想要什么。有些人可能还在犹豫，要不要和那些还没建立治疗关系的执业者达成治疗的目标。有些人可能觉得他们想要的对执业者并不重要。还有些患者可能觉得执业者整天忙于其他事情，而没时间处理他们的个人想法。

在执业生涯中，你可能会经历所有这些情况，但重要的是要反复强调每位患者都说清自己的真正问题。你挖掘患者信息越多，你就越能服务好患者。如果你能满足患者的需求，患者对你就忠诚。如果你能确定患者的需求，并安慰他们可以通过药物治疗达到理想的结果，患者就会对你有充分的信心，觉得你可靠。这样建立的信任基础，对建立稳固的治疗关系是至关重要的。这也是确保你的患者得到全面监护的保证。告诫大家：请记住，有时候患者想要的不一定是他需要的。因此，患者的需求（需要的）和欲望（想要的）必须予以区分并解决。这就需要与患者讨论这两者明显差异的问题。

例如，有时候患者希望"不要每天都吃那么多的药片"，执业者就应该尽一切努力减少患者每天服药的数量或给药的频率。执业者在评估期间，可以确定需要解决对于临床至关重要的药物治疗问题。但是，患者要求减少每日给药剂量的主诉依然应该得到重视，需要把患者期望和临床治疗的要求结合起来。然而，如果你无法确认患者想从治疗中获益什么，你就没有切入点，也就无从谈起。

（4）患者的顾虑

患者经常会表达对药物治疗或者药物使用方法的顾虑[12]。这些顾虑常常是他们希望找执业者看诊的原因。常见的顾虑包括服用药物的风险、经历的副作用，还有如何吃药或为什么要吃药的困惑。如果患者因为既往经历的伤害而害怕服药，这些顾虑会增加很多。重要的是要了解患者所有的顾虑，因为这些顾虑对患者用药行为产生极大的影响。此外，如果患者认为他们的问题没有受到执业者重视，他们可能不会按照医嘱用药。这些用药相关的顾虑就是影响患者依从性的一个主要原因。过去的用药体验会对患者未来的用药意愿产生很大的影响，所以需要花时间来解决这个重要问题。

例如，患者可能因为朋友或家人曾经使用抗生素治疗感染受到伤害，而害怕服用抗生素。即使这两种抗生素完全不同，如氨苄青霉素和红霉素，甚至感染情况也不一样，如肺炎和尿路感染，他们依然会有恐惧心理。这时我们必须认识和解决患者的顾虑。一位忧虑的患者可能会提出诸如小儿麻痹症疫苗和自闭症等一些很有争议的意识形态问题。我们要做好充分的思想准备去呈现事实并且聆听患者的顾虑。

（5）文化、伦理和宗教问题

社会对个体的态度和信念的形成会产生影响，这一观点已被广泛证明和认可[12～18]，因此，了解每位患者的社会背景很重要。社会背景包含宗教信仰、传统思想和社会期望，这些都会影响患者对药物疗效、服药的正确性和服药方法的态度和信念。再次强调，这些相关资料会影响患者用药行为（即依从性），所以非常重要。执业者需要影响这些行为才能使者用药利益最大化。此外，执业者必须接受患者持有不同的宗教习俗、传统信念、文化规范。所有这些因素可直接影响患者接受推荐药物治疗的意愿。执业中的伦理困境通常源于对问题的不熟悉或观点的分歧。例如，许多本土美国人就比较重视平衡家庭成员的意见和自己的主张[19]。

伦理困境也不一定都会带来负面的体验，它们可以作为执业者和患者沟通的话题。需要强调的是，患者总是最终的决定者，而且他必须认同执业者的意见对他是否服药及如何服药是有影响的。

（6）患者的用药行为

前述影响患者用药体验的所有因素——患者的期望、价值观、顾虑、理解、信念、态度、偏好、文化和宗教，都可以影响患者的用药行为。患者的用药行为是指患者服用药物的决定及其遵从药物使用和给药方案的行为。这些行为包括患者是否选择得到和服用药物，如何服用药物，患者是否选择再次调配处方，是否会坚持遵照医嘱服药。这些行为往往需要积极的引导才能获得期望的治疗结果。有些患者可能不相信医师推荐的药物治疗有效，因此，患者可能没有去调配处方或购买药品。执业者需要这种信息来做出正确的决定。患者描述的部分用药体验可能是混乱的或不全面的。这种现象的原因有很多，比如复杂的商品名和通用名、复杂的给药方案和多个药物说明书，都可能导致患者得到不完整的信息或难以记住药品及服用方法。这既需要时间又要需要耐心，才能找到患者存在的问题。

4.3.2　利用患者的用药体验，优化治疗结局

药学监护作为一种执业行为，如果执业者没有完全了解患者的用药体验，那药学监护就没有任何作用了。如果对患者过去的用药体验、现在的欲望和需求以及未来的渴望和期望不了解清楚的话，临床人员就可能会犯错误，而且这种可能性不低。如果制订监护计划时没有考虑这些因素的话，那患者的依从性就会很差。鼓励患者主动对自己的治疗"负责"，并承担"自我监护"生活的责任，才会得到积极的治疗结局。这就好像给别人刷房子要先问问主人想要什么颜色的墙，主人喜欢或不喜欢什么颜色。虽然药物治疗与墙漆颜色偏好的风险程度完全不同，但两者都需要考虑合情合理的决策过程，并且应该以礼相待。

显然，几乎没有临床人员在开始行医时就能问诊清楚或理解患者用药体验的所有信息。这是一个漫长的过程，随着时间的流逝和临床人员执业水平的提高，每个患者的"病历"会更加形象生动。记住，如果表现出对患者信任以及富有同理心的关爱，沟通技巧可以得到提高。想要找到一种对患者和临床人员都适用的评估方法是很难的。有人说"谈话是廉价的，但它可能是医疗人员解决问题获得的最有价值的资料"。第6章将继续讨论评估患者药物治疗需求的细节问题。

4.4　执业者与患者之间形成一种契约式的治疗关系 ⸺⸺⸺

执业者只有与患者个人建立了有意义的亲密关系并与患者分享个人的感受和观念，才能够从患者那里得到上文提及的信息。的确，这种特殊关系只有患者与监护人员可以建立。在实施药学监护时，这种治疗的契约关系是执业者最重要的"武器"之一。实际上，我们提供药学监护的质量完全取决于我们与每位患者建立的治疗关系。

4.4.1　如何理解治疗关系的定义

患者与执业者之间发展起来的关系称为治疗关系。

定义 治疗关系是一种执业者和患者之间为充分利用患者的用药体验而形成的一种伙伴关系或盟约关系[20]。

这种治疗关系建立在患者和执业者互相信任、尊重、坦诚、同情和承诺的基础上，要求患者和执业者都能认识到自己分内的责任。我们使用"治疗"的术语是因为要区别于像家庭、朋友、客户这样的其他关系。治疗关系的具体目的是促进信息和专业知识的交流，使患者的药物治疗可以达到最好的结果。面对面与患者互动沟通的第一个功能就是建立和维持双方有效的治疗关系。如果通过电话向患者提供用药监护，尽管困难可能很大，但建立一种治疗关系也是非常必要的，这需要更多的技能和实践。

建立一种有效的治疗关系需要与患者形成一种合作伙伴关系。这种伙伴关系应作为整个评估过程以及今后随访评估的基础。执业者和患者之间总是存在一种治疗关系，执业者有责任去维护好这种治疗的关系。一种良好的治疗关系意味着执业者可以监护好患者的用药质量，而出色的治疗关系可以造就卓越的监护质量。当治疗关系出现问题时，患者的满意度会下降，甚至会与监护者对簿公堂。由此可见，治疗关系的影响如此之大。

患者分享的信息可能相当有技术性，常常是隐私的，偶尔令人尴尬，一般都很难描述。因此，治疗关系必须接受信任、诚信、合作、敏感、同情、保密等因素的支撑。需要花些时间才能建立起具备这些特性的关系，但这种药学监护实践的持续性可以促进正向治疗关系的建立和发展。建立一种正向的治疗关系是一个主动而非被动的过程，是关心和关注一位患者的行为，聚焦患者的整体，而不是简简单单地关注一种生物样本、器官系统、疾病状态或药品。

因为每位患者和执业者都是不同的，所以治疗关系也会有所不同。然而，有一些特质和行为可以促进建立与患者之间的治疗关系。你自己的特点和你对患者的行为，会使所建立的治疗关系的质量有明显的差异。表4-1列出了这些特点。

表4-1 治疗关系相关的特征和行为

自己的特点	服务患者的行为
诚实/真实/开放/沟通	把患者的需要放在第一位
同理心/敏感性	提供保障 人性化对待患者
耐心和理解	相互尊重/信任
胜任能力	合作/团结
承担干预的责任	监护
对决策和建议负责	建立信心 支持患者 维护患者权益 关注患者的身心健康

这张表格包含了药学监护的理念和实践中最重要的特征和行为。这种治疗关系将执业者的执业理念与患者的真实世界联系在一起。

在本质上，与患者的关系体现了执业者如何把执业理念变成对患者的监护。

4.4.2 治疗关系的重要性

所有的执业者应该尽一切努力创建一个以患者为中心的相互协作的治疗关系。关键就是做好沟通，并对患者的反馈进行全面的评估。对于临床人员（医师、药师、护士、助理医师等）来说，以患者为中心、患者的自主性和自我决定性对于提供监护是至关重要。理解这些概念的含义、患者的问题以及可能的局限性（例如，认知受损的患者）是与患者建立一种治疗关系必须具备的。培养下列能力：a.注意非语言线索；b.认真倾听；c.用辩证思维关注交流的信息；d.注意患者的情感表露，把情感作为交流的一个重要组成部分；e.及时反馈；f.建立信任，将其作为一个完整治疗方案的一部分等，这些都是监护文化不可或缺的部分。

对话就是治疗！患者的偏好和临床人员的建议可能会有冲突。我们必须接纳并尊重患者的偏好，并在适当的时候，将其融入治疗计划。当患者的价值观、观念和临床人员的建议产生冲突而无法解决时，依从性就会变差。我们必须研究这个问题并尽力解决。患者偏好的原因是什么？临床人员更倾向什么？如果产生了冲突，能完美地解决吗？如果不能，那是为什么呢？患者的偏好是理性的、合理的，还是有害的？临床人员在解决相同的问题时，会审视自己的偏好和建议吗？

任何治疗关系中都有一个"寻找价值"的过程，有时候还包含更深的哲理，往往在一个强调患者称为"常识"的更务实层面上，还常高度涉及甚至是一种精神本质的个人体验[2]。每个人都要尽力理解患者体验对治疗的意义。患者会把相当多的体验带到治疗上，不管是好的还是坏的，并寻求许多复杂问题的答案。生病和用药一样，都是会发生变化的。它会改变世界观、价值观、态度、期望、自我概念和许多其他消极的事情。事实上，一些疾病就成了界定了患者身份的一个明显标记，就像"我是一个糖尿病患者"或者"我是一名癫痫患者"。在患者生病和用药体验中所表现的渴望变化的力量是不能被忽视的。Oliveira从正在接受药学监护的患者工作中揭示了这个问题，甚至更多这样的问题[21]。

重要临床概念

花费时间和精力建立稳固的治疗关系可以在执业中很好地帮助你。这种关系可以帮助你更容易获得患者的重要信息，积极影响患者的治疗决策，并向患者学习经验。

4.4.3 患者是信息的主要来源

在监护患者的实践中,患者是信息的最主要来源。有的患者对执业者需要了解的信息非常清楚,有的只会提供必要的信息。我们常常把病历、化验结果或医师作为信息的主要来源,但所有这些信息皆源自患者本人,病历往往是患者信息的片面呈现。

化验结果是有意义的,当我们需要这些化验结果的时候,我们可以从患者或者医师那里获得。我们经常可以在临床实践中收集第一手资料(即血压、血糖、胆固醇),或下医嘱化验直接得到实验数据。

与患者建立的治疗关系越稳固,越有可能收集到全部的用药信息以及既往史,这些对做出正确的临床决策是必要的。

> **重要临床概念**
>
> 患者和执业者之间建立具有积极意义的治疗关系,主要表现为就治疗目标共同参与决策制订。

治疗目标的建立包括治疗方向、治疗强度、治疗风险,甚至还包括药物治疗的疗程。执业者和患者之间必须协商、讨论以对可能产生的有效结局达成一致意见。在良好治疗关系的基础上,患者肯定愿意参与确定可达成的治疗目标。

低估患者参与药物相关需求及其对药物治疗问题的确认和解决的价值将会是一个严重的错误。在药学监护实践中,有超过75%的药物治疗问题是直接与患者一起解决的。

这与基层医疗人员的工作很类似,绝大多数的药物治疗问题是通过患者和执业者共同解决的。此时,治疗关系的质量会极大影响执业者完成治疗目标的能力。

4.4.4 患者也是治疗的决策者

患者是疾病治疗的最终决策者,尤其是对药物治疗决策更是如此。处方者只是决策处方什么药物以及建议用法用量,其余的都是患者说了算。患者决定实际服用药品或不服用药品(包括处方药和非处方药)。患者还会决定服用多少、隔多久服用,以及连续服用多长时间。因为只有患者决定服用的药品才会对患者的病情恢复产生影响,因此,理解患者决策过程的形成是非常重要的。

执业者必须积极地影响患者的治疗决策,促使患者获得正向的用药体验。这需要建立一个良好的治疗关系。如果你曾经难于影响患者药物治疗的决策,请你重新评估你的医患关系。这至少回答了一些问题。

从字面上说,患者和医疗专业人员的关系应该始终只有治疗的关系。我们一直在努力帮助患者达到最佳的治疗效果。然而,药物治疗可能是危险的。这可能令人困惑，对某些患者来说可能是沮丧的。这些情绪在药学监护过程可能会表现出来，因此，执业者只有与患者建立一种相互尊重、双方互利和紧密的治疗关系才具有积极意义。在不确定的时候，可以回想 Cipolle 教授的一段话："像对你的奶奶一样去对待每位患者"[22]。

4.4.5 患者更是执业者的老师

执业者能够从患者身上学到更多书本上没有的东西。书籍、教授、专家能教给你很多，然而只有患者才能教会你了解他的情况且影响到他的药物治疗。千万不要以为所有的患者对药物治疗都拥有跟你一样的价值观和看法。学习并运用患者的观点制订更好的目标并确保有效的治疗结局，他们有着丰富的患病经历和药物治疗经验，尤其慢病患者。因为他们不仅有一手的生活体验，而且他们常常能够反馈药物治疗的效果。

患者通常患有多种疾病并同时服用多种药物。每位患者都能呈现一堆所患疾病、生病、个人问题及药物治疗的体会。我们只能从患者身上来获取这方面的经历。如果能让患者告知执业者他们对自己疾病和药物治疗的认识，你将从中受益匪浅。这是一个十分有效的学习方法。与教科书学到的知识对比，执业者保留了自己从患者身上所学到的东西。执业者从患者身上充分得到的经验是一笔财富，也是与患者建立一个稳固的治疗关系的基础。

药学监护实践像所有其他患者监护一样，需要有一名合格的执业者，了解患者的需求以及执业者与患者之间的互动交流。

所有的互动交流都聚焦于患者的问题。虽然你还会与患者的其他医疗人员和看护者合作，以确保她得到高效协调的监护治疗，但你的责任就是监护患者的用药安全。

4.4.6 患者的权利

在以患者为中心的执业服务中，当我们做决策时，首先想到是患者的权利和责任。这是我们执业行为中首先考虑的因素，不要让它仅仅成为贴在休息室墙上的一张标语。以患者为中心的执业者要认识到患者应该想到的结果和他们需要承担的责任。

4.4.6.1 患者可以期望的结果

虽然患者在这之前可能没有体验过药学监护，但是他（她）从其他医疗执业者那里接受过监护治疗，并且学会了期望从临床人员那里得到某些行为。这些期望往往保持心照不宣；然而，你可以肯定，患者会期待从你每次服务中得到希望。这些期望和你的能力会对你们双方即将建立治疗关系的质量产生很大的影响。

（1）患者希望你去关心他们的需求

经验丰富的执业者会认识到患者的需求并直接帮助患者。患者可能无法用复杂的临床术语表达想法，对于最佳治疗方案的理解也与执业者不尽相同，但是患者知道自己想要什么。当患者感到自己得到了想要的东西，通常都会感到满意。当患者知道你关注他们时，他们只在意你知道多少。但有时你会与患者因对于最佳治疗的认识不同而发生分歧。成功解决这些难题的最佳方案就是把患者的利益放于首位。只有你了解到患者想要什么，期待什么且愿意去做什么，你才真正了解了患者的需求。

（2）患者希望你把他们的需求放在首位

患者希望他们对药物治疗的需求能决定你的行为以及何时帮助解决。患者的需要决定了你的工作重点，指导了你的临床工作。当你完全认识到患者的需要就是你要解决的重点时，就意味着你真正理解了以患者为中心的服务真谛。同时这也是药学监护实践的基石。

（3）患者期望得到的同情和理解一定是个体化的

所有患者都是不同的。每位患者都有自己独特的信仰、经历和情感，他们对健康有着不同的理解，而选择使用不同的药物。实施患者监护的执业者应高度重视患者的个人信仰和生活习惯。你可以从许多不同的文化背景了解到患者的信仰和生活习惯，因为你做出的决定必须善解他们的心意、反映出他们的愿望。花时间去了解个体患者的用药体验才能证明你对患者的关注。

（4）患者希望你运用丰富的专业知识、临床经验和足够的信心去帮助他们

获得同情仅仅是患者期望的一部分。你必须胜任你的工作。患者期望所有实施药学监护的执业者具有相似的经验和服务水平。患者的确有权期望执业者对每位患者都能提供全面的、统一的标准化服务。患者也期望执业者可以胜任他们的工作，能创建用药监护的书面记录，并持续随访以确认已经达成的预期治疗目标。当你再次给患者看诊时，患者希望你记得上次说了什么、做了什么，至少要有他（她）的文字记录。

（5）患者希望他们的疾病得到正确有效的药物治疗

因为你拥有专业知识和技能可以满足患者的期望，所以患者有权期望你提供必要的专业服务以确保他们的用药达到想要的结果。患者希望在用药监护的过程中不承受多余的风险。这似乎并不困难，但当前医疗体系的数据表明我们会难于满足这一期望。如果药物治疗无效，患者会希望你找到有效的药物。如果需要更换药物，患者希望你能为他们更换。如果给药剂量需要改变，他们希望你调整剂量并且达到有效和安全。对于多数疾病都有几种有效的药物，我们需要找到适合患者的药物。

（6）患者希望知道药物所能达到的确切疗效

每位患者的疾病都各不相同，因此患者都想知道他们用药的一切常识：药物的作用机制和其适应证，以及效果或副作用。事实上，所有患者都或多或少了解自己的治疗目标，所以他们想知道自己服用的药物是否有效。有些患者希望你做的仅是告知他们如何服用药物，并不需要你解释详尽的药物治疗。因此，你必须确定患者想要了解药物治疗的详细程度。当你把一种熟知的药品（化学实体）用于患者时（复杂的生物系统），可以完全肯定其结果仍然无法预知。当你的经验越来越多时，你所预测的治疗结局将会越来越准。这就是需要一直关注药物治疗的原因所在。在大多数情况下没有所谓的正确答案。我们总要在现有的情况下做出最好的临床判断。患者有权知道你对药物治疗所产生的潜在利弊具体了解多少。你是基于有效性和安全性的考虑来选择不同药物进行治疗，所以要明确地向患者告知药物起效的情况。如果数据表明这种药物在75%的情况下是有效的，那么你的患者就会期望这种药物也能有75%的有效率。

（7）患者希望你成为他们药物相关需求的权益维护者

这种需求将会使你和患者间建立一种特殊的关系，类似于患者与其他医疗人员间所建立的关系。这种关系要求你在决定使用药物时，能尊重每位患者，尊重他（她）的价值观、观点、偏好及愿望。患者的希望和需求就是你执业中的主要关注点。你的患者应当相信你能为他（她）提供最佳的药物治疗方案。他们应当相信无论在什么情况下你都会为他们提供最好的药物治疗，同时患者也希望你一直保证其用药安全。作为一名临床人员，你应把药物的有效性和安全性放在第一位，而便利性和成本这类因素可稍后再考虑。

（8）患者希望你对做出的决定和建议负责

无论药物治疗对患者产生的结果是有效还是无效，你都必须承担责任。你要对药物治疗结局负责。要鼓励患者在有疑问时或出现问题时与你联系。虽然你同患者和他（她）的处方执业者会密切合作，但总要对药物治疗造成的结局负责。患者需要知道无论发生怎样的结果总能找到你，更需要知道你会为他（她）解决问题。

（9）患者希望你知道何时让他们去找其他专家

请你不要想着成为一名营养专家、一名运动生理学家或者一名心理学家。重要的是你要了解自己的责任（药物治疗）范围和专业知识的界限。现代药物治疗可以改善很多人的生活和整体健康状况。请把注意力关注到如何最大限度地发挥药物治疗的作用。咨询和转诊服务在当今的医疗服务体系中有着至关重要的作用。当一名患者转诊到另一名执业者时，重要的是明确其转诊目的，提供患者所有相关药物治疗的记录，记载患者的需求，还要帮助患者理解要问的问题或寻找的服务[24]。

4.4.7　患者的责任

权力和责任是相辅相成的。要使患者认识到自己的期望并为之负责是很重要的。满足患者的用药相关需求，需要患者的参与和合作。简而言之，你可以对患者寄予以下希望：

① 为你提供准确、全面的信息。

② 参与制订治疗目标。

③ 按照双方共识，达成监护计划（根据教育和指导患者的情况，收集重要的结果指标，确保随访预约）。

④ 坚持记录用药情况、体征、症状及检测结果，以评估治疗的有效性、安全性和顺应性。

⑤ 患者要及时告知在药物治疗中出现的变化和（或）问题，以便在自己受到药物伤害前采取行动。

⑥ 无论何时出现问题，都及时向药师询问。

这样的治疗关系会允许你维护患者的权利，并从患者承担的责任获得利益。让我们为之努力吧。

4.5　患者依从性是检验以患者为中心服务的试金石

在实施药学监护的过程中，影响患者用药的依从性比理解用药体验和建立治疗关系的概念更重要。我们讨论和研究依从性问题，几乎到了一种"为依从而依从"的程度，并没有考虑用药本应要达到的疗效。话虽如此，但必须承认，依从性问题可以让治疗结局完全变样。

> 没有一项策略可以保证患者自己凭方取药和正确服药。因此，把解决患者依从性作为首要问题，推广最佳实践方法、纠正患者用药行为和改进制剂技术可以显著提高患者用药的依从性。如美国国家行动计划：提高患者处方用药的依从性（患者信息和教育全国委员会，2007）。

用药依从性问题一直是众多研究项目和制药行业、学术界、医疗行政管理者、经济学家、执业者以及其他人员发起推广活动的重点话题，并产生了巨大的效果。然而，尽管Sackett在20世纪70年代为开创性的工作所做的实质性努力，阐明了患者不依从的动态变化和制定的补救方法，但是依从性的问题依然没有得到有效的改善[25]。

Wertheimer 和 Santella[26] 对问题做了如下统计：

- 60%的患者无法确认自己服用的药物。
- 30%～50%的患者忽视（医嘱）或干脆按药品说明书服药。
- 12%～20%的患者服用了其他人的药物。
- 因患者不依从导致的住院费用每年估计为85亿美元。

此外，美国医疗体制改革中心的一份报告[23]讨论到：

- 每年大约有125000名美国人死于用药依从性差（每天342人）。

- 10%～25%的患者到医院和护理疗养院住院是由于患者没有能力按处方指导服用药物导致的[24]。
- 在过去的三十年，不遵守处方药物治疗的比例依然很高，最近评论显示，多达40%的患者仍然没有坚持治疗方案[27]，高达20%的新处方没有去药房调配[28]。

患者不依从的问题不仅造成了治疗的不良后果，也造成经济费用的浪费。据估计，在美国患者不依从造成的费用每年接近2900亿美元，并且随着人口老龄化很可能会显著增加。

Gramer[29]，Pittman[30]，Osterberg 和 Blaschke[31]，Fleming[24]，Atreja 等[27]，McHorney[32]，Bushnell[33]，Mattke[34]，Fortney[35] 和 Ho 等[36]的论著确认患者不依从的问题非常多。事实上，更广泛地解读大洋彼岸的数据，表明患者依从差的问题普遍存在。

4.5.1 正确理解依从性的定义

患者依从性本质上是一种行为问题，其核心是沟通问题。大多数医疗人员都认为有效、安全的治疗干预取决于清晰、准确的沟通并得到患者的确认和同意。由于药物存在利弊关系，因此，服用药物必须做到给药剂量、给药频率的个体化和确定的给药周期。整个治疗过程可能会干扰患者的生活，使患者泄气、沮丧、困惑、疲乏等，这些问题可能就会经常导致患者不依从行为的出现。药学监护能够运用多种形式积极地影响患者的依从性。但接下来，让我们先考虑一下这些术语的含义。

为便于讨论，按以下方式定义患者依从性：

> 患者依从性是指患者接受治疗方案的能力和意愿。执业者根据临床证据，判断该方案的药物适应证是否适宜和确实有效，可以产生预期的治疗结局，不会有任何伤害。

有对典型的依从性文献仔细研究显示，所有的讨论焦点常常变成了"在责备受害者"。"问题患者"总是没有遵守医嘱。主要原因是医师的专制和患者依从性差。虽然我们的这些空谈已经改变且普遍否定了这种态度，但确实"医患"关系仍然是问题的真正本质。从生命伦理的角度对这种关系的评论是有完整记载的。目前整个医疗卫生体系正在经历一场巨大的考验，因为我们在尽力让患者得到"家庭化医疗"。我们很快意识到美国的医疗制度除了像一个家庭外，这里还可以找到一个安全舒适的地方并找到解决现实问题的办法。但是，当医疗结构逐步发生改变时，患者对临床人员呼吁的回应，不管好坏依然是被动的角色。

"问题患者"和"正确的处方者"的情景会因一些明显的原因引起严重的后果。首先，Conrad发现，似乎这样的情况我们每天都会遇到，患者不服用药物都很有理性且深思熟虑[37]。其次，我们的数据表明，70%接受药物治疗管理服务的患者都存在需要解决的药物治疗问题。这些问题的占比是：使用不正确的药物占27%，使用无效的药物占29%，使用不安全的药物占27%，不依从占17%。基本上这些数据在世界各地都在重复出现，数据显示服务者对存在的药物治疗问题负有责任，既有直接也有间接的，其中有83%可以确认并得到解决。然而，患者直接或间接参与的占其中的17%！这是需要思考的问题。

4.6　药物治疗管理是解决患者依从性差的一种办法 --------

如上所述，药物治疗管理服务（执行药学监护实践）已经将患者不依从比例降低到20%以下，在一些情况下降低到9%[20]。从文献的角度看这是怎么实现的呢？文献表明要达到低于50%的水平是有困难的。有四种主要原因说明药物治疗管理服务可以完成这项指标，下面将逐一讨论。

第一，也是最重要的，在完成患者评估之前并不鼓励接受药物治疗管理服务的患者按医嘱服药。这项评估必须先确定患者正在服用的药物对于疾病治疗是否合适；第二，可用的药物是否是最有效的；第三，服用的药物是否可能是最安全的。

只有这些决策证实后，再评估患者的行为确定是否存在患者不依从的问题。如果发现药物治疗不合适、无效，或者存在不安全问题，在方案调整解决这些药物治疗问题之前，不应该鼓励患者依从药物治疗。我们经常假设给患者处方的和患者服用的所有药物都是正确的。但同样经常发现，有一半的患者情况并非如此。下面我们会详细阐述。

依从性水平可以显著提高的第二种原因是监护服务建立以患者为中心的指导思想。鼓励患者积极参与疾病治疗的决策。患者协助建立治疗目标，支持确定最适当的干预方式，收集信息并监控治疗结局。这种积极参与治疗的行为保证了患者当前疾病得到有效治疗，让患者掌握一些处理疾病"失控"的管理办法。

药物治疗管理服务可以显著减少依从性差的第三种原因是药师理解到优质的服务需要从发现患者的偏好、信念、期望和对药物治疗顾虑开始。执业者需要了解患者的用药体验，并根据情况提供个体化的患者监护服务。当个体化监护服务达到这种程度时，其治疗结局会明显改善。

最后，药物治疗管理服务可以促进患者依从性达到90%是因为服务的药师与患者建立了一种具有积极意义的治疗关系。通过这种治疗关系取得信任和尊重，对于提高依从性来说是必要的。

4.6.1　依从性的评估在后不在先

患者学到的药物知识不多，在大多数情况下，也从来没有学会从用药体验和药理知识的角度思考如何使用药物。这种情况可能一直被渲染，因为医师以往也没有学过以系统和全面的方式考虑用药问题[17]。因此，在医师自己不常使用药物时，对于医师来说也很难与患者分享条理清晰的用药信息。而药物治疗总被认为是医师的主体工作，他们已经被着上一种神秘莫测的特征，以至于患者不敢向医师询问用药问题或分享他们的用药体验。

说到发音和拼写药品名称的困难并非是件小事。教过药学学生或其他医疗人员的人发现，药品用词都很令人费解，其使人困惑的程度都足以挑战语言学家的耐心。我们从经验中知道，很多临床人员往往对一些药物的名称都说得结结巴巴，我们当然看到无数的患者"张口结舌"和感到沮丧，因为他们总是很费劲才能说出他们使用的药物。就拿许多抗癫痫药物来说，例如，乙琥胺、拉莫三嗪、左乙拉西坦，光让人绞尽脑汁地说出药名似乎就能导致癫痫发作了。也许这是医源性疾病的另一个例子。

鼓励患者服用不合适的、无效的或不安全的药物既不道德又几乎难以置信，然而，这种现象却每天都会发生。正如我们前面所提到的，每两个门诊患者进入零售药房调剂处方，就有一位正在服用错误的、无效的或不安全的药物。然而，我们常常以为一切完好，持续鼓励他们要"遵照医嘱"每天服用这些药物。这种情况发生得非常频繁，我们不能再鼓励患者坚持自己的方案，除非所有患者的药物治疗已经得到全面和系统的评估，已经制订出个体化的监护计划，并且随访患者以确定药物治疗的正确、有效和安全，才可以按照医嘱服药。换句话说，药物治疗管理服务必须成为医疗卫生体系中监护患者的标准。

这似乎是简单的、基础的。然而，患者有许多不同的处方者，用药也日趋复杂，而患者随着年龄增长开始出现了众多的并发症，处方者增加了许多非处方药物联合治疗疾病。这让患者感到困惑，导致他们改变给药方案，甚至停止服药，并经常拒绝配合日常治疗。而这一切本可避免。

如果存在一种有效的方法来解决这一困境，可能一切对于患者和处方者都会变得更简单，更合情理。药学监护实践是建立在一种符合逻辑的方法上思考合理用药的，而且，这能向患者和执业者提供一种交流用药信息的共同语言。我们相信这对提高患者的用药依从性能起到重要的影响。

在实施药物治疗管理服务时，需要评估患者服用的所有药物，同时，按照逻辑顺序分析，确保患者做到对症服用正确的药物，进行有效治疗，且对于有合并症和使用多种药物的患者需要安全用药。评估方法需要系统性和完整性。在确保药物的适应证是正确的之后，才评估有效性。然后，在确定药物是最有效之后，执业者再确定药物的安全性。再有，当所有这些指标得到满足后，我们才评估患者的依从性，以确定患者实际上服用药物的单次剂量和方式是否有效和安全。在实际执业中，执业者只有确定了患者正在服用的药物是适宜的、可能有效的且安全的，才会去评估患者的依从行为。这是思考药物治疗符合逻辑的方式，也是建立一个有差异的方法来实现患者坚持服药的基础。

4.6.2　以患者为中心的依从性

　　患者的行为改变是提高依从性的必要条件。我们不会在这里引用巴甫洛夫的方法来质疑"行为矫正"的道德。相反，要求一种采用更加合作的协作方式来达成目的。不要惊讶，这样的方法不仅仅需要患者改变，也要临床人员改变！所以，我们不要把注意力仅仅放在限制和强迫改变患者的办法上，这里是指"行为异常"的患者必须掌握更好的方法顺从和尽职履行"医嘱"。相反，我们有理由说明改变执业者和患者的行为是向前迈进了一大步。

　　当患者找医师看诊并取走处方时，需要到药房调剂取药并得到用药指导，他们通常想借此来改善自己的健康和生活质量。然而，对于许多患者来说，无论是什么原因，这种积极的期望常常被打消、改变或被拒绝。其原因不难确定。下面的列表虽然不详尽，但在超过三十年的研究中还是发现了一些深层次的原因：

- 患者没有理解药物说明书。
- 不管出于什么原因，患者不愿意服药。
- 患者忘记服药。
- 药品费用对于患者太贵。
- 患者不能正确吞服或自己服用药品。
- 药品无法买到。
- 患者误服药品。
- 患有合并症并服用多种药物的患者，常常感到困惑，犹豫不决，最后"延缓"服药。
- 患者经常错误地理解治疗目标和预期的健康结果。
- 患者可能是不懂药理学知识或不理解临床人员和其他专业的特殊语言。
- 药物剂量都是经过科学验证和计算的，而患者有时会不理解服药频率；因此，单次剂量和用药疗程往往像安全性和有效性一样存在问题。
- 患者往往对自己的健康问题认识不足。
- 患者常秉持自己的用药信念来对抗传统的医学模式。
- 文化信仰和习俗确实可以影响患者服药的决定。
- 宗教信仰和习俗可能会降低患者用药的依从性。
- 复杂的治疗方案可能会让患者困惑，甚至让她畏惧。
- 认知因素（尤其是老年患者）可导致患者依从性不好，甚至不依从。

　　尽管所有这些因素可能导致患者不遵守用药方案，但只要执业者多做工作，就能防止这样的问题发生。也许所有执业者的目标应该与患者达成一致，才能提高患者的依从性。

　　践行药学监护，不仅仅是要改善患者依从性，更令我们从一种不同的角度去解决依从性问题，而非是靠过去的经验。事实上，这种方法完全不同于依从性的传统内涵，过去的概念已经不能真正适应现有执业的思维定式。因此，我们把这种新的概念称为与患者达成一致的依从性。

定义　只有实施药学监护的执业者确定那些个体患者正在服用的药物是合适、有效、和安全的，且与患者一起制订个体化监护计划，了解了患者的用药体验后，才能算做到帮助患者达成良好的依从性。这样患者才能够积极参与治疗疾病用药的决策，同时参与拟定监护计划，最终达到治疗的目的，患者能够并愿意承担责任，遵守双方契约，以实现最佳治疗结局。

这一定义阐述了以患者为中心达成良好依从性的核心思想。此外，这些概念表达了患者和医疗服务者双方需要理解更积极和明确地参与治疗的意义。尽管这些概念似乎并不陌生，因为这些概念提示了对依从性问题的当前理解。正是这些概念的清晰提出和要求行为的改变，才能建立起帮助患者达成良好依从性的执业模式。了解每个概念的详细论述有助于对这种模式的理解。

这一模式不考虑我们的假设，即执业者所做的每件事是正确的，对患者都是有益的，患者要做的所有事就是听从执业者的指示。Conrad[37]已经证明，患者改变给药剂量和停止药物治疗的问题都有其原因。这些原因是因为由于患者患有多种并发症，常常寻找多位处方医师看病，造成缺乏逻辑的治疗决策，使得这些医疗人员经常建议患者服用的药物和患者自己选择的药物往往不合适，服用后无效，甚至出现不良反应。因此，患者必须参与决策和治疗行动，才能确保患者达成良好的依从性。

4.6.3　鼓励患者参与治疗才能实现良好的依从性

再次重申，患者才是自己医疗健康的最终决策者。处方者仅仅是决定推荐患者服用的药物和给药方案，而患者需要做出所有的其他决定。患者决定服用什么药物，包括处方药和非处方药，他们最终服用和不会服用的药物。患者还决定服用多少、服用的次数、连续服用的疗程等，他们每天都在做这些决定。

重要临床概念

执业者必须积极去影响患者的决定，促进患者获得正向的用药体验。这需要他们之间建立一种良好的治疗关系。

如果你曾经难于去影响患者的药物治疗决策的话，请重新评估你与患者之间的关系。患者和医疗专业人员之间的关系应该就是字面上说的治疗关系。我们一直在努力帮助患者获得最积极的治疗效果。然而，药物治疗可能会让一些患者感到很危险或令其畏惧，也可能会令其困惑，还可能会让他痛苦不安。在药学监护的过程中需要关注患者的情绪问题。因此，执业者只有通过建立一种紧密的、富有同理心的、尊重患者的、互利的治疗关系，才有可能给患者创造利益，而所有的一切都是需要的。

4.6.4 如何帮助患者达成良好的依从性

也许药学监护的最终目标是把有信仰、期望和顾虑的患者与具有完全不同价值观和药物治疗专业水平的执业者联合起来，以一种共享的方式一起探讨用药问题。

这样做应该会得到最好的结果，即帮助患者达成最好的依从性。最理想的情况是让患者分享她的用药体验，表达出自己药物相关的需求，还可以让患者积极参与药物治疗，执业者则通过药学监护的过程发现并解决药物治疗问题，同时预防再次发生。在表4-2中，概述了患者药物治疗问题的理解过程。从左侧栏的患者用药体验开始，到询问患者任何一天的药物相关需求，然后执业者进行评估，最后在右边栏确定是否存在药物治疗问题。这个过程需要患者和执业者积极参与，才能够把各方的力量集中放在如何解决药物治疗问题上，以达到治疗的预期目标。第5章将继续讨论更多的药物治疗问题。

表4-2 利用患者用药体验发现药物治疗问题

患者的用药体验	患者药物相关的需求	患者的药物治疗问题
正确理解药物、用药原因以及如何按医嘱服药	药物对正在治疗的疾病是适合的	1.需要增加药物治疗 2.需要停止不必要的药物治疗
患者对药物治疗的有效结局和潜在不良后果的期望	药物可能是最有效的可用药物	3.用药选择错误 4.给药剂量过低
患者服用药物的顾虑	药物对患者是安全的、无禁忌证、与其他药物不产生相互作用	5.遭受药物不良反应 6.给药剂量过高
患者依从用药的行为	患者有能力和意愿遵从给药方案	7.患者不依从用药

就这点，我们想提出另一告诫：患者往往不会只服用处方药。医师开具的处方不仅有处方药，常常还有几种可以确定的非处方产品，如食品补充剂、维生素、减肥产品、外用软膏和霜剂。此外，目前替代疗法和补充疗法越来越引起人们的兴趣和热情。但无论个人信仰和习惯如何，这些品类的产品给患者带来了很多的风险。虽然执业者特别关注处方药物及其所有可能的并发症，但还是想知道患者积极推崇的其他治疗选择。重点应关注草本药物在减轻症状或"治愈"疾病方面所起到的作用[38,39]。

患者除了依据更为科学的治疗方案（也存在缺陷）外，也越来越多地关注民间治疗方法：芦荟用于治疗疱疹，洋蓟用于降低胆固醇，越橘用来治疗静脉炎及痛经，更年期和感冒吃块升麻，蔓越橘治疗泌尿道感染，马栗种子治疗静脉曲张，葡萄籽预防癌症，西番莲治疗焦虑，圣约翰草治疗抑郁症，锯棕榈治疗前列腺增生，柳树皮用于一般性疼痛和发热，而蕨类植物则用于防止偏头痛。虽然这些仅仅是一小部分显示治疗功效的草本药方[38]，但这些草药疗法以及其他更多的方法都不能被忽略。很多诉求不仅存在争议，而且与其他药物合用时，还存在潜在的风险。重要的是需要监测这些草药的作用及与药物之间存在的相互作用的潜在风险。例如，虽然恶魔爪这种植物目前研究发现可以缓解肌肉骨骼的疼痛，但是与非甾体抗炎药是否存在相互作用呢？再说大蒜，被认为有利于降低胆固醇，但与他汀类药物是否存在相互作用呢？尽管问题简单，但需要询问患者是否使用草药（患者会认为这些药物是她个人药典里必备的一部分），可能也会确认出五花八门的用药需求。

我们想要把患者说出的用药问题变成解决药物治疗问题的格式，就有必要从患者那里收集信息，并按明确的条理框架归类。在整理问题过程中，执业者必须评估患者对整体药物治疗和既往治疗方案详情的理解程度。

患者是否理解了她为何需要一种明确的药物，且为何应该服用吗？尽她自己最大的能力，她是否理解药物的作用原理和药物的适应证呢？她是否了解用药的成本和带来的益处呢？她是否表达出对治疗的困惑、对风险的顾忌，或产生其他误解呢？总之，她是否全力参与治疗或者仅仅充当一位旁观者呢？如果药物的适应证没问题，我们就评估患者对药物适应证理解了。

患者的期望与药物说明的有效性是否一致呢？患者对服用药物的顾虑是否符合药物说明书的安全要求？她对药物安全问题是否坐立不安？既往的用药体验是否提示患者对用药产生过怀疑，造成可能的不依从问题？如果存在这样的现象，你是否做过什么让患者产生这样的疑问、怀疑或抗拒？系统地将个体患者的信息梳理转化为执业者解决问题的职责框架是一种合理解决患者药物治疗问题的方法精髓，也是药学监护实践的核心。

总之，执业者只有在很大程度上依赖于患者提供的信息，才能全面评估药物治疗问题，并制订患者的监护计划，再随访评估解决出现的问题。执业者与患者沟通发现问题的过程正是患者用药的监护流程，双方便形成了动态的互动治疗关系。这个过程的细节在第5～8章里详细讨论。

从了解患者的用药体验到理解患者用药相关的需求，再到确认药物治疗问题的过程是药物治疗管理服务的思想精髓。有了这样的框架思路，使患者和执业者以相似的方式思考用药问题，双方之间通过相似的语言互相沟通成为可能。最重要的是，患者可以根据执业者提出的合理治疗方案，与执业者一起制订个体化的治疗计划。这是帮助患者达成用药依从性的极为重要的一步。图4-1描述了患者与执业者之间同时思考和沟通的方式。患者总是以自己个人的用药体验和一套问题（对用药的理解，对治疗的期待，和用药的顾虑以及用药行为）找执业者就诊面谈。这些个人问题是患者按照自己意图排列其优先次序。另一方面，执业者擅长于解决临床问题，同样也用一套临床思维（药物的适应证是否正确，药物的有效性、安全性和患者的依从性怎么样）问诊患者。正是执业者的临床技能和治疗关系的优势，通过两种不同的思维方式与患者讨论药物治疗，理解患者的药物相关需求，最终确认患者的药物治疗问题。

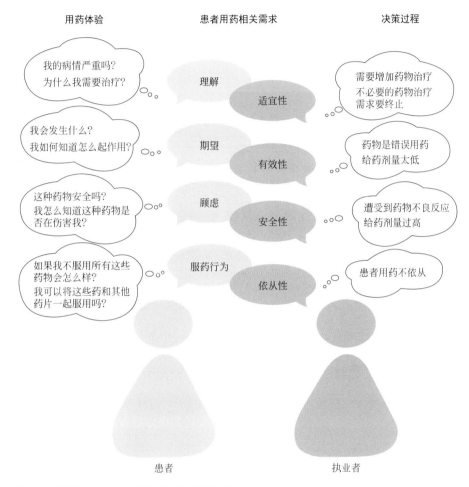

图4-1　患者与执业者之间的沟通和问题处理

　　思考用药问题时有了这个框架，患者就可以知道如何与执业者讨论涉及他们对用药治疗的理解、期望、顾虑和行为。所列出的问题适用于所有的患者、所有的疾病和所有的药物。如果我们希望患者参与他们的用药监护，并且我们也认真想做好以患者为中心的服务，那么我们就必须为患者提供获取知识和学习这种术语的方法，教会他们如何提问、如何改变自己的行为。这样的方法仅仅是产生需求的开始。

4.7　本章小结

　　目前在医疗卫生体系中的所有执业者正在面临着一种事实，即他们总停留在以患者为中心的"嘴皮子服务"上，却很少改变实际行动。这种情况不能再持续下去了。医疗卫生体系的结构性布局最终会将患者分流到基层医疗卫生服务中心（美国称为家庭化医疗）。建立以满足患者需求为中心的配套医疗服务在整个美国最终会变成事实。所有这些结构性的变化明确了许多工作需要由执业者完成。我们尚需更好地理解以患者为本的内涵和以监护患者为根本的执业模式。现在面临的挑战是如何在执业中应用这些概念。后面四个章节将描述这些应用。

参考文献

[1] Ramalho de Oliveira DR，Shoemaker SJ. Achieving patient centeredness in pharmacy practice: openness and the pharmacist's natural attitude. *J Am Pharm Assoc*，2006，46(1): 56-64；quiz 64-66.
[2] Kleinman A. *The Illness Narratives.* New York: Basic Books，1988.
[3] WHO. *Constitution.* Geneva，Switzerland: World Health Organization，1946.
[4] Brown JB，Weston WW, Stewart M. Exploring both disease and the illness experience. In: Stewart M，ed. *Patient-Centered Medicine.* Thousand Oaks，CA: Sage Publications，1995: 31-43.
[5] Sacks O. *A Leg to Stand On.* London: Picador，1991.
[6] Shoemaker SJ，Ramalho de Oliveira D. Understanding the meaning of medications for patients: the medication experience. *Pharm World Sci*，2008，30(1): 86-91.
[7] Shoemaker SJ，Ramalho de Oliveira D，Alves M，Ekstrand M. The medication experience: Preliminary evidence of its value for patient education and counseling on chronic medications. *Patient Educ Couns*，2011，83(3): 443-450.
[8] Ramalho de Oliveira D，Shoemaker SJ，Ekstrand M. Getting to the root of drug therapy problems: looking to your patient's medication experience. *J Am Pharm Assoc*，2012(in press).
[9] Whyte SR，Van der Geest S. *Social Lives of Medicines.* Cambridge: Cambridge University Press，2002.
[10] Moerman D. *Meaning，Medicine and the 'Placebo effect'.* Cambridge: Cambridge University Press，2002.
[11] Nichter M，Vuckovic，N. Agenda for an anthropology of pharmaceutical practice. *Soc Sci Med*，1994，39(11): 1509-1525.
[12] Smith RC. *The Patient's Story: Integrated Patient-doctor Interviewing.* Boston MA: Little Brown and Company，1996.
[13] Brown P. *Perspectives in Medical Sociology.* 2nd ed. Prospect Heights，IL: Waveland Press，1989.
[14] Conrad P，Kern R. *The Sociology of Health and Illness: Critical Perspectives.* 2nd ed. New York: St. Martin's Press，1986.
[15] Morley PC，Wallis R. *Culture and Curing: Anthropological Perspectives on Traditional Medical Beliefs and Practices.* London: Peter Own，1979.
[16] Radley A. *Making Sense of Illness.* London: Sage Publications，1998.
[17] Henderson GE. *The Social Medicine Reader.* 2nd ed. Vol. 2. Durham: Duke University Press，2005.
[18] Farmer P. *Partner to the Poor.* Berkeley CA: Berkeley University of California Press，2010.
[19] Coulehan JL，Block MR. *The Medical Interview: Mastering Skills for Clinical Practice.* 4th ed. Philadelphia PA: F. A. Davis Company，2001: 155-169.
[20] Cipolle RJ，Strand LM，Morley PC. *Pharmaceutical Care Practice: The Clinician's Guide.* 2nd ed. New York，NY: McGraw-Hill，2004.

[21] Oliveira D. Pharmaceutical care uncovered: an ethnographic study of pharmaceutical care practice. In: *Department of Social and Administrative Pharmacy.* Minneapolis MN: University of Minnesota，2003.

[22] Cipolle RJ. Drugs don't have doses—people have doses! A clinical educator's philosophy. *Drug Intell Clin Pharm*，1986，20(11): 881-882.

[23] *The 21st Century Intelligent Pharmacy Project: The Importance of Medication Adherence.* Center for Health Transformation，2010.

[24] Fleming WK. Pharmacy management strategies for improving drug adherence. *J Manag Care Pharm*，2008，14(6 suppl B): 16-20.

[25] Sackett DL，Haynes RB，Gibson ES，et al. Randomized clinical trial of strategies for improving medication compliance in primary hypertension. *Lancet*，1975，1: 1205-1207.

[26] Wertheimer AI，Santella TM. Medication compliance research: still so far to go. *J Appl Res Clin Exp Ther*，2003，3(3): 254-261.

[27] Atreja A，Bellam N，Levy SR. Strategies to enhance patient adherence: making it simple. *MedGenMed: Medscape Gen Med*，2005，7(1): 4.

[28] Anderson S. C. *Sebok Pharmacy Lecture*，2010.

[29] Cramer JA. A systematic review of adherence with medications for diabetes. *Diabetes Care*，2004，27(5): 1218-1224.

[30] Pittman DG，Tao Z，Chen W，Stettin GD. Antihypertensive medication adherence and subsequent healthcare utilization and costs. *Am J Manag Care*，2010，16(8): 568-576.

[31] Osterberg L，Blaschke T. Adherence to medication. *N Engl J Med*，2005，353(5): 487-497.

[32] McHorney CA. The Adherence Estimator: a brief，proximal screener for patient propensity to adhere to prescription medications for chronic disease. *Curr Med Res Opin*，2009，25(1): 215-238.

[33] Bushnell CD，Zimmer LO，Pan W，et al. Persistence with stroke prevention medications 3 months after hospitalization. *Arch Neurol*，2010，67(12): 1456-1463.

[34] Mattke S，Martorell F，Hong SY，Sharma P，Cuellar A，Lurie N. Anti-inflammatory medication adherence and cost and utilization of asthma care in a commercially insured population. *J Asthma*，2010，47(3): 323-329.

[35] Fortney JC，Pyne JM，Edlund MJ，Mittal D. Relationship between antidepressant medication possession and treatment response. *Gen Hosp Psychiatry*，2010，32(4): 377-379.

[36] Ho PM，Magrid DJ，Shetterly SM，et al. Medication nonadherence is associated with a broad range of adverse outcomes in patients with coronary artery disease. *Am Heart J*，2008，155(4): 772-779.

[37] Conrad P. The meaning of medications: another look at compliance. *Soc Sci Med*，1985，20(1): 29-37.

[38] Singh D，Edzard E. *Trick of Treatment: The Undesirable Facts About Alternative Medicine.* New York: W. W. Norton and Company，2008.

[39] Bausell RB. *Snake Oil Science: The Truth About Complementary and Alternative Medicine.* New York: Oxford University Press，2007.

第5章
药物治疗问题

核心概念

1. 确认、解决和预防药物治疗问题是药学监护执业者的独特价值。

2. 确认药物治疗问题是一种临床的判断能力，需要执业者识别出患者的疾病情况与患者药物治疗之间存在的关联性。

3. 药物治疗管理服务可以通过确认、解决和预防药物治疗问题，提高个体患者监护的临床价值。

4. 药物治疗问题分为七种差异明显的类别。

5. 药物治疗问题解决方案的选择取决于执业者对问题的描述。

6. 对药物治疗问题正确的陈述包括：a.描述患者的状况和问题；b.涉及的药物治疗；c.患者疾病状况和药物治疗之间的具体关联情况。

7. 药物治疗问题应该按影响患者的严重性、紧急性和重要性进行评估，以便确定解决问题的优先顺序。

8. 当患者存在多个药物治疗问题时，应按严重程度对其进行排序，首先解决对患者来说最重要的和（或）危及患者健康的问题。

9. 对不存在药物治疗问题的患者，也须进行药学监护和随访评估，以确保持续达到治疗的目标，并避免新问题的出现。

　　确认药物治疗问题是药学监护执业者的临床工作重点，其目的是帮助患者达到治疗目标，实现药物治疗的可能最好结局。在下面的部分中，我们将讨论药物治疗问题的术语、构成、分类以及其在药学监护实践和药物治疗管理服务中的核心意义。

5.1　药物治疗问题：术语解释 ----------------------------

　　确认药物治疗问题是患者药物治疗评估的核心，呈现了患者监护过程中做出的关键决策。尽管药物治疗问题的确认从技术层面来看是评估过程中的一个步骤，但这是呈现药学监护执业者独特的价值部分。因此，应单独对药物治疗问题进行阐述，以便在日常工作中确认和解决药物治疗问题。当然，更重要的是避免药物治疗问题的发生。

　　药物治疗问题是患者对药物治疗相关需求未得到满足的一个结果，也是药学监护需要解决的核心问题。

　　定义　药物治疗问题是指患者在药物治疗过程中出现的，确定或可能与药物有关的，与预期获得的治疗结果相悖的，需要专业判断解决的不良事件[1, 2]。

　　如果不能得到及时解决，药物治疗问题会导致临床的不良后果。与疾病治疗类似，药物治疗问题需要专业人员的临床判断来解决。要求专业判断的特性强调了解决药物治疗问题与医师、牙医和护士解决的其他临床问题是同样重要的。

每位医疗执业者有责任用一定水平的专业技能确认、解决和预防患者的药物治疗问题。如专业协会规定牙医作为基层医疗执业者，其负责确认和解决牙科问题。但绝对不是所有牙科问题都需要专业的执业牙医来解决，当个体患者自己无法确认（诊断）和处理的牙科问题时，才需要去寻求牙医的专业帮助。

> **重要临床概念**
>
> 确认药物治疗问题属于药学监护的工作范畴，等同于医学诊断属于医疗监护的工作范畴。这是药师可以做出的最重要贡献。确认药物治疗问题可以体现出药学监护执业者的主要责任。

这里必须强调药学监护执业者的最重要任务是"防止"药物治疗问题的发生。这也是执业者向其患者提供的最有价值的服务。

执业者使用"问题"这个术语来表示用于检查、治疗或预防的药物治疗所引起的或相关的一个事件。药物治疗问题是临床问题的一种，必须以解决其他临床问题类似的方式来确认和解决。患者可能存在药物治疗问题，但药品本身不存在药物治疗问题。

5.2 药物治疗问题的构成

为了更好地确认、解决和预防药物治疗问题，执业者必须理解患者存在药物治疗问题的临床表现。患者的药物治疗问题通常有三个主要组成部分：

① 患者经历的不良（不想要）事件或其事件的风险。不良事件可能以患者主诉、体征、症状、诊断、疾病、不适、损伤、残疾、异常化验结果或综合症状的形式出现。可能会是生理、心理、社会文化或经济方面等问题导致的后果[1,2]。

② 与问题相关的药物治疗［药品和（或）剂量方案］。

③ 患者经历的不良事件与药物治疗之间存在（或可能存在）的关系。

a.可能是药物治疗的结果，提示直接相关或因果关系。

b.需要增加或调整药物治疗方案来解决或避免不良事件的出现。

> **重要临床概念**
>
> 陈述问题和确认问题的原因需要同时了解上述三个方面内容。这一步骤需要执业者的临床判断技能。

对于药物治疗是否存在问题，实际上并没有"正确答案"。仅仅是执业者根据理论依据和临床判断做出的决策。这也是药学监护对患者监护的作用具有独特价值的原因。其他执业者均不能像药学监护执业者一样，常规并全面地确认和解决药物治疗问题。

举例　"M先生的肘部疼痛控制不佳，因为其在过去3天内使用的酮洛芬剂量过低而不能发挥缓解作用。"

"我的患者因为早上服用2mg利培酮，剂量过大，出现了直立性低血压伴轻至中度头痛。"

"我的患者服用卡托普利治疗后失去了味觉。"

"W女士需要补充钙剂来预防骨质疏松。"

具备一套针对药物治疗问题的标准定义和明确的分类法有助于定义一组明确的、可以管理执业者的专业责任。

所有患者涉及的药物治疗问题可分为七种类别。包括所有不良反应，中毒反应，治疗失败，需要增加、协同或预防性药物以及依从性问题和不顺应问题。七种药物治疗问题的类别见表5-1。

由于进入临床使用的药品越来越多，正在认定和诊断出的疾病数量日益增长，住院治疗的患者也不断增加，执业者经常会发现有无数的药物治疗问题存在。2008年，美国社区药房共调配了40亿张处方，而每年有超过44000名住院患者死于医疗失误，因此，大量药物治疗问题的存在或许是合乎逻辑的[3]。尽管有数千种的可选药物，每年调配数十亿张的处方，存在为数众多用药治疗的急性和慢性疾病，但药物治疗问题也仅有七种类别。

表5-1　药物治疗问题分类的描述

1	此时患者无临床指征（适应证），不需要药物治疗
2	患者需要增加药物来治疗或预防一种疾病
3	药品没有起效，不能产生患者所需的预期疗效
4	给药剂量过低，患者未达到预期的治疗效果
5	患者使用药物后产生副作用
6	药物治疗剂量过大，导致患者遭受不良事件
7	患者不能或不愿意按医嘱服药治疗

已有文献提出了药物治疗问题的几种分类方法并对之进行了描述。除少数例外，这些对适应证、有效性、安全性和依从性的评估都是最初由Strand和她的同事提出的[2]。有些研究人员认为应在药物治疗问题中加入一个杂项类别，以包含处方处理（系统）差错问题。但是，如果在个体患者身上发现的不是临床治疗问题，通常不需

要专业人员进行判断，否则容易造成混淆，因此需要明确执业者在药学监护中承担以患者为中心的核心责任[4～11]。

这七种类别不应与分类用药差错的传统标准相混淆。后者局限于保证处方中开具正确的药物、正确的剂量、正确的给药方式、正确的给药频次和正确疗程。以处方为重心的方法主要将问题集中于开立处方和药品的分发过程，而不是以患者的临床病情为问题的核心。如果患者不使用药品，药品本身当然不会引起副作用。除非患者在适当时机使用合适剂量的药品，否则药品本身并不能预防疾病。如果患者没有使用足够剂量的正确药，药品也不能治愈疾病。假如患者确实没有服用药物，则不能认为此种药物治疗方案是失败的。因此，药物治疗问题总是把患者、疾病和药物治疗相互联系起来。

药物治疗问题的分类是由明尼苏达大学药学监护彼得斯研究所的研究小组于1990年首次定义、描述和发展起来的[2]。他们审查和讨论了药物治疗问题的七种类别。此七种类别适合于在各种环境、文化和语言背景下的执业应用[12～15]。

重要临床概念

执业者和学生应了解药物治疗问题仅有七种基本类别。这些类别定义了这些问题可能由药物引起和（或）可以通过药物治疗解决，因此划定了此类问题属于药学监护执业者的职责范围。

前两种药物治疗问题是与适应证相关的。第三、四种药物治疗问题是与有效性相关的。第五、六种药物治疗问题与安全性相关。最后一种考虑患者的依从性。按照适应证、有效性、安全性和依从性的顺序评估药物治疗问题是有意义的，因为其描述了药物治疗评估工作的合理决策流程（表5-2）。

表5-2 药物治疗问题（未满足的药物相关需求）

药物相关需求	药物治疗问题的种类
适应证	1.不必要的药物治疗 2.需要增加药物治疗
有效性	3.无效药物 4.给药剂量过低
安全性	5.药物不良反应 6.给药剂量过高
依从性	7.不依从或不顺应

前六种问题是指患者在药物治疗中经历的临床问题。前六种问题与最后一个问题有一个独特且重要的差异性。最后一个问题是患者的依从性或顺应性，取决于患

者按医嘱用药的意愿或能力做出的行为。

这些药物治疗问题的种类与药理学分类、专业实践领域、医疗服务和执业者的教育或培训水平无关。药物治疗问题的种类同样与基于年龄、疾病状况和医疗保险计划的特有患者人群无关。住院患者的药物治疗问题种类与综合医疗门诊的患者相同。住院患者可能存在更加严重的、难于解决的药物治疗问题，且要求得到紧急处理，但在住院患者中确认的所有药物治疗问题也归入相同的七种类别问题。上述问题类别适用于所有患者、执业者和医疗机构。

所有实施药学监护的执业者必须有能力确认、解决或预防既定患者的七大类药物治疗问题。当执业者发现药物治疗问题时，如有必要，他/她有义务与其他医疗执业者一起解决相应问题。

把药物治疗问题分成七大类别的过程可能就是一个授权解决众多原因的过程。首先，对药物治疗问题进行分类有助于建立一个解决问题的系统流程。在此过程中，执业者将对患者的整体正向健康结果起到明显的作用。系统解决问题的流程不仅仅有助于执业者帮助个体患者获得有效的治疗结局，也有助于药物流行病学专家建立全国性乃至世界范围的药物治疗问题相关数据库。其次，这些类别有助于明确和划分实施药学监护执业者（药师）的专业职责和职业责任。这点对于一个以团队导向的医疗服务体系来说，是非常有帮助的。几乎很少人说服执业医师、执业护士、医疗行政管理人员或支付者应该了解预防药物治疗问题的必要性及需要专家来解决此类问题[13]。在现在的医疗制度中，药物治疗问题被认为是患者需要解决的重要问题。而在以患者为中心的家庭化医疗服务的国家指南中，确认和解决药物治疗问题被认为是全面药物治疗管理服务的主要职能。第三，分类过程也阐明了药物不良反应仅仅是药物治疗问题的一个类别，也把患者的依从性和顺应性问题归为一种临床应该考虑纠正的工作。由此可见，执业者必须主动去确认、解决各种类型的药物治疗问题并预防其出现，以确保患者用药的安全有效。

这种分类的第四个功能是将药学监护执业者的临床工作术语与其他医疗执业者的专业术语统一起来。将执业者的岗位职能定位于确认、解决患者的药物治疗问题并预防其出现，在患者监护中，执业者的职责与其他医疗执业者是一致的。因此，在药学监护中，执业者的精力、知识、技能、决策和行动的焦点是患者而不是药品。

对药物治疗问题的全面逻辑分类会促进循证医学的发展，也有助于应用更多的基于人群的研究证据来解决个体患者的药物治疗问题。新药的研发和药理学新观点的产生也基于与药物治疗问题（临床适应证、有效性、安全性和依从性）相同的基础药理学原则。新药上市时，必须进行无数的严格临床研究才能证明药物用于治疗特定适应证的有效性和安全性。因此，药物研发过程中获得患者群体的丰富信息和循证数据可直接应用于个体患者的药学监护。

药物治疗问题可能且会出现于患者使用药物过程中的任一临床阶段（图5-1）。因此，执业者必须预估药物治疗问题以避免其出现。

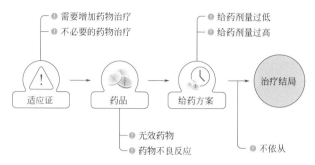

图5-1 **药物治疗问题的确认**

确认药物治疗问题的顺序是很重要的。为确保评估的完整性和临床决策的合理性，决策的顺序是至关重要的。记住，在药学监护实践中，首先应考虑药物的适应证，其次是有效性，然后才考虑安全性。药物治疗问题的这些类别描述了患者经药物治疗后产生的疗效（临床结果或结局）。最后才是患者的依从性问题（指患者按医嘱用药的意愿或能力）。

5.3 药物治疗问题的种类和常见原因

和多数临床问题一样，只有清晰理解引起药物治疗问题的原因时，才能解决或预防其发生。因此，不仅需确认药物治疗问题，也需明确最可能的起因和分类。只有这样，执业者才能做出临床判断，来解决或预防药物治疗问题的发生。表5-3中按发生频率顺序总结列出了药物治疗问题的常见原因。

表5-3 **药物治疗问题的常见原因**

药物治疗问题种类	药物治疗问题的原因
不必要的药物治疗	·重复治疗：只需单药物治疗，却在使用多种药物治疗 ·无适应证存在的用药：目前尚无充分的临床用药指征 ·采用非药物治疗更适合：更适宜采用非药物治疗，而不是药物治疗 ·使用成瘾性或娱乐性药物：由毒品滥用、酗酒或抽烟引起 ·治疗可避免的不良反应：正在服用药物治疗由另一药物引起的可避免的不良反应
需要增加药物治疗	·预防性治疗：需要给予预防性药物治疗，以减少产生新疾病的风险 ·存在未治疗的病症：一种疾病需要开始药物治疗 ·协同增效治疗：一种疾病需要增加药物治疗以获得协同作用或加和作用
无效药物	·还有更有效的药物：使用的药物不是治疗疾病最有效的药物，需要更换另一药物 ·病情对药物耐受或抗药：病情对现有药物耐受，需要更换另一药物 ·药物剂型不合适：需要更换成其他剂型 ·存在禁忌证：患者为该药物禁忌使用人群 ·药物不符合此适应证：药物对于治疗目前适应证不是有效药物

续表

药物治疗问题种类	药物治疗问题的原因
给药剂量过低	·无效剂量：给药剂量过低，无法产生预期疗效 ·需要增加监测：需要临床检查或化验结果以确定给药剂量是否过低 ·给药频率不合适：给药时间间隔过大，难于产生预期疗效 ·不正确的服用方法：给药途径或方法不适宜 ·药物相互作用：药物相互作用使患者体内活性药物浓度减少导致治疗效果欠佳 ·药品储存不正确：药品储存方法不正确导致药物失效 ·药物疗程不适宜：药物疗程过短，难于获得预期结果
药物不良反应	·不良结果：药物引起的与剂量无关的不良反应 ·不安全的药物：由于患者存在风险因素，需要选择更为安全的药物 ·药物相互作用：药物相互作用引起的与剂量无关的不良反应 ·给药途径不正确：由给药途径不正确引起的不良反应 ·过敏反应：药物引起过敏反应 ·药物加量/减量速度过快：因药物剂量调整速度过快导致的不良反应
给药剂量过高	·剂量过高：给药剂量过高，导致毒性反应 ·需要增加监测：需要临床检查或化验结果以确定给药剂量是否过高 ·给药频率过短：给药间隔对于患者过短，导致血药浓度过高 ·药物治疗的疗程过长：药物治疗的疗程对患者太长 ·药物相互作用：药物相互作用使患者体内活性药物浓度过高，导致患者中毒
患者依从性	·没有理解药物说明书：患者没有理解如何正确使用药物及其给药剂量 ·负担不起药品费用：患者无法负担医师推荐或处方的药物费用 ·患者不愿意服药：患者不愿意按照医嘱服用药物治疗 ·患者忘记服药：患者忘记服药足量的药物 ·药品无法获得：药品缺货，患者购买不到 ·无法吞咽/吞咽给药：患者不能按医嘱吞咽/吞服给药

执业者（特指提供药学监护的临床人员）应该完全掌握药物治疗问题的常见原因，因为执业者确认问题的技能是药学监护实践的精髓。找到药物治疗问题的原因后，执业者、其他医疗服务提供者和患者可以一起合理地制订监护计划，来解决药物治疗问题，从而使患者有可能达到自己的治疗目标。

5.3.1　患者信息

在本书中，我们将使用在药学监护中获得的信息数据。这些信息都是自本书第一次出版和第二次出版以来的最新数据。这些数据来源于药物治疗管理系统公司（Medication Management Systems，Inc）（www.medsmanagement.com）（本书的作者也是药物治疗管理系统公司的创立者，Robert Cipolle 和 Linda Strand 同时供职于公司的董事会）。

　　具体数据全部来自19种不同药物治疗管理服务产生的数据库。这些患者接受了来自社区药房、医院附属诊所、独立医疗诊所、卫生系统或药品福利管理公司呼叫中心的具有资格的执业者提供的药学监护服务。所有的这些监护服务均使用服务管理系统（Assurance System）来记录患者用药相关需求、监护患者的情况、确认和解决的药物治疗问题以及临床和经济的结局指标。这个服务管理系统数据库包含22694名患者的50124份就诊面谈记录。所有患者在2006年4月至2010年9月接受服务。

　　在22694名接受药物治疗管理服务的患者中，共确认并解决了88556个药物治疗问题。执业者可以在服务管理系统的记录文件中检索到药物治疗问题的种类、原因和解决问题的干预措施等信息数据。而且，此系统也有助于为用药监护信息数据提供存档功能。表5-4按种类和出现频率排列了药物治疗问题。

表5-4　22694名综合医疗门诊患者中确认的药物治疗问题的数量及占比

药物治疗问题的种类	药物治疗问题的数量	占比
不必要的药物治疗	4544	5%
需要增加药物治疗	29794	34%
无效药物	6834	8%
给药剂量过低	20602	23%
药物不良反应	9528	11%
给药剂量过高	4854	5%
患者依从性	12400	14%
总计	88556	100%

　　总计88556例药物治疗问题中，在药学监护过程中发现每位患者平均存在4个药物治疗问题。在持续54个月的药学监护中，患者存在药物治疗问题的数量为0～94个。85%的患者在接受药物治疗服务期间发现1个以上的药物治疗问题。在27%（n=6027）的患者中确认并解决了5个以上的药物治疗问题，而10%的患者存在超过10个的药物治疗问题。存在大量的药物治疗问题表明患者的治疗过程绝对需要药学监护服务。最常确认的药物治疗问题是患者需要增加新的药物治疗以预防或治疗一种疾病。常见的情况是患者需要注射疫苗来预防流行性感冒（流感）或肺炎的发展。

　　值得我们注意的是，经常被确认和解决的第二大药物治疗问题是患者服用的剂量过低，未能达到治疗目标和产生预期疗效。处方药物以及非处方药物的给药剂量不足是医疗体系中一个巨大的且代价昂贵的问题。除了患者出现新的适应证需要增加药物治疗或需要增加预防性用药治疗以外，患者给药剂量过低占现有患者药物治疗问题的35%。患者给药剂量不足普遍存在，因此，患者应接受药物治疗管理服务以避免此类问题的发生。在这些患者中，几乎所有的患者都存在剂量不足的问题。这就是说，平均每位接受监护的患者都存在至少一种药物给药剂量无法达到期望目标的治疗问题。因此，如果不对每位患者进行个体化的剂量调整，就无法达到预想的治疗结局。

让我们考虑一下由于给药剂量过低造成的"额外开销"。想象一下，患者生病后，决定去诊所治疗。首先，患者可能需要花费工作或个人休息时间去诊所预约。当去诊所看病时，医师需要通过问诊和查核病史（包括不同诊断评估、身体检查和化验结果等）确定病因。当诊断明确，开始实施具体药物治疗。医师会向患者交代病情、疾病、不治疗的风险以及未来数月中对患者情况的监护。患者随后去药房取药。药师向患者解释药品说明书，并确保患者了解药物及药物的使用方法。药师也会了解患者的既往用药情况，以确保新开具的药物与患者的既往用药无相互作用。

如果新开具药物的给药剂量不足（药物治疗问题＝剂量过低），未能达到治疗目标，患者可能会继续遭受疾病的折磨，又会回到初始预约去诊所看病。如果数天之后未觉好转，患者除了回到诊所并再次找医师看病，还能做什么呢？此时，医师有义务分析患者的各种诊断和既往检查结果，必要时应进行新的化验，以查明患者病情持续的原因。更多时候医师并不能找到患者所有的初始诊断来判断患者的情况。所有造成上述情况的"真正"原因是患者治疗药物的给药剂量过低而未能达到治疗目标。药学监护数据和实际经验显示，患者经常会遇到给药剂量不足的问题。选择"一线药物治疗"的同时也应关注对每位患者的个体化治疗。记住："药物本身没有剂量，患者用药时，才有了剂量。"[17]

另一方面，患者使用药物治疗时，在承受用药经济负担的同时还需承受潜在不良反应的风险，但因为使用药物剂量过低，患者没有在治疗过程中获益。在患者个体化给药治疗中，执业者不仅需要掌握"推荐剂量"，而且必须根据患者的自身情况、合并症和其他风险因素等情况掌握合适的初始给药方案。执业者也必须完全掌握如何调整每个患者的给药剂量，尽力达到治疗的预期目标。如果患者的初始治疗效果不佳，给药剂量应上调10%还是加倍呢？我们应当等待多长时间从而评估剂量调整是否有效以及其有效程度？最后，执业者也必须清楚患者用药可以或应该使用的最大剂量。总之，不仅药物本身没有正确剂量，而且患者可以采取3种给药剂量方案：①适当的初始给药剂量；②达到治疗目标的调整剂量；③最大的给药剂量。

这些数据也显示，药学监护可改善患者对治疗方案的依从性。与没有接受药学监护的患者相比，接受药学监护的患者的依从性是有显著差异的。在接受药学监护的患者中，仅有14%的药物治疗问题被认为是患者对给药方案不依从导致的（表5-4）。这与已发表的文献中对患者用药的依从性、顺应性和或一致性的描述差异很大。在很多研究中，由于患者人群和治疗方案的复杂性等原因，显示有40%～60%的患者存在用药不依从或不顺应的问题。

表5-5列出在七类药物治疗问题中存在一种问题的患者人数。在总数为50142份就诊文档中评估出22694例患者，发现他们存在了88556个药物治疗问题。在监护过

程中，每位患者平均存在4个药物治疗问题，10%（$n = 2257$）的患者则存在10个或以上的药物治疗问题。

表5-5　22694位综合医疗门诊患者存在药物治疗问题的人数及占比

药物治疗问题的种类	患者数量	占总数百分比（$n=22694$）
不必要的药物治疗	3069	13.5%
需要增加药物治疗	13325	58.3%
需要选择其他药物	4330	19.1%
给药剂量过低	8269	36.6%
药物不良反应	6003	26.5%
给药剂量过高	3309	14.6%
患者依从性	6354	28.0%

许多不同执业环境的数据显示，超过几万名的患者就诊表明接受药学监护后依从性相当高，因此，患者更加体验到从服药中获益。在为期4年的药学监护中，在22694位患者中有6354位在12400次就诊中发现依从性差的问题。这意味着，72%的患者在药学监护过程中从未出现过不依从的问题。请记住这些患者平均要服用9种药物来治疗或预防平均6种不同疾病，而依从性是具备资格的执业者在患者就诊期间进行个体评估的项目，并通过患者持药比例（根据取药记录和就医记录）佐证患者的依从性。在药学监护过程中提高患者用药的依从性可以显著改善所有患者、疾病和药物的治疗结果。提高患者用药的依从性是在药学监护下合理的药物治疗所能带来最直接的结果。

执业者可以使用服务管理系统来记录每一种药物治疗问题的具体原因及其所涉及的药物。表5-6给出了引起七类药物治疗问题的常见原因（按每种问题发生的频率列表）。

表5-6　22694名综合医疗门诊患者的药物治疗问题诱因

药物治疗问题种类	药物治疗问题的原因	药物治疗问题的数量	药物治疗问题的百分数
不必要的药物治疗	重复治疗	2031	2.3%
	此时没有适应证	1711	1.9%
	使用非药物治疗更合适	603	0.7%
	使用成瘾性或消遣性药物	109	0.1%
	治疗另一药物本可避免的不良反应	90	0.1%
需要增加药物治疗	应给予预防性药物治疗	14081	16.0%
	有未治疗的急性病症或疾病	7943	9.0%
	需要联合另一药物来加强疗效	7770	8.8%

续表

药物治疗问题种类	药物治疗问题的原因	药物治疗问题的数量	药物治疗问题的百分数
无效药物	还有更有效的药物	4111	4.6%
	患者存在药物耐受性	1321	1.5%
	药物剂型不合适	1107	1.3%
	存在患者禁忌证	188	0.2%
	药物对疾病无效	107	0.1%
给药剂量过低	无效剂量	9266	10.5%
	需要增加监测	6660	7.5%
	给药频率不合适	2476	2.8%
	不正确的服药方法	1616	1.8%
	存在药物相互作用	334	0.4%
	不正确的储存方式	146	0.2%
	治疗疗程不合适	94	0.1%
药物不良反应	产生不期望的药理作用	4813	5.4%
	药物对患者不安全	2236	2.5%
	存在药物相互作用	1665	1.9%
	不正确的服药	706	0.8%
	产生过敏反应	62	0.1%
	增加或减少剂量速度过快	46	0.1%
给药剂量过高	给药剂量过高	2952	3.3%
	需要增加监测	1128	1.3%
	给药频率太短	374	0.4%
	治疗疗程太长	304	0.3%
	存在药物相互作用	96	0.1%
患者依从性	没有理解说明书	3384	3.8%
	没有支付药物费用的能力	3267	3.7%
	患者不愿意服药	2334	2.6%
	患者忘记服药	1736	2.0%
	药物短缺	1326	1.5%
	不能吞服或服用药物	353	0.4%
总计		88556	

5.3.2　药物治疗问题1：不必要的药物治疗

由于患者此时没有临床适应证，因此不必要进行药物治疗。

以下列出了患者不必要的药物治疗的常见原因，按执业中发生的频率顺序列出。

- 只需单一药物治疗，却在使用多种药物治疗。
- 目前尚无充分的临床用药指征。
- 更适宜采用非药物治疗，而不是药物治疗。
- 由吸毒（药物滥用）、酗酒或吸烟引起。
- 正在服用药物治疗因另一药物引起的本可避免的不良反应。

药物治疗评估方法（Pharmacotherapy Workup）指导执业者全面考虑患者是否使用了超出治疗需要的药物。

这些患者平均服用9种药物治疗，而且很多患者甚至每天服用更多的药物。在这些患者中，10%的就诊患者持续服用超过15种药物。表5-7中显示执业者评估中最常确认为不必要服用的药物。

表5-7 最常确认为不必要服用的药物

排序	药物
1	维生素E
2	抗坏血酸（维生素C）
3	奥美拉唑
4	阿司匹林
5	复合维生素
6	叶酸
7	ω-3脂肪酸
8	胆钙化醇（维生素D_3）
9	布洛芬
10	二甲双胍

需要注意的是，在10种药物中有9种不必要的用药是不需要处方的，这些信息也很少在患者病历中记录。因此，要求与患者接触的执业者应评估患者是否在服用不必要的药物。

5.3.3 药物治疗问题2：需要增加药物治疗

需要增加药物以治疗或预防一种疾病或正在产生的疾病。

以下列出了患者需要增加药物治疗的常见原因。

- 需要给予预防性药物治疗，以减少产生新疾病的风险。
- 一种疾病需要开始药物治疗。
- 一种疾病需要增加药物治疗以获得协同作用或加和作用。

重要临床概念

不用药的患者也会存在药物治疗问题。慢性疾病的预防是药学监护实践的主要目标之一。

各种药物治疗方案的不断创新设计，并在许多疾病的预防方面显现成效，但重要的是患者需要接受合适的预防性药物治疗。现已证明，每日服用小剂量的阿司匹林可以预防有确定风险因素的患者出现继发心肌梗死和（或）卒中的风险。也有很多临床研究显示，日常使用维生素D和钙剂可以降低骨折的风险，同时也可以减缓或预防妇女的骨质疏松。安全有效的持续免疫疗法用来预防如麻疹、腮腺炎、风疹、流感和肝炎等严重传染性疾病。表5-8给出了常用于预防疾病的几个药物治疗案例。

表5-8　用于预防疾病的药物治疗

预防治疗	临床适应证
阿司匹林	用于继发心肌梗死/卒中的二级预防
钙剂和维生素D	预防骨质疏松
妊娠期补充叶酸	预防新生儿神经管畸形
流感疫苗	预防流感
肺炎球菌疫苗	预防肺炎球菌引起的肺炎
非格司亭（优保津）	预防接受某些化疗方案患者的感染发生
防晒霜	防治晒伤
茶苯海明	防止晕车
阿莫西林	患有心肌病或有人工心脏瓣膜的牙科患者预防心内膜炎
秋水仙碱	急性痛风性关节炎患者的预防性治疗
普萘洛尔	复发性偏头痛的预防性治疗
阿托伐他汀	用于糖尿病或具有多种心血管疾病风险患者的心血管疾病的一级预防

全面的药物治疗管理需要执业者主动为患者提供监护服务，而不是简单的调配处方，改变医嘱，或回答患者或其他监护服务者的问题。不仅是以患者为中心，确认药物治疗问题的方法会促进预防保健的发展，而且患者依然是所有询问和监护的重点。这充分体现了药学监护与基于处方审查的传统方法在合理确认和解决药物治疗问题方面的主要区别，传统方法通常称为药物评估（Drug Review），甚至称为用药重整（Medication Reconciliation）。

如果执业者要确认风险因素或问题，就必须建立并维持以患者为中心的服务体系，尤其是对那些尚未处方或建议药物治疗的患者。如果执业者仅局限于简单审查患者已经处方或现有的药物清单，就很难确认患者可能处于高风险且即将发展成潜在的药物治疗问题，当然也无法预防。

举例 患者为肺炎的易感人群，需要肺炎球菌疫苗预防。

药物治疗问题相关的常见药品和药物治疗问题的具体原因变化相当大。在"需要增加药物治疗"的问题类别中，主要存在三种原因，分别是指应给予预防性药物治疗的适应证、存在未治疗的适应证和需要联合另一种药物加强疗效的适应证。最常关联这些药物治疗问题的10种药物见表5-9至表5-11。

表5-9 **最常增加的用于预防治疗的药物**

排序	需要增加药物治疗：预防性的治疗
1	流感疫苗
2	肺炎球菌疫苗
3	胰岛素
4	阿司匹林
5	破伤风疫苗
6	二甲双胍
7	钙剂+维生素D
8	带状疱疹疫苗
9	防晒霜
10	胰高血糖素

表5-10 **最常增加的用于治疗新产生疾病的药物**

排序	需要增加药物治疗：存在未治疗的适应证
1	对乙酰氨基酚
2	辛伐他汀（舒降之）
3	酒石酸伐尼克兰（Chantix）
4	阿司匹林
5	尼古丁
6	碳酸钙+维生素D
7	赖诺普利
8	加巴喷丁
9	氯雷他定
10	二甲双胍

表5-11　最常增加的用于加强疗效的药物

排序	需要增加药物治疗：需要联合另一药物加强疗效
1	二甲双胍
2	硫酸沙丁胺醇（吸入剂）
3	ω-3脂肪酸
4	胰岛素
5	艾塞那肽（Byetta）
6	赖诺普利
7	对乙酰氨基酚
8	沙美特罗氟替卡松（Advair）
9	吡格列酮
10	格列吡嗪

5.3.4　药物治疗问题3：无效药物

药物无效，未达到预期的疗效（治疗结局）。

以下列出了患者服用了无效药物后产生药物治疗问题的常见原因。

- 使用的药物不是治疗疾病最有效的药物。
- 病情对药物有耐受性（抗药性）。
- 药品剂型不适合。
- 存在禁忌证。
- 药物对目前的临床症状无效。

为个体患者选择最有效的治疗方案需要一些重要的临床决策。

重要临床概念

只有为患者选择合适的药物和给予足够产生预期疗效的剂量，才能实现药物的有效性。

记住！如已显示药物的有效率是75%，就意味着在25%的患者中药物是无效的。因此，即使一种药物被认定是"一线治疗药物"或"首选药物"，也不可能对所有患者有效。在我们抽样的患者人群中，4330位患者（19%）正在服用被评估为无效的药物。最为常见的药物是那些控制血糖、血压或血脂不佳，治疗失眠或骨质疏松无效的药物。

重要临床概念

为患者选择一种可能有效的药品需要全面掌握患者疾病的病理生理以及考虑选择的药品的作用机制。

实施药学监护的执业者必须密切关注新药品的上市和原始文献的信息更新，从而确保为个体患者做出最好的选择。

首选药物的概念是临床药理学和药物治疗学原理的一种概念的简单理解。由于新药的不断开发以及一些比先前更为有效的药品上市，因此，疾病治疗的整体方案也会随着时间的变化而改变。例如，20世纪70年代，选择抗酸药作为消化性溃疡的药物治疗。到80年代，就变为H_2受体拮抗药，如西咪替丁和雷尼替丁。而90年代发现许多消化性溃疡患者是由于幽门螺杆菌感染所致，因此，就选择了联合抗生素的治疗方案。到2002年，在美国处方药销量排名第3位和第4位的药品是兰索拉唑（Prevacid）和奥美拉唑（Prilosec），这两种质子泵抑制剂药物均用于治疗和预防消化性溃疡。2009年，在美国兰索拉唑的处方量超过了1.3亿张，而奥美拉唑的处方量超过了3.8亿张。表5-12列出最常被评估为无效且未达到患者个体化治疗目标的10种药物。

表5-12 **最常被评估对患者疾病治疗无效的药物**

排序	无效药物
1	含维生素D的钙剂
2	对乙酰氨基酚
3	奥美拉唑
4	胰岛素
5	唑吡坦（Ambien）
6	二甲双胍
7	辛伐他汀
8	氯雷他定
9	西替利嗪
10	布洛芬

5.3.5 药物治疗问题4：给药剂量过低

给药剂量过低，未达到预期疗效（治疗结局）。

以下列出了患者给药剂量不足，未产生预期疗效的常见原因。

- 给药剂量过低，无法产生预期的疗效。
- 需要增加监测以确定给药剂量是否过低。
- 给药间隔太长，难以产生预想的疗效。
- 药物给药方法不正确。
- 药物相互作用减少了可利用的活性药物量。
- 药品储存方法不正确。
- 药物疗程过短，难以获得预期效果。

举例 患者每日服用10mg格列吡嗪（Glucotrol）剂量过低，无法很好地控制其血糖水平。

没有给足患者用药剂量而无法产生预想的药效是最常见的药物治疗问题，即有效性缺失的问题。一种给药方案包括药品、给药剂量、给药间隔和用药疗程等多个要素。这些要素都必须适合患者的治疗，从而获得预想的疗效。这种情形常常发生，认为给予患者的药品都是有效的，而实际给药剂量却无法使患者个体获得有效治疗。

确保患者服用足量的药物从而获得预想疗效是执业者的一种责任。一种剂量规格不会适合于所有患者的治疗，所以一种剂量也不会对所有患者有效。实习执业者要理解，出版或发布的治疗指南通常是指严格进行对照研究获得的结果。因此，指南仅可作为药物治疗的最初指导参考。不同的患者需要不同的给药剂量才能获得预期的药理学疗效。

人们总是倾向于接受安全的药物治疗。如果只是简单地给予每个患者不足的剂量，药物治疗的安全是容易保证的。因为患者服用的正确药物剂量太少，发生副作用的概率会偏低。但另一方面，患者实际上也会因给药剂量过低而无法得到有效的药物治疗。

采用对症疗法的执业者并非故意给予患者过低的用药剂量。然而，出版的给药治疗指南常常过于保守，使得患者遭受无效的药物治疗，因为指南是指导患者服用"推荐"剂量。因此，各种手段、知识和按患者个体参数给药的有效方法都在实施药学监护中发挥重要作用。

同样在许多情况下，患者开始药物治疗时常常使用极低或保守的剂量方案以"观察疗效"。这一符合逻辑的、通常安全的治疗方法要求：执业者完全承诺在计划的间隔时间进行随访，以评估患者的治疗状况，并作出必要的剂量调整。若无这一关键随访的评估步骤，患者注定会遭受治疗欠佳的不必要疗程。如果接受的药物剂量过低而无法产生预期的疗效，则患者的疾病还会持续下去。

同样，患者服药频率不足也无法获得有效治疗。如果给药间隔过长，则该药物的效果可能会在下次服药前消失。调整给药间隔是解决一些药物治疗问题的常见干预措施。

给药剂量过低所导致的药物治疗问题是在药学监护中遇到的第二大常见问题。表5-13中列出的10种药物是医师最常为患者开具的处方药物,但常因给药剂量过低而无法达到治疗期望的目标,从而无法获得预期的正向疗效。

表5-13　综合医疗门诊患者中最常发生给药剂量不足的药物

排序	给药剂量过低:剂量过低
1	胰岛素
2	二甲双胍
3	加巴喷丁
4	赖诺普利
5	艾塞那肽(百泌达)
6	辛伐他汀
7	呋塞米
8	沙美特罗氟替卡松(Advair)
9	氢氯噻嗪
10	舍曲林

值得注意的是,这些药物均是临床应用中最常用的,目前已有大量有关其疗效和给药剂量的报道文献。但是,患者持续用不足的给药剂量进行治疗,最终会导致发病率或死亡率的增高。在我们的医疗体系下需要应用一种全面合理的有效方法,以确保每位患者在可产生预期疗效的给药剂量下得到药物的有效治疗。

5.3.6　药物治疗问题5:药物不良反应

药物会产生不良反应。

以下列出了此类药物治疗问题(指患者服用了不安全的药品所产生的问题)的常见原因。

- 药物产生与剂量无关的不良(不想要的)反应。
- 由于存在治疗风险,需要选择更为安全的药品。
- 药物相互作用引起的与剂量无关的不良反应。
- 药品的给药途径不正确。
- 药品引起过敏反应。
- 给药过快或调整给药剂量过快。
- 由于存在风险,禁用的药品。

举例　一名患者因服用复方新诺明(磺胺甲噁唑和甲氧苄啶)治疗伤口感染,导致其上身和手臂出现皮疹。

如果患者对一种药物发生负面反应，则被认为是一种药物不良反应。解决方法是停用该药，并找出一种对该患者有效且更为安全的药物。我们需要对这类药物治疗问题与那些因过高给药剂量所致的不良反应进行比较。在那些情况下，最常用的补救方法是降低给药剂量。重要的是，对于实施药学监护的执业者需要区分剂量相关和剂量无关的不良事件。表5-14中列出了最常发生药物不良反应的10种药物。

目前尚缺乏统一的说法，整个医疗体系还无法创建和支持一个有效的基本信息系统，来用于发现、记录、解决和报告药物不良反应信息。这导致原本可以用于帮助执业者发现并避免患者发生严重和威胁生命的医疗信息，变成大量闲置的零散信息。因此，迫切需要一个统一的定义来清晰解释不同类型药物不良反应的各种术语。表5-15列出了常用于描述药物不良反应的术语。在药物治疗问题分类中的"安全性"类别最终提供了标准词汇表和描述患者发生药物不良反应的方法。

表5-14   最常发生药物不良反应的药物

排序	药物不良反应
1	富马酸喹硫平（Seroquel）
2	盐酸多奈哌齐（Aricept）
3	美金刚（Namenda）
4	二甲双胍（格华止）
5	辛伐他汀（Zocor）
6	硫酸氢氯吡格雷（Plavix）
7	赖诺普利（Prinivil）
8	盐酸曲马多（Ultram）
9	左甲状腺素钠（Synthroid）
10	苯磺酸氨氯地平（Norvasc）

表5-15   描述药物不良反应的术语

不良事件	过度治疗产生的作用
药物不良反应	错误使用和意外事件
不良反应	医源性疾病
并发症	医源性发病
药源性发病（病症）	负面的治疗作用
药源性疾病	病理反应
药源性损伤	处方错误
药物不耐受	副作用
药物相互作用	超级感染
药源性危害	无用的（不需要的）药理作用

5.3.7 药物治疗问题6：给药剂量过高

给药剂量过高，导致出现不良的毒性作用。

以下列出了此类药物治疗问题（指患者遭受给药剂量过高所致的无法接受的治疗风险或伤害）的常见原因。

- 给药剂量过高。
- 需要增加监测以确定给药剂量是否过高。
- 给药频率过短。
- 药物治疗的疗程过长。
- 因发生药物相互作用而导致药品产生毒性反应。

举例 患者使用0.5mg日剂量的地高辛治疗充血性心力衰竭导致的心动过缓和Ⅱ度心脏传导阻滞。由于患者高龄以及肾功能减退，因此这次给药剂量过高。

药物通常会在身体的多个不同部位或在数个器官系统或酶通道中同时发挥其药理活性。其中一些已知的药理活性被认为有益于患者的特定适应证。而其他可预测的不良药理作用则被认为是副作用。然而，药物本身不会知道我们为何销售它们或使用它们的原因。药物仅是在患者身上发挥其药理作用；有时候结果是符合预期的和有益的，有时候情况却是恰恰相反的。因此，对于实施药学监护的执业者而言，广泛和深入理解其患者所服用药物的药理作用是很重要的。大多数的副作用是可预测的，并常可以预防不良事件的发生。

患者服药剂量过高所致的药物治疗问题也是一个严重的医疗问题。对于接受药学监护的患者来说，5%的药物治疗问题是给药剂量过高所致。表5-16列出了与给药剂量过高的药物治疗问题相关的常见处方药。

表5-16 患者给药剂量过高的最常见药物

排序	给药剂量过高
1	胰岛素
2	二甲双胍（Glucophage）
3	赖诺普利（Prinivil）
4	格列吡嗪（Glucotrol）
5	呋塞米
6	辛伐他汀（Zocor）
7	阿替洛尔
8	左甲状腺素钠（Synthroid）
9	氢氯噻嗪
10	达促红素α（Aranesp）

　　给药剂量过高所致的药物治疗问题较为常见，且会使大量的患者感到不适、痛苦并增加医疗费用。这些药物治疗问题与药物不良反应有很大差异，因为所致原因不同，解决方法也不同。对患者而言，因给药剂量过高所致的药物治疗问题最常见的解决办法是降低给药剂量或减少给药频率。另一方面，如果药物治疗问题的药物不良反应类型与药物剂量无关，通常只需要停止服用有害的药物，并选择一种不同药理作用的药物替代。

　　对于大约5%的药物治疗问题，执业者已经确定其副作用与剂量相关，并可以通过降低剂量来解决。区分剂量相关反应和药物不良反应之间的差别是很重要的，药物不良反应是不能通过降低剂量来解决的。在监护患者用药的过程中，15%的患者会遭遇因为给药剂量过高所致的药物治疗问题。与之形成鲜明对比的是，37%的患者会发生因给药剂量过低所致的药物治疗问题。这些数据还证明，有必要评估患者药物治疗的负面疗效以及预期的正向疗效。

5.3.8　药物治疗问题7：患者依从性（顺应性差）

　　患者无法或不愿按医嘱接受药物治疗。

　　以下为患者不完全遵从药物治疗指导的常见原因，执业中最常遇见到或很少遇见的原因均有涉及。

- 患者没有理解药物说明书。
- 患者负担不起药品费用。
- 患者不愿意服药。
- 患者忘记服药。
- 患者无法获得药品。
- 患者无法正确吞咽或自己服药。

　　举例　患者无法记住每日点滴2次噻吗洛尔滴眼剂来治疗青光眼。

　　当执业者确认患者的药物治疗问题属于依从性问题时，其必须确认患者的药物治疗方案是已经被判定为安全、有效的对症治疗。"顺应性"这一术语是指患者对一个用药方案的顺应执行，而不是被强制执行给药医嘱。当实施药学监护的执业者做出患者不依从的结论时，是指：

　　定义　患者不能或不愿意遵从药物治疗方案，而执业者从临床判断认为该药物的适应证是正确的和有效的、能够产生预期结果且不存在任何严重不良反应。

　　患者的所有不依从行为都是有原因的，执业者有责任发现这个原因。不顺应性的原因是决定是否有必要实施干预或监护来改变或改善患者疗效的因素。请记住，如果患者因为药物无效而停用一种药物，则这是一个有效性的问题，而非顺应性问题。同样，如果患者因药物使她眩晕而无法站立致使停服药物，则这有可能是一个安全性问题而非顺应性问题。在所有药物治疗问题中属于顺应性的问题不超过15%。我们的研究和临床经验显示大多数药物治疗问题（>85%）是涉及药物适应证、有效性和（或）安全性的问题。

目前已广泛地研究了服用处方药患者的不顺应性问题。这种常见的药物治疗问题经常是执业者评估发现的，而不是在患者表现的态度影响下发现的。目前已进行了很多的研究来确认患者问题的社会特性，这种特性是指患者遵从或不遵从医嘱用药方案的行为。大多数社会因素（包括年龄、性别、种族、社会等级、婚姻状态和宗教等）已被证明对于确认患者用药的依从和不依从问题没有价值[18]。

患者必须先理解用药说明才能很好地遵循用药指导，因为执业者经常会使用一些患者不明白或不理解的语言和专业术语。有时，患者对术语的理解存在差异，而这些差异会导致误解、疑惑和不顺应性。

患者可能对处方说明中的常见术语有着各种不同的理解，例如"每日2次"。你会尝试向患者表达何种信息呢，例如"请服用此药，每日2次"。想要传达的信息最常见的是服用2次剂量，分开约12小时服用。但是，这些服药指导并未清晰表达，而患者可能会对"每日2次"的解读相差太大。请你试想一下，你在日常活动中（例如给朋友打电话或查收邮件）描述"每日2次"时的预期时间范围。

重要临床概念

患者不仅能够做出合理的决定，实际上他们还会在诊断和治疗过程的多个阶段做出无数关切自身健康的决定。

每位患者会决定是否要关注存在的体征、症状或不适，并决定是否同意当前的诊断。而且，患者会决定是否相信提出的治疗方案可能达到的期望疗效。

患者会决定如何遵从给药方案。因为患者会倾向于不服用他们不了解的药物。他们通常不会接受那些他们认为无效的药物治疗方案。如果担忧该药的安全性时，患者也同样不会服用该药。同样，自己没有想法时，也不会服用一种自己不了解的药物，如果没有这样的偏好，也不会选择就医。最为重要的是他们有着自己的医疗观点、药物概念。他们对于需要什么以及何时需要有着自己的观点。患者会衡量药物治疗的优缺点、治疗风险和获益程度以及改变自身行为而未达到疗效的痛苦等问题。

患者必须自己决定是否执行医师所建议的对自己最有利的治疗方案。如果患者认为是有利的话，则他们可能会尽最大努力遵从医师建议。另一方面，如果患者未意识到某种疾病会导致伤害或不适，或者他们不认为医师建议的治疗方案会降低疾病引起的危害和痛苦的话，则药品包装说明书和临床医师指导将是没有价值的。

当患者不按医嘱服药时，自然有他们自己的理由不接受建议和不遵从处方的指导。执业者必须把在评估过程中发现患者对治疗的认知和其健康信念作为监护工作的一个重要部分，因为这是主要驱动力，最终影响患者是否会寻求监护以及遵从指导和建议所做出的决策。

患者的服药行为对药物治疗的疗效有着重大影响。药物治疗问题的最后一个类别描述了患者不依从或不能依从用药指导时表现出的行为。

患者在接受全面的药物治疗管理服务后其用药依从性提高。药学干预可以解决这类的药物治疗问题，例如向患者解释药物的作用机制（药理学）以及如何让患者知道药物是否有效（治疗目标），做更清晰的说明让患者可以理解，为患者提供一本每日的给药日记、给药提醒器、日历、药盒以及得到一些药厂或政府机构提供的免费用药讲座和药品降价计划。表5-17中列出了患者不依从问题涉及的常见药物。

表5-17   患者最常出现不依从性的药物

排序	依从性（总体）
1	辛伐他汀（Zocor）
2	盐酸二甲双胍（Glucophage）
3	阿托伐他汀钙（Lipitor）
4	各种胰岛素
5	沙美特罗氟替卡松（Advair）
6	赖诺普利（Prinivil，Zestril）
7	沙丁胺醇吸入剂（Proventil，Ventolin，ProAir）
8	艾塞那肽（Byetta）
9	左甲状腺素钠（Synthroid）
10	瑞舒伐他汀钙（Crestor）

患者存在的用药依从性问题中，最常遇到的有4种原因。有11%（2551名患者）的患者报告，他们不理解医师对正确服药或给药的说明。该原因占不顺应性案例的27%。同时涉及处方药和非处方药，见表5-18。

表5-18   患者经常无法理解用药说明的药物

排序	依从性——患者不理解用药说明
1	沙丁胺醇吸入剂（Proventil，Ventolin，ProAir）
2	氟替卡松沙美特罗（Advair）
3	盐酸二甲双胍（Glucophage）
4	各种胰岛素
5	吗替麦考酚酯（CellCept，Myfortic）
6	辛伐他汀（Zocor）
7	奥美拉唑
8	左甲状腺素钠（Synthroid）
9	阿司匹林
10	赖诺普利（Prinivil，Zestril）

1727名患者（8%）解释道，他们理解治疗的合理性，但不希望服药。在这些情况下，执业者应帮助患者选择他们同意使用的一些替代的药物治疗（表5-19）。

表5-19 **患者通常不希望服用的药物**

排序	依从性——患者不希望服用的药品
1	盐酸二甲双胍（Glucophage）
2	辛伐他汀（Zocor）
3	沙美特罗氟替卡松（Advair）
4	赖诺普利（Prinivil，Zestril）
5	各种胰岛素
6	阿托伐他汀钙（Lipitor）
7	呋塞米
8	氢氯噻嗪
9	加巴喷丁（Neurontin）
10	艾塞那肽（Byetta）

在我们的一份22694名患者样本中，2120名患者（9%）发现，他们的药物治疗花费太高，从而没有遵从指导。在这类病例中可为他们选择并用较为廉价的药品替代（表5-20）。

表5-20 **患者经常支付不起的药物**

排序	依从性——患者支付不起的药品
1	辛伐他汀（Zocor）
2	阿托伐他汀钙（Lipitor）
3	赖诺普利（Prinivil，Zestril）
4	瑞舒伐他汀钙（Crestor）
5	各种胰岛素
6	艾司奥美拉唑镁（Nexium）
7	非诺贝特（TriCor）
8	氯沙坦钾（Cozaar）
9	沙美特罗氟替卡松（Advair）
10	依泽麦布和辛伐他汀（Vytorin）

第四种不顺应性的最常见原因是患者忘记服药。有5%的患者忘记按医嘱预定时间服药（表5-21）。

表5-21　患者忘记按医嘱服用的药物

排序	依从性——患者忘记服用的药品
1	盐酸二甲双胍（Glucophage）
2	辛伐他汀（Zocor）
3	沙美特罗氟替卡松（Advair）
4	艾塞那肽（Byetta）
5	吗替麦考酚酯（CellCept，Myfortic）
6	赖诺普利（Prinivil，Zestril）
7	泼尼松
8	各种胰岛素
9	他克莫司（Prograf）
10	酒石酸美托洛尔（Lopressor，Toprol-XL）

许多接受药学监护的患者需要管理多种药物的治疗。超过30%的患者需要10种或10种以上的不同药物治疗方案，其中一些需要每日多次服药。简化患者用药方案对患者正确遵从所有指导的能力有着巨大影响。

在澳大利亚，药师为居住在养老机构以及居住在家的患者提供药物治疗管理服务时发现了大量的药物治疗问题（每名患者的药物治疗问题数均值=5），涉及许多药物。与居住在养老机构的患者相比（均值=4），居住在家的患者存在更多的药物治疗问题（均值=5）[16]。

这些现实的结果为当前医疗体系使用药物带来新的思路，因为与目前认识的情况相比，有更多的人应该增加药物来预防或治疗疾病，因为药物治疗中经常存在给药剂量不够而不能达到有效治疗。患者常常无法得到足够的最佳用药指导。这些问题发生的频率足以让许多执业者忙于提供药学监护，来帮助患者获得他们期望的药物治疗结果。

5.3.9　药物相互作用

同样也应该检查因药物相互作用导致药物治疗问题的最常见药物。请注意药物相互作用可导致的几种药物治疗问题。药物相互作用可造成药物疗效的降低、药物毒性的增加和（或）造成药物不良反应。表5-22列出了最常引起药物相互作用的10种药物，对这些药物，需要执业者进行药学干预、改变或调整患者的给药方案。

表5-22　存在药物相互作用问题需要干预的药物

排序	药物相互作用
1	硫酸氢氯吡格雷（Plavix）
2	奥美拉唑
3	阿司匹林
4	碳酸钙或枸橼酸钙
5	左甲状腺素
6	华法林
7	布洛芬
8	泮托拉唑钠（Protonix）
9	辛伐他汀（Zocor）
10	曲马多

5.4　如何陈述药物治疗问题

当确认和描述患者存在药物治疗问题时，需要在患者病例中加进独有的最新信息。执业者如何描述药物治疗问题具有最重要的意义。

因此，描述患者存在的药物治疗问题需要做到简洁和准确、信息有意义，这才是最重要的。

陈述患者存在的药物治疗问题包含三个方面的内容：

① 患者疾病或临床状态的描述。

② 涉及的药物治疗（导致或解决问题）。

③ 药物治疗和患者疾病之间的实际关联性。

对于个体患者来说，执业者的责任就是确认他们是否存在药物治疗问题。这不仅要确定需要采用的解决方案，而且还要向患者说明监护计划中的具体内容，包括需要评估的临床指标和化验结果以及随访就诊的日程安排。

如何陈述、叙述和记录药物治疗问题对患者的监护会有很大的影响。简单地陈述在患者药物治疗中出现的"毒性"，其价值不大。了解药物毒性的类型（即肾毒性、白细胞减少、血小板减少、伪膜性肠炎、腹泻和出血）以及发生不良事件相关的特定药物是有必要的。同样，应当识别患者是否遭受剂量相关或剂量无关的不良反应来作为判断患者是否存在药物治疗问题的叙述内容。

经验丰富的执业者会考虑到使用一种有利于正式表达药物治疗问题的格式，这种格式让执业者进行干预时，可以陈述患者病情表现的正确特征。像"她正在服用的降胆固醇药物未能起效"这样的药物治疗问题的描述价值并不大。患者存在的药物治疗问题的所有详细描述更有价值。"她在过去3个月一直在服用阿托伐他汀（Lipitor）进行降脂治疗，但每日80mg较高的剂量仅降低她总胆固醇的5%。"

叙述一种药物治疗问题所使用的术语也会极大影响患者或其他医疗执业者认识和解决问题的思路。

重要临床概念

　　患者药物治疗问题的叙述会直接影响到患者药物治疗方案的改变。

表示因果问题的术语必须与表示较弱关联性的术语区别开来。考虑不同的干预措施，可以开始解决以下药物治疗问题的示例：

- 患者，29岁，因给予苯妥英的血药浓度低于有效治疗浓度，出现持续的癫痫发作。

　　这种药物治疗问题需要患者增加苯妥英的剂量。

- 这位29岁的患者没有顺从苯妥英的治疗方案，因为她总忘记服药，使得她持续出现癫痫发作。

　　可以通过为患者提供每日服药提醒器或用药日记追踪用药情况来解决患者这种遗忘服药的药物治疗问题。

- 患者，男性，61岁，商务主管，因服用阿司匹林治疗导致胃肠道出血。

　　首先要确定患者服用阿司匹林的临床指征，并挑选另一较少发生胃肠道出血的药物替换阿司匹林来解决这种药物治疗问题。

- 患者，61岁，男性，目前正在服用低剂量阿司匹林预防继发心肌梗死的发生，其既往有几次胃溃疡出血的病史。

　　选用阿司匹林肠溶片，并通过经常评估其胃肠道症状来预防这种药物治疗问题的出现。

- 患者，43岁，女性，正在接受庆大霉素治疗肺炎，但其肾功能很差。

　　这种药物治疗问题可以先通过调整给药剂量以及给药间隔来获得期望的庆大霉素峰谷浓度以预防毒性的出现，或通过确定患者庆大霉素的个体化药代动力学参数来调整给药剂量。

- 患者，43岁，女性，患有肺炎，在庆大霉素治疗后发生了急性肾功能衰竭。

　　这种药物治疗问题可以通过停用庆大霉素，更换使用另一种对肾脏无害的抗生素来解决。

这些示例阐释了清晰陈述药物治疗问题的重要性。

5.5 排列药物治疗问题优先解决的顺序 - - - - - - - - - - - - - - - - -

当确认患者存在药物治疗问题后，需要按紧急程度排列解决问题的优先顺序。这种解决顺序的排列取决于每个治疗问题可能对患者造成潜在危害的程度、患者对潜在危害的认知，以及危害的发生率。如果有多个药物治疗问题需按优先级别来处理的话，患者应当按照每一药物治疗问题优先级别顺序参与治疗的决策。

确认复杂患者的药物治疗问题、按优先顺序排列来解决问题，都是依据智能信息系统的逻辑进行的，也是解决问题的最佳方法[19]。对于存在多种药物治疗问题的患者，我们发现的一些属于优先级别较低的问题，需要等到那些优先级别较高的药物治疗问题解决后才会得到解决。但仍有必要记录那些被认为重要性偏低的药物治疗问题，只有这样这些问题才会被关注，而不会被遗忘。

排列药物治疗问题优先顺序是一项基本技能，因为你遇到患者同时存在多个药物治疗问题的概率是很高的。我们的研究显示，实施药学监护的执业者最初评估时大约有21%患者存在多项药物治疗问题。

根据药物治疗问题对患者的风险级别排序后，列出审核问题清单，并搞清楚以下问题：

① 必须立即解决（或预防）哪些问题？哪些可以稍后解决？

② 执业者和患者可以直接解决哪些问题？

③ 哪些问题需要其他人（可能是一位家庭成员、医师、护士、看护者或一些其他专业人士）干预？

显然，实施药学监护的执业者承担着确认药物治疗问题的重大责任。这一责任多数需要依靠掌握的药理学、药物治疗学、病理生理学和毒理学领域的专业知识和经验。然而，患者常常也会发现自身存在的药物治疗问题。这些都是通过自我诊断、自我检查以及回顾性比较之前的健康状况，或比较朋友、同事、亲人和家人的病情发现的。

患者可以帮助排列药物治疗问题的优先顺序，他们还可帮助发现初期的药物治疗问题。当一名患者确认或至少感觉到发现了一个药物治疗问题时，必须引起临床人员的特别关注。许多老年患者透露，如果他们认为自己未从药物获益时，他们会在未得到医疗专业人员的建议前停用处方药。这可能被认为是"合理的不顺应性"[20]。当患者自我识别了一种药物治疗问题时，执业者必须将其优先处理。在以患者为中心的实践中我们要问："谁能比患者更好地发现药物治疗问题呢？"

5.6 如何处理不存在药物治疗问题的患者 - - - - - - - - - - - - - - - - -

执业者的责任就是确认患者存在的所有药物治疗问题。或者，执业者根据大量的证据确认患者目前没有存在任何药物治疗问题。不存在药物治疗问题的结论，意味着患者的所有药物治疗都符合临床适应证，给药剂量方案正在产生预期效果，而且未导致任何非耐受性的副作用。不存在药物治疗问题的结论也可解释为，患者理解、同意并依从所有药物治疗方案和用药指导。此时，最终确定患者无药物治疗问题表示已满足患者所有的药物相关需求，且无需对药品或药物剂量方案进行调整。

　　当患者不存在药物治疗问题时，实施药学监护的执业者需要聚焦保证符合治疗目标，保证患者不会轻易再次发生新的药物治疗问题。提供持续的药学监护需要确保达到和维持治疗预期目标的进程。此时患者不存在药物治疗问题，仍需要制订监护计划和随访评估计划，以确保持续达成治疗目标且不再出现新的药物治疗问题。因此，即使在未发现药物治疗问题时，监护计划和随访评估工作仍然继续进行，类似于每年需要找牙科医师检查我们是否存在新的牙齿问题一样（如龋齿、齿龈炎或牙菌斑过多）。

5.7　如何记录药物治疗问题

　　记录患者药物治疗问题的标准是把确认的每一个药物治疗问题添加到患者的药历记录之中，内容包括病情、疾病或主诉、药物治疗以及药物治疗问题可能的原因。应在每种疾病的监护计划中有效地记录药物治疗问题。解决药物治疗问题的干预措施也与监护计划有关，采取的措施（增加给药剂量、停止药物治疗、预防性增加药物）也需要记录下来。有时记录各种个体（患者、家人、医师、护士）参与解决药物治疗问题也是很有帮助的。

　　在提供药学监护时，记录确认和解决药物治疗问题的经济价值有助于为药物治疗管理服务的经济研究提供依据。记录患者因药物治疗改善而避免诊所看病、专家出诊或住院治疗的病例，可帮助我们解释一项新的或扩展的药物治疗管理服务的成本支出。这些额外的服务管理记录可以与患者的个人监护记录分开维护，并按季度或年度进行总结。药学监护管理系统会保留这些记录，帮助我们进行信息检索、数据整合以及提供所需的总结报告来评估执业者的服务质量，并支持服务的改进和延伸。内容详见第9章。

5.8　本章小结

　　实施药学监护的执业者的责任就是确认、解决和预防药物治疗问题，这也是所有药物治疗管理服务的核心价值。药物治疗问题是临床问题，因为它们影响患者个体的疾病治疗并需要专业判断力来解决。合理评估患者的药物相关需求需要遵循药物的适应证、有效性、安全性和依从性的逻辑规律。药物治疗问题对药学监护实践的重要性怎么强调都不为过。提供药学监护的执业者掌握每种药物治疗问题以及其常见原因是非常必要的。药学监护实践中需要训练有素的思维来指导，执业者首先需要确定患者药物治疗的适应证是否适宜且不存在非必需的药物治疗。然后，执业者可以合理地考虑产品的选择和（或）剂量的调整，以使药物的有效性达到最大化。执业者必须确定尽可能使患者得到安全的药物治疗。再次强调，只有在完全说清这三大首要的药物治疗原则后，然后再考虑依从性和费用问题。

调查发现，执业中就诊的患者数据呈现出有趣的结果。我们注意到，患者依从性问题并不是临床执业中最常见的药物治疗问题，这对于我们很有指导意义，因为最常见到患者要求执业者提供合适的药物治疗来预防和治疗疾病。同样，要注意的是，在当今的医疗卫生体系中，患者因给药剂量不足而未获得预想的治疗目标的情况比因给药剂量过大的情况高出 3 ～ 4 倍。因此，为患者提供的药物治疗剂量不够而未产生治疗效果是许多监护病例的一个主要问题。

确认、解决和预防药物治疗问题的责任就像一个"指南针"，把执业者的临床工作聚焦到众多遇到复杂治疗困境的患者病例上。持续将药物治疗问题归类成七大类才能保证统一提供合理和全面的药物治疗管理服务，最终才能为最复杂的患者制订有效的监护计划。

参考文献

[1] Cipolle RJ，Strand LM，Morley PC. *Pharmaceutical Care Practice.* New York，NY: McGraw-Hill，1998.

[2] Strand LM，Morley PC，Cipolle RJ，Ramsey R，Lamsam GD. Drug-related problems: their structure and function. *DICP*，1990，24(11): 1093-1097.

[3] Kohn LT，Janet C，Donaldson MS. *To Err is Human: Building a Safer Health System.* Washington，DC: National Academy Press，2000.

[4] Smith CP，Christensen DB. Identification and clarification of drug therapy problems by Indian health service pharmacists. *Ann Pharmacother*，1996，30(2): 119-124.

[5] Nickerson A，MacKinnon NJ，Roberts N，et al. *Drug-therapy problems，inconsistencies and omissions identified during a medication reconciliation and seamless care service. Healthc Q*，2005，8(Spec No): 65-72.

[6] Manley HJ，McClaran ML，Overbay DK，et al. Factors associated with medication-related problems in ambulatory hemodialysis patients. *Am J Kidney Dis*，2003，41(2): 386-393.

[7] Simonson W，Feinberg JL. Medication-related problems in the elderly: defining the issues and identifying solutions. *Drugs Aging*，2005，22(7): 559-569.

[8] Roughead EE，Barratt JD，Gilbert AL. Medication-related problems commonly occurring in an Australian community setting. *Pharmacoepidemiol Drug Saf*，2004，13(2): 83-87.

[9] Gordon K，Smith F，Dhillon S. Effective chronic disease management: patients' perspectives on medication-related problems. *Patient Educ Couns*，2007，65(3): 407-415.

[10] van Mil JW，Westerlund LO，Hersberger KE，et al. Drug-related problem classification systems. *Ann Pharmacother*，2004，38(5): 859-867.

[11] Westerlund T. *Drug-Related Problems: Identification，Characteristics and Pharmacy Interventions.* Goteborg: Gotebrorgs University，2002.

[12] Tuneu Valls L. Drug-related problems in patients who visit an emergency room. *Pharm Care Espana*, 2000, 2(3): 177-192.

[13] Mant A. *Thinking About Prescribing: A Handbook for Quality Use of Medicines.* Sydney, Australia: McGraw-Hill, 1999.

[14] Rovers JP. *A Practical Guide to Pharmaceutical Care.* 2nd ed. Washington, DC: American Pharmaceutical Association, 2003.

[15] Hepler CD, Segal R. *Preventing Medication Errors and Improving Drug Therapy Outcomes: A Management Systems Approach.* Boca Raton, FL: CRC Press, 2003.

[16] Rao D, Gilbert A, Strand LM, et al. Drug therapy problems found in ambulatory patient populations in Minnesota and South Australia. *Pharm World Sci*, 2007, 29(6): 647-654.

[17] Cipolle RJ. Drugs don't have doses—people have doses! A clinical educator's philosophy. *Drug Intell Clin Pharm*, 1986, 20(11): 881-882.

[18] Sackett DL, Haynes RB. *Compliance With Therapeutic Regimens.* Baltimore, MD: The Johns Hopkisn University Press, 1976.

[19] Descartes R. *The Formulation of a Rational Scheme of Knowledge in Discourse on Method and the Meditations.* Hanrmondsworth, UK: Penguin Classics, 1968.

[20] Conrad P. The meaning of medications: another look at compliance. *Soc Sci Med*, 1985, 20(1): 29-37.

核心概念

1. 患者评估是为了确认患者的用药相关需求是否得到满足，以及目前是否存在任何药物治疗问题。

2. 在决定患者的药物治疗前，先了解患者的用药体验才能真正了解患者。

3. 只探询与药物治疗决策相关的必要信息。

4. 通常采用相同的顺序系统评估患者的药物相关需求。一是确定药物治疗的适应证是否适宜。二是评估给药方案对适应证的有效性。三是明确给药方案的安全性。只有明确了患者选择或采用的药物治疗是适宜、有效和安全的，才可以有逻辑地评估患者对给药方案的依从性情况。

5. 患者评估的记录，包括执业者对评估患者药物相关需求是否解决的状况以及现存药物治疗问题的描述。

6.1　患者药物治疗评估的目的、具体工作和责任 ----------

评估患者的主要目的是确定患者药物相关需求的实际情况。为了完成评估任务，执业者需要搜集、分析、研究并解释有关患者个人、患者的病情和药物治疗的信息。无论是否正在服用药物，谁都可以有药物相关的需求。

本章介绍了如何将所有这些工作结合起来考虑，进行患者药物相关需求的评估；并使用统一的格式来描述监护标准以及用于患者监护流程评估步骤的相关评判标准。

患者监护流程的三个步骤：① 评估患者用药情况；② 拟定患者监护计划；③ 随访进行用药评估。评估工作是最为重要的步骤，因此，患者评估要求临床人员的投入和患者配合，需要设定标准的话题和问题供执业者在评估患者过程中思考和分析。患者的评估面谈是执业者鼓励患者参与患者监护流程的手段。评估面谈影响到患者监护流程的其他各个环节，甚至影响到双方的沟通交流、信息的准确性、临床的决策、伦理判断、患者依从性、患者满意度、执业者满意度和临床结局。

重要临床概念

患者评估过程应采取一对一的个性化方式，以营造彰显监护患者和以患者为中心的服务氛围。

为了实施富有成效的患者评估，每个执业者必须掌握一些必要的临床技能，包括问诊、聆听和临床观察技能。执业者必须保证持续的自学和自教能力，掌握评估患者药物相关需求的技能。

要想成功，除了具备药物治疗学知识，还必须了解和掌握进行全面评估患者药物相关需求的基本技能，因为在40多年的职业生涯里，一名临床人员将对160000多位患者进行评估[1]。

执业者是否起到应有的作用以及患者能否从执业者的工作中获得最大收益，患者评估的完整性和结构性具有决定性作用。所有的后续工作、临床决策、监护计划、干预决策和评价工作，都取决于执业者是否能够充分评估患者的药物相关需求和确认药物治疗问题的能力。

患者评估需要遵循标准规范，以便执业者在评估过程中做到系统、全面和合乎情理。

患者评估的具体工作和责任如表6-1所示。

表6-1　评估过程中的具体工作和责任

具体工作	责任
与患者面谈	建立治疗关系
从患者用药史和其他医疗记录中采集相关信息	通过了解患者的就诊原因、用药体验、个人信息和其他临床数据，确定患者情况
进行药物治疗评估工作，做出合理的药物治疗决策	判断药物相关需求是否被满足（适应证、有效性、安全性和依从性） 确认药物治疗问题

重要临床概念

在每次与患者评估面谈过程中，建立治疗关系、评估药物相关需求和确认药物治疗问题，这三个责任是同时进行并互相影响的。

执业者在培训时需要花大量的精力来完善每项工作所要求的知识和技能；然而，执业者可以每次只训练一项技能，以免对手边的工作不知所措。

每次评估过程中，药学监护执业者必须搜集信息，通过临床评估和询问技能及药物治疗评估方法的应用，并考虑到患者个人信息、用药体验、免疫接种史、过敏史和不良反应史、用药史、当前病情和药物治疗的相关信息而做出临床决策[2,3]。

药物治疗评估方法通过有逻辑的决策过程指导执业者的工作，对每位患者用药的适宜性、有效性和安全性进行评估，确定患者接受药物治疗的能力和意愿。

患者评估和询问工作是通过两组提问完成的。一组是结构化固定提问，执业者必须学会向患者询问实际情况、罹患的疾病、药物治疗以及彼此关联的状况。另一组提问是有意识地直接询问患者，得到患者的药物相关需求和适当评估所需要的所有信息。学会直接从患者那里有效地采集信息是很重要的。一些基本技能将有助于开展这项最重要的临床工作。执业者应具备合理应用询问患者评估的问题以及分析患者、疾病和用药数据的能力。

现在是一个证明药学监护在患者监护流程中能带来独特利益的绝佳时机（图6-1）。患者存在的药物治疗问题已经在药学监护过程中得到了解决和清晰说明，因此，整个医疗团队就可以一起解决这些问题。明确患者的个体化治疗目标并达成共识，那么监护团队每个成员的付出都将有助于这些目标的达成。详细记录患者的药物治疗结局，以便每个成员可以了解到最有效和最安全的结局。

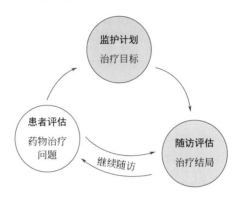

图6-1　患者监护流程在药学监护实践中的独特作用

现在，我们可以开始了解涉及评估个体患者用药的过程了。

6.1.1　监护标准1：采集个体患者的信息

在药学监护中，已经形成了执业者实践的主要工作的标准规范：对患者的药物治疗进行评估、拟订药学监护计划和实施随访评估。这些标准适用于执业者为个体患者提供的监护工作。这些标准规范明确了全科执业者提供药学监护的责任，适用于所有执业地点、各种疾病、患者和药物治疗分类。

本章及随后两章提出了监护标准和衡量指标，执业者由此可以了解在提供药学监护时每个步骤的实践要求。完整的药学监护实践规范见附录1。评估的第一条标准（评估过程共有3条标准）如下。

要求：采集患者相关的特性信息，作为判断药物治疗适宜性的参考。

衡量标准

1.用适宜的面谈技巧来采集患者的相关信息。

2.需要时可向患者、患者家属、看护者及其他医疗人员采集信息。

3.引导患者说出自己的用药体验，作为做出决策的参考。

4.所有信息可以用来描述患者用药状况、健康状况和患者药物相关的需求。

5.由患者的现状、疾病、欲望、需求和偏好来确定所采集信息的相关性和重要性。

6. 取得完整、正确的用药史。

7. 取得完整且准确的当前用药记录，包括适应证、药品、用药剂量和当前监测结果。

8. 信息采集的过程必须有系统性、全面性，且能持续追踪。

9. 仅采集需要的且用得到的信息，不要询问无关的信息。

10. 最好以可重复取得的方式记录相关信息。

11. 所有询问过程与记录的信息都应该确保患者的隐私，并予保密。

6.2　如何与患者面谈

患者和执业者之间互动的首要责任是建立有效的治疗关系，如此执业者才能搜集、分析和使用个体患者的相关信息，了解患者的情况、欲望和需求。面见和问候患者是建立双方治疗关系的重要步骤。

患者是从未谋面的陌生人，你必须面见和问候，描绘出他/她所有的药物相关需求，确认药物治疗问题，制订监护计划，解决问题并达成治疗目标，确保患者每次用药都获得最佳疗效。要实现这一切，重要的是让每位患者得到良好的体验。治疗关系从你第一次面见患者的那一刻就开始了。在患者选择你作为他的药学监护执业者之前，必须让患者感觉到你认可他做你的患者。患者和执业者彼此认同身份是治疗关系的关键[4]。问候患者对于双方都是一种良好的体验。

6.2.1　如何向患者做自我介绍

向患者做自我介绍的方式会传递出一种明确的信息。如果你是一位学生，一定要让患者知道你有专门的辅导导师、指导老师，或有负责提供监护服务且随时可以找到的其他药师。

确定你的称呼。患者通常会按照你自我介绍时的称谓来称呼你。考虑一下你是否想让你的患者称呼你的名、姓和（或）适用的称谓，患者通常会领会你的意图。例如，你可以这样介绍自己：莎莉、莎莉·布朗、莎莉·布朗女士、莎莉·布朗博士或布朗博士。请记住你提供的书面材料可能留有你的姓名，如果能（与自我介绍）保持一致的话，会很有帮助。此外，你的同事和患者监护区域的其他人员也会在患者面前叫你，如果每个人都以相同的称谓叫你，那样就会减少困窘。

合适地称呼患者对于双方建立一种积极而又彼此尊重的关系是非常必要的。对成年人宜称呼先生、女士或夫人，孩子则通常喜欢被叫名字。准确读出患者的姓名对他/她是很重要的。如果你无法确定如何正确地说或发音，问问他/她想要如何被称呼以及他/她的名字怎么念即可。

评估面谈期间，患者可从多个方面感知你的专业技能，包括你的着装和举止，你的评语质量和相关性，引导获取有关信息的能力，倾听意愿，提供有意义的信息、反馈和解释信息的能力，以及你的态度和自信程度。如果你做好充分准备，面谈过程中能帮助到你的患者，你也会发现你的患者会乐于提供信息，以开朗的态度认可并欣赏你的工作。

6.2.2　设置与患者面谈的工作环境

评估面谈是针对患者个人的，涉及患者敏感信息的交流。你的工作环境反映出你本人以及你作为一名执业者的品味。必须为你的患者提供一个全私密或半私密的空间来评估患者的药物相关需求。与体检不同的是，患者药物相关需求的评估很少要求提供一个完全私密的空间，一个让患者感觉舒适并确保他人无法听到谈话的环境就足够了。然而，有些患者需要跟你私下谈论一些与药物相关的问题，为此，设置一个完全私密的地方是明智的。全私密或半私密的区域必须与所在机构的商业业务区分开（Minnesota Statute 256B. 0625 Subd. 13h，2005）。

请保持面见患者的区域整洁有序。这是患者的空间，不属于你自己。区域里应只放置用来帮助患者的材料，例如宣传册、患者记录、互联网连线、样品药物或用于示范用法的用药装置。如果这类物品你有很多，在患者监护区域只存放最小量即可。请记住，区域内的绝大多数物品对患者都是陌生的，评估面谈时可能会让他们分心。

一次全面的患者评估要求执业者把精力集中在患者身上。首先，你要关注患者和他的需求。这意味着你的个人感受，你一天的安排，你所想、所做和将做之事，都应置之脑后。患者来找你，就需要对每位患者全神贯注地投入。患者相信你会不遗余力地给予帮助，患者相信你能关注到他的健康，相信你有知识和技能去帮助他，他需要感到放心并且知道此时你全力帮助他解决可能存在的任何药物相关问题。

6.2.3　如何记录与患者谈话的内容

评估期间，通常需要做些笔记。有时你可能想要逐字记录患者叙述的用药体验。患者的用药记录是执业者必须做到的基本监护规范。重要的是，要让患者对此感到自在。请花点时间向患者解释记录的必要性，记录应真实反映患者用药的实际变化情况。

应向患者保证你做的所有记录均为保密。只有做好记录才能作出正确的决策和提供合理的建议。如果信息错误或不全，即使周密的决策也可以变成错误的决策。当使用计算机做监护记录时，请注意不要只关注电脑而忽视了患者的感受。一旦你把药学监护记录信息化，你就会发现只需要做很少的记录。

6.3　如何与患者沟通并引导患者说出实情 ------------------

评估期间，需要从患者那里采集大量的信息。关键要搞清楚哪些信息与患者病情相关，从而只需搜集想用的信息，否则会浪费时间和资源。患者用药评估所需要的信息见表6-2。

表6-2 评估所需要的患者用药信息

患者个人信息	患者用药体验	临床信息
年龄	患者服药态度	患者的就诊原因
身高和体重	患者对用药的想法、理解、信念和顾虑的描述	患者的相关病史
性别	患者的用药行为	患者的相关用药史
妊娠状态	过敏药物	既往失败的治疗
居住条件	药物不良反应史	既往成功的治疗
工作	其他特殊需求	系统评估
联系方式	社交性药物使用状况（咖啡因、烟草、酒精）	评估药物副作用
地址	当前所有病情的用药记录	确定其他问题
电话	适应证	相关化验结果
邮箱	药品	评估有效性
	给药剂量	评估安全性
	治疗结局	

所有这些信息在患者就诊时都必须记录在案。然而，由于每位患者不同，对这些信息类别的详细程度要求也有差异。

6.3.1 如何开始与患者沟通

实习执业者首先面临的两个挑战是要知道哪些信息对患者有用，以及如何有效地采集患者个体的必需信息。影响药物治疗应用和治疗结局的患者个人特征信息就是有用的信息。有效采集信息是指善于巧妙运用开放式问题引导患者说出实情，再转入有关问题去寻找足够的细节线索，以便作出必要的临床决策。

启发式询问通过鼓励患者陈述自己各方面的顾虑和疑问，帮助患者积极参与用药的评估过程，最终有效地评估患者的需求和存在的问题，采集更全面的信息，获得患者更好的满意度，促进患者依从性的提高，达到更积极的治疗结局。

以下的开场白可用于把你的期待告诉患者：

- 今天，我想和您谈谈，了解一下您的整体健康状况和具体的用药信息，这样我们就能更好地满足您的需求。
- 今天，我们会评估您的所有药物治疗方案，这样可以确保您的所有用药得到预想的结果。

请记住，你的主要目标是确定患者的想法和需求。你会发现开放式问题对于大多数评估面谈是有帮助的。开放式问题是要问出现什么问题、何时出现、为什么出现、在哪里发现、谁出现问题以及如何发现的，让患者充分反馈并完整地陈述他的需求、想法、顾虑和经历[1,5,6]。

你需要从患者那里了解的首要信息是患者前来就诊的原因。下列问题有助于开始这次讨论：

- 今天我能为您做什么？
- 今天我如何能帮您？

如果你曾经向这位患者提供过监护服务，你可以这样开始今天的评估：

- 很高兴您今天能来看我。请告诉我，自从上次我们谈过后，您感觉怎么样？
- 请告诉我，您觉得新的用药对您效果如何呢？

6.3.2　患者就诊的原因

重要临床概念

　　患者就诊的主要原因主导了执业者的评估过程。其原因是多样的，可能是必须使用药物治疗以控制一种病痛、一种疾病、一次不适、一个疑问、一点顾虑，或已经出现的一种新的病症。

　　患者对就诊原因的主要意见对于评估患者的药物相关需求来说是至关重要的信息，这样的表述通常应直接记录。

　　患者的主要顾虑是以患者为中心的评估应重点关注的。患者用药体验的部分问题是这次就诊的主要原因，也是患者眼前最关注的问题，你必须做到患者至上并予以充分重视。这是你现有的最新信息，其他既往的信息可能也有价值，但真正有用的信息可以从患者眼前就诊主诉的问题中找到。

　　现病史呈现的信息就是确认患者药物治疗问题需要的最基本信息。必须再次强调的是，患者本人和患者对自己病情的意见有助于指导评估和确定药物治疗问题。这类似于医师评估患者，确定临床问题，即诊断。在患者的现病史中涵盖了大量的信息，包括疾病的严重程度、发病的背景、发病地点、诊断的质量、耗费的时间、缓解因素以及伴随体征和症状[7]。

　　在患者评估面谈期间应采集所有相关的信息，但临床人员却很少按照严格的步骤评估患者，理解这一问题是非常重要的。患者提供信息的顺序和深度是很有意义的，临床人员必须具备足够的灵活性与患者一起追踪出现的问题，随后在面谈时，返回来获取可能需要的附加信息。这就是为什么需要每位药学监护执业者必须完全熟悉药物治疗评估方法的所有环节。

　　做到这一步的最有效方法是允许患者用自己的语言表述他的病情，在患者的理解能力和相关认知范围内，挖掘对药学监护有用的信息。执业者必须引导患者在陈述病情时做到清晰、完整和详细，以便做出药物治疗的决策。执业者经常试图完全掌控评估面谈的局面，但这种情形容易导致执业者漏掉那些对患者评估来说非常重要的因素。

假如只有你在说，而患者却不说，你就得不到新的信息。作为实习执业者，你正在学习一种思考和决策的新方法，以患者的最大利益来评估他们的疾病和用药问题。学习新的思维与行为方法，有时需要时间和练习。当你获得更多的知识和经验，你将变得更自信和更有效率。需要在每一次机会中积累经验，需要把你已经学到的和知道的内容充分融会贯通。抓住与患者相处的每一个机会，从他/她独特的用药体验中尽可能多地学习：什么是有效的、为什么失败了、他们喜欢什么、不喜欢什么以及为什么。把从他们谈论的情况中得到的信息变成你的临床经验，最初是很难的，但都要从患者药物治疗的评估面谈开始学起。

在患者评估初期，探查患者就诊的主要原因时，你应尽力理解解决这一问题对于患者的重要性。你需要确定病症是何时发生的、先前治疗的措施以及先前治疗方法得到的结果或结局，你常常需要去探讨患者为了解决自己的病症采取的自我药疗措施。如果患者在既往的治疗中成功率不高，你就需要了解患者对药物治疗的信心如何，以便确定是否可以自信地建议患者继续治疗。另一方面，如果你的患者尝试了药物治疗但几乎无效或疗效不好，你必须意识到，重复同样的药物治疗或推荐延续相同的用药将对治疗关系具有消极的影响，并可能导致患者依从性变差。

患者表现出的症状、体征、疾病、病情或问题的信息是其余评估的工作重点。患者的主诉、疑问或疾病应作为评估的起始和结束。它将使你重视你的询问，并开始将患者的其他特异数据（正是你需要收集的）相联系。此外，要得出评估结论时，必须告诉患者你对存在的主要问题的临床判断。

6.3.3 患者的个人基本信息

每位患者的个人特征信息为临床提供了分析和判断的依据，但需要把患者的基本信息作为特定的个体信息。评估患者个人信息的目的是为了在评估时确定患者的身份和基本情况信息。目标是观察并引导患者，以采集与药物治疗决策相关的患者个人的特征信息。在你开始建立双方的治疗关系后，应先了解患者的用药体验，再了解患者决定是否服药以及服药时间的情况。

重要临床概念

患者的个人特征及其对用药体验的理解是以患者为中心的执业行为中必须考虑的因素。

患者的个人基本信息包括反映患者特征的个性信息。这个患者是谁？患者的特征是什么？与你见过的上一个患者相比，这位患者有哪些不同的药物相关需求？相关信息包括有益于药物治疗的选择和个体化、剂量、说明、建立治疗的目标，构建监护计划和建议生活方式改变等所有数据。这些信息还可用于确定最优时间、方法和随访的频率，以评估实际药物治疗的有效或无效结局。

评估需要的患者个人信息，可以只收集几组重要的统计信息，也可以深度收集和分析信息，以便针对患者的药物相关需求做出个体化的临床决策。最初的患者个人信息通常包括年龄、性别（以评估风险因素包括妊娠）、身高、体重、民族、文化、语言，以确保有效的交流和理解。

（1）患者年龄

在提供药学监护时，年龄是重要的人口统计信息，因为其常常用于药物治疗适应证的确认及药物治疗方面的选择，年龄还涉及不同年龄组药物品种和剂型的选择，以及给药剂量指南的制订。对于7周龄的婴儿患者、7岁的儿童患者和70岁的老人患者来说，药物治疗肺炎的方法是完全不同的。最好根据出生日期确认并记录年龄，以便持续更新患者的年龄，因为逐年都要向患者提供监护服务。

在我们的数据库中就患者数据而言，女性占63%，男性占37%，年龄范围为1～101岁，平均年龄为63岁（中位数＝66岁）。图6-2显示了这些患者的年龄分布（以5岁为年龄分组）。

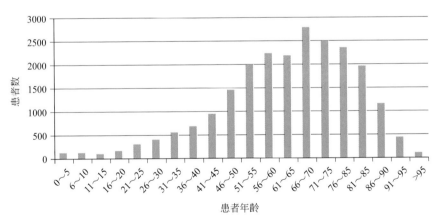

图6-2　**患者的年龄分布**（共有22694名患者，年龄中位数=66岁）

（2）身高和体重

应该记录每位患者的身高和体重，以便用于给药剂量的个体化。许多情况下，目测体重就足够了，但对于极度肥胖的患者、婴儿和儿童，以及需要按体重精确计算剂量时，必须知道患者的准确体重。

很多关于药物给药剂量的文献所用的正常或成人平均体重是70kg和体表面积为1.73m²。相比总体重或实际体重，去脂体重或理想体重对于药物给药剂量往往是更好的决定因素，尤其对于肥胖患者。如果体重指数（body mass index，BMI）在 $25 \sim 29.9\text{kg/m}^2$，可认为是超重；如果 $BMI \geqslant 30\text{kg/m}^2$，可认为是肥胖。去脂体重可用于药物个体化使用的剂量估算。可按身高和体重的方程，运用简单方法来估计去脂体重、BMI 或体表面积（表6-3）[8,9]。

表6-3　成人的体重、BMI 和体表面积的计算公式

男性的理想体重 $(\text{kg})=50+0.91[$ 身高 $(\text{cm})-152]$
女性的理想体重 $(\text{kg})=45+0.91[$ 身高 $(\text{cm})-152]$
$BMI(\text{kg/m}^2)=$ 体重 $(\text{kg})/$ 身高 $(\text{m})^2$
体表面积 $(\text{m}^2)=\sqrt{身高 (\text{cm}) \times 体重 (\text{kg})/3600}$

（3）生活状况

患者的生活状况常常是决定药物相关需求的一个关键因素。谁和患者住在一起，谁照顾患者？患者家里是否有孩子居住，是否需要考虑因孩子年龄过小而存在的不安全因素（装有防儿童开启的瓶盖，药物的存储）？患者是和他/她父母、配偶或其他重要的人居住？他/她是一个人住吗？谁照看患者服药和作出医疗决定？其他家庭成员有某些疾病史、病痛，或者可能消极地影响患者药物治疗结局（冠心病、抑郁症、过敏症）的其他风险因素（吸烟、饮酒、进食障碍）吗？

在患者评估期间，收集家庭背景、医疗保险和患者居住的一些其他特殊需求，也是很有帮助的。

下列提问有助于更好地了解患者：

- 您的家庭情况怎么样？
- 您做什么工作？
- 家里还有其他人生病吗？
- 在服药时，您从其他家庭成员那里得到多少帮助？
- 来这里就诊，您是坐什么交通工具来的？
- 对于报销您需要的药物，您的保险有什么问题吗？

患者的职业和社会经济状况对于药物相关需求和随后的治疗结局会有巨大影响。患者的职业会使他/她罹患某些疾病、受伤或出现药物治疗问题的风险增加吗？如果患者是商业航空公司的飞行员或长途运输的卡车司机，而下一位患者是一名专业音乐家或图书管理员，止咳或感冒药中抗组胺成分引起的嗜睡对这两位患者的影响是截然不同的。

（4）妊娠和哺乳

执业者常会面对咨询有关妊娠期或哺乳期患者用药的安全问题。在这些情况下的决策，需要权衡药物治疗对母亲的益处与对发育中胎儿或婴儿之间的风险。

当对妊娠期患者进行评估时，执业者应记录预产期。大多数妊娠女性知道她们的预产期，这使得执业者能够在后续的评估中确定患者处于妊娠的哪个阶段。尽管很难预测（药物）对胎儿的危害；然而，在妊娠的头三个月，暴露在有害的药物下是很危险的。

对于妊娠期或哺乳期的用药，我们经常缺乏足够的数据和明确的答案，因为对这类情况的用药研究甚少，结果也很难收集。药物对胎儿影响的新信息量越来越多，药物对胎儿构成的风险已划分为A类、B类、C类、D类或X类。由美国食品药物监督管理局（FDA）使用的这个安全性分级，最低级别的风险是风险因素A类，在妊娠期可以安全应用；X类通常已有大量的药物致畸证据[8,10]。每个类别描述见表6-4。

表6-4　妊娠期用药的危害等级①

A类：在设对照组的药物研究中，妊娠头3个月的妇女中未见药物对胎儿产生危害的迹象（并且也没有在其后6个月妊娠中具有危害性的证据），该类药物对胎儿伤害甚微
B类：在动物生殖研究中未见到药物对胎儿有不良影响，并未进行孕妇的对照研究；或是在动物生殖研究中发现药物有副作用（并非生育力降低），但这些副作用并未在有对照的妊娠头3个月的妇女中得到证实（也没有在其后6个月具有危害性的证据）
C类：动物研究证明药物对胎儿有危害性（致畸或胚胎死亡等），或尚无设对照的妊娠妇女用药研究，或尚未对妊娠妇女及动物进行研究。本类药物只有在权衡对孕妇的益处大于对胎儿的危害之后，方可使用
D类：有明确证据显示，药物对人类胎儿有危害性，但尽管如此，孕妇用药后绝对有益（例如用该药物来挽救孕妇的生命或治疗用其他较安全的药物无效的严重疾病）
X类：对动物或人类的药物研究或人类用药的经验表明，药物对胎儿有危害。而且孕妇应用这类药物无益。因此禁用于妊娠或可能怀孕的患者

① http://www.safefetus.com/fda_category.asp.

用于治疗目的的绝大多数物质能够从母亲到达胎儿。一般来说，小分子物质主要依靠浓度梯度自由扩散透过胎盘。对母乳喂养婴儿者来说，必须评估用药安全性对婴儿的潜在危险。对这些哺乳期的患者，虽然我们常常必须通过相关药物数据来来推断风险和受益，但特定药物引起的风险一般是非常清楚的。如果这种药物通常可以安全地直接给婴儿用，那么通常也认为可安全地给哺乳期母亲使用[10]。表6-5列出了常用药物的妊娠期服用的风险水平。

6.3.4　如何理解患者的用药体验

理解患者的用药体验对于提供以患者为中心的监护服务是必要的。患者的用药体验是制订患者临床决策的个人依据。理解越透，决策就越好，管理患者的用药就越有效。在第4章中详细探讨了患者用药体验对药物治疗管理的意义。因此，我们期望药师应该比医疗团队的其他人员更深刻去理解患者的用药体验。

（1）患者的描述

没有完全相同的患者用药体验。即便患者从未服用过任何药物，也会受到朋友、家人或者媒体的影响，对药物治疗持有自己的态度或信念。

重要临床概念

患者的用药体验是用于评估患者药物相关需求的最具体信息。

表6-5　常用药物对妊娠的风险排行[①]

序号	药物	妊娠危险分级
1	氢可酮+对乙酰氨基酚	C
2	赖诺普利[②]	C
3	辛伐他汀	X
4	左甲状腺素	A
5	阿莫西林	B
6	阿奇霉素	B
7	氢氯噻嗪	B
8	苯磺酸氨氯地平	C
9	阿普唑仑	D
10	二甲双胍	B
11	奥美拉唑	C
12	阿替洛尔	D
13	口服呋塞米	C
14	酒石酸美托洛尔	C
15	舍曲林	C
16	酒石酸唑吡坦	C
17	琥珀酸美托洛尔	C
18	羟考酮+对乙酰氨基酚	C
19	口服泼尼松	C
20	氢溴酸西酞普兰	C
21	布洛芬	C
22	氟西汀	C
23	加巴喷丁	C
24	华法林	X
25	曲马多	C

续表

序号	药物	妊娠危险分级
26	氯硝西泮	D
27	赖诺普利+氢氯噻嗪②	D
28	劳拉西泮	D
29	头孢氨苄	B
30	环苯扎林	B
31	阿莫西林/克拉维酸钾	B
32	复方新诺明（甲氧苄啶/磺胺甲噁唑）	C
33	盐酸环丙沙星	C
34	氟替卡松鼻剂	C
35	氨苯蝶啶+氢氯噻嗪	C
36	普伐他汀	X
37	盐酸曲唑酮	C
38	右丙氧芬+对乙酰氨基酚	C
39	阿仑膦酸盐	C
40	非索非那定	C
41	洛伐他汀	X
42	卡维地洛	C
43	帕罗西汀	D
44	美洛昔康③	C
45	地西泮	D
46	盐酸雷尼替丁	B
47	氟康唑	C
48	萘普生	C
49	多西环素	D
50	阿米替林	C

① 来源：SDI/Versipan，VONA，full year 2009，Drug Topics Resource Guide。
② 厂商认为赖诺普利对妊娠头3个月的妇女属于C类，在其后6个月的妊娠中属于D类。
③ 厂商认为美洛昔康在妊娠早期属于C类，在妊娠≥30周后属于D类。

患者的用药体验包括患者的偏好、态度，自己对药物治疗的一般理解、顾虑，预期结局的期待和患者用药的行为。评估的初始目的是要理解患者的偏好、用药的态度和影响决策过程的程度。患者最终会决定是否用药以及如何服药。

对患者偏好、需求、期望和顾虑的理解是后期患者评估、监护计划和随访评估中绝大多数工作的基础。重要的是提醒自己，对患者的这些早期印象是非常重要的，这反映了患者看待疾病和问题的态度和想法。你可能会发现一些其他更重要或更关键的问题，但总是会回到对患者的最初印象，因为那是患者用药决策过程的基础。你的临床决策、印象、建议和知识，与患者用药体验的观点有关。请记住，你理解患者的用药体验越透彻，就越有可能积极影响患者的观点。药物治疗管理服务的主要目标就是改善患者的用药体验。

询问患者用药体验时，发现的信息实际上会指导你后续的所有思考和提问。为了产生积极的影响，你需要评估患者对自己病情的全面理解以及药物治疗的最佳状况。了解患者的理解能力，帮助自己确定必须提供的附加信息和教育内容。

在评估时，需要询问和判断下列问题：

- 患者对自己的疾病、药物治疗和治疗说明的理解状况如何？
- 患者对自己的健康状况或病情，特别是药物治疗，有什么顾虑吗？
- 对于副作用、毒性反应、不良事件或过敏，患者有什么顾虑？
- 患者对于自己的药物治疗有哪些不满？
- 对于药物治疗，患者有什么独特的个人偏好？
- 患者的期望和目标是现实的和可实现的吗？
- 患者想参与到自己的监护的积极程度如何？
- 患者对于药物治疗的费用、诊所看诊、住院治疗或治疗失败的关注程度如何？

你要询问患者，希望从药物治疗中获得或达成什么。患者的治疗目标是什么？你还需要确定患者的期望是否现实。询问这些重要问题的临床判断状况，是帮助建立患者的信息范围；你需要完全理解患者的用药体验，并开始与患者建立一种更为积极的治疗关系。患者的用药体验由三个部分组成：① 患者描述自己对健康状况和具体药物治疗的想法、需求、担忧、理解和信念；② 患者的用药史；③ 患者当前用药记录。

（2）用药史

对患者用药史的全面评估，包括免疫接种、社交性药物的使用情况、过敏史、不良反应、其他特殊需要以及相关用药史。

① 免疫接种记录　即使到今天，大多数患者监护的记录文档系统和实际的许多电子医疗记录系统还无法处理个体的免疫记录。在美国，追踪体质孱弱的儿童以确定其免疫接种的责任大部分放在学校系统。然而，药学监护执业者的主要职责之一便是预防，评估患者的免疫史是评估步骤的必要组成部分。

除了干净的水、环境卫生和营养支持外，对于预防疾病，现代医疗卫生的最有效机制就是免疫接种。如果患者正确接种疫苗，可以有效地预防疾病，如脊髓灰质炎、流行性腮腺炎、白喉、破伤风、百日咳、风疹以及众多类型的肝炎和流感等疾病的发生。免疫接种标准在全世界各不相同，但通常旨在确保足够的疾病预防以免流行。确保患者充分接受免疫接种，当然是医疗保健的优先事项，也是药学监护实践中的主要监护责任。免疫接种建议因年龄、风险因素、地理条件不同而有所不同

（http：//www.cdc.gov/vaccines/）。目前有专门用于家庭和父母的免疫接种，因此需要让整个家庭能够理解推荐的接种计划（http：//www.cdc.gov/vaccines/who/ teens/for-parents.html）。

② 社交性药物使用状况　在药学监护下，药物使用的含义是相当广泛的，但更多的是指治疗性用途。了解你的患者接触咖啡因、尼古丁、酒精和成瘾药物的情况，可以避免有害的药物相互作用、剂量错误，甚至是毒性反应。当对患者进行药学监护时，需要评估患者使用或接触的这些物质，并判断接触这些物质对个人的身心健康可能产生的影响。

这些社交性药物的使用也许是患者很想戒掉的一种不良习惯，如果是这样，你会是满足患者药物相关需求的宝贵资源。

当询问烟草使用情况时，你可以问：

- 您曾经或者现在吸烟吗？
- 您觉得戒烟很难吗？
- 您能形容一下过去试图减少吸烟或者想戒烟的情况吗？

有效的戒烟计划和广泛可用的产品，可以对患者的生活质量和治疗结局产生积极的影响。2006年苏格兰进行的全面无烟立法不仅减少了酒吧员工呼吸道症状的发生率，而且大大降低了学龄前和学龄儿童的哮喘住院率[11]。药学监护执业者可以提供这种服务。此外，并发症的不良结局，尤其是呼吸系统疾病和心血管系统疾病，往往可以通过全面的评估和管理患者的吸烟和（或）饮酒状况给予预防。同样，经常接触成瘾药物和伴随耐受、戒断症状、自欺欺人、丧失意志力和注意力扭曲等成瘾行为，可以将患者置于危险的境地，而遭受严重的医疗、金融、依从性或其他药物治疗的问题。在评估社交性药物使用状况时，要保护患者的隐私，这一点至关重要。只收集和记录做出药物决策相关的信息。

③ 过敏及不良反应　"首先做到不伤害"是所有医疗执业者的宗旨。患者的药物过敏史和药物不良反应史是任何患者药物相关需求评估的必要组成部分。此信息将有助于患者的风险管理，从而预防未来的药物治疗问题。区分药物过敏反应和不良反应之间差异的原因是，你如何定义风险将决定你如何制订药物治疗决策，以解决或预防药物治疗问题。

例如，如果患者对青霉素有过敏反应史，通常意味着未来让他接触青霉素（或相关的产品）是不安全的。如果让青霉素过敏的患者重复接触含有青霉素的产品可能会危及其生命，这样做，就等于直接让患者承担已知、严重以及可能危及生命的过敏反应的风险，这可能包括类似过敏或过敏反应。

药物不良反应史常常是患者在过去服用某种药物出现的不适或不良作用。这些反应的类型要重点记录，以便你和其他人为患者提供监护时可以思考再次使用特定药物的利弊问题。在大多数情况下，如果出现药品过敏反应，那么患者未来就不应该再服用该药物或相关药物。然而，如果患者用药后遭受了药品引起的不期望的副作用，但不认为是过敏反应，那么，将来在用药决策时，尽管过去有过不良反应，仍有可能认为是合适的药品。

例如，如果患者在服用红霉素治疗皮肤感染时经历了恶心和胃不适症状，那么未来为该患者选择抗生素时你需要考虑这种不良反应。然而，这种不良反应并不一定排除使用红霉素或大环内酯类抗菌药来治疗患者的未来感染。只要你正确评估和记录患者服用红霉素首次出现的恶心为不良反应，而非过敏反应，红霉素当然还是可以被认为是一种可行的治疗药物。

若从临床上重点区分过敏反应和其他可预测的药物不良反应，你需要熟悉药物过敏反应的症状表现、发生时间和涉及的常见药物。同样，你需要熟悉常见药物的不良反应，尤其是那些可以通过有效调整剂量或用其他手段控制其发生、未来不需要患者停止服用的药物。

就药品的不良反应来说，必须评估患者是否真的无法耐受药物或特殊剂型，患者是否还有可能再次服用这种特殊药物。

这些问题可能有助于引出这个重要的信息：

- 在您服用该药时，发生过什么反应吗？
- 当您停止服用该药物时，发生了什么吗？
- 您曾经再次服用过同样的药吗？

④ 健康提示、健康援助和特殊需求 很多患者有一些特殊的或独特的需求，必须确认和纳入特殊药物治疗要求的评估。这些通常包括身体的局限性，如视力和（或）听力障碍，这可能需要打印比平常字号更大的说明，或者是面对面的后续随访而不是电话交流。需要通过隐形眼镜或眼镜矫正视力的患者可能会喜欢较大或较粗字体的说明，可能对新产品，或隐形眼镜技术的进步，或可用的镜片护理产品更感兴趣。

尽管患者的一般描述通常包含身体特征，如年龄、性别、种族、民族、身高和体重，但注意到其他显而易见的特征，如紧张和口吃、听觉或视觉障碍，也可能会很有帮助。在给患者或其他家庭成员努力解释复杂的用药说明时，关注一下言语或沟通的困难可能是有帮助的。

语言差异和文化背景的不同会妨碍我们对患者用药体验的理解、实现积极治疗结局，患者可以从传译者那里间接受益，如果传译者可以评估患者的药物相关需求的话。所以，使用一个训练有素的传译人员可能优于选用家庭成员，因为家庭关系可能会干扰必要信息的沟通。

必须注意患者的肢体障碍，包括需要手杖、助行器或轮椅，这可能需要家访、送药服务或药物和医疗用品的邮递服务，以确保患者得到所有的支持和所需的关怀。

⑤ 相关用药史 患者在过去（通常指过去6个月内）使用的药物治疗可以提供有用的信息。评估既往的药物治疗有两个主要原因。首先，目前的病症是否得到过

治疗；如果得到过治疗，治疗结局即结果如何。一个执业者可以得到的最好信息是，患者已经用过某种药物治疗，而且对于相似病情是有效的。如果之前有效，那很可能会再次有效。

既往药物治疗的其他用处，是帮助确定患者是否经历了任何治疗的失败和药物的副作用。如有，重要的是不再让患者重复接触那些已经治疗失败或造成伤害的药物。搜集全面的用药史将有助于执业者避免重复错误、治疗失败及既往副作用。如果过去给患者造成过伤害，那么再次使用则可能造成更严重的伤害。

最有用的是，既往药物治疗的信息应包括药物适应证、实际采取的药物治疗方案、治疗效果和治疗中止的原因。对于很久以前采用的药物治疗，往往很难搞清确切的剂量和给药间隔，有时确切用药日期也分不清楚。

这些问题可能有助于引出这个重要的信息：

- 您过去服用此药，感觉有效果吗？
- 您过去服用此药，感觉怎样？
- 您再次服用同样的药，这次觉得怎么样呢？
- 这次给您服用相同的药物，只是调整一下用药剂量以便达到更好的效果，您觉得这样如何？

（3）当前用药记录

为了让药物治疗决策合理有效，必须评估患者当前的病情和目前的所有药物治疗情况。患者的用药记录包括：药物适应证；患者针对此适应证服用的所有药品；尤其是患者实际服用的情况；患者得到药物治疗的效果。有关患者个体这四项的所有信息，是合理评估患者药物治疗有效性和安全性必不可少的。

① 药物（处方药、非处方药、草药）　完整的用药记录是最有用的，它应包含所有的处方药、所有非处方产品、专业（药物）样品、来自朋友或家庭成员的药物、维生素、营养补充剂、家庭偏方、传统药物以及天然疗法和顺势疗法。事实上，它包括患者用于治疗的所有产品。全面的评估工作需要询问患者可能用于治疗或预防服用的维生素或矿物质、非处方的咳嗽和感冒制剂、泻药、抗酸药、外用药膏、霜剂或乳剂、口服避孕药、阿司匹林、对乙酰氨基酚、布洛芬、膳食或草本补充剂。因为这些产品中有些是常规使用的，许多患者并不认为它们是用于治疗，这需要在全面评估时考虑到并直接询问。

重要临床概念

确定患者服用每种药品的正确适应证，即相关的病症、疾病与药物之间的关联性，是药学监护必做之事。

如果不知道为何用药（针对适应证），就不能评估药物的有效性。对许多患者而言，也许是首次见到执业者出面收集、整理、评估并记录用药的适应证和相关药物治疗。这些数据不仅对药学监护执业者很珍贵，对医疗、护理、急诊和牙科执业者以及其他医疗人员也很珍贵。

全面的用药记录，将成为你对患者的药物相关需求做出临床决策的核心信息。最有用的是，用药记录应阐明患者所用药物治疗的适应证、药物和剂量，以及患者对每个用药方案的疗效反应。这是通过确定患者、疾病和药物这三个重要信息类别之间的基本关联性来完成的。合理的决策和有效管理患者的药物治疗需要这三种类别的信息。

回想一下当前疾病的基本情况：

- 适应证：正在使用药物治疗或阻止的目前病情、发生疾病、体征和（或）症状。
- 患者正在服用的药物。
- 患者实际使用的给药方案。
- 治疗结局：患者对药物疗效的反应，即到目前为止实现预期治疗目标的进程状况。

举例 "通过过去4个月每天早晨服用25mg氯噻酮，患者高血压已经完全得到控制"。

举例 患者为了预防怯场，在公共演讲1小时前，口服20mg普萘洛尔，显示对他有效。

② 适应证 如果药物没有适应证，那它就仅仅只是一瓶药片而已。评估患者服用的所有药物，需要足够的信息和条理清晰以及全面的思考过程。必须确认和记录患者服用的每种药物的临床适应证。药物治疗的适应证概念特指涵盖患者可能需要进行药物治疗的所有临床理由，适应证的概念远远比简单的一次诊断或一种疾病的意义更为广泛。

诊断是医学法律术语，主要由医师用来描述他/她对患者病理或疾病的最佳医学判断。通过面见患者、进行面谈病史和体格检查、采集和解释所有有关的化验结果，有时还要与同事商议后，医师才能确定临床的诊断。我们使用的药物都是医疗卫生体系广泛应用的。

临床适应证是把患者个体信息与疾病（即病痛）信息结合起来。因此，适应证是专指患者独有的病症。患者可能服用的是常用来治疗高血压（适应证）的赖诺普利，但是如果她是孕妇，赖诺普利可能就是禁忌的。只有理解患者的适应证，才能评估患者用药的有效性和安全性。

药物对于整个医疗卫生体系具有多种用途。我们使用药物来预防疾病（流感）、治疗疾病（乳腺癌）、延缓疾病发展（糖尿病）、纠正化验指标异常（低血钾）、缓解不适（恶心）、减轻疼痛（止痛），或用于辅助诊断（如磁共振成像时的用药）。这些情况都是考虑药物治疗的临床适应证。在药学监护实践中，适应证的术语是描述患者正在服用或需要服用一种药物的临床理由，这常常不同于 FDA 使用的适应证术语。因此，FDA 和制药业限制适应证术语的使用，仅指依据业界提交和FDA评估审查的数据，已批准的产品标签和上市销售的说明。事实上，当一种产品用于未经FDA 批准的临床病症，则被称为"超适应证"使用。这不应与临床应用的适应证术语混为一谈。在实践中，适应证术语是执业者、处方者、和（或）患者决定使用该产品的临床病症［注：这种用法FDA 可能批准也可能未批准，所以它（从某种意义上说）可能是"超适应证的"，也可能不是］。

我们经常在明确诊断前就开始了药物治疗，有时也会使用药物来协助确定诊断。药物治疗还用于缓解其他治疗带来的不适。在疾病呈现体征和症状或证据之前，也会使用很多预防性药物。

因此，适应证的应用远远超出疾病或医学诊断，应包括下列药物治疗的用途[12]。

- 治愈疾病或病痛。
- 预防疾病或病痛。
- 减缓疾病或病痛的进程。
- 补充营养、电解质、激素或其他。
- 纠正异常化验结果。
- 缓解不适或暂时减轻某种疾病的症状和体征。
- 辅助临床诊断。

患者评估期间，至关重要的是，必须核实每种药物的预定适应证与合适的药物之间的相关性，患者服用的所有药物都需要存在这种关联性。主观猜测患者用药的适应证既无效也不安全。普萘洛尔，常用的β受体阻滞药，可用于治疗高血压、特发性震颤、肥厚性主动脉瓣狭窄、嗜铬细胞瘤、稳定型心绞痛和心动过速，也用于预防偏头痛。

只有知道患者预定的适应证，才能评估药品的有效性。大多数药房赔付申报的数据不包括药物的适应证；因此，确定适应证并评估适应证的临床适宜性，应成为执业者的责任。

设立治疗目标需要临床适应证，而评价治疗结局需要治疗目标。确定和评估适应证的适宜性是指导药学监护流程其余步骤的基础。拟订监护计划依赖适应证的确定，所有后续的评估也是如此。识别和确定适应证是否在临床上符合患者的病症，是药学监护评估中所做的第一个临床判断。

患者的药品来源可以不同，包括购买非处方药品（即OTC）、使用医师赠送的样品以及直接从朋友或家庭成员那里获得的药物，由朋友和家庭成员提供的样品和药品大约占了患者用于治疗疾病产品的5%。

需要评估整个药物治疗的适宜性，包括药品、剂型、患者的预期给药方案、实际服用的剂量、服用方法和治疗的持续时间。还需评估患者何时开始进行特定药物治疗，如果可以的话，在记录用药情况时考虑药物何时停止或何时应停止也是很重要的。

用药记录还包括临床人员对每种药物治疗方案的有效性和相关副作用的简短举证说明。对于每个适应证及药物组合，必须评估正反两方面的治疗结局。在大多数情况下，执业者在做出临床决策时，最有影响力的决定因素是患者个体给药方案的实际有效性或毒性的直接证据。因此，评估每个患者药物相关需求时，必须考虑和记录任何表明药物治疗效果的证据，无论是成功的还是失败的。

重要临床概念

完整的用药记录应根据治疗的适应证进行整理记录，包括治疗结局的临床证据。

这种全面而有条理的个人用药总结，在医疗卫生体系的其他地方都很少见。不仅对药学监护执业者，也对参与监护患者的其他医疗人员都是一种有价值的临床文件。此外，当你向患者提供一份条理清晰的有关他们用药所有信息的副本时，患者会表示感谢和赞赏。既往的经验表明，当这份记录作为拟订个性化的药学监护计划的一部分时，患者的反应是非常积极的。

（4） 患者信息的收集

疾病状况　接受药物治疗管理服务的患者组（$n = 22694$）中，51%的患者有5种以上的疾病需要用药治疗。20%的患者有10种以上的疾病需要药物治疗。在就诊的50142患者中，每次看诊平均需要评估6种疾病。

6.3.5　其他临床信息

（1）病史

对既往病史评估的主要目的，是为了对患者目前的需求和过去健康事件相关的影响之间作出正确的关联描述。既往病史包含既往严重疾病、住院治疗、手术、妊娠、分娩、事故或受伤等信息。既往疾病的重要信息是全面评估患者的有用信息。任何提示具有高风险或严重疾病倾向的、或表明未来药物治疗存在禁忌证的患者史或背景信息，应该是患者既往病史的一部分。有必要注意的是，既往成功或失败的药物治疗往往是个体患者未来药物治疗效果的最佳监测指标。

举例　有消化性溃疡病史的患者服用非甾体抗炎药，出现胃肠道溃疡的风险高于没有消化性溃疡病史的患者。

为了从患者当前的需求恰当地转换到既往史的询问，下列提问或许可帮助你：

- 好的，我想我明白了过去几周所发生的情况；现在，请告诉我您过去的健康状况。
- 告诉我，过去您是否患过什么严重的疾病或存在什么健康问题。
- 您过去的健康状况如何？

采集患者既往病史的信息，对刚上岗的执业者来说往往是最具挑战性的事情之一。对这些曾经发生的情况，患者通常都是清楚的，而且已充分理解过去的这些事件。你的患者对这段故事并不反感，患者的解释可能很长而且可能不会给评估目前的需求增加新的相关信息。要记住的另一件事是，患者来这里是因为目前存在用药相关需求和药物治疗问题。有时，一些技能不熟练的执业者可能会过度采集信息，有时甚至会过度解读某些既往史信息。

在结束评估并确定是否存在药物治疗问题之前，需要确定找到的实际结果是否已经全面完整。简洁且完整的面谈可达到系统评估这一目的。

重要临床概念

　面谈的系统评估有两个主要目的：① 发现面谈期间患者是否隐瞒重要症状或问题；② 筛查患者正在经历的但不一定与药物相关的任何副作用、毒性反应或其他不良反应。

（2）系统评估

有效的系统评估是围绕身体状况收集整理的患者信息。执业者按解剖系统，从头到脚询问患者是否存在问题。刚入门的执业者如果事先准备一些有关问题是很有用的，这样可以避免遗漏重要的信息。通过更深入的提问来挖掘患者的更多信息。

系统评估还可以让你从早期的评估中发现有用的线索。系统评估的时间长度取决于此刻已收集到的信息情况。对大多数患者来说，通常不会超过几分钟。

系统评估专门用于筛查患者可能存在的或风险较大的潜在药物治疗问题。需要向患者解释系统评估是用来帮助确认没有遗漏其他重要的信息。

可以指导患者报告常见的、反复发作的或极其不适的症状。

- 我需要问您一些简短的问题，以帮助确保不会遗漏任何有关您药物治疗效果或可能误导的重要信息。

你需要检查并确认患者正在服用药物的作用与患者报告的症状之间的关联情况，而系统评估是个极好的机会，来检查患者可能存在常见的副作用，但不一定与药物治疗有关。

举例 通过询问患者在过去2周内是否感到胃肠不适，出现腹泻、便秘、或者呕吐的现象，可以做出临床判断，看患者遭受的胃肠道副作用是否来自抗生素治疗或任何其他药物。

系统评估可用来梳理新出现的结果。解释异常情况或意想不到的结果，可能需要进行一次全面的系统评估。对于系统评估发现的每个新问题，要不断地问自己"这是由药物引起的吗？"或"这是可以用药物治疗的吗？"如前面所述，患者不是总有能力确认或描述他们药物相关的所有需求，你需要系统地研究和评估患者的病情、主诉和顾虑。系统评估可能包括患者的身体检查结果、患者描述、治疗经历和化验结果，以及用于比较评估药物治疗的有效性和安全性所需的基本信息。当你记录系统评估的结果时，需要包括治疗目标、经验信息以及对治疗结果的临床意义解释。

例如，患者过去3天的头痛是因服用酮洛芬治疗肌腱炎引起的吗？患者的肌肉疼痛是由于服用阿托伐他汀（立普妥）治疗高脂血症引起的吗？患者想治疗的咳嗽是因服用卡托普利治疗高血压引起的吗？

对于系统评估患者的每一部分，我们已经制订出一些关键问题或有用的询问内容。应该记录全部有效的结果，以便初次为患者提供监护的执业者或随后参与患者监护的同事在日后进行有效的检索。这些问题并非需要详尽无遗，但旨在作为重要的探索案例，重点确定个体患者的附加药物相关需求。问题列表（清单）有助于建立患者系统评估的技术，请见表6-6。

表6-6 药物治疗评估工作：系统评估

评估问题：
是否存在可能因药物治疗（副作用）引起的异常指标？
存在的异常指标应该纳入监护计划或随访评估吗？

生命体征
   体温：   心率：   血压：   呼吸频率：

眼、耳、鼻、喉

- 您的眼睛或视力有问题吗？
- 您需要戴框架眼镜或隐形眼镜吗？
- 您的隐形眼镜有问题吗？
- 您正在接受青光眼、眼部感染、耳部感染、冻疮或牙痛的治疗吗？
- 您是否出现咳嗽、感冒、咽痛、鼻窦感染或季节性过敏？

心血管

- 您的心脏有过问题吗？是否出现过异常心律（心律失常）、胸部疼痛、头晕、血压问题吗？
- 您最后一次测量的血压是多少？
- 您以前检查过胆固醇吗？胆固醇水平是多少？

续表

肺部

- 您肺部有过问题吗？
- 您是否受到呼吸急促的困扰？
- 您是否患过肺炎、支气管炎、流感、慢性阻塞性肺疾病（COPD）、肺栓塞或胸部疼痛？

胃肠道

- 您的胃有过问题吗？是否有烧心、胃炎或胃溃疡的问题？
- 是否有胃痛、肠道不适、恶心、腹泻或呕吐？

内分泌

- 您的甲状腺有过问题吗？
- 您查过血糖吗？
- 是否有人告知您有高血糖或糖尿病？

泌尿生殖

- 您的小便有过问题吗？
- 是否有尿痛或尿颜色异常的问题？
- 您是否有过妇科的真菌感染、尿路感染或痛经？
- 您在预防骨质疏松症吗？
- 您最近做过前列腺检查吗？
- 有些人使用这种药物后性功能发生了变化，您注意到性功能发生变化了吗？

肾脏

- 您的肾脏有过问题吗？
- 是否有人告知您肾脏有疾病？

肝脏

- 您是否注意到黄疸的体征，如眼睛或皮肤发黄？

血液

- 您是否容易有瘀伤？
- 有没有人告诉您患了贫血症？
- 您是否服用含铁的复合维元素？
- 您是否服用叶酸补充剂？

肌肉骨骼

- 您的关节或肌肉有过问题吗？
- 您平时锻炼吗？
- 您是否感到疼痛、肿胀或触痛？
- 您是否有关节炎或关节炎样的疼痛？
- 为缓解轻微疼痛或不适，您用了什么药？

续表

神经

- 您是否出现无力、麻木、刺痛或平衡与行走方面的问题？
- 您是否有过癫痫发作？
- 您的记忆是否变差了？

精神

- 您是否出现焦虑、情绪急躁、抑郁、惊恐障碍或注意力不集中？
- 生活中您怎么来减轻压力？

皮肤

- 您的皮肤有过问题吗？
- 您是否受到皮肤瘙痒、皮疹、痤疮、湿疹或溃疡的困扰？
- 您是否使用外用药品，如软膏、霜剂或软膏剂？

（3）生命体征

患者都有体温、脉搏、收缩压和舒张压以及呼吸频率等生命体征。这些数据总是现成的，几乎不花什么费用就能收集到，而对于药物治疗的决策则往往是重要的。对这些数据的解释能转变成用于药学监护的需要信息。请记住，许多最常用的药物可引起患者生命体征的异常变化。此外，这些重要的监测参数几乎可用于评估所有患者的药物治疗结局。

作为药学监护执业者，必须考虑系统评估的每个细节，以免出现遗漏错误。只有用这样的专业要求和对细节的认真态度，患者才能相信他们所有的药物相关需求可以得到解决。

评估到此刻，需要确定患者的药物相关需求的临床印象以及满足患者的途径。然而，到目前为止，你一直在收集患者的信息，主要是患者回答你的信息。你一直在聚精会神地聆听，收集患者的药物相关需求、欲望、期待、顾虑和理解等全面的心理状况信息。现在可以做临床决策了：确定是否满足患者的所有药物相关需求，还是让患者继续受药物治疗问题的困扰。

6.4 药物治疗评估工作

既然从药理学的角度对患者已经有了一定的了解，也就具备了对患者个体进行临床决策的背景资料。药物治疗决策的个体化、条理化和系统化体现了执业者对患者监护的专业价值。执业者对患者的独特价值，正是确认、解决和预防他们的药物治疗问题。因为药物治疗问题干扰了患者达成治疗目标，为了能给患者的健康和幸福带来积极影响，掌握确认、解决和预防药物治疗问题的假设与演绎的推理技能和知识，对你来说是至关重要的。

6.4.1　监护标准2：评估患者用药相关的需求

> **要求**：执业者应从所收集的患者信息中分析评估其药物相关的需求是否得到满足，即患者所使用的药品适应证是否合适，药品是否有效、安全，患者是否能够并愿意依从医嘱服用药物。
>
> **衡量标准**
>
> **1.** 用所收集的患者相关信息评估其所用药物是否均有相关适应证。
>
> **2.** 评估患者是否需要使用其他药品，而目前并未给予服用（有病没治疗）。
>
> **3.** 患者正在使用的药物，是否能让病情获得最大的改善。
>
> **4.** 所使用药品的剂量或用法，是否能确切达到治疗目标。
>
> **5.** 是否存在任何药物引起的副作用。
>
> **6.** 药品的剂量是否过量，从而造成毒性的产生。
>
> **7.** 评估患者的用药依从性行为，是否均按时用药，以实现既定的治疗目标。

如果患者的药物相关需求没有被满足，那么就存在药物治疗问题。发现药物治疗问题需要专业的判断能力、严谨的专业操守、以患者为中心的执业理念，掌握药物和疾病知识、沟通技巧和系统化的患者监护流程方法。实证问题和患者对问题的看法成为你推断的焦点，这对药学监护实践来说是独特的。

（1）药物治疗评估方法

对于患者、病理生理学和药物治疗，有大量的信息需要了解，但你需要有一个结构的框架，才能懂得如何应用这些信息去帮助个体患者。你需要在一个框架中，思考个体患者特异的信息以及你对患者、疾病、药物治疗和各项需要做的决策的理解。这就是所谓的药物治疗评估方法，当监护患者时，你将使用药物治疗评估方法做出药物治疗决策。

药物治疗评估方法展现了在药学监护中涉及的认知工作。在药物治疗评估过程中，需要系统地反复考虑解决药物的适应证、有效性、安全性和患者依从性相关的问题。这种评估患者—疾病—药物之间结果的标准化方式是制订有效决策的核心，以达到对任何临床病情的最优药物治疗。承担帮助管理患者用药责任的所有医疗人员都需要掌握药物治疗的评估方法。完整的评估方法可见附录3。

6.4.2　如何管理药物治疗：评估患者药物治疗适应证的适宜性

药学监护实践中，每种药物的每个适应证都应被评估，从而确定在此刻，药物对于患者的这种病症是否恰当。表6-7列出了25种最常见的临床适应证，用于评估在综合医疗门诊药学监护实践中进行的药物治疗。这25种常见适应证代表了大约 78% 接受药物治疗管理服务的患者的各种临床适应证。

表6-7　25种药物治疗的最常见适应证

排序	适应证
1	高血压
2	糖尿病
3	高胆固醇血症
4	维生素补充/营养缺乏
5	食管炎（胃食管反流）
6	骨质疏松治疗/预防
7	抑郁
8	心肌梗死或卒中二级预防（阿司匹林）
9	疼痛
10	变应性鼻炎（过敏性鼻炎）
11	失眠
12	关节炎疼痛
13	预防接种
14	便秘
15	哮喘
16	甲状腺功能减退症
17	焦虑
18	水肿
19	慢性阻塞性肺疾病（COPD）
20	心力衰竭
21	背痛
22	烟草使用
23	精神疾病
24	腹泻
25	心房颤动

请注意，平均来看，这些患者同时（合并症）有6种需药物治疗的临床指征（适应证）（病症数量，见图6-3）。

图6-4介绍了药物治疗评估方法的基本结构和决策制订必须进行的第一步骤。这个基本结构说明了必须建立关联思维，以确定患者服用的每种药品对于患者是否有恰当的适应证，以及每个需要药物治疗的适应证是否得到恰当的控制。这些可变因素之间必须建立的相互关联性在图6-4至图6-9中说明。

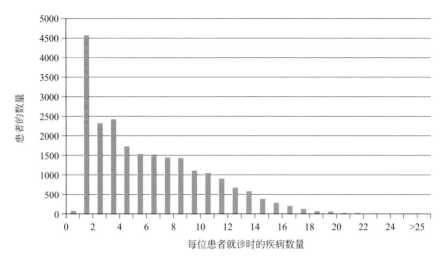

图6-3　**患者的数量和每位患者就诊时的疾病数量**

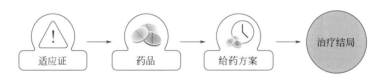

图6-4　**药物治疗评估方法中的关联情况**

　　药物的预期用途是判别药物治疗问题的起始点。首先必须建立适应证（病症）、药品、给药方案和治疗结局之间的相互联系，这也是有效管理患者用药所需要的最少信息。对于患者的每种药物，请考虑：存在的一种病症是否需要药物治疗？用什么药物可以控制这个病症？实际需要服用多大剂量？患者的反应效果是什么？

　　如果没有需要药物治疗的临床指征（适应证），那么药物治疗就没有必要。如果存在需要治疗的适应证但目前还没有得到治疗，患者就可能需要增加药物治疗。在药物治疗评估方法的这个步骤中，你要不断地问自己：患者的问题是否由药物治疗引起的，或者患者的问题是否可以得到药物治疗解决（或预防）。

　　确定患者具有药物的临床适应证是至关重要的。如果你不能确定患者药物治疗的适应证，提供有价值的个性化合理建议事实上是不可能的。仅从了解药品本身来设定适应证是危险的，往往引起误导性和令人困惑的决定。如果你不知道应该达成的治疗目标，就无法优化药物治疗。在使用非处方药品的情况下，患者（或患者的家庭成员或看护者）在脑子里都会有一个适应证。收集此类信息的最佳方法是直接询问患者使用该产品的目的和想要达到什么目标。

　　在需要处方药物开始治疗的情况下，最有意义的是去教导患者问开立处方的医师为什么使用这种药物治疗。如果你的患者不确定药物的临床意图，你的责任就是确定处方者的意图。可以通过直接与处方者沟通，或指导患者在下次就诊时询问处方者。

　　处方者在服用说明中写下适应证对于患者是很有帮助的。例如，"每天早上服用一片，控制血压"或者"每8小时服用一粒胶囊，治疗腰背痛"。让处方者把用药意图写到用药说明里是极有价值的。对于具有处方权的执业者，开立处方药物都是有目的的（针对适应证）。在决定处方药物时，意图是很明确的。同样，当患者决定自行开始非处方药物治疗时，脑海里也是有考虑的。在任何情况下，适应证是药物治疗问题确认和解决的重要信息。

　　如果患者所用的每种药物都有相应的适应证，且患者的每个疾病都在使用药物治疗或预防，那你就可以开始评估患者用药的有效性了。

　　注解　如果患者没有临床上适宜的适应证，或需要增加药物来治疗或预防病症，那么你就算发现了一个药物治疗问题。

6.4.3　如何管理药物治疗：确定药物治疗方案的有效性

　　图6-5介绍了药物治疗效果的两个主要决定因素：有效性和安全性。无论何时使用一种药物，其结果可以通过判断患者体验到的有效性和安全性来显示。要负责地去管理患者的药物治疗和获得药物治疗期望的结局。这意味着你要承担的责任是：评估患者所有药物治疗的有效性及安全性并做出临床判断。

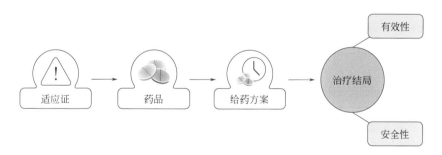

图6-5　药物治疗结局：有效性和安全性

　　如果药物治疗能实现预期的目标，它就是有效的。有效性取决于评估患者对治疗每个适应证的预期目标的反应。在当前的医疗卫生体系中，通常没有明确阐述这些治疗目标。为了评估有效性，必须明确治疗目标。治疗目标是基于：①患者感受到的症状和体征；②潜在疾病相关的异常化验值；③综合体征、症状和化验。图6-6和图6-7介绍了评估患者用药有效性需要的信息。

　　通过比较预期的目标与此刻实际的患者状况，你可以判断药物治疗是否有效。

　　注解　如果患者的药物治疗无效（未达到治疗目标），患者就存在药物治疗问题。

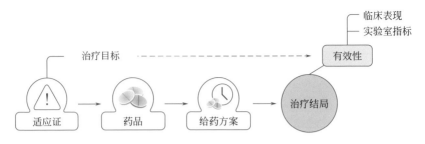

图6-6　达到治疗目标，确定评估药物治疗的有效性

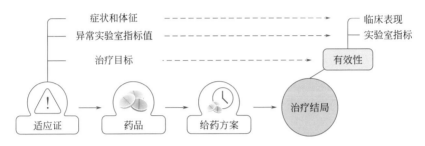

图6-7　评估药物治疗的有效性指标

　　患者的药物治疗无效时，执业者会考虑两个最常见的原因："这个药品对患者的病症是错误用药吗？"或"是给药剂量太低，而无法产生预期的效果吗？"再一次问问自己，"这个问题是由（无效的）药物所致的吗？还是需要（更多）药物治疗解决的问题呢？"

　　下一个目标是要确定患者是否正在遭受药物治疗继发的安全问题。

6.4.4　如何管理药物治疗：确定药物治疗方案的安全性

　　药品和剂量方案可以导致患者的药物不良反应和（或）毒性。药物不良反应是对药品的已知药理作用产生的有害的或意外的反应，或患者遭遇的特发性反应。毒性是给药剂量太高的结果（图6-8）。

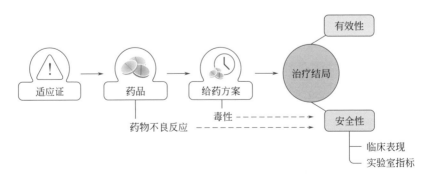

图6-8　如何确定药物治疗的安全性

下列安全性问题需要优先考虑："这个患者遭受的不良反应是由正在服用的药物引起的吗？"接下来考虑的安全性问题是：不良反应是否与患者服药的剂量有关（或成正比）。在药物治疗评估方法中，执业者必须进行临床判断非预期的反应是否与剂量有关。如果患者的药物治疗问题与药物的剂量相关，解决方法就是继续使用相同的药物，但要减量服用。给患者服用较低的剂量，或指导患者降低服药频率。由服用过多正确药物引起的多数治疗问题是可预测的，因为这是药品已知药理作用的延伸。一般情况下，与剂量相关的问题可通过降低剂量来解决，而与所用药物剂量无关的反应，则通过更换另一种药品来解决。

患者药物治疗的安全性是通过评估临床指标（症状和体征）或化验结果，确定是否与药物治疗的副作用有关。执业者应不断询问："这个安全性问题是药物使用过多导致的吗？"或者"我要通过使用不同的药物来解决这个安全问题吗？"

注解 如果你已经判定药物或给药剂量是不安全的，那就意味着患者存在药物治疗问题。

如果根据你的临床判断，患者的药物治疗是有效和安全的，那你就可以马上评估患者对给药方案的依从性了（图6-9）。

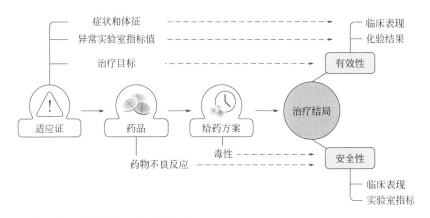

图6-9 药物治疗的有效性和安全性参数

6.4.5 正确理解患者的依从性（顺应性）

药物治疗评估方法的标准思考流程是：执业者需要在评估患者依从性之前，做出适应证、有效性和安全性方面的临床判断。

注解 虽然人们已意识到"顺应性"一词的争议，仍选择在某些情况下继续使用它。关于备选措词（依从性、一致性），尚无共识。这里用这一词是特定说明顺应某一用药方案，而不是遵守家长式或权威式的命令。

因此，只有在药物治疗被认定临床适应证正确、认为药物治疗可能有效并可以实现治疗目标、药物治疗是安全的、不会或不太可能对患者造成伤害，才会考虑评估患者是否存在不顺应的问题。在药学监护实践中，不顺应的患者是指一个人不能够或不愿意按医嘱服用有效、安全的合适药物。患者出于个人原因做出是否服用药物的决定。你的责任是发现这一问题的原因，就可以帮助你完全理解患者的用药体验。

不顺应性代表了一个独特的类别，因为它描述的是患者的行动，而非药物治疗的效果或作用。有效的药物治疗是要求按照特定的剂量、特定的频率在特定的时间段服用药物。因此，表现出药物治疗不顺应性问题的患者需要得到关怀才能改变他们的用药行为。确认和解决顺应性问题是每位执业者的重要责任。

6.4.5.1 患者信息的收集

药物治疗 患者用过很多药物来治疗或预防多种疾病，每位患者平均服用9种药物。这些药物用于治疗或预防每位患者的平均6种疾病，每次面谈患者时，发现患者的用药数量完全不同（0～49种）。事实上，在患者每次因药物治疗问题就诊时，并不是每种药物都进行评估。这些患者中，每次面谈患者时平均要评估7种药物，其中有30%的面谈需要对10种以上药物进行评估，以确保其有效性和安全性。下面的图表显示了在面谈患者中评估药物的数量（总计50142就诊数）（图6-10）。

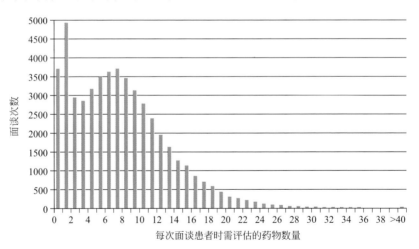

图6-10　记录的面谈次数与需评估的药物数量

这些药物的药理学分类实际上包含了用于治疗或预防疾病的每类药品。根据仿制药产品识别码（Generic Product Identifier，GPI），最常见的药物是降糖药、降脂药、降压药和镇痛药。这四类大约占所有药物的25%（药物总数为317965种）。表6-8列出了需要药学监护的患者最常服用的25类药物。这25类药物占接受药物治疗管理服务的患者用药的75%。

表6-8　接受药物治疗管理服务的患者最常服用的药物分类（根据药理作用分类）

排序	药理作用分类
1	降糖药
2	降脂药
3	降压药
4	非麻醉性镇痛药
5	矿物质和电解质
6	β-受体阻滞药
7	抗抑郁药
8	抗溃疡药
9	利尿药
10	维生素
11	抗哮喘药及支气管扩张药
12	疫苗
13	钙通道阻滞药
14	镇痛抗炎药
15	阿片类镇痛药
16	抗惊厥药
17	抗组胺药
18	营养剂
19	皮肤科用药
20	血液生成制剂
21	泻药
22	甲状腺制剂
23	精神治疗药
24	替代药品
25	鼻用制剂（全身和局部）

接受药物治疗管理服务的患者最常服用的药物是阿司匹林、二甲双胍、辛伐他汀、赖诺普利和胰岛素（甘精胰岛素）。表6-9介绍了在接受药物治疗管理服务的患者中最常服用的25种药物（基于10位数的GPI代码）。这25种药物占了所有患者服用药物的37%。透彻理解药物的适应证、初始给药剂量、剂量调整、最大给药剂量、有效性的监测指标以及常见药物的安全性，对于负责直接面谈患者及管理其药物治疗的执业者来说至关重要。

表6-9　**接受药物治疗管理服务的患者最常服用的药物**

排序	药物
1	阿司匹林
2	二甲双胍
3	辛伐他汀
4	胰岛素
5	赖诺普利
6	对乙酰氨基酚
7	奥美拉唑
8	美托洛尔
9	钙与维生素D
10	呋塞米
11	复合维生素
12	ω-3脂肪酸
13	苯磺酸氨氯地平
14	硫酸沙丁胺醇
15	阿托伐他汀
16	左甲状腺素
17	流感疫苗
18	氢氯噻嗪
19	肺炎球菌疫苗
20	格列吡嗪
21	加巴喷丁
22	氟替卡松沙美特罗
23	布洛芬
24	阿替洛尔
25	吡格列酮

　　无论药品的来源（处方药、非处方药、膳食补充剂、药物样品或草药）如何，服务管理系统都可以记录和评估患者服用的所有药品。除了在药学监护实践中见到的患者所需的众多处方药，患者也在服用很多非处方药（或OTC）。为了解决患者的疾病和防止病症的恶化，执业者有必要认识到非处方药不断增长的应用和患者广泛的自我药疗行为。接受药物治疗管理服务的试验组的22694名患者正服用78782种非处方药（平均每位患者服用3.5种OTC药物）。此外，执业者记录了有502名不同的

患者正服用1977种膳食补充剂。在那些定期服用膳食补充剂的患者中，相当于平均每位患者服用4种。用于治疗或普通保健服用的膳食补充剂，必须对它们的剂量、有效性和潜在危害进行评估。同样，300位不同患者在试图使用医师在诊所提供的药物样品来控制他们的病症。这些处方药在任何药房费用申报系统（pharmacy claims systems，保险机构给药房付费的记录系统）中都没有记录，并且很少出现在任何病历中。对于需要多种药物治疗并发症的患者来说，这可能是很大的问题。负责管理患者所有药物治疗的执业者，必须询问药物样品的使用情况以评估它们对患者的潜在风险。

表6-10列出了接受药物治疗管理服务的患者最常服用的非处方药物。

表6-10 接受药物治疗管理服务的患者最常服用的非处方药物

排序	非处方药物
1	阿司匹林
2	复合维生素
3	氨基葡萄糖软骨素
4	对乙酰氨基酚
5	ω-3脂肪酸（鱼肝油）
6	钙与维生素D
7	布洛芬
8	硫酸亚铁
9	多库酯钠
10	氯雷他定

在处方药和非处方药品之外，许多患者会日常服用膳食补充剂来帮助自己维护健康。这些产品经常会增强患者服用其他药物的作用或产生相互作用，因此必须纳入患者药物相关需求的评估中。在我们的统计样本中，超过243位患者日常服用膳食补充剂。表6-11列出了接受药物治疗管理服务的患者最常服用的膳食补充剂。

表6-11 接受药物治疗管理服务的患者最常服用的膳食补充剂

排序	膳食补充剂	排序	膳食补充剂
1	锌制剂	6	肉桂
2	辅酶Q10	7	紫锥菊
3	姜根	8	乳酸菌
4	亚麻子	9	赖氨酸
5	辣椒粉	10	铬制剂

在患者购买和应用的处方药、非处方药品和膳食补充剂之外，我们还发现702名患者会使用医师提供的药物样品（physician samples）来帮助控制自己的疾病。医师免费提供给患者这些处方药。这些药品是由制药厂家提供给医师或诊所的，通常包含数量有限的片剂、胶囊剂或吸入器。由于供应有限，慢性病患者常常被要求频繁返回到诊所以获得额外的供应，或最终拿到药物处方，通过正常药物交付系统途径购买药物。医师提供的药物样品可能会引起麻烦，因为在任何处方付费系统中并没有相关服用的记录，因此其他医疗人员并不把它视为患者药物治疗方案的一部分。药学监护实践要求对患者所有（各种来源）的药物进行评估，所以评估和记录患者服用医师提供的药物样品也是很重要的。以下是接受药物治疗管理服务的患者最常使用的医师提供的药物样品（表6-12）。

表6-12　接受药物治疗管理服务的患者最常使用的医师提供的药物样品

等级	医师提供的药物样品
1	胰岛素笔（注射笔，预填充注射器）
2	百泌达（艾塞那肽）内分泌及代谢调节用药
3	吡格列酮
4	沙丁胺醇吸入器（ProAir，Ventolin，Proventil）
5	代文（缬沙坦）
6	可定（瑞舒伐他汀）
7	Advair（氟替卡松和沙美特罗）
8	利痛抑（普瑞巴林）
9	思力华（噻托溴铵）
10	维多灵（依泽麦布和辛伐他汀）

6.5　药物治疗问题的确认

在评估患者药物相关需求过程中，可能你会发现一种情况不太正常。比如你的患者正在服用一种药物，却没有明确的临床适应证。或许你的患者没有从自己服用的药物中受益。你的患者也许正因一种或多种药物治疗而遭受到副作用。又或者，你的患者支付不起处方的药物，所以自己没有服用。当你发现你的患者药物治疗没有合适的适应证、没有显示应有的效果和安全性、或没有按医嘱服用时，你已经发现了一个药物治疗问题。

上述监护标准是规范执业行为的标准，可用于确认疗效与药物治疗问题。

6.5.1　监护标准3：确认疗效与药物治疗问题

> **要求**：执业者应评估相关信息，来确定是否存在任何药物治疗问题。
>
> **衡量标准**
>
> **1.** 根据上述观察和发现的相关证据，来确认是否存在药物治疗问题。
>
> **2.** 必要时，联系患者、患者家属、看护者或其他医疗人员，确认患者的药物治疗问题。
>
> **3.** 需明确描述药物治疗问题，清楚描述相关疾病与药物治疗之间的相互关系或造成问题的原因。
>
> **4.** 将药物治疗问题按优先次序排好，以解决优先选出的问题。
>
> **5.** 配合监护计划中拟订的治疗目标和期望的治疗结局，记录药物治疗问题。

图6-11说明了在决策思维的框架里存在的药物治疗问题。这张图清楚地说明药物治疗问题可以发生在患者用药过程中的每个步骤中。

每次发生药物治疗问题时，治疗目标就会受到影响而不能达成。因此，有效的药物治疗管理，就是在期待获得正向结局之前解决这些药物治疗问题。这就是为什么确认、解决和预防药物治疗问题是药学监护执业者最重要的责任。

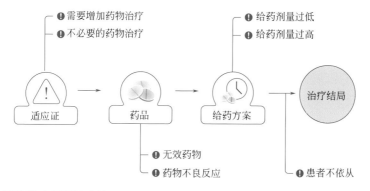

图6-11　**药物治疗问题的确认**

6.6　如何记录对患者药物治疗的评估情况 ------------------

记录每个患者的每次就诊和每次面谈至关重要。在医疗执业中，"如果没有记录，就等于没有做过这项工作"。你的行动、干预、建议、警告和药物治疗都会影响另一个人。你在执业中有义务记录下监护患者的情况。起初，这项任务看起来耗时耗力且单调，但起始记录花费的所有时间和精力会对所有就诊随访的评估带来巨大贡献。

最好是在见到患者时或稍后就记录下评估中发现的问题。等待更方便的时间才记录必要的患者信息、临床结果和决定，只会导致文档遗漏或混乱。大多数医疗人员的期待是在你见到或监护患者的同一天完成你的文档记录。第一次学习这种技能时，经常需要创建一份书面的文件记录（见附录 3）。这样你可以知道什么信息用于制订临床决策以及如何将患者、疾病和药物治疗之间的信息关联起来。当监护很多患者时，使用纸质文档就很难保持准确和最新的记录。现在已开发了计算机记录系统，可以帮助业务繁忙的执业者。本书中所用患者的数据都来自于执业者使用的服务管理系统（Assurance System）记录的临床资料。

对于最常见的沟通方式，包括固定电话、移动电话和电子邮件，你会发现记录患者的姓名、地址和联系信息，是很有用的。正确拼写患者的姓名是重要的，也显示尊重。有些患者在结婚或离婚时可能改名。很明显，患者的名字是一个个人特征，无论你是和患者谈话、以书面形式沟通还是出于记录目的都要重视。

用信件、电话或电子邮件可以联系患者。但这些不是临床信息，可以由提供支持的人员记录，通过电子媒体收集，或由患者或家属简单提供。你可能需要患者的地址，来邮寄患者的医疗信息或账单。患者首选的电话号码或儿童患者的父母的号码，有助于将来进行方便的随访评估或联系患者提供新的或额外的信息。很多患者可能更愿意使用电子邮件联系，如果这是他们日常沟通的首选方法，你就要记录下电子邮件地址以便联系他们。

患者的个人信息通常不会改变太多，所以只需要在第一次面谈时记录。年龄最好使用出生日期进行记录，以便所有医疗人员将来随时都可以确定患者的正确年龄。要注意体重的变化，因为一些药物的指导剂量是基于体重计算，通常以千克为单位。有必要记录妊娠状态，因为对于妊娠期和哺乳期的患者，药物安全性已成为最重要的问题。在美国，医疗保险信息变化频繁，需要持续的投保以保持目前的保险计划、保单号（policy numbers）以及医疗保险资格。

患者就诊的主要原因应该在评估记录中属于非常重要的信息。每次就诊可能有不同的原因，因此可能需要采集新的或附加的信息。

有关患者用药体验的描述记录最好采用患者自己的话。这样可避免夸大或淡化患者对于用药管理健康的个人意见或担忧。在患者讲述他的用药体验时，注意患者表达的个体或独特需求是很有帮助的。当你的患者在当时需要接种任何疫苗，免疫接种的情况可以简单记录。药物过敏必须要记录有关过敏成分、反应时间窗、后遗症和采取的治疗等详细信息。一些记录系统会用明亮的颜色将药物过敏的文档标出并且放在最前面，以通知所有医疗人员这个重要的危险因素。

记录患者当前的疾病和相关药物治疗是患者评估信息记录的核心。通常，这将是第一次，也是唯一一次采集和整理患者的疾病、药品与所用给药剂量等所有信息的机会。对于每个疾病，需要记录五部分内容：适应证、药品、给药剂量、疗程和效应。需记录患者实际的服药剂量。如果它不同于处方，要标示出差异。这对于基于患者实际的服药剂量用于制订医疗决策来说是很重要的。记录患者出现的反应，包括有效的结果和患者遭受的副作用。根据病症整理并分组药物治疗。记录烟草、酒精和其他社交性药物使用的量和频率。

在可能影响药物治疗决策的情况下，药学监护的记录还应该记录有关既往医疗事件，包括手术、疾病、事故和特殊饮食需要/限制。

需要记录所有系统评估中相关的发现。简单记录阳性或相关的阴性结果。这里也应该记录没有出现副作用或没有达到预期药物作用的情况。

> **重要临床概念**
>
> 记录药物治疗问题的决策，需要明确记录患者的问题或疾病、涉及的药物治疗和两者之间的关系（原因和效果）。在评估时注意药物治疗问题的原因是最有价值的，因为无论是你或其他医疗人员来执行，它都会对未来改善患者药物治疗起到指导作用。

为了总结重要信息和发现结果，在评估记录中写一份简短的、两到三句的总结通常是有帮助的。

做一份全面的记录，包括患者的用药体验、疾病、相关的药物疗法、实际给药剂量和截至目前就诊（复诊）的结果以及药物治疗问题，有助于持续改善患者的身体状况。

6.7 本章小结

患者监护需要时间、承诺、知识、技能和同理心。当管理患者的药物治疗时，评估步骤将需要大量的时间和精力。评估是监护流程中最重要的一步，因为它确定了执业者与患者的治疗关系、患者监护的方向、疾病处置的紧迫程度和需要的资源，以使执业者能去满足患者的药物相关需求。

了解患者的用药体验取决于执业者和患者之间建立治疗关系的质量。患者的用药体验是患者从个人角度谈论自己所做的药物治疗决策。仅通过药物治疗评估方法就能制订临床药物治疗决策，但是对患者既往的用药体验、偏好和顾虑了解越多，就越有可能积极地影响药物治疗的长期疗效。

作为一名药学监护执业者，需要将新的知识和技能用于患者监护工作之中。你在很多方面都会有所作为，而本质上，你可以添加记录并逐一验证每种药物适应证的适宜性、有效性及安全性以及患者依从性等情况。你在确认患者的药物治疗问题方面也有独特的作为。管理药物治疗的直接方法就是让患者的药物治疗变得更加合理，大大增加取得有效结局的可能性。

参考文献 -

[1] Lipkin ML，Putnam S，Lazare A. *The Medical Interview: Clinical Care*，*Educaiton*，*and Research.* New York: Springer，1995.

[2] Strand LM，Cipolle RJ，Morley PC. Documenting the clinical pharmacist's activities: back to basics. *Drug Intell Clin Pharm*，1988，22(1): 63-67.

[3] Cipolle RJ，Strand LM，Morley PC. *Pharmaceutical Care Practice: The Clinician's Guide.* 2nd ed. New York，NY: McGraw-Hill，2004.

[4] Prochaska JO，Norcross JC. *Systems of Psychotherapy: A Transtheoetical Analysis.* 7th ed. Belmont，CA: Books/Cole，Cengage Learning，2009.

[5] Coulehan JL，Block MR，Biblis MM. *The Medical Interview: Mastering Skills for Clinical Practice.* Philadelphia，PA: F. A. Davis Company，2001.

[6] Billings JA，Stoeckle JD. *The Clinical Encounter: A Guide to the Medical Interview and Case Presentation.* Chicago: Year Book Medical Publishers，1989.

[7] Cole SA，Bird J. In: Schmitt. W.，ed. *The Medical Interview: The Three-Function Approach.* St. Louis，MO: Mosby，2000.

[8] Lacy CF，Armstrong LL，Goldman MP，Lance LL. *Lexi-Comp's: Drug Information Handbook.* 17th ed. New York: McGraw-Hill，2010-2011.

[9] Rowland M，Thomas TN. *Clinical Pharmacokinetics Concepts and Applications.* 3rd ed. Philadelphia: Lippincott Williams & Wilkins，1995.

[10] Hale TW. *M edications and Mothers' Milk.* 11th ed. Amarillo，TX: Pharmasoft，2004.

[11] Mackay D，Haw S，Ayres JG，Fischbacher C，Pell JP. Smoke-free legislation and hospitalizations for childhood asthma. *N Engl J Med*，2010，363(12): 1139-1145.

[12] Cipolle RJ，Strand LM，Morley PC. *Pharmaceutical Care Practice.* New York，NY: McGraw-Hill，1998.

核心概念

1. 为患者正在接受药物治疗的每种疾病拟订监护计划。

2. 患者监护计划内容包括治疗目标、药学干预措施以及下次随访评估的时间安排。

3. 治疗目标是指你和你的患者想通过药物治疗达到的愿景或临床终点。

4. 患者监护计划还包括解决药物治疗问题、达到治疗目标以及预防可能出现的药物治疗问题的必要干预措施。

5. 药物治疗干预措施包括启动新的药物治疗、终止药物治疗，或增加给药剂量、减少给药剂量，或更换药品。

6. 达成治疗目标的其他干预措施可以包括：患者教育，用药依从性的提醒，转诊给其他医疗人员或启动监测计划（比如，如何用设备来测量治疗结果的参数）。

7. 患者监护计划的最后一步工作是与患者一起计划随访评估的时间安排，以便确定达成治疗计划和期望治疗结局的进程。

8. 患者监护计划的记录文档要显示治疗目标与达成目标所做的干预措施之间的关系。

7.1 拟订和执行患者监护计划的目的、具体工作内容和职责

监护计划的目的是与患者一起确定如何有效地使用药物治疗自己的疾病，包括达成目标所有的必要工作。涉及拟订监护计划的具体工作和职责见表7-1所述。

表7-1 拟订监护计划的具体工作和职责

具体工作	职责
建立治疗目标	执业者与患者讨论并一致达成期望的临床治疗终点以及药物治疗的时间期限的意见
确定适宜的干预措施： 解决药物治疗问题 达到治疗目标 预防出现新的药物治疗问题	针对患者的药物治疗、患者教育和其他非药物治疗干预措施，考虑其他治疗选择
随访评估的时间表	确定既适合临床治疗又便利患者的随访评估时间表

7.1.1 监护标准4：拟订监护计划的治疗目标

患者监护计划的每项工作需要有衡量的标准，具体如下：

> **要求**：执业者应明确以患者为中心的治疗目标。
>
> **衡量标准**
>
> **1.** 治疗目标应依照患者的每一种疾病来设定，每种疾病有其治疗控制的目标。
>
> **2.** 描述要达到的治疗目标，应以能观察或可测量的临床参数和（或）化验结果来描述，这些参数能用来评估药物治疗的有效性和安全性。
>
> **3.** 在适当情况下，药师应与患者和其他医疗执业者互相讨论治疗目标，并获得共识。
>
> **4.** 治疗目标应切实可行，是患者目前能力或潜在能力可做到的。
>
> **5.** 治疗目标应包含一份能达成的时间表。

患者监护计划的结构是作为涉及患者药物治疗管理，尤其有关治疗目标制订的所有人员之间合作的一个框架之用。监护计划允许你与患者一起制订，患者可能有许多不同的期望或对用药治疗的理解。监护计划作为执业者与患者之间的一份共识协议或合作协议，这是最常见的。在这种情况下，以一个医疗团队负责提供患者监护，在与患者约谈监护计划的制订时，团队功能就相当于一个单一的实体。当家庭成员、监护人、朋友或其他看护提供者代表患者或与患者一起行事的话，那么他们与执业者协商详尽的监护计划时，如果以单一的口径代表这位患者，是会有帮助的。

整理患者监护计划和清晰陈述治疗目标可以给在不同环境就诊的所有患者带来益处。在综合医疗门诊，监护计划和治疗目标必须与患者、家属、医师、护士以及其他看护者进行沟通并使其理解。重症监护室的证据显示每日目标的设定可以减少患者在重症监护室50%的住院时间[1]。在重症监护室，医疗团队包括医师、护士、呼吸治疗师以及药师。为了完成照护重症监护室患者所要求的工作，整个医疗团队必须就治疗目标、任务的实施和沟通计划达成一致意见。

重要临床概念

在大多数的临床实践中，患者监护计划都是按疾病编写整理的。在药学监护中，监护计划则按药物治疗的适应证（如疼痛管理、鼻窦炎、骨质疏松预防）编写整理。这个病历结构可以让执业者了解到患者用药的适应证以及治疗适应证的最佳方法。

非常重要的是要注意患者常常有多种疾病需要药物治疗。一些疾病属于急性疾病，可以使用有效药物治疗解决，而许多疾病属于慢性疾病，需要长期的药物治疗管理计划。因此，执业者应为患者的每种适应证建立一份单独的监护计划。这使得更有条理的决策制订成为可能，并且还能促进随访评估的准确无误。为每种单独的适应证建立独立的监护计划能够促进记录，当一两种药物治疗发生变动时，能够在适宜的监护计划中做标注，同时不会影响或者扰乱该患者其他疾病治疗的监护计划。随着患者疾病用药复杂程度的提高，按适应证编排的监护计划变得更加重要。要对患有6种疾病，同时使用9种不同药物治疗的患者的疗效结果负责，就要求这样严格的信息整理，以避免出现混淆、出错以及遗漏错误。

在相同的监护计划内，可以把治疗相同适应证的多种药物治疗归类在一起。这样可以帮助你来评估整体药物治疗方法对每种疾病的影响情况，然后做出可能需要改变的合理决策。我们的资料显示，非常普遍的情况是，患者需要同时服用多种药物治疗疾病。在综合医疗门诊的药学监护执业者需要为正在服用一种到多达20种或更多药物的患者提供监护服务。如果把处方药、非处方药、草本药物以及维生素补充剂都考虑进来的话，平均每次就诊患者服用药物的平均数量高达11种以上。

拟订一份有效的监护计划必须考虑的主要问题如下：

① 你和患者通过药物治疗想要达到的治疗控制目标是什么？

② 你准备怎么办？或者你将如何干预患者，来解决已确认患者存在的药物治疗问题？

③ 你将采取什么干预措施（药物治疗、仪器治疗、患者教育）来确保患者达到期望的治疗目标？

④ 何时随访你的患者，以确定药物治疗和其他干预措施的实际疗效结果？

普通问题就是常见问题。作为新上岗的执业者，熟悉患者最常见的药物相关需求是很有帮助的。在综合医疗门诊实践中，一些药物治疗的适应证会经常出现。表7-2列出了在综合医疗门诊接受药物治疗管理服务的患者进行药物治疗的最常见适应证（与表6-7相同）。这张表可以作为一份很好的学习指南，因为患有这些疾病的患者会在你执业过程中多次找你就诊。这25种适应证代表了患者药物治疗的所有适应证的78%。

表7-2　接受药物治疗管理服务的患者进行药物治疗的最常见适应证

排序	适应证
1	高血压
2	糖尿病
3	高胆固醇血症
4	维生素补充/营养缺乏
5	食管炎（胃食管反流）
6	骨质疏松治疗/预防
7	抑郁

续表

排序	适应证
8	心肌梗死或卒中二级预防（阿司匹林）
9	疼痛
10	变应性鼻炎（过敏性鼻炎）
11	失眠
12	关节炎疼痛
13	预防接种
14	便秘
15	哮喘
16	甲状腺功能减退症
17	焦虑
18	水肿
19	慢性阻塞性肺疾病（COPD）
20	心力衰竭
21	背痛
22	烟草使用
23	精神疾病
24	腹泻
25	心房颤动

7.2　拟订药物治疗目标

治疗目标使得所有涉及患者药物治疗的人员能够积极地参与其中。为了获得和记录有效的治疗结局（正向疗效），拟订治疗目标是必要的。对于每种疾病，你和患者必须就清晰和简洁的治疗目标达成共识。拟订治疗目标是患者通过药物治疗获得最大利益的必要步骤。

当就治疗目标达成共识并予以清晰描述时，不仅患者能积极努力配合，还能获得患者家属、看护者以及其他医疗人员的大力支持。

药物治疗的目标可以是：

① 治愈疾病。

② 减轻或消除症状和（或）体征。

③ 减缓或终止疾病的进一步发展。

④ 预防疾病。

⑤ 化验指标正常化。

⑥ 辅助诊断过程。

多数药物治疗是用于控制那些用现有药品无法治愈的慢性疾病的发展，如糖尿病、高血压、高脂血症以及甲状腺功能减退症。这些机体功能失调的药物治疗目标包括减轻或消除患者的症状和体征、化验结果的正常化以及减缓疾病的进展。表7-3包含了常见疾病和常用的治疗目标。

对于患者或者执业者，治疗目标有一些属性，包括可实现、能观察、可测量以及可描述性。以患者为中心的治疗目标则必须与每一个治疗目标应达成的时间区间相关联。这个时间区间对你的患者很重要，因为它能让患者知道什么时候能得到什么样的结果。达到个体患者治疗目标的时间过程也应作为一项指标，来建立一个合适的时间表，为你和你的患者评估药物治疗的影响结果（即临床疗效）。仅告诉患者治疗的目标是让其"很快感觉好一些"，这并没什么意义。感觉好一些是指什么？很快是指什么时间？一个治疗目标也许该这样陈述："患者肘部疼痛会在24小时内消失"，或"患者的舒张压在30天内将会降到75 ～ 85mmHg"，或"患者在下个月之内不会出现多于2次的发作"，或"患者的血清钾在48小时内会升高到3.5 ～ 4.5Meq/L。"

表7-3 常见患病状况治疗目标设定举例

治疗目标	疾病（患病情况）
疾病治愈	尿道感染 腹泻 链球菌肺炎
减轻或消除症状或体征	过敏性鼻炎 抑郁症 背部下疼痛
减缓或终止疾病发展进程	糖尿病 缺血性心脏病 脱发
预防疾病	骨质疏松 卒中 麻疹
化验值正常化	低钾血症 贫血
辅助诊断过程	对磁共振成像检查过程的焦虑 青光眼的眼压测试

重要临床概念

治疗目标通常有一个具体内容框架，包括下列内容：

1. 临床参数（症状和体征）和化验结果（能观察、可测量和具体的）。
2. 一个期望值或参数中能观察到的变化。
3. 达成目标的具体时间区间。

患者出现的症状和体征通常作为监护计划内设定的以患者为中心的治疗目标基础。

例如，一位患者，患有过敏性鼻炎并出现鼻塞、流鼻涕以及眼睛痒等症状，但没出现咳嗽或失去味觉。针对该患者的治疗目标可能是患者主诉的鼻塞、流鼻涕以及眼睛痒在48小时内得到缓解。

鉴于这类以患者为中心的目标，药物的合理治疗是可能的。治疗目标的拟订应该是可实现、能观察、可测量的。运用下列问题可以促进执业者与患者的讨论，引出治疗的控制目标并达成共识。

- 您想用药物治疗达到什么结果？
- 您这次的治疗目标是什么？
- 尝试用一种新的药物治疗以实现……的话您觉得如何？

许多疾病的一些概括性治疗目标已经由众多专科疾病治疗的执业者和研究者确定了。文献中已有这些通用的指南（表7-4），并在临床实践中得到验证。在与那些涉及监护患者的所有人员协商患者的具体治疗目标并达成共识之前，它们可以作为初始目标[2-4]。这些包括公开发布的临床参数，如高血压患者的血压控制目标[5,6]、高脂血症患者的血脂目标、糖尿病患者的血糖控制推荐目标。为了优化每个患者的用药体验，必须建立患者的具体目标，达成共识并记录到患者个体化监护的计划中。

作为达成有效治疗结局（正向疗效）的蓝图，监护计划包括具体的治疗目标如何达成，以及何时应该达成。你实施的所有工作内容被称为药学干预。这些干预措施可以直接涉及药物治疗方案，即充分利用患者教育、技术手段、身体锻炼或饮食指导等措施。

表7-4 常见疾病的治疗目标

疾病及治疗目标	建议及时间区间
高血压 　收缩压＜140mmHg，115～140mmHg[5] 　舒张压＜90mmHg，75～90mmHg 　糖尿病或慢性肾脏疾病患者的血压应控制在＜130/80 mmHg 　心血管疾病患者的血压应控制在＜140/90mmHg[10]	降压的目的是最大限度降低靶器官的损伤，包括心脏疾病（心绞痛、心肌梗死、心力衰竭）、卒中、肾损伤或视网膜病变 在开始或调整降压治疗后的3～6个月内，每月对药物治疗的疗效进行评估

续表

疾病及治疗目标	建议及时间区间
高脂血症 　总胆固醇 　　<200mg/dL（SI<5.17mmol/L） 　低密度脂蛋白（LDL） 　　无任何风险因素的患者应控制在： 　　<160mg/dL（SI<4.14mmol/L） 　　含有两个风险因素的患者应控制在： 　　<130mg/dL（SI<3.36mmol/L）[7] 　　糖尿病、冠心病及有2个风险因素的患者最好的控制目标应该是： 　　<100mg/dL（SI<2.59mmol/L） 　高密度脂蛋白（HDL） 　　>40mg/dL（SI>1.03mmol/L） 　甘油三酯 　　<150mg/dL（SI<1.69mmol/L）	治疗目标的变化取决于患者的其他风险因素，包括高血压、抽烟、冠心病家族史，男性大于40岁或女性大于50岁以及HDL<40mg/dL 　在开始治疗或调整药物治疗后4～6周可以评估血脂降低的峰值效果 　他汀类药物可以预期降低18%～55%的LDL以及7%～30%的甘油三酯 　烟酸治疗预期降低5%～25%的LDL以及20%～50%的甘油三酯 　一旦目标达成，建议每隔6～12个月进行随访评估
糖尿病 　糖化血红蛋白（HbA$_1$C） 　　HbA$_1$C<7% 　血糖 　　空腹或餐前80～120mg/dL（4.0～7.0mmol/L） 　　餐后2h100～140mg/dL（5.0～10.0mmol/L，如果HbA$_1$C不达标则应为5.0～8.0mmol/L）[8,9] 　血压控制 　　收缩压<130mmHg 　　舒张压<80mmHg 　　糖尿病孕妇患者应该控制在： 　　110～129/65～79mmHg 　低密度脂蛋白（LDL） 　　LDL≤100mg/dL 　　显性心血管疾病患者应控制在： 　　LDL<70mg/dL 　　LDL≤2.0mmol/L 　总胆固醇（TC）/高密度脂蛋白胆固醇（HDLC） 　　TC/HDLC<4.0 　高密度脂蛋白（HDL） 　　女性HDL>50mg/dL 　　男性HDL>40mg/dL 　甘油三酯 　　<150mg/dL 　血浆载脂蛋白B 　　Apo B<0.9g/L[8]	控制血糖的目的是降低微血管并发症的风险，包括伤口愈合不良、视网膜病变可能导致的失明、多尿、多饮、多食、糖尿病酮症酸中毒 　HbA$_1$C用于评估过去2～3个月血糖控制的情况 　应该对降血糖药物做出及时调整和（或）增加药物治疗，以便在6～12个月内达到HbA$_1$C的目标值 　在血糖目标值没有达到以及糖尿病治疗做出调整时，应该每隔3个月测量一次HbA$_1$C值 　一旦HbA$_1$C值达标，建议每隔6个月监测一次

续表

疾病及治疗目标	建议及时间区间
甲状腺功能减退症 达到正常甲状腺功能，逆转生化指标异常以及缓解患者不适症状，可能包括昏睡、体虚（乏力）、萎靡不振、皮肤干燥、畏寒、体重增加、便秘、头发粗糙、眶周水肿、肌肉痉挛、肌痛、月经不调、性欲减弱 促甲状腺激素（TSH） 原发性甲状腺功能减退症一般TSH值升高 目标是减少TSH到参考值：$0.4 \sim 4.5 mU/L$ 如果大于60岁的患者TSH水平偏低（$0.1 \sim 0.4 mU/L$）可能增加并发骨质疏松和心房颤动的风险[11]	左甲状腺素的通常替代剂量是$1.6 \sim 1.8\mu g/（kg \cdot d）$（净体重） 患者年龄小于50岁，没有患心脏病的，可以每天服用$50 \sim 100\mu g$左甲状腺素，即完全替代剂量。对于年龄更大的成年人，初始剂量为每天$25 \sim 50\mu g$ 带有心血管风险因素或冠心病病史的患者开始剂量为$12.5 \sim 25\mu g/d$，每隔$4 \sim 6$周增加$12.5 \sim 25\mu g/d$ 通常从服用左甲状腺素$2 \sim 3$周以后不适症状才开始消失 最佳TSH水平（$0.4 \sim 4.5 mU/L$）可能在$6 \sim 8$周仍无法达到 如果要求剂量调整，应在$4 \sim 6$周内再确定新治疗方案的疗效结果。达到完全效果可能需要$4 \sim 6$个月时间
哮喘 维持正常活动水平 预防喘息、咳嗽、呼吸困难和（或）胸闷等症状，保持正常或改善呼吸量测定 呼吸量测定目标随着哮喘严重程度从1级到4级的变化而不同 1级：轻度，FEV1或PEF>80% ~ 85%患者个人最佳值或预计值 2级：中度，FEV1或PEF>80%患者个人最佳值或预计值 3级：重度，FEV1或PEF>60% ~ 80%患者个人最佳值或预计值 4级：危重度，FEV1或PEF<60%患者个人最佳值或预计值 FEV为第一秒用力呼气容积；PEF为呼气峰值流速	早期评估依据使用吸入β_2受体激动药后30分钟的FEV1值，这是很有用的治疗结果指标（结局） 以患者每日或每周吸入β_2受体激动药量来评估药物治疗计划的有效性 每日使用短效β_2受体激动药表明需要增加吸入皮质激素治疗 当增加吸入皮质激素长效治疗时，$1 \sim 2$周后就可以观察到症状改善，$4 \sim 8$周后可以评估最大疗效 如果接下来病情出现严重恶化则需要住院，恢复正常的肺功能状况需要$3 \sim 7$天 一旦病情稳定，每隔$3 \sim 6$个月应该评估一次患者的药物治疗状况
胃食管反流（GERD） 缓解或消除患者症状，常包括食管炎（烧心）、唾液分泌过多、嗳气、餐后反流 减少胃食管反流的频率和治疗周期 愈合受伤黏膜，预防复发	服药后2周内一般可观察到症状缓解 然而，需要延长治疗（$8 \sim 16$周）才能实现痊愈以及减少复发
过敏性鼻炎 减少和消除体征和症状，可能包括流鼻涕、打喷嚏、鼻塞、鼻痒和（或）结膜炎	几天之内可以看到鼻用激素的治疗益处，但可能需要$2 \sim 3$周才能看到最大疗效 抗组胺药通常在接触过敏原之前几小时服用可以产生最大效果

续表

疾病及治疗目标	建议及时间区间
抑郁 在开始药物治疗之前确认患者主要体征和症状的改善，包括抑郁情绪、失去兴趣、无心享受、疲乏、精力下降、自信心下降、食欲缺乏、失眠、注意力不集中 目标是减少症状，帮助患者在发病之前恢复正常功能	当服药后几天抑郁症状还未改善时，抗抑郁药的不良反应可能立即出现 通常抗抑郁药需要1～4周时间才开始显效，完全显效可能需要6周时间，有时病情改善可持续几个月 一些症状可以很快得到改善，精力和兴趣改善在10～14天以内 情绪改善通常需要2～4周 每隔6～8周持续随访评估，以确保持续控制病情

7.3 实施药学干预

执业者为了解决或预防药物治疗问题，应干预或代表患者对其药物治疗方案进行调整。总之，这些解决措施（干预手段）涉及开始新的药物治疗、增加剂量、减少剂量、终止药物治疗、为患者提供具体的药物信息或信息解释、介绍患者到另外一位具有解决更为复杂问题能力的专业医疗人员那里。

7.3.1 患者资料

在50142份记录的患者就诊样本中，80%的药学干预解决药物治疗问题是在患者与药学监护执业者之间直接发生的。其他20%的药学干预则需要直接与患者的处方医师（通常是基层全科医师）联系解决。许多药学监护执业者与医师或医疗执业团体签署合作医疗协议，允许执业者不需要得到医师直接批准就可以在公开发布的指南限定下修改患者的药物治疗方案。对于那些没有签署合作医疗协议的地方，无论何时患者需要改变处方药来解决药物治疗问题，则必须联系医师。

在那些需要医师直接参与解决患者药物治疗问题的案例中，最常采取的措施是为需要开具新处方的患者开始新的药物治疗。表7-5列出了需要医师直接介入的干预措施。

重要临床概念

药学监护执业者发现的大多数药物治疗问题都是在药师和患者之间直接采取行动解决的。

表7-5 **要求与患者的经治医师直接沟通的干预措施**

需要医师解决药物治疗问题的措施	占医师所有干预的百分数
启动新的药物治疗方案	43%
调整给药剂量	18%
更换药品	15%
终止药物治疗方案	12%
制订一份监测计划（化验）	12%

最为常见的是，实施药学监护的执业者指导患者如何最好地使用药物，以达到期望的治疗目标。由于成本或支付方设置的行政障碍等原因，患者常常需要协助来消除障碍以得到所需要的药物。表7-6描述了药师和患者共同采取行动解决药物治疗问题。

表7-6 **患者和执业者直接实施干预的措施**

患者与药师共同解决的药物治疗问题	占患者总干预的百分比
指导患者个体正确使用药物	33%
消除得到药物治疗的障碍	21%
开始新的药物治疗方案	15%
调整给药方案	11%
启动监测计划	8%
更换药品	4%
终止药物治疗方案	4%
提供给药设备	1%
其他	3%

有一些药物治疗问题的解决需要药学监护执业者把患者介绍到专科医师或一些其他具有专科特长的医疗服务人员那里治疗。如果患者的问题属于急性或重症，患者可能被转诊到急诊或是医院。短期来看，这些转诊会增加医疗费用。但从长远来看，这些早期的转诊则会减少医疗的整体费用。表7-7列出了药学监护执业者介绍转诊最常见的情况。

表7-7 **药物治疗管理的转诊**

转诊到	转诊次数
医师诊所	1415
专科医师诊所	497
急诊/医院	93

7.3.2 医疗卫生费用的节省和投资回报

在实施药学监护时，执业者记录下解决患者药物治疗问题需要的干预措施，药物治疗管理系统就可以追踪节省的医疗卫生费用和每次干预相关的成本支出。这些节省的费用和成本的数据是保守的，并且仅仅考虑了自患者就诊起未来90天所产生和节省的费用。基于2008年美国的数据来看[12]，对22694位患者提供药学监护服务为医疗节约了11437130美元。平均每位患者节约了504美元医疗费用。医疗节省费用是节省的费用与用于转诊费用的净差值。这些省下来的费用都是因为不用找医师、专科医师就诊，不用到急诊就诊，以及避免了药物治疗问题而导致的住院。

患者使用更多数量药物的净效应是部分抵消了节省的医疗费用。尽管执业者消除了不必要、无效或者不安全的用药，以节约了1356618美元，这些执业者却为了预防疾病增加了药物种数，为了达到期望的治疗目标和改善依从性而增大了剂量。这些增加的药物总共花费了2928679美元，最后的用药增加了药品开支的1570061美元。

> **重要临床概念**
>
> 总的来说，药学监护服务平均节约下来的医疗费用为每位患者435美元。患者每次就诊节省了197美元的费用支出。

50142份就诊记录显示药物治疗管理的平均费用是82.62美元。总投资回报率（ROI）是2.4∶1。2.4∶1的投资回报率是指支付1美元给药学监护服务，可以避免花费2.4美元的医疗卫生费用。

65岁以上患者的医疗净节约费用是3995449美元。对于65岁以上患者的投资回报率比总投资回报率稍微高些，为2.6∶1。致力于确认和解决药物治疗问题的以患者为中心药学监护服务都有很好的投资回报率，并使药物治疗管理服务成为医疗卫生体系中成本有效性最高的新型服务之一。

表7-8为药学监护实践记录的医疗和药物费用支出和节省的情况总结。

表7-8 药学监护实践记录的医疗和药物费用支出和节省的情况

项目	费用节省/美元	成本支出/美元	净值/美元
医疗服务	14157270	2720149	−11437120
药品	1358618	2928679	−1570061
共计	15515890	5648828	9867062
每次就诊	309	113	197
每位患者	684	249	435

确认和解决药物治疗问题是可以节约医疗费用的。尽管不是全都能实现费用节省，但持续改善药物治疗相关的整体治疗结局对于医疗服务的费用控制具有积极的影响意义。运用服务管理系统（Assurance System），执业者可以记录下通过解决药物治疗问题而实现的医疗费用节省。还有当患者转诊到另一医疗服务提供者（医师、急诊或医院），那些转诊造成的医疗费用增加也被记录在案。这里遵循仅计算在未来90天产生的节约和支出的保守标准，这一已被验证的方法[13]计算出在22694患者中节约了超过980万美元的医疗费用，每位患者平均节约434.79美元，这使得药物治疗管理服务成为医疗卫生体系中最好的一个投资项目。表7-9描述了提供药学监护服务的成本支出和费用节省情况。

表7-9　解决药物治疗问题后节约的医疗费用和成本支出

节约医疗费用[12,14]	发生数量	节省的费用/美元	医疗成本支出	发生数量	成本费用/美元	净值/美元
避免到医师诊所就诊（182美元）	33895	6168890	医师转诊	2044	372008	5796882
避免找专科医师就诊（564美元）	1791	1010124	专科医师转诊	497	280308	729816
节省员工工作天数（320美元）	616	197120	增加员工工作天数	10	3200	193920
避免化验（50美元）	817	40850	增加化验	5408	270400	−229550
避免急诊监护（182美元）	1232	224224	急诊监护转诊	18	3276	220948
避免长期护理（90天住宿费17438美元）	9	156852	长期护理转诊	14	243992	−87140
避免急诊就诊（821美元）	2610	2141810	急诊转诊	41	33661	2109149
避免住院（29046美元）	145	4211670	医院转诊	52	1510392	2701278
避免家庭监护拜访（182美元）	26	4732	家庭监护转诊	16	2912	1820
药品费用节省（变化）	13845	1358618	增加药品成本	32224	2928679	−1570061
总计		15515890			5648828	9867062

拟订患者监护计划的下一个监护标准是执行优化患者用药体验的干预措施。

7.3.3 监护标准5：执行药学干预活动的内容

要求：执业者所拟订的一份患者监护计划应包括解决药物治疗问题、达成治疗目标、预防药物治疗问题的药学干预活动。

衡量标准

1. 每次药学干预活动必须个性化针对患者病情、药物相关需求和药物治疗问题。

2. 应考虑所有可解决药物治疗问题的几种可选方案，然后选择最好的方案。

3. 必要时，药物治疗问题的干预活动应与患者、患者家属或看护者以及其他医疗人员共同合作开展。

4. 记录所有药学干预活动。

5. 为了达到监护患者的连续性，该计划应包含持续随访评估的时间表。

设计以患者为中心管理患者用药的监护计划可以有以下干预活动。

- 开始药物治疗。
- 停止药物治疗。
- 增加给药剂量。
- 减少给药剂量。
- 进行个性化患者指导和教育。
- 患者转诊给另一位全科医师或专科医师。

拟订患者监护计划是通过选择干预活动，帮助患者达到期望的治疗目标。这些干预活动将解决评估过程中确认的药物治疗问题，充分利用患者的用药体验，避免药物治疗问题的出现。最后，整个监护计划必须包含随访评估的时间计划表。

监护计划中的干预活动体现出解决临床问题过程的创造性决策。根据患者的价值观和感受的重要程度，你和你的患者密切合作，确定干预活动的优先次序，旨在卓有成效地解决所有药物相关的需求。干预活动需要依据患者的偏好、患者的需要以及患者耐受的局限等因素进行选择。因此，患者参与程度越高，就可以更丰富个体化的监护计划，满足患者的独特需求，患者治疗的成功率就会更高。在随访评估时，不仅要评估患者的依从行为，还要评估患者治疗结局的有效性。

7.3.4 如何解决药物治疗问题

重要临床概念

在药学监护计划内，药物治疗问题是首先要解决的。因为这些问题干扰了患者治疗目标的达成以及用药治疗需求的满足。

例如，如果你的患者服用抗组胺处方药治疗季节性过敏性鼻炎完全无效是因为剂量过低，那么在达成有效的治疗结局之前，必须增加给药剂量。

同样，如果你的患者服用抗组胺药却正在遭受剂量相关的不良反应，那么为了使患者能正确得到安全有效的药物治疗，就必须调整给药剂量方案。

在监护计划的早期过程中，必须解决患者的药物治疗问题。随着治疗目标在你脑中确定，你就可以决定如何代表患者解决存在的药物治疗问题。

解决药物治疗问题的干预决策包括药物给药剂量的完整调整方案。这些可能包括开始新的药物治疗、更换药品、调整剂量和（或）给药间隔、终止药物治疗。每次决策对于患者来说则是潜在利益（达到治疗目标）与潜在伤害（选择药品或给药方案）之间的一次平衡，药品和（或）给药方案决定了你随访时用于评估安全性的指标。

在临床实践中，当执业者开始或实施一次干预决策时，则认为药物治疗问题已经被解决了。因此，按照干预决策开始实施的时候，药物治疗问题记录为已解决（治愈）。当选择适宜的干预措施来解决患者的药物治疗问题后，可以执行另外的干预措施以及个体化的药物治疗，达成治疗目标，改善患者的用药体验。

在决策过程的每一步骤有患者的参与是非常重要的。以下问题可以引导患者讨论。

- 对您的用药做这些调整您觉得怎么样？
- 每天这样服用药物能控制住您的病情吗？
- 您认为这是改善您治疗的最好方法吗？

在以患者为中心的执业实践中，70%～80%解决药物治疗问题的干预决策是通过患者与执业者之间直接协商达成共识产生的。最初开具处方的医师，只有20%～25%通过直接联系或经预先批准的治疗方案或签署的合作医疗协议实施干预。

7.3.5 如何达成药物治疗目标

一旦在患者监护计划中完全解决了药物治疗问题，那么就可以再次考虑主要适应证的治疗目标。治疗目标的意图是为患者和执业者的各种活动提供指导方向。治疗目标变成了与处方医师的药物治疗、患者的非处方药物治疗和其他干预措施以及患者用药依从行为等方面达成共识。

达到治疗目标的干预措施可以包括患者应该接受的新药方案、药物治疗需要的改变、患者个体教育或信息支持、患者转诊到专科医师治疗、正确使用处方药品和非处方药品的指导方法、其他治疗方法、产品和医疗仪器的使用方法。

患者得到药品的能力和意愿是患者监护计划的一个重要考虑因素。如果患者无法购买到药品、无法支付药品、无法服用药品或简单拒绝调剂处方的话，监护计划是没有任何价值的。所有这些问题可能会导致另外的药物治疗问题出现。

7.3.6　如何预防出现新的药物治疗问题

每份患者监护计划也必须预防新的药物治疗问题。这会使一些刚开始执业的药师感到困惑。用以预防问题的必要措施直接与评估患者药物相关需求时发现的危险因素相关联。这些干预措施对于患者的每种情况绝对是独一无二的。

在临床实践过程中，执业者总是通过设计药物治疗方案和患者教育来规避可预防副作用的出现或已知的与某些药物治疗或疾病有关的风险。如果这些是日常工作和标准的实践规范，那么这些措施不必成为患者个体化监护计划的一部分。例如，使用最小剂量抗高血压治疗来预防直立性低血压，或警示患者有关的抗组胺药引起的嗜睡问题。执业者通常也建议患者，某些药物应该与食物同服，以避免胃部不适。这类药物相关的建议只是围绕药物的药理或化学性质或疾病的特点提出，而非针对患者。因此，这些建议被认为是针对正在服用这类药物的所有患者的标准工作，即日常用药指导。

这一步骤中考虑到这些种类的预防措施是必要的，因为你的患者具有独特的危险因素。由于患者的具体情况，要保证患者服药时不会出现任何伤害，你需要做什么呢？

例如，如果你的一位患者，女性，29岁，怀孕，你可能要确认患者正在服用足够剂量的叶酸和其他维生素。此外，可能还需要建议她在孕期减少饮用含咖啡因和酒精饮料，建议她不要擅自服用处方药品或非处方药品。

这些干预措施是预防性的，因为她是孕妇。假如她不是孕妇，则很可能就没有必要了。因此，只有进行全面、严谨的评估，才能确认患者是否存在风险因素，是否需要预防性的干预措施。

因为其效果的滞后，以及预防性干预本身的成本支出等原因，预防性干预措施常常被患者忽略，这是非常不幸的，因为将来对疾病的治疗支出可能要比预防大得多。预防药物治疗问题出现的干预措施可能采取的方式有：启动药物治疗、服用维生素、忌口、免疫接种、患者教育（直接对患者或患者的看护者）以及代表患者给处方医师建议（见表7-5～表7-7）。

7.3.7　药物治疗的其他选择

重要临床概念

最好的且广泛适用的干预措施似乎并不存在。因为，最好的药物、最合适的给药剂量和最好的方法总是因人而异。

临床人员通常会牢记几种可能用于每位患者的治疗选择。他们会在心中衡量或与同事讨论这些选择方案，决定此时哪种选择方案对于这位患者是最佳的。这才是执业者应用药物治疗评估方法的合理过程。对于给定的适应证，临床人员在药物治疗的其他选择中首先要考虑的就是有效性问题。其次才是安全性问题。这就是将药物治疗和循证医学的知识用于个体患者的监护过程。那么，应用什么药品及相应给药方案才能达到治疗目标呢？这是临床决策过程中重要的一步。

在了解患者阶段，要确认出至少三种不同的治疗选择方案，来应对你和患者一起做出的每个药物治疗决策。这样可以帮助你了解可能没遇到过的药物，帮助你学习研究、比较和对照证据，支持治疗相似适应证的药品的有效性和安全性。当你建议处方者改变患者的药物治疗时，应有你认为可接受的可选方案。而且，应说明哪个是首选方案及其原因。

药物治疗备选方案构成了独特的知识库，无论是独立执业还是作为团队成员，药学监护执业者都可以将其用到患者的个案中。总之，药物治疗如果具有治疗患者疾病的有效证据（文献或你自己的临床经验），则被看作是可行的治疗选择方案。然后根据其对患者的安全性风险程度，评估药物治疗备选方案。执业者必须持续为自己的患者做出这些涉及利益与风险的决策。

执业者承担着患者药物治疗结局的责任（药学监护实践的定义），必须不断思考所有可能有益于患者治疗的潜在选择。请记住，目前用来治疗大多数常见疾病（高血压、抑郁、过敏性鼻炎、慢性疼痛、糖尿病）的许多药品只对60%～85%的患者有效。所以，即使是最流行的、一线的、首选的药物也可能对部分患者无效。确实不存在所谓的"首选药物"，这不是一种简单的、类似于轿车或钱包或水果等商品的选择。

药物治疗管理服务中，执业者的责任就是考虑所有可行的治疗选择方案，不仅能选择最好的初始治疗，如果第一治疗方案无法产生预期疗效，还应做好选择备用方案的准备。

7.3.8 治疗成本的考量

重要临床概念

虽然治疗成本是一个重要的管理问题，但在以患者为中心的执业决策过程中，有效性和安全性总是优先考虑的问题。

在你思考有效性和安全性的证据之后，才能考虑治疗成本和便利性问题。最有效且不伤害患者的药物治疗才是最划算的。

在根据有效性和安全性制订治疗选择方案之后，对成本的考虑才显得重要。对于患者无效或导致中毒的药物治疗是最昂贵的。

在考虑药品的效力和安全性因素之前就考虑成本因素是不合理的，通常也可能是有害的以及浪费的。如果没有完整记录各种药物治疗备选方案的临床疗效和安全性之间存在的差异性，那么往往会认为备选方案的疗效和安全性都是一样的。如果不了解关于一种治疗方案是否比另一种方案更有效的证据，并假设二者是相同的，在临床治疗上是不适宜的。这就会导致选择较为便宜的治疗备选方案。药物成本是容易决定的并且不需要临床判断。在药物治疗评估工作中合理的决策过程要求执业者去发现和融合疗效和安全性的比较数据，以便做出药物治疗的最佳治疗决策。

7.4　疗效随访与评估的时间表和实施计划 ------------------

拟订监护计划的最后标准涉及随访评估，必须对每位患者进行时间安排。

7.4.1　监护标准6：建立一份患者疗效随访评估的时间表

> **要求**：执业者应订出随访计划表，拟订何时监测什么项目，评估药物治疗的疗效，并评估患者是否发生过任何药物相关的不良事件。
>
> **衡量标准**
>
> **1.** 建立能评估疗效的临床或化验指标，并且拟订何时应收集这些数据。
> **2.** 建立能反映患者用药副作用的临床或化验指标，拟订收集该数据的时间表。
> **3.** 与患者一起建立一份疗效随访评估的时间表。
> **4.** 随访评估的时间表和计划必须做记录。

"如果没有随访，就等于没有监护。"在监护计划过程期间，执业者需要商谈的最后一件事就是拟订疗效随访评估的时间表和实施计划。在一份监护计划中的每次药学干预决策可能对患者产生积极的影响，或负面的影响，或根本没有明显的影响。只有很好地构建全面的疗效随访评估，执业者和患者才能了解到药物治疗、药物信息以及其他干预决策是否满足患者用药的需求，是否产生预想的有效治疗效果。

> **重要临床概念**
>
> 提供药物治疗管理服务的执业者应该负责患者药物治疗的疗效随访评估工作。

患者与执业者或治疗团队再次会面的合适时间必须确定。此时，给予患者的干预进展情况、药物治疗方案、产品和给药方案的调整、仪器治疗、信息以及转诊的情况都要进行评估。但重要的是要做到明明白白、清清楚楚。关于何时进行下次的临床就诊说明越精确越好。精确做好疗效随访评估可以帮助患者充分理解并承诺确定的治疗目标。

疗效的随访评估计划将解决三个基本问题：

① 疗效的随访评估应该何时进行？

② 如何确定是否已经出现有效的治疗结局（有效性问题）？

③ 如何确定是否已经出现负面的治疗结局（安全性问题）？

7.4.2 如何确定疗效随访评估的时间点（时机）

决定何时与患者会面来确定药物治疗的有效性和安全性就是一个临床决策。对于刚上岗的执业者，下次随访评估的最佳时机常常很难确定。大多数课本和指南不能提供安排随访的精确时间表，因为每位患者的情况涉及药物治疗、并发症和危险因素的不同组合。决定安排随访的最佳时间时，应该依据预期显效的最可能的时间点，并以出现不良反应的最可能时间来权衡。

评估患者的治疗疗效（有效性）需要充分理解患者每种药物的起效时间和产生最大作用的时间。

评估药物治疗的安全性需要充分理解可能发生的副作用以及可能发生的时间。因此，何时进行下一次的随访评估的临床决策成了介于这两种情况之间的权衡条件："我何时才可能见到真正的疗效？"与"我何时会遇到不良反应或毒性状况？"给新上岗的执业者提供一个经验：这两种情况任何一个发生时就安排下一次随访计划。

这里有一些要素，经验丰富的执业者用来确定随访的时间。如"红色标注"，表明需要更积极的（早期和更频繁）的随访时间表。一般情况下，患者的病情列表、目前使用的药物、整体健康状况，以及患者管理自己健康状况的能力和可靠程度，可以用于决定随访患者的必要时间。如果患者的情况有一些独特的状况，通常称为"红色标注"，那么就需要更早和更频繁的随访时间表。例如，一位患者，已经有了一个非常不好的用药体验（过去治疗失败或造成不良治疗后果），或如果患者的临床状况在过去几次就诊时已出现恶化，那么这就说明需要制订一个更积极的随访计划表。此外，那些理解治疗方案有困难，或缺乏完整的必要能力的患者，在执行监护计划或者充分利用医疗服务时，也需要一份更积极的随访时间表。最后，多年来一直与住院治疗有关的一些高风险药物，包括地高辛、华法林、口服糖皮质激素、抗血小板、降糖药和胰岛素[15]，对服用这些药物的患者以及没有达到治疗目标的患者的观察也应该比治疗指南建议的更频繁。

在学习阶段期间，记住谚语是很有帮助的：早随访，勤随访。一般情况下，监护计划将会产生积极的治疗结局且不会造成毒性反应，证据越充足、经验越丰富、信心越足，随访评估的间隔时间就越长。另一方面，你和（或）患者对监护计划越感到缺乏支持证据、临床数据、各种信息、临床经验和信心，随访评估的时间安排就应该越频繁。运用"对待每位患者，就像对自己的祖母一样"的标准来选择自己的随访时间安排。早期学习者可以问问自己："如果自己有祖母也需要拟订监护计划，那需要何时检查她（随访），以确定她的用药情况（有效性和安全性）？"

7.5　如何记录患者监护计划的实施情况

患者监护计划要求文件记录。监护计划的记录可以将最复杂的药物治疗方法整理成一种患者和其他执业者都能容易理解和跟踪的格式。患者的监护计划应按病情或疾病单独记录。一位患者正在服用5种药物治疗两种慢性疾病和一种急性疾病，就要记录三份监护计划。

监护计划文件列出了适应证，并包括了患者的体征和症状的简要总结。治疗目标必须是每个监护计划的重要组成部分。药物治疗管理服务对患者健康记录做出的最具增值的补充之一是明确陈述了治疗目标（见附录3）。

学生可能会想记录针对每种适应证的两种或三种治疗备选方案，以确保最合理的成熟选项。经验丰富的执业者常常不记录考虑过的而没有被选择的备选方案。

患者的监护计划需要有完整性，且应遵从药品结构和给药剂量说明，包括剂量、给药路径、给药频率和疗程。任何能够帮助患者最大化药物治疗益处的特殊剂量说明都应该囊括在监护计划中。如果药物治疗是从之前治疗方案调整而来，在监护计划中应记录情况并写下日期。相同疾病的多种药物治疗应记录到相同的监护计划中。药品、给药方案或说明的任何更改都应记录下来，这样患者监护计划的信息总是持续更新的，且包括患者接受的各种药物治疗（处方药、非处方药、膳食补充剂、维生素和草药）。

支持药物治疗的其他干预措施也应被记录下来。这些信息通常包括健康忠告、运动、饮食改变或正确地使用药物、使用服药器具或药物监测仪器的说明。

监护计划应包括下次随访评估的时间表，其中包括需要评估药物的有效性和安全性参数指标。

7.6　本章小结

总之，监护计划的目的是整理所有患者的药物治疗和其他干预措施，以期最大优化药物治疗的结果。每份监护计划的基础就是努力达成治疗的目标。药物治疗、仪器治疗和患者教育干预以及所有将来的随访评估都在监护计划中得到协调，以达到患者的治疗目标。治疗目标的确定是必需的，因为要引导多个执业者（团队）更好地提供合作医疗服务。执业者和患者之间需要沟通并达成治疗目标共识，说明选择的干预措施（包括药物治疗、给药方案、指导说明）以及制订未来的随访评估计划。患者必须清楚地了解执业者干预决策的责任是什么，患者自己的责任是什么。最后，患者需要了解通过药物治疗可以期待疾病症状与体征的改善指标、化验结果的变化指标以及在下次就诊时评估药物治疗的有效性和安全性的方法。

参考文献 -

[1] Pronovost P，Berenholtz S，Dorman T，Lipsett PA，Simmonds T，Haraden C. Improving communication in the ICU using daily goals. *J Crit Care*，2003，18(2): 71-75.

[2] Dipiro JT，Talbert RL，Yee GC，Matzke GR，Wells BG，Posey LM. *Pharmacotherapy a Pathophysiologic Approach.* 7th ed. New York: McGraw-Hill，2008.

[3] Gray J. *Therapeutic Choices.* 4th ed. Ottawa Ontario: Canadian Pharmacists Association，2003.

[4] Youngkin EQ，Sawin KJ，Kissinger JF，Israel DS. *Pharmacotherapeutics A Primary Care Guide.* 2nd ed. Upper Saddle River，NJ: Pearson Prentice hall，2005.

[5] NIH. *Prevention，Detection，Evaluation，and Treatment of High Blood Pressure.* U. S. Department of Health and Human Services，National Institutes of Health，National Heart，Lung，and blood Institute，National High Blood Pressure Education Program，2003.

[6] Chobanian AV，Bakris GL，Black HR，et al. Seventh report of the Joint National Committee on Prevention，Detection，Evaluation，and Treatment of High Blood Pressure. *Hypertension*，2003，42(6): 1206-1252.

[7] NIH. *Detection，Evaluation，and Treatment of High Blood Cholesterol in Adults (Adult Treatment Panel III).* U. S. Department of Health and Human Services，Public Health Service，National Institutes of Health，National Heart，Lung，and Blood Institute. NIH Publication No. 01-3305，May 2001，2001.

[8] Blumer I. *Canadian Diabetes Association 2008 Clinical Practice Guidelines for the Prevention and Management of Diabetes in Canada: Executive Summary.* Canadian Diabetes Association，2009: 1-15.

[9] Ali I，Ross SA. Targets for glycemic control. *Can J Diabetes*，2008，32(S1): 29-31.

[10] Tobe S，Lebel，M. . *CHEP Recommendation for the Management of Hypertension.* Canadian Hypertension Education Program，2010: 1-39.

[11] Vaidya B，Pearce SH. Management of hypothyroidism in adults. *BMJ*，2008，337: a801.

[12] Chowdhury SR. *Expenses per Visit for Ambulatory Visits and Inpatient Stay for 2008.* Rockville，MD: Agency for Healthcare Research & Quality-Center for Financing，Access，and Cost Trends，2010.

[13] Isetts BJ，Brown LM，Schondelmeyer SW，Lenarz LA. Quality assessment of a collaborative approach for decreasing drug-related morbidity and achieving therapeutic goals. *Arch Intern Med*，2003，163: 1813-1820.

[14] Genworth. *Genworth 2011 Cost of Care Survey.* New York: Genworth Financial，2011.

[15] Budnitz DS，Lovegrove MC，Shehab N，Richards CL. Emergency hospitalizations for adverse drug events in older Americans. *N Engl J Med*，2011，365: 2002-2012.

患者用药疗效的随访评估

核心概念

1. 随访评估的目的是确定与患者预期治疗目标相关的治疗结局（Outcomes）。

2. 每次随访就诊，都需要评估反映药物治疗的有效性和安全性方面的数据。

3. 药物治疗有效性评估是检查临床体征、症状以及化验数值等方面的改善情况。

4. 药物治疗安全性的评估需要审核药物不良反应以及毒性证据。

5. 在随访评估期间，应确定患者的依从性及其对治疗结局的影响情况。

6. 确定和陈述患者正在接受药物治疗或预防疾病的结局状态。

7. 重新对患者进行评估，以确定在上次随访就诊后是否产生了新的药物治疗问题。

8. 随访评估是记录患者药物治疗效果和治疗结局的一个步骤。

8.1　随访评估的介绍

　　随访评估作为监护过程中的一个必要环节，是通过观察、评估和记录药物治疗的实际检验结果和治疗结局，来确认前期工作结果的重要步骤。在评估患者的药物相关需求（Patient's Drug-related Needs）时付出的时间和精力，可以在随访评估时获得回报。虽然大多数随访就诊与一些初期评估相比，需要花费时间不多，但是随访评估却是获得新的临床经验和知识的重要一步。

　　随访评估凝聚着执业者对患者的承诺，强化了治疗关系，并向患者显示了执业者与患者合作达到期望治疗目标的意愿。每一次随访评估都是为了确认患者因药物治疗和监护计划而形成的结局，因此，要确保每次随访都要对有效性和安全性指标进行评估。随访评估是如此重要的一个步骤，因此你必须"及早随访并经常随访"。

8.2　随访评估的目的、具体工作内容和责任

　　随访评估的目的是确定患者经药物治疗获得的治疗结局，并将这些结果与患者的治疗目标进行比较。随访评估的具体工作内容和责任见表8-1。

表8-1 随访评估的具体工作内容和责任

具体工作内容	责任
得到实际的临床指标和（或）化验数值，并把这些指标与治疗的预期目标进行比较	评估患者药物治疗的有效性
收集不良反应或中毒反应的临床指标和（或）化验指标，以确定药物治疗的安全性	评估患者药物治疗的安全性
记录临床状况和所需药物治疗的变化情况	对于正在进行药物治疗病症的临床状况作出临床判断
评估患者的新问题	评估患者的依从性，确认是否出现了新的药物治疗问题
安排下一次随访评估	提供持续的监护

8.2.1 监护标准7：患者疗效随访评估

要求：执业者应评估患者的实际治疗结果，并确定治疗的进展程度，判断是否存在任何安全性或用药依从性的问题，同时评定是否出现了新的药物治疗问题。

衡量标准

1.记录患者药物治疗的实际结果，以及医师是否经药师建议后有调整处方，或患者经药师教育后而改变用药行为。

2.评估药物治疗的效果，并比较实际结果与预期达到的治疗目标，以确定患者的治疗进展状况。

3.评估药物治疗的安全性。

4.评估患者的用药依从性。

5.依照需求修改患者监护计划。

6.患者监护计划的修改必须记录下来。

7.评估必须是系统的且持续执行，直到达到治疗目标。

8.若有需要，患者、患者家属或看护者、其他医疗人员应参与评估过程。

要了解患者药物治疗是否有效和（或）安全，以及拟订的患者监护计划是否达成治疗预期目标，唯一的途径就是进行患者疗效的随访评估。

重要临床概念

　　只有当执业者进行患者疗效随访评估，确认执业者在做出临床决策、给予药物治疗建议和拟订监护计划后产生了实际结果，才算真正提供药学监护服务了。

　　随访评估的具体工作就是执业者对患者的监护行为。这一过程既丰富了患者的用药体验，更丰富了执业者的药物治疗学知识。

　　尽管所有的执业者向患者提供合理的药物治疗建议和用法说明都是善意的行为，但是这些善意的行为并不一定总能带来积极的实际疗效。随访评估工作体现了医疗卫生体系中一个新的医疗手段，在既往的处方调配过程中并不常见，甚至在传统的医疗监护中也不常见。

　　但很难过分强调在患者监护流程中评估步骤的重要性。

重要临床概念

　　对患者的随访评估是执业者获取临床经验的重要机会。随访评估是收集药物治疗有效性和安全性证据的关键步骤。随访评估能强化执业者与患者之间的治疗关系，对患者用药体验具有积极的影响作用，并且呈现出监护患者的过程。
　　"只有让患者意识到你是多么在乎他们，他们才会关注你知道多少。"

　　观察从临床决策中得到的结果就形成了临床经验。在药物治疗评估和拟订监护计划的整个过程中，执业者一直在评估患者药物相关的需求，一直在思考解决患者存在的药物治疗问题，并且一直在执行自己认为最有可能让患者达到的治疗目标的干预行为。这种合理的临床思维产生了实际的（真正的）结果（结局）。在药物治疗实践中收获有效性或安全性结果正是临床经验的有效定义。而且，每次随访评估后都可以获得新的知识。因此，随访评估是临床人员有效获得药物应用、有效给药方案和药物不良反应经验的最佳时机。

　　只有执业者完成随访评估后，才会得知药物治疗、治疗决策、药品信息、转诊和其他干预措施的最终结局。执业者的临床决策、药物治疗和合理建议可以产生以下三种结局：

- 预期的有效临床结果；
- 一个无效的临床结果；
- 无明显改变。

如果临床结果是有效的，表明你已经掌握了解到某种药物治疗方案对具体的临床情况是有效的，你将永远记住这种情形。如果临床结果无效，你也能认识到某种药物治疗不能产生预期的临床结局。无论哪种结果，都为实习执业者创造了最好的学习体验机会。此法同样适用于了解药物治疗的不良反应。如果患者经历了不良反应并告诉你，或者你在随访评估中观察到了不良反应，那么这些信息将会不断丰富你的临床数据库。

重要临床概念

在随访评估期间，执业者应寻找药物治疗有效性和安全性的证据，以及自上次就诊后新出现的药物治疗问题。

在每次随访评估时，执业者都会寻找有效的结局、无效的结局以及新的问题。一般来说，有效的结局表现为疾病及病痛相关的症状、体征或化验指标的改善。无效的结局表现为药物治疗的副作用和有害毒性的效果。新的问题即发现新的疾病或在上次随访评估后新出现的药物治疗问题。

8.3　如何评估药物治疗有效性

在随访评估期间，执业者和患者将治疗目标与患者治疗结局进行比较。用于评估治疗结局的最常用参数是临床参数和化验参数，而这些参数体现出药物治疗的结局（图8-1）。

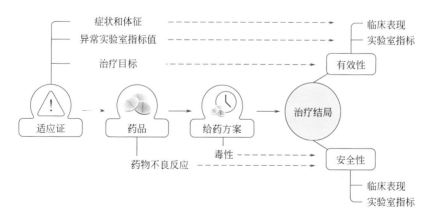

图8-1　**药物治疗评估方法**

8.3.1　临床参数：患者症状和体征的改善

临床参数的改变常用来评定药物治疗的有效性。有效的治疗结局常常与患者出现的体征或症状的消失或减轻相关联。疾病或病症的临床参数通常包括临床表现，如疼痛、焦虑、情绪变化和炎症程度，或者咳嗽、癫痫发作、出血、睡眠障碍、震颤以及呼吸急促的严重程度和发生频率等。在随访评估时通过询问患者，或让患者主诉来确定这些参数的变化情况，执业者将初始评估或近期同患者面谈时观察和记录的状况，与患者的反馈进行对比。

执业者在随访评估期间使用的临床观察和问诊技巧与评估面谈使用的技巧相类似。执业者必须具备临床知识以及收集患者相关信息的能力，这样才能做好患者药物治疗临床疗效的评估工作。疗效评估的过程应该是简单易懂的。采用什么临床参数来建立治疗目标呢？这些同样的指标状态目前怎么样了？执业者应在以下几方面之间建立关系：①疾病，即生病的最初症状和体征；②用于建立治疗目标的临床参数；③在随访时，那些相同的临床参数（结局）的改善情况（图8-2）。

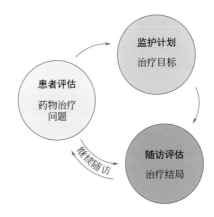

图8-2 患者用药监护过程中的相互关系

表8-2列出了依据临床症状和体征的变化，评估常见疾病药物疗效的例子。

表8-2 评估药物治疗有效性的临床症状和体征

治疗适应证	临床参数
抑郁	心情改变、悲伤感觉、能量水平、对平时或者热爱的活动的兴趣或乐趣、失眠、激动、疲劳、集中注意力的能力、对死亡的思考
焦虑	是否存在坐立不安、易怒、肌肉紧张、睡眠障碍、注意力不集中等状况
咳嗽	咳嗽的严重程度和频率，是否致使日常活动或睡眠的中断
皮疹	颜色、大小、炎症和瘙痒的改变
骨性关节炎	负重关节，包括髋、膝、脊椎和手的疼痛的变化。其他关节僵硬状况的改变
背部疼痛	疼痛性质和强度的改变，每周疼痛间隔、上周疼痛的恶化情况、走动能力、睡眠质量、工作能力以及功能的变化（包括在日常生活工作和社会环境中活动时的状况）

8.3.2 化验参数：结果的改善情况

治疗结局的评估经常依赖于化验结果。因为在某些疾病或者症状中，很少或几乎没有出现什么临床表现，所以临床结局的判断主要是依据化验结果。高脂血症是一个常见的例子，患者很少表现出与高脂血症相关的临床症状，患者的血脂化验值［胆固醇、低密度脂蛋白（LDL）、高密度脂蛋白（HDL）和甘油三酯］可以作为判断药物疗效的参数。所以，药物疗效的评估经常依据化验的结果（表8-3）。

表8-3　用于评估药物疗效的化验结果

治疗适应证	化验结果
高脂血症	总胆固醇、低密度脂蛋白、高密度脂蛋白、甘油三酯
高血压	收缩压和舒张压、平均动脉血压、脉率
贫血	全血细胞计数、血红蛋白、血细胞比容、红细胞计数、平均红细胞体积、网织红细胞计数、血清铁、血清维生素B_{12}
心律失常	心电图（ECG、EKG）
糖尿病	血液或血浆中的葡萄糖、糖化血红蛋白（HbA_1c）、血脂、血压，肾功能检查（包括血清肌酐和尿素氮）

为了确认药物治疗的有效性，执业者必须理解药物治疗对实际化验结果产生的影响。采集化验样品的时间是一个重要的临床决策点。通常执业者必须决定是否在随访评估时回答问题："这一药物治疗方案对于患者的益处是什么？"在这种情况下，执业者想知道的是"有效的药物治疗结果需要多久才能检查出来"。更常见的问题是："这种药物治疗方案对患者造成的影响有多大？"在这种情况下，执业者想知道的是"何时可以测到最大的药效结果"。

举例来说，大多数HMG-CoA还原酶抑制剂（他汀类）可在几天之内（5～14天）开始改善血脂监测结果，但是一般需要几周（3～6周）才能得到血清中脂质水平的全面改变。开始服用降脂药物治疗后仅1～2周，测量血清脂质的变化就可以确认选定的药物治疗是否对患者血脂水平产生影响。而要得到患者从治疗方案中获得益处程度的信息则可能要6周或更久。在第一种情况中，化验结果用于评估是否有效，而在第二种情况中，化验结果用于确定患者从药物治疗中得到益处的程度。

对急性病患者的随访评估可以评估患者的最终治疗结局，而对慢性病患者的随访评估还需要确定药物治疗一定时间后的患者现状。慢性病患者需要纵向、连续的随访（即最初设计的），以确保药物治疗实际产生的预期效果（效力），随后安排低频次的评估来确保患者病情保持稳定状态以及药物治疗持续控制患者病情。通常情况下，随访评估在初期应安排得比较频繁，直到治疗目标达成（预期血压、胆固醇或疼痛程度），然后再安排频率较低的随访，以确定所维持的药物治疗可以持续有效地控制患者的病情。

8.4　如何评估药物治疗安全性 ------------------------------

　　随访评估需要执业者积极主动参与。也就是说，执业者应积极履行职责，接触患者并提供监护服务。经验丰富的药学监护执业者明白，自己的责任是确保药物治疗对患者安全有效，对此，最好方法是确定患者是否正在遭受不良反应。

　　切莫让"患者在药物治疗中出现副作用后再联系你"的情况发生。这种被动的做法有悖于药学监护实践的核心价值，正是这种做法使得每年因药物治疗问题导致的发病和死亡造成的费用超过1750亿美元[1～3]。为了实行全面充分的随访评估，需要与每位患者积极沟通并反馈有关的一切问题。这些反馈可确认监护计划的有效性，也可质疑监护计划的正确性，从而进一步完善患者的用药体验。

　　药品因为具有一定的药理作用而被生产和使用。大多数药物表现出几种相关的药理作用，有正向的，也有负面的，其利弊取决于治疗适应证（也就是我们使用药物的原因）。但是，当使用药物达到一定剂量以表现其某些药理作用时，其他部分或全部药理作用就可能都会显示出来。其中，预期的作用是可以帮助达到治疗目的，而出现的治疗目的以外的药理作用则通常被称为不良反应或副作用。

　　例如，阿司匹林是已知具有镇痛、解热和消炎特性的药物。它会减少前列腺素的生物合成。阿司匹林抑制环氧合酶-1（COX-1）带来了胃肠刺激，影响肾功能，不可逆地抑制血小板的聚集，同时抑制环氧合酶-2（COX-2），显示了阿司匹林的消炎特性。当患者服用阿司匹林治疗时，所有的这些效应会不同程度地对患者产生影响。如果预期的治疗适应证是控制疼痛（镇痛），那么抑制血小板活性因可加大出血的概率，则属于不理想的作用，并且将被认为是副作用。另一方面，如果患者正在服用阿司匹林作为心脏病发作（心肌梗死）或卒中（脑血管意外）的二级预防，则抑制血小板聚集的作用属于期望的作用，而其对肾和胃肠道的作用则被认为是负面结果。阿司匹林不会知道你使用它的意图，它只是针对每位需要它的患者发挥其所有的药理作用而已。

　　这就是为什么学生需要学习推荐给患者服用的药品的所有药理作用。在作用机制层面上，需要理解药理学，以在每次随访评估时确定哪些是有利作用、哪些是不良的（安全）作用。执业者和患者需要知道治疗的适应证并评估其有效性。同时执业者必须预估到药物治疗可以发挥其所有已知的药理作用。这就是为什么我们一直在重复"学习药理学，学习药理学，再学习药理学"的原因了。

8.4.1 临床参数：患者症状和体征作为药品安全性问题的证据

重要临床概念

患者的药物不良反应表现在许多方面。执业者的随访评估必须确定患者的临床表现是否包含药物不良反应或者因超剂量服药有关的毒性反应。

在现代医学中使用的药物绝大多数都是口服制剂。因此，胃肠道刺激是一种常见的药物问题。药物对胃肠黏膜的直接作用往往会引起恶心、呕吐和腹泻。类似的，许多药物的不良作用表现为皮肤出疹或皮疹。药物表现出的一些中枢神经系统的药理活性则可引起患者昏昏欲睡、无精打采、头晕、烦躁或困惑。

不良作用的两个主要类别是产品自身相关的不可预知的不良反应和药物剂量相关的反应。不可预知的反应包括过敏反应、超敏反应或特异体质不良事件。实质上更常见的药物不良反应都是药物治疗方案和给药剂量相关的可预测的药理作用。

一般情况下，药物治疗的不良反应表现为临床症状、体征和（或）化验结果的改变。为了确定患者药物治疗的安全性，执业者在每次随访评估时需要评估临床参数和（或）化验参数（图8-3）。

8.4.2 化验参数：异常化验结果作为药品安全性问题的证据

通常要求把具体的化验检测作为一次随访评估的项目，来确定患者药物治疗的安全性。通过定期评估患者的化验监测参数可以判断是否存在药物中毒现象，从而避免严重的或永久性的伤害。

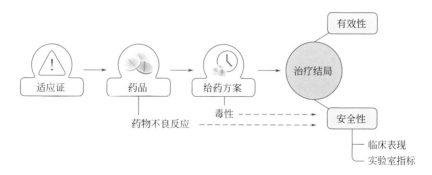

图8-3　评估药物治疗的安全性

几种常用于治疗高脂血症的药物可引起肝脏损伤，包括阿托伐他汀、辛伐他汀、普伐他汀和洛伐他汀。建议对使用这些药物降低胆固醇和其他脂类的患者，在随访评估时，将丙氨酸氨基转氨酶（ALT）和天冬氨酸氨基转氨酶（AST）作为化验检测的基本项目，每隔12周监测一次，来确定是否存在肝损伤以及损伤的程度。如果这些肝损伤检测的结果比正常值高两到三倍时，药物治疗可能需要停止，需要使用不同的治疗方案来治疗患者的高脂血症。

　　另一情况是使用化验检测结果来评估药物治疗风险。接受地高辛治疗的患者需要测量血清钾。地高辛的心脏毒性主要表现出低血钾、低血镁和高血钙等。如果在随访时评估血清电解质浓度并将其维持在理想的正常范围内，则地高辛的中毒风险就会降低。

　　执业者掌握监测药物毒性最有用的化验参数，并在随访评估时适当地安排这些化验项目是非常重要的。在患者监护过程的随访评估中，主要的工作包括收集、说明和评估临床和化验参数以判断患者药物治疗的有效性和安全性。

　　药学监护的执业行为对临床有积极的影响。消除患者药物治疗方案中存在的药物治疗问题对患者的身心健康能产生巨大的积极影响。并非在1～2年内可以测量到解决药物治疗问题产生的节省费用。然而，我们可以记录和分析患者常见的临床结果和具体治疗目标的实现情况。一些治疗目标可作为改善健康和有效结局的替换指标。例如，达到一个理想的<200 mg/dL（<5.2 mmol/L）的胆固醇水平可以用来评估一位患者罹患冠心病或卒中的风险。因此，从逻辑上来说，降低胆固醇偏高患者（总胆固醇和LDL）会降低患者并发其他疾病的风险。这种关系可能是复杂的，因为我们现在拥有的数据表明患者外周动脉疾病可以从他汀类药物中获益，无论他们的基线血脂水平高低如何[4]。因此，可能还无法通过降低总胆固醇和LDL水平情况来评估他汀类药物对患者胆固醇水平的影响，因为往往需要几年的治疗才能实现一些药物治疗的全部益处。同样，若想充分评估该药品的毒性，可能也需要数年的时间以及成千上万的患者的用药数据。

　　在药学监护实践中，我们可以跟踪患者使用药物时危险因素的变化。对于高血压患者，可在每次就诊时进行评估，以确定降血压药物方案是否能很好地控制患者的收缩压和舒张压。大部分指南要求在无并发症的高血压患者中血压要保持或稍低于140/90mmHg。然而，对于糖尿病、肾脏疾病和心力衰竭患者，则推荐把血压控制到低于130/80 mmHg。这些指南要求选用特定的药物降低患有"强制性的适应证"（如心力衰竭或糖尿病）患者的血压。血压控制只是一个例子，其中所设定的治疗目标和用于达成目标的药物对于患者的不同疾病或合并症可以是不同的。因此，必须单独评估每位患者的状况，才能确保使用正确的药物，达到治疗的正确目标。

8.4.3　患者数据：临床结局

　　评估药物治疗的临床结局，要求全面记录相关药物、化验值和既往临床症状和体征的改变情况。在服务管理系统中，执业者可以通过记录参数的变化来评估药物治疗对每位患者现有疾病的影响。举例来讲，评估糖尿病患者药物治疗的临床结局（实际疗效），需要评估血糖控制的情况（血糖和HbA₁C）、血压（<130/80 mmHg）和

血脂（LDL <100 mg/dL，2.6 mmol/L）控制的情况。为了全面评估糖尿病患者与药物治疗有关的结局，必须全程监测、评估和记录所有这些化验数值（如果患者还患有其他合并症，还需要其他化验值）。使用服务管理系统时，执业者为糖尿病患者提供监护服务可以全程跟踪这些化验监测的改善状况。这使得执业者可以很容易地评估患者的药物治疗方案对各种治疗终点阈值（指标）的影响，并对药物的选择和给药剂量进行必要的调整以达到预期的目标。

对于4700例糖尿病患者，将他们既往监测的血压记录在电子药历里。在他们最近的就诊中，95%的患者舒张压值已达标（<80mmHg），而最近监测的71%患者的收缩压也达标（<130mmHg）。通过监测这些患者的HbA$_1$C值来评估他们血糖控制的状况。监测显示85%的糖尿病患者最近的HbA$_1$C值达标（<8%）。58%的患者最近的HbA$_1$C值<7%。像之前提到过的，控制血脂水平也是减少糖尿病患者风险的一个重要因素。88%的糖尿病患者最近监测的胆固醇（总）达标（<200 mg/dL，5.2 mmol/L）。77%的患者LDL达标（或<100 mg/dL，2.6 mmol/L；或<70 mg/dL，1.8 mmol/L）。只有57%的糖尿病患者甘油三酯达标，说明许多患者需要个体化的药物治疗方案，对此通常采用联合用药的治疗方案。

高脂血症患者最常用他汀类药物或联合降脂药进行治疗。执业者对3300多例高脂血症患者进行随访，以评价他们药物治疗的临床疗效。在这一组中，86%的患者最近监测的胆固醇（总）达标。80%的高脂血症患者近期LDL达标，而58%的高脂血症患者甘油三酯达标。类似地，61%的患者HDL最近监测记录是达标的（>40 mg/dL，1.1 mmol/L）。表8-4总结了糖尿病患者和高脂血症患者的这类临床结果数据。

为了评估药学监护实践对患者临床结局的影响，执业者要在一段时间内连续监测几个化验项目。血压、血脂以及HbA$_1$C是随访患者最常用的化验项目。通过19次药学监护实践，患者的HbA$_1$C平均降低了0.4%（$P<0.01$）。另外还发现收缩压、总胆固醇、LDL和甘油三酯数值也都显著降低。表8-5描述了所有19次药学监护实践后的临床结局数据。服务测定的数值平均差异是根据基线测量值（最早的测量值）到多次测量的最近测量值（最新的测量值）计算出来的。

表8-4　**糖尿病患者和高脂血症患者的结局数据**

糖尿病患者在近期达标的数值					
收缩压	舒张压	HbA$_1$C<8%	HbA$_1$C<7%	胆固醇	LDL
71%	95%	85%	58%	88%	77%

高脂血症患者在近期达标的数值			
胆固醇	LDL	HDL	甘油三酯
86%	80%	61%	58%

表8-5 接受药物治疗管理服务的患者的主要化验指标结局

患者数量	平均最初值	平均最新值	测定值平均差异	P值
HbA$_1$C $n=2109$	7.7 %	7.2 %	0.4 %	<0.01
收缩压 $n=3852$	132 mmHg	129 mmHg	4 mmHg	<0.05
舒张压 $n=3765$	76 mmHg	75 mmHg	1 mmHg	ns
胆固醇 $n=1804$	172 mg/dL	168 mg/dL	10 mg/dL	<0.05
LDL $n=1665$	98 mg/dL	92 mg/dL	7 mg/dL	<0.01
HDL $n=1694$	49 mg/dL	48 mg/dL	1 mg/dL	ns
甘油三酯 $n=1673$	169 mg/dL	145 mg/dL	21 mg/dL	<0.05

8.5 如何确定临床结局状态 -

在药学监护实践中，执业者需要对患者药物治疗的结局负责。为了履行这种基本的专业责任，执业者必须对患者的治疗结局做出临床判断。每次随访评估都包含执业者对患者的监护计划、药物治疗效果的临床判断。根据随访评估时收集到的信息，执业者和患者都可以及时评估治疗结局。

重要临床概念

执业者负责记录患者药物治疗目标的达成进度（或进度没有改变）情况。

在全面的药物治疗管理服务中，每次随访面谈患者时，都需要评估患者用药治疗后的状况。这也反映出了患者药物治疗效果的情况。对于患急性疾病的患者，随访评估往往可以确定最终的治疗结局。更常见的是对于患有慢性疾病的患者，既往持续或连续的随访评估，就是为了确定患者在同样的时间窗内经过药物治疗后的疾病状况是改善还是继续恶化。

在实际服务中，很多患者罹患多种疾病，需要同时进行药物治疗来控制急性和慢性疾病。因此，执业者需要一套执业行为术语，用于有效描述和记录患者用药治疗后的结局状态。现已建立了一套药物治疗结局的标准术语，下文将详细论述[5,6]。

8.5.1 结局状态的术语解释

用于描述药物治疗后的临床结局状态的标准术语应是精确的，并表现出执业者和患者做出的决策和行动。

标准的结局术语描述患者药物治疗的两个特点：

①随访评估时，患者治疗的理想目标达成的进度状况，或进度没有改变。

②必要时，调整患者药物治疗的措施。

表8-6总结了结局状态术语的标准释义。

表8-6　结局状态术语和释义的总结[5,6]

药物治疗的结局状态	释义
治愈（Resolved）	治疗目标已经达到。药物治疗已经完成并且从现在起可以终止治疗。通常与急性疾病治疗相关
稳定（Stable）	药物治疗已经完成。相同的药物治疗不用更改，继续进行。通常与慢性疾病治疗相关
改善（Improved）	此时治疗进展良好。相同的药物治疗方案不用更改，继续进行
部分改善（Partially Improved）	可以预见接近理想治疗目标的进展情况，但需要调整药物治疗以更好达到治疗目标。通常需要调整剂量或者增加药物即联合用药治疗
未改善（Unimproved）	此时尚未达到或仅稍微接近治疗目标，仍需更多时间来评估药物方案的整体效果。此时继续进行相同的药物治疗方案
恶化（Worsened）	在接受现有药物治疗后，患者的健康状况出现了下滑。需要对药物治疗方案（产品和/或剂量）进行调整
失败（Failure）	尽管应用了足够的剂量和疗程，但治疗目标尚未达到。需要终止目前的药物治疗并重新开始其他的药物治疗
死亡（Expired）	患者在接受药物治疗时死亡

在我们详细描述每个结局术语并提供相应案例之前，我们应该定义一个可用于结局评估的术语。"初始"这一术语是被用来描述患者疾病在最早开始药物治疗并确定治疗目标时的状态。这个术语表示患者开始药物治疗并作为执业者确定达到可观察的临床结局所需时间长度的依据。

"初始" 这一独特结局的术语是表示开始药物治疗、控制患者病症的时间点（天）。注意：初始日期用于计算治疗的总长度以及达到目标的时间。

举例 患者，56岁，女性，胆固醇和LDL升高已经超过18个月。去年已经改变饮食并且3个月前开始进行身体锻炼。今天她开始服用阿托伐他汀（每日10mg）进行治疗。今天她服用他汀类药物治疗的结局状态记录为初始状态。

如果没有对患者初始状态的清晰理解，就很难确定实际的治疗结局。现在我们可以描述每个结局的正式术语[5]。

治愈　患者理想的治疗结局已经有效实现，且可以终止药物治疗。术语"治愈"的使用意在表示一个患者最终的有效结局，并且最常应用于急性病症或者疾病。在这种情况下，应记录下有效结局的临床状况和化验结果，连同采取的措施。

举例　有效治疗社区获得性肺炎的案例。患者，男性，53岁，每日4次口服500mg的红霉素，治疗疗程10天。10天抗生素治疗结束后，患者体温恢复正常，咳嗽已经停止，白细胞计数不再升高，并且最初胸部X线中看到的浸润已清除。经过最初10天疗程治疗后，不需要再进行抗生素治疗。因为患者的肺炎已经治愈，无需进一步随访。

稳定　患者的治疗目标已经实现，但还需继续同一药物治疗以最佳控制患者的慢性疾病。最常见的情况是在药物用于治疗或预防一种慢性病症或者疾病的时候。在这些情况下，稳定患者的临床状况和（或）改善化验结果就是预先确定的期望目标。

举例　患者，女性，63岁，为了在2个月内稳定患者血压在110～120/70～80mmHg这一理想范围内，执业者开始让患者每天早上服用氢氯噻嗪25mg进行药物治疗，同时采用低钠饮食和轻量锻炼计划。60天时随访评估，患者血压为112/76mmHg，血压达标；因此，判断患者血压稳定并且不必更改氢氯噻嗪给药方案。可在90天后下次随访评估时，再重新评估整个监护计划是否还持续有效。

改善　患者治疗的进展程度可见。这时目标还没有完全实现，但此时不必改变药物治疗方案，因为需要更多时间来观察这一药物方案治疗后的全部改善情况。

举例　患者，男性，55岁，有抑郁症状和体征，如精力耗损、睡眠障碍和饮食习惯改变，经初始3周服用抗抑郁药舍曲林（左洛复）每日100mg进行药物治疗得到了改善。虽然患者的情绪压抑、注意力还没有完全恢复，但此时患者的给药剂量不做更改。在这种情况下，患者的抑郁状况已有了改善，4周后再进一步随访评估。

部分改善　结局状况评估表明患者的治疗已经取得了一定程度的效果，但为了使下次随访评估时能完全达成所有的治疗目标，这时有必要对药物治疗进行一些调整。

举例　患者，女性，47岁，因髋关节炎疼痛在2周内使用酮洛芬（Orudis，每日4次，每次12.5mg）治疗后已经有所缓解，希望能进一步减轻疼痛。执业者评估显示患者的关节炎疼痛已部分改善，但表示患者可能想要达到更好的疗效，故将酮洛芬的总每日给药剂量增加到75mg，即每日3次，每次25mg。

下次随访评估被安排在2周后进行，以确定这次非甾体抗炎药的剂量调整方案是否对患者产生持续和（或）进一步的疗效，而不会出现胃刺激、头痛或体液潴留等副作用。

未改善 患者的治疗几乎没有或没有取得有效的进展，但预期会有进一步改善，需要更多时间。因此，此时患者的监护计划将不会改变。未改善状态结局的评估取决于随访评估的时机。

举例 患者，男性，成年，对青霉素过敏，开始口服红霉素每日4次，每次250mg，治疗右前臂工伤造成的局部软组织感染。红霉素开始治疗24h后，患者因服用抗生素感到轻微恶心，且胳膊的受伤区域仍然发炎和微肿。执业者安抚患者不用担心恶心症状，并给予建议以减轻红霉素的常见副作用，同时记下评估当前治疗有效性的情况。执业者报告，虽然患处在治疗早期未改善，但并没有改变给药剂量，且估计再过3~5天，就应该可以再次评估红霉素治疗的疗效了。

恶化 执业者的评估表明患者健康状况下降，尽管患者使用了可能的最佳药物治疗。因治疗目标并没有实现，这时有必要改变患者的药物治疗。可能需要增加剂量和（或）需要增加药物进行联合用药治疗。一旦药物治疗方案发生变化，应该计划未来的随访评估，检查患者用药后的状况。

举例 患者，17岁，运动员，尽管在过去的4天每日3次服用对乙酰氨基酚，每次325mg，并冰敷，患者的肘关节僵硬及肌肉疼痛仍逐渐变得更加严重。这种恶化的状况可能要求增加对乙酰氨基酚的剂量和（或）增加局部镇痛药如辣椒制剂。对乙酰氨基酚剂量增至1000mg，每日3次，外用辣椒制剂2天后，执业者再次随访，确认患者的疼痛和僵硬有所减轻。

失败 执业者的评估表明，目前的药物治疗已经是足时足量，但药物治疗仍然未能帮助患者达到预期治疗目标。因此，应该终止并改变目前的治疗。在这种情况下，期望的结局尚未实现，所以认为初始治疗是失败的。

举例 患者，女性，37岁，其季节性过敏性鼻炎的症状在2周内服用氯苯那敏24mg/d治疗后，没有得到改善。判断氯苯那敏的治疗为失败。因此，停止治疗，并选用新的药物治疗，比如每天10mg氯雷他定（开瑞坦）。下次随访评估计划在5天后进行，以检查氯雷他定控制患者鼻炎症状的效力。

死亡 接受药物治疗时，患者死亡这个事实应被记录在案。尤其是如果患者的死亡与药物有关，应注意观察引起死亡的相关因素。

这种描述药物治疗结局状态的标准术语是监护工作中的有力工具，它能帮助分析和改善照顾患者、持续执业和与其他执业者有效沟通的能力。确定患者的病情状态是监护过程中一项必要的工作。我们使用病情状况来衡量患者监护中的治疗结局。在你已经确认和记录患者的药物治疗问题后，必须评估并记录每位患者的病情状态。当评估病情状态时，既要考虑到患者的治疗目标，又要考虑到疾病相关的药物治疗问题。

要想确定描述的结局状态是否恰当，应该问自己两个问题：

① 我们制订的患者治疗目标是否安全和有效？

② 患者是否存在药物治疗问题？是否需要改变或调整药物治疗？

表8-7按达标情况描述了治疗结局的状态。

表8-7　按达标情况的结局状态

达到治疗目标	治愈：目标达成，治疗结束
	稳定：目标达成，继续原方案治疗
	改善：治疗正取得进展，继续原方案治疗
	部分改善：治疗正取得进展，需要稍微调整
尚未达到治疗目标	初始：确定治疗目标，开始药物治疗
	未改善：治疗尚未取得进展，继续原方案治疗
	恶化：患者健康状况下降，需要调整治疗方案
	失败：治疗目标没有达成，停止目前治疗且用不同的治疗方案替代

每种结局状态的临床实例以及何时应用见下文描述。这些例子来自患者RJ，显示每次看诊如何确定患者的病情状况。

临床举例：

① RJ刚刚被诊断患有高血压。在就诊面谈期间，你与RJ一起确定他的高血压的治疗目标应控制在＜140/90mmHg，并且药物治疗不能产生任何副作用。最后你们一起决定他需要增加赖诺普利治疗他的高血压（尚未治疗的疾病），从每天给予10mg开始治疗。

由于高血压是患者刚刚被诊断的新病，病情状态确定为初始状态。今天你已经确定患者的治疗目标并且开始用新的药物治疗来解决患者存在的药物治疗问题。

② RJ在1周后返回进行下次的约诊，RJ的血压从上周测量的170/100mmHg下降到162/96mmHg，并且尚未发现其他副作用。此时，你们将一起决定继续每日10mg的赖诺普利治疗，1个月后进行随访评估。

高血压治疗的结局状态属于改善状态，因为已经有了一定效果，这次不会做任何治疗调整（这时尚未发现药物治疗问题）。

③ RJ一周后返回就诊，并且血压仍然控制在162/96 mmHg，尚无任何副作用。你们一起再次决定继续每天赖诺普利10mg给药治疗，并计划1个月后随访评估。

目前患者的高血压状态属于未改善的治疗结局状态，因为对 RJ 的血压目标<140/90 mmHg 没有取得改善，且也没有做出任何治疗改变（这时未发现药物治疗问题）。

④ RJ 于 1 个月后返回就诊，他的血压控制到 155/95 mmHg 且没有出现副作用。此时，你们一起决定增加赖诺普利的给药剂量，改为每日 30mg，1 个月后随访。

目前患者的高血压状态属于部分改善的治疗结局，因为你已经对目标血压<140/90 mmHg 的控制取得了进展并且通过增加给药剂量做了轻微调整（发现的药物治疗问题属于给药剂量过低）。

⑤ RJ 一个月后再次返回就诊，他的血压降到 115/74 mmHg，但他描述站立时会感觉有点眩晕，还因为头晕而摔倒过一次。你把问题归因为赖诺普利所致并且降低给药剂量到每日 20mg，并计划在两周后随访。

目前患者的高血压状态属于恶化的治疗结局，因为尽管患者的血压控制到<140/90 mmHg 了，但患者的情况却因为出现了副作用而变得更加糟糕，所以你需要改变治疗方案，降低患者服用赖诺普利的剂量（发现的药物治疗问题属于出现药物副作用）。

⑥ RJ 两周后返回就诊，他的血压又回升到 144/94 mmHg。而他又新出现干咳的问题，这使他烦恼。你把患者的咳嗽问题归因为赖诺普利所致。你又跟患者一起决定改变治疗方案，使用氢氯噻嗪每日 25mg 来代替目前服用的赖诺普利每日 20mg，然后计划在两周后进行随访。

目前患者的高血压状态属于失败的治疗结局。因为他的血压目标没有控制到<140/90 mmHg，并且因为无法控制赖诺普利的干咳副作用，你中止了治疗，同时改变方案使用一种新的药物治疗（发现的药物治疗问题属于出现药物副作用）。

⑦ RJ 两周后返回就诊，他的血压降回到 128/84mmHg，并且没有发生任何副作用。RJ 在没有副作用的同时达到了他的血压目标（<140/90mmHg）。你决定 1 个月后再随访患者。

目前患者的高血压状态属于稳定的治疗结局，因为 RJ 的药物治疗已经达到了控制高血压的所有目标，故继续相同的治疗不做任何改变（没有发现药物治疗问题）。

通过以上事例，你应该注意：

● 请记住你的目标是帮助患者达成安全、有效的治疗目标。
● 如果你发现患者治疗过程中存在药物治疗问题，请不要在结局指标中选择稳定、改善或者没有改善。继续原治疗方案的前提是你目前尚未发现患者存在药物治疗问题。
● 如果患者出现的疾病不属于新患，请不要选择初始的治疗结局状态。比如患者过去 5 年一直服用药物治疗高血压，但是今天是你第一次面见患者，则高血压不能记为初始的结局状态。

- 请不要害怕选择失败。这并不意味着你失败或者患者失败，只意味着所选的药物治疗方案尚未产生预期的治疗结局。
- 改变剂量属于细微调整（在患者治疗结局出现部分改善或恶化的时候）。
- 如出现药物不良反应情况时，变更药物很可能导致治疗失败，或仅出现部分改善。

详细记录随访评估可以提供重要的汇总数据，以解决重要的问题，如"需要花多长时间帮助高血压患者达成他们的治疗目标？新的药物治疗要多久才能使患者的血压保持稳定状态？"或"哪位患者经抗抑郁药60～90天的治疗后仍未改善或仅有部分改善？"要得到支持药学监护积极作用的数据，需要执业者面对面进行随访评估，以及做出系统、明确的临床决策，并记录患者治疗期间的临床结局（疗效）。

若执业者在面谈患者时认为患者病情复杂，掌握这种临床结局的术语变得非常重要。部分患者罹患急性或自限性疾病，有可能仅靠合适的药物治疗就能解决。急性细菌性感染的患者就是常见的病例，可能只需要在一定时间窗（10～14天）内建立一个治愈感染的现实目标。然而，绝大多数患者罹患的是慢性疾病，如高血压、抑郁、高脂血症、哮喘和关节炎，对于这些疾病，患者的治疗目标并不包括完全治愈，一般只是临时的目标，如降低血压或血糖、通过减轻症状和体征改善病情、纠正异常的化验结果、提高患者的耐受或走动的能力。对于患有慢性疾病的患者，通常可预期的最好状态就是稳定的治疗结局（治疗目标达成，且此时尚未发现药物治疗问题）。

除了单个化验监测结果外，执业者可以在每次随访问诊时，对患者的病情做出整体的临床评估。病情的结局状态可用于跟踪治疗进展。执业者做出的这些临床结局的评估，往往需要同时评估定量的（化验结果）和定性的（询问疼痛、咳嗽、疲劳、睡眠和饮食习惯）患者个体的数据。执业者应评估患者的药物治疗方案是否已经取得了治疗的预期目标，或是否正向患者的预期发展。

8.5.2 患者数据：结局状态

如前所述，执业者使用一组标准的术语来描述患者的药物治疗进程以及患者的药物治疗是否需要做出调整。在患者数据分析中，药学监护执业者至少在两个不同时间点评估了33273例患者疾病，并记录了每位患者的结局状态。

重要临床概念

对于在患者首次就诊后没有达到预期的病例（18866例），通过药学监护发现并解决存在的药物治疗问题后，54%的病例（10195例）得到改善。这就是药学监护可以为医疗卫生体系带来整体临床价值的有力证据。

这些执业者与患者及其医师合作，确认并解决药物治疗问题，因此在满足患者个体的治疗目标中取得了重要进展。在药学监护实践中，首次就诊后有一半以上的病例未能达到预期目标，这些都需要跟踪记录，直到问题解决。

对于首次就诊未能达到预期的病例，26%的病例（4837例）的临床状态下降，20%的病例（3834例）没有变化（治疗没有实质进展）。因此，共有74%的病例病情好转或保持不变（图8-4）。

并不是所有的病症都能得到改善或达到既定治疗目标。然而，通过对进展的状况进行全面的记录，执业者可以不断调整和管理患者的药物治疗，以使患者从药物治疗中受益更多。有效的药物治疗管理需要持续的监护和积极的随访，这样才能确保每位患者的药物治疗都产生预期的结果。

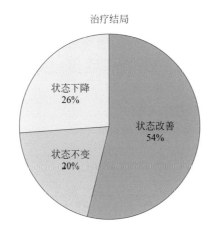

图8-4 患者的病症在首次就诊时没有达标的结果（*n*=18866）

8.5.3 疗效与执业者的贡献

字典中把结局（outcome）定义为最终结果（result），或者后果（consequence）。当把这一词语应用到药学监护时，结局则指执业者和患者协作努力的直接结果。

关于执业者提供药学监护所带来的种种益处已经有了很多的论述，但这些报道多少有些空洞。实际上，他们所说的药物治疗结果与患者的结局指标通常没有什么关系，因为他们只是在强调执业者做出的贡献。这些执业者的贡献常常包括剂量调整、用处方集中认可的仿制药替换处方中较为昂贵药物的数量，或者医师采纳药师建议的次数。这些贡献可能会也可能不会对患者的健康和福祉带来可计量的影响。事实上，有些活动可能会对患者造成不利的影响。

患者的治疗结局不包括处方者是否遵循药师的建议而改变剂量，不包括有效使用一个较便宜的药品替代另一个药品。同样重要的是，患者的治疗结局不包括为一组罹患特别病症的患者执行一个治疗方案，也不包括嘱咐患者如何正确服用药物。

这些善意的、常用的每次干预可能会或可能不会对任何既定患者产生有效的影响。为了确定有效和（或）无效的临床结局，必须评估和记录患者药物治疗的有效性和安全性状况。

重要临床概念

　　要让患者获得有效的结局没有捷径可走。药物治疗产生的（有效）治疗结局离不开对患者的监护。患者的疗效结果不可能从会议室计算出来，更不会从病房过道测量出来，单纯依靠计算机程序也不会产生患者的治疗结局。

　　如果你真想关注药物治疗对患者产生的影响，应该找时间亲自随访患者，并询问药物疗效和安全性的信息，并据此确定临床结局，这就是现有的最好方法。只有亲身践行药学监护，才能充分认识到药物治疗的影响。

　　要承担起药物治疗相关患者治疗结局的责任，执业者不仅要识别预见有效的结局，还要预见负面的结局。重要的是，即使是最精心设计的监护计划和相关的药物治疗，也不能期望总是能得到有效的结局。一次妥当安排的、全面和持续的、对药物治疗的疗效和安全问题进行的随访评估是药学监护实践中的一个基本要求。

8.6　新出现的药物治疗问题评估

　　随访评估的另一个目的是确定是否存在需要药物治疗的新病症或确定是否产生了新的药物治疗问题。这就要求整个药学监护过程的评估应基于统一的标准与方法。

　　随访评估时，出现的无效结局应考虑为新的药物治疗问题，一定要优先并尽可能迅速地解决。在药学监护实践中，患者的无效治疗结局可视作另一个患者的药物治疗问题来处理。

　　例如，如果患者的抑郁症状在建议的12周抗抑郁药治疗后还没有得到改善的话，就意味着患者的治疗没有产生积极的治疗结局。如果临床决策认为这一临床终点的结局是失败的话，那么就按"患者正在接受对抑郁无效的药物治疗"表达，描述这一新出现的药物治疗问题。为了改善患者的用药体验，你现在负责确定需要何种干预方法。有时，尽管你已尽最大努力，但仍需要采取纠正措施。你需要停止失败的药物治疗，并制订新的药物治疗方案来控制该患者的抑郁症状。

8.7　制订持续的疗效随访评估的时间表

　　一次完整的随访评估的最后一项工作是制订随访的时间表，并做好后续的评估计划。建立良好的治疗关系是持续监护患者和不断完善患者药物治疗管理的基础。

连续的患者监护是一个积极的过程，执业者需要承诺在整个治疗过程与每位患者保持接触。

8.8　如何记录疗效随访评估的内容

需要建立随访评估的记录文档。每次随访评估后记录发现的问题时，其主要目的是建立患者的适应证与药物治疗和实际结局之间的关联，尤其重要的是，要记录患者的治疗效果和患者药物治疗后结局状态的临床评估结果。

使用结局的标准术语：治愈、稳定、改善、部分改善、未改善、恶化或者失败来记录结局状态。这些术语代表了你的临床判断。评判的依据包括临床和（或）化验指标的改善情况。这些指标需要与药物副作用的证据（或缺乏证据）平衡或相比较，而药物副作用的证据即是所记录的药物治疗造成的临床和（或）化验指标的不良改变（附录3）。

随访评估时，要记录药物治疗的更改建议，并且修改监护计划，以反映新的药物治疗方案。产品、单次剂量、治疗间隔、疗程和（或）用药说明的改变，这些都需要让患者清楚和完全理解。必须记录下次的随访评估时间表。

你应该在评估记录上签字。其实，这一步就完成了一个监护周期。此外，患者、其他执业者和费用支付者必须能够获得执业者或治疗团队提供监护服务的信息。监护服务代表了一个与人相关的过程，所以新的执业者都应该养成对所有工作记录签名的临床习惯。

8.9　本章小结

随访评估支持并维护一种积极的治疗关系。这是现有的用来确定患者治疗结局最好的方法。结局是患者经历具体的药物治疗及相关药品建议和其他干预措施的结果。随访评估是确定患者监护计划和相关药物治疗有效性和安全性，并且做出进一步调整药物治疗决策的关键点。

执业者为了做好随访评估需要若干重要的工作和技能。随访评估时，需要观察和记录患者的治疗结局，评估满足治疗目标的进展情况，评估药物治疗的疗效和安全性，以及患者自上次就诊后是否出现新的药物治疗问题。执业者通过随访评估建立关联性：① 患者的病症；② 用于控制病情的药物；③ 评估时的临床结局；④ 执业者对结局状态的临床判断；⑤ 为改善患者用药体验必须做的药物治疗调整。

在临床实践中，患者的治疗结局并不总是可预测的和有效的。执业者必须主动参与批判和评估，反省自己所做的全部临床决策。药物治疗是生物学的一个典型例子，当一个外源的化学品（药物）被引入一个复杂的生物系统（患者），其结果（治疗结局）既不会是一致的，也不是普遍可预测的。药学监护的实践需要执业者和患者在不确定的领域做出决策。

随访评估为执业者的成长提供了一个理想的实践情景。优秀的执业者都是在不断的探索和实践之中获得成长的。这意味着，每位执业者可以从每次随访评估中获益，通过对失败或错误的认识，不断完善自我，终能获得成功的信心。

参考文献 --

[1] Ernst FR，Grizzle AJ. Drug-related morbidity and mortality: updating the cost-of-illness model. *J Am Pharm Assoc*，2001，41(2): 192-199.

[2] Johnson JA，Bootman JL. Drug-related morbidity and mortality. A cost-of-illness model. *Arch Intern Med*，1995，155(18): 1949-1956.

[3] Johnson JA，Bootman JL. Drug-related morbidity and mortality and the economic impact of pharmaceutical care. *Am J Health Syst Pharm*，1997，54(5): 554-558.

[4] Heart Protection Study Collaborative Group. Randomized trial of the effects of cholesterollowering with simvastatin on peripheral vascular and other major vascular outcomes in 20，536 people with peripheral arterial disease and other high-risk conditions. *J Vasc Surg*，2007，45: 645-654.

[5] Cipolle RJ，Strand LM，Morley PC. *Pharmaceutical Care Practice.* New York，NY: McGraw- Hill，1998.

[6] Cipolle RJ，Strand LM，Morley PC. *Pharmaceutical Care Practice: The Clinician's Guide.* 2nd ed. New York，NY: McGraw-Hill，2004.

药学监护的执业记录

核心概念

1. 药物治疗管理服务的所有患者监护行为都必须记录下来，并且需符合道德伦理、专业标准和法律指南与规范。

2. 患者的电子药历是药物治疗管理服务记录的基础。

3. 患者个体化监护计划包含对患者最有用的信息，这些信息可以使患者积极参与到对自己的监护之中。

4. 患者的电子药历为医师和其他执业者提供了独特、全面的有用信息，其中包括患者的所有用药信息、药物治疗问题信息和优化患者用药的建议信息。

5. 药物治疗管理服务记录生成的数据，可用于管理、扩展、改善和解释你的服务。

6. 执业者使用的药学监护文档系统应遵循官方指导原则：a.符合"有意义应用"的标准；b.能与其他患者监护体系交流；c.生成研究数据以在将来用于改善患者监护和大众健康水平。

7. 如果没有记录，就等于没有做过这项工作！

9.1 执业记录的介绍

　　直接提供患者监护服务的所有人员，有责任记录三种主要信息：a.在其责任范围内用于制订决策的信息；b.服务患者及与患者共同决策的信息；c.这些决策产生的实际疗效信息。执业者应以相同的标准提供药物治疗管理服务。患者监护服务的文档不仅仅是做笔记或列出用药清单，而是要完整地记录监护过程。

重要临床概念

　　信息记录不仅必须对药学监护执业者有用，而且应成为患者、患者家属、患者的处方者及那些管理和评价服务的人员的主要信息来源。

9.2 患者的电子药历

　　用于记录药物治疗管理服务的文档被称为"电子药历（Electronic Therapeutic Record）"。虽然可以从纸质文档中了解药学监护的实践行为，但目前采用纸质系统来管理药学监护行为几乎是不可能和不切实际的。这就是为什么我们提到了"电子药历"这个词。之所以称之为"电子药历",是为了区别于处方调剂系统输出的信息。虽然处方调剂系统中存储的信息有用,但当用于管理患者药物治疗时,它的价值就很有限;该记录只包括处方的药品信息,如处方如何开立的信息,并不包含实际如何服用的信息以及改变药物治疗的建议。这个术语的最后一个词是"record",因为需要纵向记录监护患者的情况。所以,提供药物治疗管理服务时,我们使用的是患者的电子药历文档。

这里将详细讨论提供优质监护服务所需要记录的文档的方方面面,但需要澄清的是,术语"电子药历"与电子病历(Electronic Medical Record, EMR)是不同的。电子病历是大多数医师、医院和其他医疗机构采用的记录系统,它用于有关患者疾病治疗的医疗、行政和收费信息的同步。EMR大多是用于行政目的(住院、出院、转院和收费),它支持临床服务(化验、放射科、肿瘤科和所有其他医技科室服务)的能力仍然是相当有限的。这就是为什么很多的临床专家开发自己的临床支持系统,这些系统也许能与实践或机构中的EMR对接,也许不能。这是药学监护实践中的实际情况,因为药物治疗管理服务对很多人来说仍很陌生。大多数现有的EMR除了提供记笔记的地方,并不支持药学监护工作的记录。虽然做有意义的笔记在患者看病流程中很重要,但这种形式的文档不能满足其他需要,例如,(无法提供)可以呈现或证明该服务的临床价值和经济价值的患者报告和执业管理数据或报告。因此,术语"电子药历"是指涉及临床、行政、数据分析的系统,用来特别支持药学监护实践(和药物治疗管理服务的实施),这是在科技时代应该提供的优质服务。现有的(电子药历)系统中,也许最为先进的是药物治疗管理系统公司(www.medsmanagement.com)提供的服务管理系统(Assurance System)。

要取得最佳效果,电子药历应该与其他医疗人员的记录系统(医师、护士、化验部门、会诊专家、药房)进行对接,以便能够从他们的系统中获取有价值的信息,同时还可以长期地向其他医疗人员分享患者的用药相关需求、药物治疗问题、治疗目标和治疗结果等有价值的新信息。因为所提供的大部分医疗监护历经数月或数年,所做的记录应是纵向的。最后,药物治疗管理服务记录应是最新的、不断更新的。并在面谈患者后立即完成。

重要临床概念

医疗(行业)的规则是"执业记录必须在当天下班前完成"。

用来支持药物治疗管理服务所需的记录,有别于支持处方调剂业务所需的记录。这项文档记录的是患者的药物治疗管理相关的所有信息,以供长期使用。

患者监护服务记录需要从患者的电子药历中定期导出一些信息。首先是患者的个体化监护计划(patient's personalized care plan)。每次面谈时将本次监护计划打印出来，并交给患者。这就是患者接受药物治疗管理服务的有形证据。它包含几项患者信息：a.全面的用药总结；b.每种药物的正确服药说明；c.执业者提出的优化患者药物治疗方案的建议。

个体化监护计划需要以对患者（和/或患者的监护人员）最有用的方式来组织信息。因此，个人的用药总结，作为个体性化监护计划的一部分，是根据不同病症来排序的，这样患者就可以理解"我用的这些药物就是用来控制自己的糖尿病"，或者个人用药总结可以按一天的时间来整理，这样患者就能知道"这些药物是在早上服用的，那些是睡前服用的药物"。若能够在个人用药总结中提供患者药品的彩色图片，可以为每天服用多种药品的患者减少麻烦。

电子药历的另一重要作用是向医师或其他医疗人员提供有用的信息和建议。这个药物治疗管理总结（medication management summary）旨在帮助医师为患者提供最优的服务。因此，它需要包含患者的药物过敏史、药物不良反应史和预防危害患者的警示信息。此外，患者的用药目录必须是全面的，也就是说，必须能够包含患者用来治疗其病症的所有药物。这意味着患者的电子药历必须包含正在服用的所有处方药、非处方药品、草药、维生素或膳食补充剂、患者服药的原因以及服用每种药物（适应证）的情况。向其他医疗人员提供按适应证记录的全面用药总结是很有价值的。所有提供患者监护的医疗人员都应该基于普遍可用的唯一电子药历来制订药物治疗相关的决策。

持续地提供优质药物治疗管理服务需要的第三种输出形式是报告（reports），亦叫作管理报告（management reports）。正如病历可帮助执业者管理患者，管理报告对执业者的日常执业有所助益。不同的管理报告描述了执业中的方方面面，包括工作量、工作水准、患者需求、患者类型、临床结局、经济影响、支付水平和质量指标报告。

重要临床概念

患者监护实践的记录文档极为重要，毫不夸张地说，如果没有恰当的记录方法，执业行为就没有意义了。

电子药历分为结构式文档（formative documentation）和总结式文档（summative documentation）两种。结构式文档是指正在执行的特定活动，描述医师、护士或药师照顾患者时做了什么。医疗或患者病历就是以这种方式创建的。这个文档是有关执业者收集的信息、制订的决策和当时发生那些事件而采取的行动记录。该文档应针对每个患者每次单独创建。这个文档的记录和使用都围绕着患者个体的问题。结构式文档的输出，最后的办法是生成一个数据库，用来描述患者、药物和疾病的信息，药物选择相关决策，剂量决策，给药途径对患者监测的指标，以及体现在药效、疗程、副作用发生率、毒性和其他药物相关行为上的患者结局。

结构式文档的作用是改善患者的监护服务质量，促进执业者收集和分析监护信息，反复实践发展自身的专业技能和知识。在药师实际工作和作出决策时，记录文档产生并且在新增更新信息。结构式文档的优势是过程的互动，随着患者的状态变化，可以随时更正和调整方案并记录下来。该文档系统还应能做总结性报告，包括执业管理报告，这些将在本章稍后讨论。

9.2.1 电子药历的意义

出于各种原因，创建患者的电子药历十分重要。或许今天最明显的，也是首先想到的，就是法律责任。这令人唏嘘不已，但事实的确如此，因为执业行为涉及他人的利益，需要将所有的执业行为都记录下来，以便在将来如果执业者面对法律诉讼时，能够有合适的记录文档可用。很明显，文档记录得越全面，执业者越"安全"。但是，还是让我们更多去关注以患者为中心的药学监护理由吧。

创建电子药历最重要的目的是为了向患者提供优质监护服务。记录患者监护的决策和干预措施，是每位药学监护执业者的重要责任。记录文档是必要的，因为患者的情况、需求和结局在不断变化。而且，提供药学监护需的信息量是如此浩繁，因而需要对这些信息进行记录。

没有人能够记住某个患者的所有重要的临床相关信息，因为执业者需要反复地去观察患者，而且随着执业阅历的不断增加，如果没有完整的记录文档，想提供优质的监护服务是不切实际的。在药学监护实践中，永远不会看到"相同的患者"。记录必须持续地报告所做的决策，也应该反映出多个执业者的参与和干预行为。每次监护的决策都是依据累积的经验和先前的所有决策和治疗结局。因此，患者监护的记录必须是按时间顺序排列的记录文档，还应持续更新和评估，从而改善患者的监护质量。同样，也很少出现执业者独自服务的情况。药房技师、辅助人员、其他药师、医师和护士都需要参考患者的书面记录信息。因此，该记录必须是完整的、一致的、易于获取的，并保持更新。

记录文档在实践中还有其他作用。它可作为提供给患者的信息数据库，可作为学习如何管理执业行为的数据库。长远来看，电子药历也是重要的，它是赔付和问责制的基础。任何为医疗卫生服务的付费方都有类似的立场，即"如果没有记录，就等于没有提供服务"。

重要临床概念

没有适当的记录文档，赔付和问责制就不可能落实。

9.2.2　患者电子药历的内容

　　这一章将谈到不同自动化系统的优点和缺点。但现在，可以肯定地说，无论何种文档系统类型（纸质病历、电子病历或特定支持药物治疗管理服务的系统），为达到最佳效果，它的结构必须可以支持药学监护的专业实践行为。下面的讨论是关于记录文档的所有方法。

　　患者的电子药历旨在记录执业者在监护流程中完成患者药物治疗评估而形成的判断结果。表9-1描述了执业实践的三个重要组成部分：患者监护流程，药物治疗评估过程中的临床判断（药物治疗评估方法）以及评估结果的记录。

表9-1　患者监护流程、判断过程和记录流程的整合

患者监护流程	治疗关系		
	药物治疗评估	监护计划	随访评估
药物治疗评估方法	信息收集	解决药物治疗问题	确定药物治疗的有效性
	确定患者药物治疗需求	实现治疗目标	确定药物治疗的安全性
	确认药物治疗问题	预防药物治疗问题	结局状态的存档
记录文档	患者电子药历		

　　患者电子药历是指药师对患者个体的数据、用药信息、存在的问题、治疗决策、干预措施和结果的记录。需要牢记的是，此记录是药师执业的指导工具，将帮助执业者为无数的患者提供个体化监护服务，做到卓有成效。患者的（治疗）记录是即时性的文件，随着新增的患者信息而不断更新，因此所有的记录都需要注明日期，以便用于评估患者病情变化的情况。

　　药物治疗评估方法梳理了药师与患者之间解决问题的过程。药师在患者监护中记录了互动过程发生的情况。在评估期间，药师收集患者的基本信息和具体的用药信息，并在患者、疾病和药物治疗之间建立关联。在记录文档的过程中，药师应记录这些关联情况。

9.2.3　如何将患者电子药历与其他医疗人员共享

　　患者电子药历记载的信息必须与该患者的其他医疗人员共享。可以通过与电子病历对接达到这个目的，但这需要大量资金且通常难以实现，因为拥有电子病历的公司不愿与外部供应商协作。另一种方法是将电子药历转换成可以发送给电子病历系统的报告。最重要的一点，药学监护实践的结果必须共享，而共享方式将会随着技术的进步不断变化升级。

患者的电子药历必须便于随时快速检索，其实施应考虑机构的特殊性，因为每个机构都有其管理医疗记录的政策。由于大多数的药学监护实践仍在建立各自的电子药历，所以在下文将讨论如何记录。

9.3 患者的个体化监护计划

患者是所有治疗决策和药师干预的核心，因此记录文档必须能够支持患者积极参与到监护过程之中。患者的个体化监护计划必须能反映这一点。个体化的监护计划是在每次患者就诊后从记录文档系统生成的，因此患者是能够看到他的药物治疗正在发生什么样的变化。本文档体现了以患者的利益为核心，将药师和患者双方共同的知识、经验和技能完全融合而成。患者需要将此记录文档带回家，使用文档记录积极参与到自己的治疗监护之中。

患者的个体化监护计划是必要的，因为它：

- 随时可以为患者提供有关患者的用药、疾病和个人健康等所有信息的总结。当患者在度假或出现紧急情况时，所有的医师和牙医可以共享这些信息。
- 为患者提供了记录问题、观察结果或与药物治疗结局相关结论的平台，所以患者可以与药师、医师或其他医疗人员进行讨论。
- 授权患者能够并积极参与到药物治疗决策之中。

个体化监护计划是在记录患者全面检查的信息后制订出来的，可随身携带并用于保证患者药物治疗安全有效。这个记录文档非常有用和必要，以至于美国联邦政府近期将确定文档的标准格式要求，然后将此文档分发给正在接受Medicare D项计划药物治疗管理服务的医保受助人，在此项服务的实施过程中必须向患者提供以下信息。

9.3.1 患者个体化监护计划的内容

执业者可以创建不同格式的患者监护计划。然而，因为所有执业行为必须一致且符合执业标准，监护计划的内容应始终保持一致。这也将有助于患者知道在其接受药物治疗管理服务时应该期待什么，无论在哪里或由谁提供此服务（表9-2）。

给患者的"用药目录"通常要打印出来。患者常把"用药目录"放在自己的钱包或钱夹里。此外，照顾患者的配偶和经常照顾儿童的父母也保存他们的"用药目录"，以帮助他们"理清药品"。这些目录不仅包含患者应该服用的药品，当然还括患者不该服用的药品目录。

表9-2   个体化药学监护计划

个体化药学监护计划			
姓名：	地址：		日期：
药物相关需求 特殊说明 独特需求/偏好	药物过敏史		不良反应
全部治疗药物的汇总			
适应证或病症	药物	用药说明	处方者（来源）
每种治疗药物的信息和使用说明			
药物	治疗目标	如何服药	常见副作用 随访的监控要点
新的顾虑/疑问/预期：			
签名			日期：

9.3.2   药物治疗相关的需求

　　个体化的药学监护计划还应包括药物治疗的相关需求，描述该患者某些个性需求或可能影响药物治疗的偏好。还应该注明患者过去可能经历过的药物过敏史及不良反应，这些信息必须用来指导患者未来的药物治疗决策。患者偏好的信息，例如液体剂型即上学期间服用的药物，需要学校的护士外配一个药瓶以协助患者完成治疗，这些信息可以帮助患者获得应有的监护。个体化的药学监护计划中药物过敏信息不仅指禁忌的药物信息，也包括特殊说明，如：对青霉素过敏，应避免青霉素及相关抗生素［如阿莫西林（奥纳欣）、氨苄西林和阿莫西林克拉维酸钾（Augmentin）］。同样，那些对阿司匹林过敏的患者，应被提示避免其他非甾体抗炎药，如布洛芬（美林）、酮洛芬（奥诺）和舒林酸（奇诺力）。

　　为了与药物治疗评估保持一致，个体化的药学监护计划需要将药物的过敏反应与药物的不良反应区分开来。在拟订个体化的药学监护计划中，患者能看到既往的药物不良反应，如两年前服用红霉素治疗急性支气管炎出现的恶心状况，这可能影响未来抗生素的选择，但不排除未来使用其他红霉素产品。另一个例子是四环素治疗导致的日晒伤，将来是可以通过适当的预防措施加以避免。当然，这些预防措施要及时记录下来，以引起患者的注意。

9.3.3 患者所有用药记录的汇总

拟订个体化的药学监护计划需要对患者正在服用的所有药物以及正在治疗或预防病症的信息进行汇总。

患者全部用药记录的汇总首先把患者治疗的所有药物及其相关应用和使用说明放在一起。这部分衔接了患者的四大信息：适应证或正在接受治疗的病症、药物、用药说明、推荐用药的处方者或药师。个体化的药学监护计划应该不断更新，以便它能够真实地反映患者目前的治疗情况、适应证及用法。

如果一个患者正在服用三种药物，而其中两种药物对应着适应证，但需要整理这三种药物，并关联到一种适应证上。例如，患者正在服用伊班膦酸、钙补充剂和多维元素用于预防骨质疏松症，要把这三种药物治疗与相同的主要适应证联系起来。同样，为正在接受赖诺普利和氢氯噻嗪治疗高血压的患者，拟订个体化的药学监护计划也要把这两种药物治疗与相同的"高血压"适应证联系起来。

个体化药学监护计划的所有信息都应该明确说明（尽可能避免使用专业技术术语），且应尽可能方便用户的使用。应使用患者能理解的术语来表示药物治疗的适应证。如果你已经用"升高的血压"讨论过高血压，那么个性化药学监护计划上记录的适应证应使用术语"升高的血压"。同样，如果患者指出胃炎发作是"烧心"，那么这个术语最好能作为患者服用雷尼替丁的适应证。过敏性鼻炎可能被患者认为是花粉过敏或季节性过敏。

个体化药学监护计划对标签信息的要求没有法律规定。因此，标签上的药物名可以列为通用名或商品名，或者两者兼有，应选择对患者最有帮助的方式。对药片或胶囊的图示或描述对患者区分不同药物通常是很有用的，例如奥美拉唑（Prilosec）（紫色胶囊）、阿莫西林克拉维酸钾（Augmentin）（黄色圆片）、克拉霉素（Biaxin）（黄色药片），为患者提供了有用的描述。用药说明应提示患者究竟要怎么服用这种药。在大多数情况下，即使这些指示并不清晰，或直接与患者的实际用药有关，合法处方也要求用药说明符合处方者书写的指示。例如，常见的处方上用法为"服用1片，每日3次，与食同服及临睡时服用"，在合规的处方标签上可这样出现"每日3次及睡前一次，每次1片，与食物同服"。然而，对于没有一日三餐习惯的成百上万的人，个体化药学监护计划上的用药说明可能需要这样读"每日4次、每次1片，为避免肠胃不适，在早、中、晚和睡前进食服用"。在这种情况下，虽然在合规的处方标签上没有直接明示进食服用避免恶心，但在个体化的药学监护计划上应明确标示。重要的是，个体化的药学监护计划需要将复杂、常易混淆的用药说明翻译/解释成有意义的、易于理解的语言和便于沟通患者的治疗目标和说明。从这个意义上来说，监护计划就成为患者找到解决办法和跟随有效药物治疗途径的"认知地图"。

在个体化的药物治疗监护计划中，列出患者已不再服用的药物信息也是有用的。如果患者已使用了几天的抗组胺药治疗普通感冒的症状，但症状没有任何缓解，并且已被建议开始使用减少充血的鼻喷雾剂来控制鼻塞，那么使用个体化的药学监护计划中的全部患者用药记录总结，来提醒患者不要服用抗组胺药治疗感冒是非常有用的。

9.3.4　记录每种治疗药物的信息和使用说明

个体化的药学监护计划不仅包含了上述的概括信息，还包括患者接受药物治疗的每个适应证更详细的延伸信息，所述病症包括常用术语、体征和症状、原因和常见治疗方法。个体化的药学监护计划还包括患者觉得可能有助于实现预期治疗效果的其他建议。关于其他非药物治疗方法、饮食疗法、运动疗法、应避免的食物或饮料和防止复发方法的建议，都是有用的医疗保健信息。

个体化的药学监护计划中，对于描述治疗每种病证即适应证的药物及治疗目标的信息越详细，患者越能够理解药物治疗的预期获益。对于每次药物治疗，应书写详细的具体说明，包括每天服药的次数、疗程和是否需要与食同服（依据具体药物而定）。应使患者意识到每种药物相关的常见副作用。这里就需要药师的临床判断，以保证个体化的药学监护计划对患者有效，并避免出现类似药厂那样的、出于医疗法律目的，必须列出一长串副作用的情况。个体化的药学监护计划中要反映出药师与患者对药物治疗情况的讨论，而不是常见副作用的内容。

> **重要临床概念**
>
> 　　患者和药师之间建立的治疗关系对于患者个体化药学监护计划需要的详细信息具有很大的影响。

与患者正服用药物的简单目录不同，个体化药学监护计划提供了用药汇总记录，记录了患者在监护流程（服药的方法）中已同意承担的个人责任、治疗应该出现的结果（治疗目标和随访检查要点）和可能会发生的情况（常见的副作用）。

拟订个体化药学监护计划的关键在于随访的监控要点，包括患者与药师随访面谈监测治疗的日期。个体化药学监护计划可能提示随访时不同监控要点以监测副作用而不是监测患者健康状况显著改善的情况。随访的监控要点不仅仅要列出商定的时间和日期，而且还要描述在评估药物治疗成败时患者应该关注的地方。换句话说，随访监控要点应描述患者在药物引起不良反应时，应该如何告知药师。这里患者的信息应尽可能详细有效，并提示患者如何判断自己是否正在遭受副作用的侵害。

9.3.5　患者对用药产生的新的顾虑、疑问和期望

个体化药学监护计划还包括一个非常重要的部分可供患者使用，即记录他们想

要在下次复诊期间与药师或医师讨论的顾虑、疑问或其他重要问题。该部分不仅仅允许患者，更是鼓励患者说清自己所有的问题。通常情况下，患者离开药房或医师办公室后还会产生另外的疑问或新的顾虑。个体化药学监护计划的这一部分内容，可以方便地记录患者的所有临床适应证和相关药物治疗等方面的问题。

最后，个体化药学监护计划是由药师为患者制订并签字的，需注明日期，以确保患者能理解计划的内容及其重要性。

9.4 与医师互动的报告

电子药历，还必须能有效地用于与患者的其他医疗人员进行沟通。药学监护执业者往往需要高效地与患者的医师就存在的药物治疗问题进行确认和沟通，同时有效地提出改善药物治疗方案的建议。表9-3是报告的格式。该报告应简明扼要、条理全面。首先确认患者的名字、出生日期、年龄和参保号码（或病历号）等身份信息。显示的下一条信息是过敏史和严重药物不良反应史。在报告中较早地呈现这些数据，可以防止给患者造成严重的伤害。接下来，提供患者的饮酒、吸烟和饮用咖啡的情况，如果这些信息会影响到监护的决策，将会是很有用的。

> **重要临床概念**
>
> 与医师互动报告的核心部分是按照疾病顺序提示患者的所有用药情况。

对许多医师来说，这是第一次接触到按照医师的思维方式整理出来的患者药物治疗的综合清单。请注意药学监护执业者最近的评估情况叙述了患者药物治疗每种疾病的状况。这些数据会告知医师患者的药物治疗目标是否已达成或即将达成。许多医师并不知道其他处方者、药师和家庭成员给患者提供的所有药物都是什么，所以需要汇总患者的病症总数、用药情况以及每日给药剂量的情况，并对患者药物治疗方案的复杂程度进行评估。此外，还可以估算出患者每月所有药物治疗的总费用情况。

药物治疗问题应按照七个类别的常见原因清晰阐述（见第5章）。其中包括所涉及的药物和治疗的疾病。药学监护执业者的建议则放在最后部分。到目前为止，这份与医师互动的报告信息直接从记录文档中生成编码的数据文件。因此，这份报告所有的信息都变成数据。只有手动录入的建议和附加的注解是自定义格式的文本。需要注意自定义格式的文本不会生成数据，因此自定义格式文本对于管理繁忙的执业行为所需的总结性报告用处不大。

总之，与医师互动的报告格式为：① 识别患者身份；② 提供过敏信息/警示信息；③ 根据疾病整理用于治疗疾病的所有药物；④ 确认药物治疗问题及原因；⑤ 最后提供改善患者治疗结局的建议（表9-3）。

表 9-3　与医师互动的报告

药物治疗管理服务				
地址				
电话				
患者姓名	出生日期	年龄	性别	编号
药物过敏史				
药物		过敏反应		证实日期
药物不良反应				
药物		不良反应		证实日期
饮酒情况				特别警示
吸烟情况				
咖啡因使用				
活动				
药物治疗的疾病				
病情		药物治疗评估状况	药物、使用及处方医师	
疾病数量	有效用药的数量	每天剂量总数	每月费用估计	
解决的药物治疗问题				
药物治疗问题		涉及的用药	疾病	
药师评估和建议				
签字：			日期：	

还有一点需要注意：新上岗的执业者都喜欢用长篇注释来描述他们理解和了解到的患者情况及其药物治疗状况。我们的经验和医师同事屡次的反馈是，药学监护执业者的报告需要尽可能简明扼要，包括患者的所有药物治疗，最重要的是以改善该患者药物治疗的建议来做总结性的结尾。

9.5 撰写执业管理报告

因为药物治疗管理服务对大多数医疗人员来说是全新的服务，运用证据和数据进行解释、扩展以及改善这些服务是非常重要的。向患者提供服务的记录文档还必须能作为他们的管理者用于评估服务质量的数据。因此，必须整合总结患者的电子药历数据，转变成执业范畴的汇总数据，最后生成可用的管理报告。

执业层面的总结式文档是结合上文所述的结构式患者监护记录和汇总执业的各种记录生成的文档，以改善监护服务质量，这种类型的记录文档通常以管理报告的形式呈现出来。管理报告将重点汇报这些问题：执业者每天接诊多少患者？执业者与患者面谈平均花多长时间？执业中最常见的是哪些类型的问题？患者监护最常需要哪些类型的资源？总结式文档的数据能否解决这些问题？这些问题对药师执业行为的有效管理都是至关重要。

大多数执业管理报告是呈现执业者过去所做工作和提供服务的情况，反映出几位独立执业者向许多不同的患者提供监护服务时所做的干预措施或得到的临床结局。因此，总结性数据（以管理报告的形式）不用于监护个体患者。然而，管理报告记录的总结性数据往往用于帮助执业者改善向患者提供监护服务的方法。

重要临床概念

管理报告可以用于确定哪些最有效的服务应该继续开展，哪些没有价值且应该修正或中止。

管理报告的质量和数据的有效性将完全取决于药师监护个体患者时输入的数据质量。这必定会有"输入无用数据，就会输出无效数据"的情况发生。这就是在提供监护时应坚持完整和优质记录文档的另一原因。

管理报告需要回答下列问题（不限于此）：

- 专业人员和技术人员在管理患者时的效率和效果如何？
- 什么样的资源（专业人员或者设施设备）才能卓有成效地监护患者？
- 此时执业的经济效益如何？
- 将来如何更好地扩展我们的执业范围？

下面将提供创建这些管理报告所需要记录的信息。

9.5.1 生成执业管理报告要求的内容

从选定的患者群组即具有相似特征的人群中整合患者数据，建立管理、方案制订、市场营销、人员配备和工作人员发展的决策，这种能力对提供优质的药学监护服务是至关重要的。患者的可变因素和常用于为总结性管理报告选择患者"人群"的信息包括：

- 患者年龄、体重、性别、妊娠状况、种族、婚姻状况。
- 吸烟状况、饮酒状况、饮用咖啡情况。
- 患者的保险承担人、雇主、职业情况。
- 患者的住址。
- 患者药物治疗的适应证［ICD-9 码、ICD-10码、系统化的医学-临床术语（SNOMED）］。
- 药物分类、药品（NDC）、药理作用分类。
- 药物治疗问题的数量（问题的类型和原因）。
- 监测指标、监测值和时间窗（化验值、患者评估问题、患者满意度问卷调查）。
- 首次和最后的随访评估的治疗结局、治疗目标的达成情况以及患者状况。
- 患者药物治疗问题的复杂程度、监护日期。
- 监护服务的收费额度。

在执业中分析患者人群的数据，不断评估和改善提供的药学监护服务，列出有关信息是有必要的。结构式文档（患者个体）和总结式文档（患者群体管理）对于提供优质的药学监护都是很重要的。

9.6 药物治疗管理服务文字记录的软件系统 ---------------

本书此前所述药学监护实践发展的早期，为了长期照顾多名患者，纸质记录不能充分支持药师工作的有效开展，或提供有用的总结性报告来管理繁忙的执业行为。为了帮助药师参与明尼苏达州药学监护示范项目[1]（注解：药学监护概念的落地试验项目），我们开发了一个计算机化的药学监护文字记录系统，已作为服务管理系统在世界范围上市。这一电子化的文字记录系统是基于本文所述的药学监护执业理念开发的，旨在协助药学监护执业者长期为多名患者提供监护服务中使用。服务管理系统目前已在美国的药师中广泛应用，并在北美地区许多医疗机构用于药学学生的教学。此外，因为有了这套软件，本文中提到的所有患者数据分析可以实现。欲知详情，可以在 www.medsmanagement.com 预览该软件介绍。

如果你有兴趣使用纸质系统学习执业方法或开始学习记录自己的执业行为，你可以在附录3中找到药物治疗评估方法记录的副本。

用于支持药师执业而专门开发的药学监护文字记录系统使用一种关联的数据库，创建和维护一个以患者为中心的纵向文档，记录患者的药物相关需求、监护情况以及患者的治疗结局。以患者为中心，就意味着患者的记录要始终保持以记录患者为核心，而不是单纯记录药物或疾病。这种关联的数据库允许执业者对患者、药物和疾病之间的信息进行关联、比较或对比。这可以在患者个体、选定的患者群组或整个患者人群内实现这些功能。

药学监护软件系统必须支持常用的收费功能。这些功能包括能够生成标准化的表格，例如CMS 1500（Centers for Medicare and Medicaid Services，美国老人医疗保险和医疗救助保险服务中心），以资源成本为基础的相对价值评估方法（现行临床程序术语编码，CPT编码）[2] 以及打印私人、自费患者和支付者可用的个人发票。

9.6.1 如何评估软件在执业中的应用情况

尽管说没有电脑的支持，几乎就不可能提供药学监护，但我们也发现了大量的药师仍然在纸上做记录。由于需要患者、药品和疾病的大量信息并且信息在不断变化更新，计费服务的工作就必须实行自动化处理。此外，其他医疗人员与患者的书面沟通、患者个性化监护计划的生成以及检索药物信息，都必须达到计算机化，而不是仅仅专注于开发一个商业软件产品。本文将讨论药学监护软件系统最重要的特征和能力要求。药师和管理者需要评估软件如何才能更好地支持患者监护服务，确保留下正确的计费记录，并生成所需的管理报告。

患者监护系统不同于常用的处方调剂计算机系统，其首要考虑的是速度和数据录入的简洁化，应重点评估软件系统输出的能力。在本文中，输出能力包括患者监护记录或供药师使用的图表、患者使用的个体化监护计划和管理者使用的管理报告。药学监护软件系统还应促进药师与医师、牙医、护士和其他医疗执业者之间的有效沟通。此外，药学监护软件系统必须具有产生按临床质量计算费用的补偿信息以及向私人付费患者、商业第三方付款方、药品福利管理公司和政府机构收费的能力。

药学监护软件系统要求的一系列重要问题：

- 软件系统确实可以支持药学监护者的执业行为吗？督促药师提供专业服务或采集患者信息只是因为软件要求的吗？
- 药学监护软件系统能够全面地充分支持执业者为众多罹患各种病症、疾病和生病的患者提供监护吗？
- 要求多少自定义文本录入？请记住，自定义文本的录入是费时的，组合或整合成到总结性管理报告时不一定很有用。
- 软件系统是否支持持续更新数据，为慢性病患者提供连续的监护记录？
- 药学监护软件系统是否可以支持众多执业机构（如医师诊所、健康维护组织、保险公司、药品福利管理公司、制药业、政府机构和科研院所）的药物治疗方案的执行？

- 该软件系统是否使用关联数据库来支持每种药品与其独特适应证、药物治疗问题、问题解决、干预措施和治疗结局之间的信息关联？
- 该软件系统的数据库是否可以把众多患者的数据整合成有益的管理报告？
- 该软件系统是否能支持按患者、药物或疾病等多个特征检索患者记录？
- 该软件系统是否能支持几位执业者在不同的执业环境使用？
- 该软件系统是否可以将从各种执业行为得到大量的患者数据整合到一个单独的大数据库，以支持网络、专营或连锁药店经营？
- 该软件系统是否有在线教程和协助筛查以引导新员工开始使用患者监护文档系统？

因为许多药房已有计算机化的处方调剂系统，因此试图把药学监护文档系统接入处方调剂系统，似乎合乎情理。这样做的主要目标是减少重复录入如患者姓名、地址、保险信息等需要的数据。另外，还可能会减少处方药的重复录入。这种接口程序在电子药历和药房的调剂系统之间或 PBM（药品福利管理公司）中很容易做到。此外，需要与化验信息系统衔接来支持进行药物治疗有效性和安全性的评估。正如电子药历对各种药物、药物治疗问题、药师干预和治疗结局均使用标准术语和编码，化验信息系统对检测项目将使用标准编码，如血糖、HbA1C、甲状腺激素和胆固醇。虽然所有这些功能的接合是理想的，然而重要的是，不要等到上述功能真正实现才开始监护患者。最重要的事情是，尽可能照顾更多的患者，并记录在案，但不要等有了完美的解决方案才开始。

9.7　医疗信息技术的有意义应用

众所周知，大多数医疗卫生体系内部的相互割裂导致了许多问题和低效率现象。在美国医疗卫生体系内试图完善和标准化信息的搜集和交换的过程中，美国老人医疗保险和医疗救助保险服务中心（CMS）已经制定了相关政策，以确保电子健康记录（EHRs）的"有意义应用"（meaningful use）。该计划旨在鼓励医疗信息技术（HIT）在美国的应用，以改善医疗卫生服务的质量、安全性和工作效率。"有意义应用"计划已收录在《医疗信息技术经济和临床健康（HITECH）法案》之中，这是2009年《美国经济复苏与再投资法案》的一部分。它定义了必须满足的标准指标，包括健康信息电子交换和临床质量监控措施提交的标准。法案中提及为系统建设达成有效应用指南的经济奖励办法。"没有结果，没有收入"（No outcome, no income）成为该法案的相关口号。执行和评价医疗信息技术的有效应用涉及3个阶段[3]。

第一阶段（2011～2012年）专注于医疗信息技术和质量的基本要素，包括以编码格式的信息捕获，并使用该信息来跟踪选定的关键条件和临床质量监控措施报告的进度。

第二阶段（2013 ~ 2014 年）扩展到包括药物治疗管理、临床决策制订、医疗卫生机构间的双向交流和患者对自身健康信息的获得等领域。

第三阶段（2015 年及以后）以改善人口健康结局为目标，将重点放在质量和安全方面的改善。

"有意义应用"计划的第一阶段有几个核心目标，直接涉及药学监护实践和药物治疗管理服务的文档标准。表9-4显示了有效应用的目标、执业行为的关系以及电子药历达成的状况。

表9-4 **"有意义应用"①的目标（第一阶段）和电子药历**

目标	描述说明	电子药历（服务管理系统）
电子化医嘱录入	由特照的医疗人员直接录入医嘱	出具备资质的医师、药师、护士和化验人员直接录入医嘱，患者也可以添加信息
药物-药物和药物-过敏核查	基于现有的药物数据库检查药物相互作用	当增加新药或停用时，检查和验证药物间的相互作用。此外，过敏史和药物不良反应史可以提供安全警告信号。临床规则用来识别特异性高危患者的高风险药物
维持问题清单的更新	诊断结果和其他适应证需要编码（ICD-9-CM 或 SNOMED CT）	所有的药物与其正确的临床适应证进行电子链接并建立每个适应证的治疗目标
维持现用药物清单	重点关注处方药，如果当前医师没有处方任何药物给患者，注明："无"	患者正在服用的所有药物（处方药、非处方药、维生素、膳食补充剂和草药）都应包括在记录中。每种药物都有相应的适应证。患者的停药史和停药原因也应记录
维持有效的药物过敏清单	至少有80%的患者对该药物有过敏信息的记载	所有患者的记录包含以具体药品或药物分类编码的药物过敏信息。临床规则的功能是验证是否记录过敏信息
记录患者个人基本信息	患者性别、种族、民族、出生日期和常用语言	以编码形式搜集全面的患者个人基本信息，包括性别、种族、年龄、语言、偏好、职业、雇主、体重、身高、BMI、地址、联系人电话号码和电子邮件地址
记录生命体征变化	身高、体重、血压、BMI计算值	生命体征标注编码和日期，类似于所有化验值，包括血压、脉搏、呼吸频率、体重、身高、性别和BMI计算值
记录吸烟情况	适用于≥13年烟龄的患者	吸烟史和目前接触烟草需要编码和记录日期。吸烟程度也需要编码。对有意向参加戒烟的患者进行标注。此外，饮酒和饮用咖啡按计量或接触程度进行编码

续表

目标	描述说明	电子药历（服务管理系统）
在患者记录中包含临床化验检查结果	至少50%医嘱化验检查的结果需要记载到患者记录之中	用于评估患者药物治疗有效性或安全性的所有化验检查结果需要记录下来并注明日期，包括用于治疗决策的化验正常值、高值、低值的范围。临床规则的功能是通知执业者应得到的而尚未记录的化验结果。化验结果用颜色编码来表示超出的范围（高或低）值。既往化验结果的详尽情况与疾病和药物治疗存在关联性，以评估实现治疗目标的进展情况
按照特异的病症生成患者清单	用于提高质量、减少差异、治疗研究和研究立项开展	按适应证和疾病（ICD-9）编码包括按药物，或排除药物等多种方式，可连续查询7天24h患者疾病清单。患者疾病清单可以按年龄、性别、疾病、药物、药物治疗问题、干预措施、治疗结局或任何组合进行选择查询。患者疾病清单可以打印出来或导入标准计算机文件（Excel）
向CMS或州政府报告门诊质量监控措施	在2012年将以电子方式提交	所有CMS要求Medicare D计划在年底提交报告。可以生成纸质副本或电子报告。出于CMS审计目的，按承保年逐月审核、记录、维护患者的资质
向患者发送提醒通知	对于预防性监护，应至少通知50%的患者	通过书面、电话和（或）通过电子邮件的形式，通知所有具有资格接受预防性监护或其他服务的患者。对随访接触进行追踪、编码并注明日期
实施临床决策支持规则	实现五个临床决策支持规则，能够追踪规则的遵从性	临床规则支持无限制地持续地追踪规则的应用。规则可以包括疾病参数、化验值、监护记录日期、药物治疗的选择、用法用量、治疗结局、成本数据和（或）经济影响。在执业行为上管理临床规则，因此可以在任何选定的时间段执行和审查
核查保险资格	能够核实公共和个体的付款人资格	服务资格检查到位，并验证每次服务的日期。临床规则可以按付款人/计划协议应用
以电子方式申请费用报销（赔付）	提交给公共和个体付款人	根据付款人确定的规则［私人和（或）公共］提交服务计费单。CMS 1500格式有电子或纸质的表格。标准服务发票也要电子化。账单和账单历史记录可以按日期、付款人、执业者、服务地点、资格标准和（或）账单金额分类
向患者提供健康记录副本	包括诊断性检查结果、问题清单、药物清单和过敏反应	患者的个性化监护计划包含所有药物治疗的适应证（可以包括药品图片）、说明、过敏和警报信息。治疗详细报告每个病症接受药物治疗后化验值的既往动态变化

续表

目标	描述说明	电子药历（服务管理系统）
医疗人员间交换核心临床信息的能力	例如：问题清单、药物清单、过敏反应及诊断性检查的结果	所有药物、疾病、适应证、化验检查、药物治疗问题按标准的格式进行数据编码并能够以电子方式与任何医疗人员或患者的授权人进行分享。可以按照适应证、药物分类或药物服用时间整理药物清单。所有患者和医师的报告能够以文本或PDF文件编码格式通过电子方式导出
提供监护摘要记录，以供监护转移及转诊	为每次患者就诊提供摘要	每次患者的会诊情况都要记录并注明日期，因此可以与任何其他医疗人员以电子方式共享。追踪转诊信息，以确保患者接受过诊疗。转诊信息可以在医疗服务者或诊所间共享。药物重整的作用可以保护患者监护转移的安全
保护患者的电子健康信息	使用合适人员运用认证的EHR技术	保护所有患者的健康信息以免未经授权的个人访问或查看。患者的健康信息不应存储在本地计算机上。发送给其他医疗人员时所有数据都要编码和加密。建立患者访问和受限的维护人员访问等多层次的安全措施

① https://www.cms.gov/EHRIncentivePrograms/30-Meaningfull_use.asp。

"有意义应用"倡议为第一阶段中的电子健康信息提供了一般准则。第二阶段将会直接影响药物治疗管理服务以及我们的记录方法，与患者和患者电子健康记录（EHRs）的互动情况，但至今尚未公布任何信息来明确其预期。第三阶段也尚未明确。应当对此文档进行监测，因为它将影响到将来记录执业行为的方法。

9.8　药学监护记录的指导说明

记录文档的标准已在整个患者监护流程中进行了描述（见第6章）；这里介绍几个提高技能的一般性建议。虽然完美的记录需要时间，完整和及时的患者监护记录的益处远远大于为其付出的努力。

重要临床概念

患者监护的记录文档在医疗卫生体系是必不可少的，属于强制性的要求。从伦理上来看，若对所发生的事件没有书面记录，等于没有提供患者监护服务。

（1）要及时

监护完成后应尽快记录患者监护的情况。这是合乎逻辑的，因为随着时间的流逝，关键信息可能被忘记或混淆。此外，为了患者的利益，其他人可能需要使用你记录的患者信息，因此尽快准备好信息是很有必要的。

执业者通常自己记录他们监护患者的情况。然而，如果资源可行，就可以将信息变成患者图表格式来表述，或借助技术人员完成记录文档。无论哪种方法，完成记录文档是优先的事。监护的质量取决于是否能够及时方便地获取这些信息。

（2）要精确

监护患者的质量将取决于化验结果、临床症状和体征和患者习惯描述以及更多的详细信息。报告的精确数值、具体的现象和清晰的描述是很重要的。请不要随意猜测，不要估计，不要做出不确定的判断。其他执业者可能基于你的记录必须要做出决定，因此，需要精确。

（3）要简明

很重要的是简明扼要、不要赘述。阅读书面或电子化的材料需要时间。因此，仔细选择言语，使得传达某种事情的每个单词都是具体和独特的。这需要练习。

（4）要完整

信息丢失会导致代价昂贵的错误。当信息缺失时，执业者可能假定信息是正常或不相关，这两个假设可能会让你的患者付出沉重代价。

（5）使用SOAP格式记录药学监护实践的注释

经常有人会问"主观信息-客观信息-评估-计划"（SOAP）记录格式（notes）为何不列入已开发的药学监护实践的记录文档系统中。这个问题起因于SOAP格式以其他方式已经在药师工作中得到应用，而在护理和医疗的执业中应用更为广泛。为什么在药学监护实践中不鼓励使用，这有很多原因：

① 对于何种患者个体信息该被认定为是主观信息（S）还是客观信息（O），还没有达成共识。这常常导致在这两部分中的信息出现混乱和不一致的现象。

② 因为SOAP笔记格式是手写的，没有标准，它们可能零散、难以阅读，无法作为监护患者的独特信息。

③ 普通的执业行为是指SOAP记录的医疗问题。没有理由需要另外的执业者来记录医师和护士管理的相同医疗问题。在药学监护中，没有理由用SOAP记录医疗问题。唯一合理使用SOAP记录的是药物治疗问题，但第5章到第8章所述的系统是用一种更加直接的方式来解决药物治疗问题，并要求比SOAP记录格式更宽泛的管理行为。

④ 格式中的数据不能整合在一起并具备检索功能，因为是手写的（文本格式）。SOAP格式不会生成数据。因此，无法对其进行评估、总结或以标准化的格式报告。

医护工作中使用这种方法的经验表明，SOAP格式不像最初所设想的那么有成效。甚至Weed先生——SOAP格式的创建者也表示，应该重新思考这个概念[4]。主观已经成为一个贬义的术语，暗示患者告诉我们的只是他们所想，即临床医师收集的数据经常是有偏见的和不客观的[5]。从这个例子汲取的教训是：我们应该思考正在做的事，而不要盲目地追随其他人的做法。已有更好的方法记录药物治疗管理服务。当你决定如何记录你做什么时，应忠于专业实践行为。

9.9 本章小结 --

计算机程序并不能替代你的执业行为。重要的是，不要让计算机系统决定你执业的内容和方式。计算机系统应该仅仅作为药学监护工作记录的辅助方式。

为患者提供优质药学监护服务所需的技能很多，其中就包括高质量的记录文档。这一章描述了实现优质监护的目标需投入的资源和可能产生的结果。在本章的开头，已强调区分患者监护流程、监护流程中的临床判断和执业时记录内容的重要性。最大的风险来自药师把"计算机系统"与"执业行为"搞混了。计算机软件程序只是协助、支持执业行为，是达到目的的一种手段。如果药师要让软件来定义或指导该为患者做什么时，这种执业行为必定会是无效的和短暂的。

另一方面，必须记住患者监护的记录文档系统是呈现出你执业行为的依据。如果你不做记录，就相当于你没有做过任何事。尽管所有的记录文档系统对录入新患者的信息都需要相当大的精力，但在药学监护实践中，一个患者只有一次是初次就诊，且并非总是在第一次面谈患者时就要求采集到患者、药物和疾病的所有信息。药学监护的文档系统必须是能反映出患者的变化、发展和改善情形的一份"活文档"。

参考文献 --

[1] Cipolle RJ，Strand LM，Morley PC. *Pharmaceutical Care Practice.* New York，NY: McGraw-Hill，1998.

[2] Abraham M，Ahlman JT，Boudreau AJ，Connelly JL. *CPT 2011 CPT/Current Procedural Terminology.* Chicago，IL: American Medical Association，2011.

[3] Jacoby R，Berman B，Nash DB. No outcome，no income CMS's "Meaningful Use" initiative. In: *Health Policy Newsletter.* Philadelphia PA: Jefferson School of Population Health，2011: 1-2.

[4] Weed LL. New connections between medical knowledge and patient care. *BMJ*，1997，315(7102): 231-235.

[5] Wyatt JC. Clinical data systems. Part 1. Data and medical records. *Lancet*，1994，344: 1543-1547.

第10章

药物治疗管理中应具备的知识和临床技能

核心概念

1. 药学监护实践中需要整合患者的个人信息、患者的疾病及其药物治疗信息。

2. 患者最重要的信息包括个人用药体验、生活环境和生理状态，包括病症或需要使用药物治疗的疾病。

3. 疾病最重要的信息包括：疾病的特点、预后、发展过程以及药物治疗可以达到的目标。

4. 围绕所有患者病例的药理学信息包括：药物及其药理学、作用机制、毒性、药动学和药效学等特点，以及患者期望的药物有效性和安全性。

5. 药物治疗评估方法可作为一种理论体系，用于收集、整理、评估和学习患者、疾病和药物的最新信息。

6. 在全科执业者实践中，普通的事就是常见的事，这就意味着最常遇到的疾病、药品和药物治疗问题就是我们最需要掌握的主要信息。

7. 需要学习的最有价值的临床技能就是反思实践中遇到的问题，这才是锻炼自己成为执业者的最好方法。

8. 药物治疗病例报告有特定的格式，可促进执业者之间的有效交流并分担药物治疗管理的责任。

10.1 药师执业中需要具备的知识 -

本章重点关注那些想成为药学监护执业者，或想把以调剂处方为重点业务转型到以患者监护服务为重心的药师或学生。

重要临床概念

药学监护执业者的贡献是通过其运用独特的知识确认和解决患者药物治疗问题的能力来衡量的。

这套独特的知识体系着重于药理学和药物治疗学，并用于解决和预防药物治疗问题，同时完善患者的用药体验。

然而，仅仅积累这些知识是不够的，关键在于运用这些知识来帮助患者。针对不同的患者，监护用药以及解决药物治疗问题，要求执业者整合患者情况、疾病状况以及用药情况。对于患者个体和疾病，内科医师和护士等其他医疗人员通常比我们知道更多，但是对于药物治疗，我们比他们了解更多。

10.1.1　如何熟悉所需的知识

要掌握全部所需的知识似乎是一项艰难的工作，但是有三个基本学习方法可以帮助理清这项工作：

① 在实践中必须学习、整合和应用的知识可以分为三大类：了解患者、理解疾病以及熟知药物。这三类知识一样重要。然而药师的独特专业知识是药物治疗。由于需要应用这些知识为患者做出个性化的治疗决策，因此一定要以特定模式思考问题以及应用临床技能：

- 理解患者以及影响决策的患者个体变化因素。
- 理解患者的疾病、生病（或称为病症），就可以考虑进行恰当的治疗。
- 充分理解疾病的药物治疗，才能在初始药物治疗、给药剂量以及监测药物的有效性和安全性等方面做出有意义的决策。学习并持续应用这种思维顺序可以使问题简单化。

患者 ⟺ 疾病 ⟺ 药物治疗

作为药师，我们习惯于从处方或用药清单开始。这种方法"跳过"了为患者制订最佳优化治疗方案所需的两类重要信息。

② 尽管有必要掌握各种不同学科的知识，但药师的知识基础是药理学（药物如何起作用）、药物治疗学（药物如何治疗和预防疾病）以及药学监护实践方法（如何运用这些知识帮助患者个体）。应重点关注这些领域的知识。

药理学 ⟺ 药物治疗学 ⟺ 药学监护实践方法

作为药师，过去我们一直认为，积累药物治疗知识本身就是一件值得称赞的事。然而，作为直接监护患者的服务者，掌握这些知识仅等值于应用这些知识来帮助另一个人。如果不把掌握的知识用来更好地服务人类，就是在患者监护服务中对知识的浪费。

③ 执业初期，了解最常见的患者、疾病和药物治疗是明智的。例如，学习计划可以从最常见的10种疾病、药物治疗和药物治疗问题开始着手。不要想马上什么都学，要从患者最常出现的药物治疗问题开始下手。就诊面谈的50多万例患者数据已被记录下来。根据执业中最常见的疾病和药物治疗情况，应用这些数据可以建立一个学习计划（这些内容见本章）。

重要临床概念

药学监护实践，确切地说是药物治疗评估办法，是运用于执业中了解患者、疾病和药物知识的理论体系。

本书的构思主题是：理解药学监护实践越全面，获得、记忆和应用关于患者、疾病和药物的新知识就越容易，才能成为成功的执业者。实践过程就是需要你不断提出合适的问题，挑战就是找到正确的答案。

与你想象的一样，成为称职的执业者需要一个相当长的实践过程。你可以通过正规的药学教育和经验式的实践培训取得资格。这时，正规教育的过程只是通过一种有益的途径开始教授药学监护实践。但至今只有少数经验式培训基地可以提供和教授药学监护技能。因此，在学习过程中越积极主动，就越能快速学到更多的东西。

实践成功与否取决于你控制自己学习计划的能力、承诺学习药学监护流程的决心及投入药学监护服务的精力。

10.1.2 理解患者—疾病—药物治疗之间的重要关系

药学院校一直不断地扩展药学学生所需的知识面。然而，获取知识只是实践药学监护所需内容的一部分。首先，必须确定正在获取正确的知识，其次，必须学会并将这些知识应用于确认、解决和预防药物治疗问题。

传统上，患者、疾病和药物知识一直是分开教学的。药理学通常教授的是药物对细胞或器官系统的作用。疾病知识则常常表现为每位患者的单一、可预测的发病过程。同样地，患者特点的研究则被看作是静态的、不受疾病和药物控制的。而临床实践中，对于患者个体来说，其疾病状况和药物治疗的作用都将影响到患者对药物治疗决策、建议和指导的反应状况。

重要临床概念

必须从学习阶段起就开始整合患者、疾病和药物治疗的相关知识，且必须做到前后一致，贯穿于整个职业生涯。

10.1.3 需要了解的患者信息

患者是药学监护实践的核心。必须了解患者，发现患者的想法、需求和顾虑，并且理解患者回应的信息和建议。

表10-1描述了需要了解的患者的基本信息和每个患者特有的信息[1]。

这张患者信息表中提出了许多重点。首先，不仅需要收集患者个体的生理相关信息，包括患者的体征和症状、过敏史、疾病的高危因素、毒性或治疗失败等信息，还要结合患者所置身的社会和文化背景来理解其生理功能状况，以及可以影响药物相关需求的环境因素，如生活环境、职业和文化背景。

表 10-1　执业实践中所需了解的患者信息

时间段	维度		
	个人	环境	生理
现在	健康顾虑 对治疗结局的期望 对疾病和药物治疗的理解	生活环境 谁和患者住在一起 谁照顾患者	药物治疗的适应证 诊断，病症 体征和症状 药物治疗
现状史	情绪和行为的变化 习惯的变化 精神面貌的变化	生活环境的变化 物理空间的变化	体征和症状的变化 身体状况的变化 药物治疗的变化
背景	人格特征 应对机制	社会经济地位 文化影响 工作/职业 保险金 个人关系	高危因素 过敏史 家族史 遗传因素 文化特质

这张表可从两个层次帮助到你。首先，描述了你需要了解每位患者信息的范围，同时告诉你整理患者信息的方法，以便监护患者（参见第6章中患者监护过程的评估步骤）。其次，按照你的要求，描述整理患者信息的方法。例如，医疗社会学内容和实验室的内容都要适合这张表格框架内容的信息。应当把这张表作为你必须了解患者信息的路线图，来践行药学监护。理解信息范围并找到获得信息的地方，需要时，在执业中也会促进信息的回忆。

10.1.4　需要了解的患者疾病信息

为了提供药学监护，执业者必须拥有一套标准的常见疾病相关知识。在药学监护实践中，执业者必须做出的第一个判断就是药物的适应证是否满足临床指征。因此，必须知道患者正在服用的每种药物的主要适应证，患者也应该明白这一点。

适应证和临床表现（临床体征和症状）是制订治疗目标的重要参数。也就是说，减少或消除出现的体征和症状往往成为治疗的目标。因此，随访时要评估这些体征和症状的状态，从而确定药物治疗的有效性。

重要临床概念

患者需要药物治疗所表现的独特临床特征决定了治疗目标的设定，治疗目标的达成决定了药物治疗的最终结局。

　　评估所记录的患者体征和症状与治疗目标（在监护计划中执业者和患者约定并记录的）以及患者治疗结局（每次随访评估时记录的）之间的关联性是药学监护执业者采用的核心数据，用来每次面谈时制订临床决策。表10-2为药学监护执业者有关疾病所用信息的内容结构。该表列出了面谈时遇到每种疾病所需要的信息[2,3]。

表10-2　药学监护所需的疾病信息

信息内容	
疾病特点	疾病的定义： 　　疾病的临床表现 　　身体结构异常包括正常解剖和（或）生化结构的异常 　　功能异常包括细胞、组织、器官功能和作用的紊乱 　　结果包括临床表现或体征、症状和化验值异常 流行病学： 　　发病原因的概率和分布 　　发病率——疾病发生的比例（数量/时间） 　　患病率——在指定时间内患该疾病的总人数 原因/病因学： 　　引起该病情和产生影响的原因 疾病的发生过程： 　　发作 　　严重程度/强度 　　预后
治疗意图	详细说明： 　　药物治疗 　　非药物治疗 目的： 　　治疗疾病 　　预防疾病 　　姑息治疗 　　诊断疾病
治疗目标	临床（生理学变化）： 　　解决体征、症状和化验值异常 改善方面： 　　生理活性 　　生活质量 行为（心理变化）： 　　患者满意度 　　依从性 经济（成本节省）： 　　避免不必要的就诊 　　降低药物费用 　　降低因病耽误的工作天数 　　降低因病耽误的上学天数 　　预防到急诊就诊治疗 　　预防入住长期护理机构 　　预防住院治疗

应该强调的是，你不必知道该表提示的所有疾病的信息，但是当遇到一种不熟悉的疾病时，这张表可以帮助你找到必要的信息。

毋庸置疑，在实践中需要了解患者经历疾病相关的所有信息。因此，制订一个易于管理的目标有助于解决这一问题，最合理的方法是从常见的疾病开始着手。这是可以实现的，因为已有足够多的患者接受了药学监护，因此，最常见的疾病对于执业者来说，是非常熟悉的，也是一些相对可控的疾病。这些信息在下文列出。

10.1.4.1　常见疾病的实践就是日常的学习

药学监护属于全科的实践，执业者会遇到很多患有常见疾病的患者，且都在使用常用药物治疗。所以，一个全科执业者的学习曲线是陡峭的（译者注：学习曲线指在一定时间内获得的技能或知识的速率，曲线陡峭意味着学习速度很快）。重要的是要意识到学习和反思每次遇到的患者案例可提升学习的能力。更多的相关技能将在本章稍后介绍。

处理常见问题的效率越高，就有更多的时间处理患者非常规的药物相关问题。快速确认和解决患者常见需求和不断提高处理更复杂的患者需求的能力，是成为具有胜任能力的执业者的基石。

我们从社区药学监护实践的500000多个案例的大量经验结果中，得出了常见疾病的详尽状况。表10-3列出了在药学监护实践中最常遇到的使用药物治疗的10种临床适应证，表10-4则列出了家庭医师最常见的10种症状。

表10-3　药学监护实践中最常使用药物治疗的10种临床适应证

1	高血压	6	骨质疏松的治疗/预防
2	糖尿病	7	抑郁症
3	高脂血症	8	心肌梗死/卒中的二级预防
4	维生素补充/营养缺乏	9	全身性疼痛
5	食管炎（胃食管反流）	10	过敏性鼻炎

表10-4　最常见的10种找家庭医师就诊的原因[①]

1	咽喉症状	6	胃痛和腹痛
2	咳嗽	7	高血压
3	处方再次调剂	8	头痛
4	背部症状	9	鼻充血或鼻炎
5	耳痛/耳部感染	10	糖尿病

① 数据来源于国家门诊医疗服务调查，2000. http://www.cdc.gov/nchs/about/major/ahcd/ahcd1.htm。

表 10-5　加拿大患者就医的前 10 大原因①

1	高血压	6	上呼吸道感染（急性）
2	一般体检	7	正常妊娠监护
3	糖尿病	8	高脂血症
4	抑郁症	9	（疾病）发生原因未知
5	焦虑症	10	避孕

① 改编自艾美仕市场调研公司，加拿大疾病和治疗索引（2009）。

表 10-6　美国患者就医的前 10 大原因①

1	高血压	6	肿瘤（癌症）
2	上呼吸道感染（急性）	7	正常妊娠监护
3	关节炎	8	全身疼痛（肌肉/骨骼）
4	背痛	9	中耳炎
5	糖尿病	10	心脏病（除外缺血）

① 2006 年综合医疗门诊，婴幼儿和妇科就医除外。国家医疗健康统计报告，#8，引用自 2006 年国家综合医疗门诊服务调查，2008 年 8 月。

通过对表 10-3 至表 10-6 的比较，再次确认了药学监护是全科的实践，因为社区药学监护的执业者所遇见的疾病情况，与加拿大和美国患者到基层医疗就诊的最常见疾病很相似。实习执业者可能更感兴趣的是下列事实：

① 需要学习的内容是已知的。一定数量的疾病和发病表示想成为一名优秀的执业者，就必须掌握这些疾病的大部分信息。前 10 位的疾病同样代表药物治疗半数以上的适应证。国家级和国际级临床治疗指南可以用来指导大多数最常见病症的治疗[4～12]。

② 需要的数据是可得到的。事实上所有的常见疾病，很多是已知的，因此可以轻松找到相关疾病的病因学、表现的症状和体征、诊断指标、各种治疗方法的效果以及推荐的随访步骤等信息[13～15]。

③ 很多有效治疗方法可用于患者。一些非常有效的药物治疗方法可用于治疗或预防这些常见的疾病，可供选择（处方药、非处方药、中草药、膳食补充剂），便于满足患者的个人需求[16～21]。

给新上岗的执业者最有用建议是，需要什么（掌控学习过程）就学什么，并且抓住每次机会去践行药学监护的技能。

10.1.5　需要了解的患者药物治疗知识

为了满足患者的药物相关需求，执业者必须能够整合并应用已明确定义的标准分类治疗信息。在临床实践中，掌握应用于患者个体的治疗信息是必要的。患者、执业者、其他执业者以及同行希望，药学监护执业者应掌握一定程度的药物治疗学知识，而且其应用临床药理学原理的能力应该是医护工作者中水平最高的。同行期望不论涉及什么患者、什么疾病或者什么药物的情况下，药师都应具备足够深度和广度的药物治疗学知识，以确认、解决和预防药物治疗问题。并且，这一信息必须可用于解决有多种并发症、使用多种药物治疗的所有类型患者出现的问题。

正如本书中所描述的，合理和缜密的问题解决方法，即药学监护实践的核心，是通过应用临床药理学原理评估患者个体药物相关需求的一种非常合适的结构化方法。

重要临床概念

药学监护执业者反复地循环解决药物的适应证、有效性、安全性和依从性四个方面的问题。

大多数临床药理学都是按以下四个方面来发展和阐述的。

① 适应证——药物活性成分的已知药理作用，是药物或药品治疗用途。

② 有效性——理想的药物作用给某种疾病或不适的患者群体在一定程度上带来可以预测的益处。药效用于形容对某一群体带来的益处，而有效性（指疗效）是形容对个体的益处。

③ 安全性——药物在治疗剂量下会出现的已知的副作用、毒性和其他不良药理作用。

④ 依从性——药品起效和持续时间（药动学和药效学特征）以及对患者使用说明的影响。

表 10-7 描述了在执业实践中评估每种药物所需的相关知识[2]。不管具体评估的药物是哪一种，所需要的信息总是相同的。了解需要掌握什么，以及如何应用这些知识，在开始照顾患者时，能控制好自己学习的节奏。

表 10-7 药学监护实践需掌握的药物治疗学知识

知识范围	
药物特点	药物描述 对适应证的有效性 药物的剂量使用方案 　剂量（初始剂量、调整剂量、最大剂量） 　给药间隔 　给药频率 　持续给药时间 药理学特点（药物的作用） 　作用机制 　作用靶点 毒理学 　禁忌证 　不良反应 　注意事项

续表

知识范围	
药物对患者的作用	药物作用过程 　生物利用度 　理化性质 　药物组成和剂型 　给药方法 药代动力学过程 　吸收 　分布 　代谢 　排泄 药效过程 　药物对细胞、组织、器官的影响 　起效时间
药物治疗的结局	治疗过程 　有效性：药物应用在治疗患者疾病过程中取得了明显的治疗效果 　　　　　指症状、体征和（或）化验结果等方面的改善 　安全性：药物对患者产生有害的药理作用 　　　　　指不良或有害作用以及药物不良反应

　　执业者可用下面的问题训练自己的决策能力。不论涉及的患者、疾病或药物治疗信息如何，这些问题都可作为评估患者药物治疗的基础。在这过程期间，采集的信息将成为构建自己药物相关知识库使用的数据信息和临床经验。

　　①患者此时服用的所有药物都正确吗？（适应证）

　　②患者的所有临床适应证是否与此时服用的药物治疗相一致？（适应证）

　　③患者正在服用的药品是否对每种疾病正在产生或可能产生预期结局？（有效性）

　　④患者采用的给药剂量是否对每种疾病正在产生或可能产生预期结局？（有效性）

　　⑤这些药品会引起或可能引起患者的不良反应吗？（安全性）

　　⑥这一给药剂量会引起或可能产生毒性作用吗？（安全性）

　　⑦患者是否理解了药物治疗方案的说明，且按照建议将治疗方案融入他们的日常生活中？（依从性）

　　这是一个好的时机，来指出药学监护实践与临床药理学科的原则之间的关系。对药学监护实践的需求由来已久，早在25年前，Goodman和Gilman两人就提出了把药理学原理用于指导临床用药，以降低药物治疗的失败风险和保证用药安全。他们提倡药物合理使用并要求执业者们做好以下工作：

　　　　建议按照系统方式观察每一个用药个体之间的治疗学差异，具体包括如下几个问题：药物的应用是否有合适的适应证？是否受到医药代表的影响？患者本身的疾病和目前应用的其他药物对这种药物的使用是否产生影响？剂量方案是否合理？是否需要辅助用药？治疗期望达到一个怎样的效果？需要注意哪些可能出现的疗效与不良反应？患者是否充分了解药物使用的相关信息并得到正确的指导？他们的依从性如何？[21]

以上就是一个完整的基于患者用药需求所产生的合理用药思考过程，药理学专家们建立了科学的理论框架并最终成为药学监护实践。这个理论框架是一个缜密思考的过程，是根据临床药理学原则，就是用批判的角度去评估患者使用的每种药物是否存在对应的适应证。然后，执业者必须与患者共同确定可以评估的治疗目标，评估药物治疗方案的有效性和安全性，最后与患者一起以保证患者充分理解并尽可能依从用药。

值得注意的是，这样一个合理的思考过程是基于临床药理学科建立起来的，它将作为药物治疗评估方法和药学监护实践的基础。临床药理学家致力于缩小目前已有的丰富药学知识和药物临床安全有效使用之间的差距。药学监护实践是为了在某一时间针对某一患者达到此目标，在某种程度上这可以延伸应用于所有执业者和所有患者。

重要临床概念

药学监护是基层医疗中临床药理学原理缜密的实战应用，以确保每位患者药物治疗方案的安全和有效。

理解药物的药理学特性是十分必要的。想要理解药物对患者有怎样的作用，就必须先探究药物对机体内各器官、细胞甚至生物化学水平的影响情况。理解了药物的药理作用后，便可以根据掌握的科学知识以及患者的实际情况（年龄、性别、肾功能、精神状态等）和疾病状况（糖尿病、抑郁症、高脂血症、外周动脉疾病、皮疹、乳腺癌等），预测药物的作用效果。

重要临床概念

药学监护执业者需对所监护患者的药物治疗结局（有效和/或无效）负责，所以必须全面深入地掌握药物的作用或潜在的作用。

执业者只有正确使用药物信息数据库来评估每位患者的治疗结局，才能负责地确保了解（合理预测）患者治疗的获益情况及可能遭受风险的状况（毒性反应、副作用、不良反应）。患者能从药物治疗中获益，大多是因为药物对人体产生了药理作用。同样，大多数毒性反应、副作用和不良反应也是因为药物对人体产生了药理作用。因此，通过了解药物所有的药理学作用（需要的和不需要的），便能够掌握甚至控制药物治疗对患者产生的影响程度。

　　了解药物的药理作用不仅仅是知道辛伐他汀的作用是降血脂，因为这是人尽皆知的。这些关于药物最基础的信息可以轻松地在维基百科、Google上找到，甚至可以从当地的理发师口中得知。他汀类药物具有多种药理作用。执业者必须理解HMG-CoA还原酶抑制药（他汀类药物）对甲羟戊酸代谢途径的影响，进而对患者产生的治疗效果。首先，使用他汀类药物降脂是因为它们可以抑制HMG-CoA转化为甲羟戊酸的限速步骤的速率，从而减少胆固醇的合成。然而，这种抑制作用也有一些向下传递效应，包括抑制异戊二烯中间体的生成和改变细胞信号传导。他汀类药物的多重效应可以对服用的患者产生积极或消极的影响（他汀类药物是世界上处方量最大的药物）。他汀类药物在低浓度下似乎有促血管生成作用，而在高浓度下则有抗血管生成作用。因此，他汀类药物在患者体内的作用可能根据疾病起因而有所不同。辛伐他汀能够促进缺氧情况下的血管生成［缺血性卒中和（或）心肌梗死］，并抑制炎症介导的血管生成（糖尿病视网膜病变和一些癌症）[22,23]。

　　对于执业者而言，明白自己需要在5年内至少获得处理16名外周动脉疾病（PAD）患者的经验，才能帮助患者首次预防出现外周血管事件（心肌梗死、卒中或冠心病死亡），是具有指导意义的[14]。同样，如果明白辛伐他汀及其他HMG-GoA还原酶抑制药能导致人类骨骼肌细胞凋亡（细胞死亡），你就能明白这些药物引起肌肉炎症和横纹肌溶解的原因，而运动甚至能加重药物对骨骼肌的影响[24]。

　　药理的学习需要一生的努力。执业者需要面对新药及其新信息、老药新信息的不断挑战。像"首选药物"的简单化概念，无法支持在药物治疗学范围内的合理决策。例如，右丙氧芬，曾是用于缓解轻中度疼痛的"首选药物"，自从1957年引入美国以来，已处方给成千上万的患者。由于临床资料显示右丙氧芬有引起患者严重的或致死性心律失常的潜在风险，于2010年11月被撤出美国市场。1999年，在美国处方最多的药是结合雌激素（商品名：Premarin），被认为是缓解绝经后妇女症状的"首选药物"。而今天，我们知道，激素替代治疗会增加乳腺癌和卵巢癌的风险，所以现在很少用于此项适应证。在2010年最常处方的药物名单中，结合雌激素已下降至第28位。

　　药物和药品相关信息的改变非常快，同时可靠信息的来源（手稿、书籍、网络）也在随时间而变化，所以执业者在不断拓展药物知识时受到很大的挑战。必须尽最大的可能积极去满足每位患者的药物相关需求。如果想要帮助人们在获得药物治疗最大收益的同时避免过度伤害，经验告诉我们：

　　"就药理学而言，应该持续地学习，学习，再学习！"

　　提供药学监护所需的药物知识远远超越了药理学的范畴，还包括对于药剂学、药动学和药效学过程的透彻理解（表10-7）。药剂学过程描述了药物进入人体的过程；运用药动学原理预测和控制药物作用部位的药物浓度同样重要；药效学过程描述的是药物作用于人体的效应时间和强度。

很明显，执业者的临床判断很容易受治疗过程的影响（表10-7）。尤其是面临预期的治疗结局实际发生时（有效性）和患者因药物治疗经历任何有害反应时（安全性），该如何抉择。有效性和安全性是执业者评估患者和持续随访评估必做的两个主要流程。未来药学监护执业者能给患者带来的益处，在于学习确认、解决和预防药物治疗问题的过程，而不是简单地寻找问题的答案。

10.1.5.1 整理循证医学的相关信息

在药学实践中，如果无法全面地整理目前的信息资料，执业者就很难在为患者进行药学监护时做出正确决策。执业者最常使用的信息资料是国家临床指南、教科书和已发表的临床文献。尽管每种信息资料各有优势，且在实践中都有其适用之处，但没有一个单独的信息资料能够帮助执业者在监护患者时做出所有必要的决策。通过了解每类信息资料的有效性和局限性，执业者可以更好地理解信息资料如何在实践中得到充分运用，明白信息与药学监护实践的相关性。

10.1.5.2 国家临床指南

国家临床指南是推荐最好的循证方法用于疾病治疗和预防的共识性文件。每套指南聚焦一种疾病，由许多该疾病领域的专家撰写而成。这些专家依据已发表的临床文献和丰富的临床经验，构建治疗或预防疾病的临床指南和法则。

国家临床指南被认为是用于现行临床实践的方法，只有更多的临床试验提供有效的数据才会更新国家指南。例如，2001年美国国家胆固醇教育计划创建了治疗高脂血症的国家临床指南。该指南规定："因为ATP Ⅱ计划（成人治疗小组，Adult Treatment Panel），应用新的降胆固醇药物进行的一系列的临床对照试验已经被报道。这些试验证明在一级和二级预防中，冠心病风险显著下降。他们的结果扩展了证据，据此建立了新的指南。"[10]

尽管国家指南在构建某个疾病治疗或者干预措施的普通方法上很有用，但依然有些不足。其中一个缺点就是，指南篇幅过长，建议显得太复杂。国家联合委员会（JNC）在有关高血压的干预、检测、评估和治疗的第七次报告（JNC7）中意识到这个问题，并作出决定："举行第七次会议，基于四方面的原因：① 有许多新的高血压观察性研究和临床试验的论文发表；② 临床医师需要清晰简洁的新指南；③ 需要简化血压分类；④ 需要有清晰的认识，JNC的报告并没有发挥其最大效益。"

大部分国家临床指南的最主要缺点是这些指南并不是执业者用来确定患者药物治疗的有效性和安全性以及制订患者监护计划的"独立"文件。尽管指南几乎不可能包含所有的临床情况或者特殊的患者病例，但指南依旧可以用作治疗的一般方法的概要。大多数指南会明确说明指南无意替代执业者对每位个体患者的临床判断。

因此，一部国家临床指南，比如 ATP Ⅲ 或 JNC 7，必须结合患者疾病和具体药品的有效性与安全性信息。只有这样，执业者才可以为患者做出合理的药物治疗决策，拟订患者药学监护的计划。

10.1.5.3　药学监护实践教科书的使用

教科书是执业者使用的另一种普通信息资料，对于了解更多的患者疾病状况以及药物治疗方案的特点是非常有价值的。通常用于学习更多关于患者疾病的教科书包括《哈里森内科学原理》(《Harrison's Principles of Internal Medicine》)、《格里菲斯的5分钟临床咨询》(《Griffith's 5-Minute Clinical Consult》)、《药物治疗学》(《Pharmacotherapy》)、《非处方药物手册》(《Handbook of Nonprescription Drugs》)以及《实用治疗学》(《Applied Therapeutics》)。尽管药师通常不作为诊断医师，但是，对疾病（包括症状和体征、危险因素、频率/发病率和诊断性化验）最基本的了解是很重要的，患者出现的体征和症状以及诊断性化验可以帮助拟订治疗目标和监测药物治疗状况。除了症状和体征外，危险因素和发病频率/发病率都有助于发现潜在的未确诊的患者。

为了理解有关患者药物治疗的更多情况，执业者可能会使用诸如《Lexi-Comp药物信息手册》(《Lexi-Comp's Drug Information Handbook》)[19]、《古德曼和吉尔曼：治疗学的药理学基础》(《Goodman & Gilman's The Pharmacological Basis of Therapeutics》)[21]、《治疗决策》(《Therapeutic Choices》)[17]、《临床药物数据手册》(《Handbook of Clinical Drug Data》)[27]、《非处方药物手册》(《Handbook of Nonprescription Drugs》)[17]以及《药物治疗学》(《Pharmacotherapy》)[14]等书籍。具体的药物信息可用于确定药物治疗方案对于患者而言是否安全有效，并确定随访患者的时间。

教科书对于学习患者的疾病和药物治疗是很有价值，但依旧存在不足，其主要不足在于每本书的视野较窄。执业者不得不参考上述提及的众多书籍，为病情复杂的患者拟订全面的监护计划。每本书可能只提供关于某种疾病或者药物治疗的部分信息，但很难找到一本书能够全面地体现出一个理论体系，来帮助做出合理的药物治疗决策以及拟订一份完整的患者监护计划。教科书的另一个缺点是教科书可能没有囊括当前的治疗方法，或者内容已经过时，或者治疗方法并不在这本教科书所关注的范围之内。

10.1.5.4　已发表的临床试验文献

对于那些将教科书视作过去书籍的人来说，临床试验可能会成为他们首要的信息来源。临床试验通常发表在学术期刊上，包括《药物治疗学杂志》(《Pharmacotherapy》)、《新英格兰医学杂志》(《New England Journal of Medicine》)以及《美国药师协会杂志》(《Journal of American Pharmacists Association》)。这些出版物提供给执业者最新治疗方法的更新信息。大多数的期刊目前已经在印刷版的基础之上提供了在线版，在线阅读让执业者可以随时随地地使用这些信息，而不需要去图书馆或者随身携带大量的期刊杂志。

执业者通常将这些临床试验文献作为他们增加和"补充"知识面的渠道。一个临床试验探究的是一种疾病或者治疗方法的某一方面以及假设执业者已有基本的理解，但对于那些面对自己并不熟悉的疾病或治疗方法的执业者而言，则可能是一个遗憾。执业者可能需要使用其他资料来理解临床试验文献的意义了。

执业者每天在为患者做出合理的药物治疗决策和拟订药学监护计划时都要受到挑战。很明显，国家临床指南、教科书以及已发表的临床试验文献都提供了实用的知识，但在应用形式上，执业者往往不能将这些知识应用到患者个体的监护上。

从临床研究试验、综述文章和荟萃分析中获取证据，以此来为患者个体做出药物治疗决策是很困难的。很多时候，患者和临床试验中的受试者并不相似，或者这个临床试验并没有报告你想要达到的相同治疗结局。报告的统计数据可能令人困惑，而且有可能仅仅报告了阳性结果。然而，对一些术语的基本理解会对执业者有所帮助。假设在一个随机对照试验中，采用了两种治疗方案，报告显示的阳性结果的可能性分别为：新的治疗方案是0.10，对照治疗方案是0.05。绝对危险度差为0.05（0.10-0.05）。也就是说，在100名患者中，接受新治疗方案平均有5个以上的患者会出现阳性结果[28]。其他用于描述从一种新的治疗方案中获益的测量指标为相对危险度和相对危险度差，需要治疗的患者数也是可以计算的[29]。

- 绝对危险度差（Absolute Risk Reduction）：两组（通常是治疗组与对照组）事件发生率的差值。
- 相对危险度（Relative Risk）：治疗组与对照组对比的治疗，达成一个事件或结局的风险，也可描述为以预防措施防止一个事件的发生。
- 相对危险度差（Relative Risk Reduction）：治疗组与对照组相比，事件发生的减少值，这个数字通常表示为一个百分比。
- 需要治疗的患者数（Number Need ed to Treat，NNT）：在特定时期内获得一例有利（治疗）结果或避免一例不利结局的发生（预防）而需要治疗的人数，等于绝对危险度差的倒数。

需要治疗的患者数（NNT）是治疗组与对照组（或安慰剂组）对比的获益参数。NNT被定义为绝对危险度差的倒数，所以在上述例子中，NNT等于20（1/0.05），可以解读为：20位患者接受新的治疗时，相对于对照组会有1位患者获益。治疗NNT应该较小，如从2至4。还存在对其他表述NNT直接应用的一些限制条件[29]。例如，三联或二联疗法根除幽门螺杆菌的NNT为1.2。NNT用于预防措施时通常会较大。例如，阿司匹林作为二级预防，NNT为40，表示服用阿司匹林每治疗40人，就能防止1例心肌梗死之后第五周出现死亡的现象。然而，阿司匹林作为一级预防药物，每

1000位受试者中，可有效预防3起心血管事件，2.5起女性发生严重出血事件。而对于男性患者，每1000位受试者中，可有效预防4起心血管事件和发生3起严重出血事件[30]。这些研究结果更新了2009年抗血栓试验者合作荟萃分析的数据并建议：要是患者没有患冠心病和脑血管疾病，现有的数据难以仅仅依据评估患者具有中等风险因素，就提出需要常规服用阿司匹林的结论[31]。

NNT经常用于比较不同的治疗方法。例如，比较雷尼替丁和奥美拉唑用于内窥镜治疗反流性食管炎8周后的NNT的随机对照试验，与雷尼替丁相比，奥美拉唑的NNT为3.3。这就意味着，每3位反流性食管炎患者用奥美拉唑治疗就会有1位治愈，而用雷尼替丁治疗就不会治愈。这些类型的比较数据不仅对于最初药物选择的决策是有用的，也有助于理解实际对完善现有疗法所下的工夫。

10.1.6　应用药物治疗评估方法在实践中梳理信息

显然，当初发展药学监护实践时，明确应找到比当时的指南、教科书以及临床试验更好的资源，才能做出合理的药物治疗决策。虽然还有很多工作需要完成，但为了提供高质量的医疗服务，知识体系中依然有很多"漏洞"需要补充。随着时间的推移和经验的积累，由于多种原因，药物治疗评估方法成为实践中梳理信息的理想的理论框架（完整的评估方法见附录3）。首先，它描述了做出必要决策所需的信息；其次，我们可以叙述药物治疗管理的思考过程，以及凭此信息所做出的实际决策；最后，评估方法按照执业者管理患者药物治疗的顺序梳理信息。

推断出这个框架来实施一个全面的患者监护计划似乎是一次非常简单的实践活动。药物治疗评估方法用于执业者为接受监护的患者拟订监护计划时，将每次所需信息制订为一个标准大纲。这个标准大纲的建立来自整个评估工作所做的决策，并遵循了符合逻辑的评估流程，以保证每种用药的适宜性、有效性和安全性，以及方案的便捷性，这样患者才能做到依从用药。我们称这种新方法为药学监护计划的参考工具。

药学监护计划的标准大纲是2004年由Christina Cipolle、Rae'd Abu-Ghazeleh、Robert J. Cipolle、Linda M. Strand和Michael J. Frakes在明尼苏达大学药学监护彼得斯研究所建立的。之后这个标准大纲用来针对6种需要药物治疗管理的常见疾病拟订具体药学监护计划的参照指南。乍听起来好像很简单，但是创建6个不同的监护计划参考指南后，我们记录了制订一个有效的监护计划参考指南所需的时间和参考文献的数量（教科书、指南和文章）。大约需要至少30篇参考文献和花费约100个小时的时间来确定所需的信息，然后针对每个监护计划将其重新整理成一种更实用的格式。每个监护计划的参考大纲参见表10-8。截至目前，我们已经构建了1型糖尿病、2型糖尿病、高脂血症、骨质疏松症、高血压和抑郁症等疾病的药学监护计划参考指南。这些监护计划需要不断更新和维护以确保实用性。依据这份大纲，可以构建你最适用的监护计划。

表 10-8　监护计划的参考大纲

适应证	**定义** 包括对下述内容的解释说明： 　监护计划中描述的疾病既有概括性的（如高脂血症）又有具体性的（如 　高胆固醇血症） 　患者疾病的解释（特发性、遗传性等） 　在发病过程中可能出现的并发症（如心脏病发作、终末器官损伤等）
	出现的症状和体征 　关键术语定义
	发病次数和发病率 　包括与疾病相关的信息： 　　伴有此疾病的患者总数目 　　伴有此疾病的已诊断患者数目与未诊断患者数目 　　每年新诊断的患者数目 　　年龄组 　　男性与女性比例 　　民族（人种情况） 　还包括疾病的发病率和死亡率相关的证据
	危险因素 　包括遗传和生活方式等危险因素
	独特的诊断指标 　确定一种疾病诊断的化验、检查或化验值 　对化验/检查必要内容的简短释义 　　例如，空腹血糖>126mg/dL，空腹是指8小时无任何热量摄入 　解释化验/检查是否为X线、CT扫描、血样或其他化验
	评估表 　不做诊断但需要评估患者疾病的状况，包括需要建立治疗目标以及一致性 评估药物治疗的有效性与安全性所需要的信息（如症状和体征、近期的化验 结果、用药体验） 　使用值的原因和方法，例如，"目前的体重和身高用于计算BMI或评估正 常生长发育情况"
有效性	**短期治疗目标（时间表）** 　每一治疗目标的描述必须含有临床参数、各种化验和化验值和时间的内容 　这些治疗目标与患者的药物治疗紧密相关
	长期治疗目标 　包括并发症/终末器官损伤的预防和（或）风险的降低
	替代疗法 　适应证治疗（或预防）的标准方法 　对于无并发症的患者初次选药时，当前临床指南的概要介绍 　　增加或改变药物治疗方案的缘由 　　解释列举药物分类及每类药物使用顺序的理由

有效性	药理学类问题 　药理学 　药效 　剂量指南 药物的下一级分类（如祥利尿药）是否可以应用 　药理学：是否可以应用 　药效：是否可以应用 　剂量指南 药品通用名称（如果只有商品名，则用商品名） 　起始剂量 　剂量调整：包括用药间隔及剂量调整 　最大剂量
安全性	适用于所有患者用药状况的一般普通安全疑虑的解释 药理学类问题 　禁忌证：禁忌和警告 　　如果孕妇禁用，则给出危险等级（例如，危险等级为X） 考虑停用药物 　药物不良反应：可能的话用百分比表示 　剂量相关毒性：如果是在治疗剂量范围内出现的毒性（未过量），则需要在此描述
依从性	患者的一般指导 　有效性：患者应该期待见到的有效治疗结局以及显效的时间 　安全性：无论患者接受何种药物治疗，患者应该知晓用药安全性问题。例如高血压，应告知患者低血压的相关知识（可能与安全性部分有些重复） 药理学类问题 　与餐同服 　避免饮酒（如可能增加低血糖风险） 自我监护 　包括附加的说明，患者按指导说明充分利用治疗并预防疾病的发展（如运动、营养、戒烟、定期监测血糖） 　患者应该做什么活动、做多长时间、活动的具体说明以及活动可获得的效益（如血压降低2～4mmHg） 　治疗期间生活方式的改变应在此描述
药物治疗问题	药物治疗问题的分类 　不必要的药物治疗 　需要增加药物治疗 　无效药物 　给药剂量过低 　药物不良反应 　给药过量过高 　依从性差

随访评估	**药物治疗的有效性** 　患者未达到治疗目标时的随访，评估内容包括临床参数、化验值以及时间 　患者达到治疗目标且病情稳定时的随访，评估内容包括临床参数、化验值以及时间
	药物治疗的安全性 　药物问题：按照在"有效性"和"安全性"中要求的内容，以相同顺序按类列出 　评估：针对每类治疗问题执业者所应评估的临床参数（检查、化验）以及评估的时间，在此描述
参考文献	在此列出所有正确的、最新的参考文献

10.1.7 了解常见药物更重要

防治疾病的药物有成千上万种，FDA大约每15天就批准一种新药在美国上市。对实习执业者来说，掌握所有药物的信息显然是一项艰巨的任务，因为有太多的东西需要学习。学习表10-7列出的各类药物的特性是很有帮助的，但有时也会使人困惑。就拿三环类抗抑郁药来说，这类药物按照其化学结构分类，在执业中该类药物除了用于抑郁症（遗尿）外还通常用于许多其他适应证。抗组胺药是按照其作用机制分类的。有一类为组胺H_1受体拮抗药，还有一些因镇静催眠作用相对较轻，副作用发生率低，也归类为抗组胺药。H_2受体阻滞药作用于组胺的另一个位点，但通常不把其列为抗组胺药。非甾体抗炎药则因其结构中不含甾环而得名。药物按照相似的化学结构、作用机制或者适应证进行分类会有一些重叠，这会给初学者带来一定的困扰。要理解药物对患者产生的所有作用，而不仅仅是了解广告上宣传的预期作用，这一点非常重要。

有一种有效的方法可以帮助你开始或扩展药物治疗的学习过程：从最常遇到的药品入手，创建个人的学习计划。表10-9和表10-10列出了执业者最常使用的25种处方药。2008年，美国仿制药的处方已达24亿（张），专利药的处方达14亿（张），所以这些前25种药物的清单需要根据情况经常调整。

患者也经常使用许多非处方药物进行自我治疗，满足自身的药物相关需求。患者们经常向他们的药师咨询一些关于非处方药品的选择、使用、有效性和安全性等方面的问题。表10-11列出了最常使用的非处方药品类别，表中还列出了药师最常推荐的各种品类和药品在美国市场的销量（以百万美元来表示）。

表 10-9　美国 25 种最常调配的处方药（通用名称）（2009）[①]

1	氢可酮/乙酰氨基酚	14	酒石酸美托洛尔
2	赖诺普利	15	舍曲林
3	辛伐他汀	16	酒石酸唑吡坦
4	左甲状腺素	17	琥珀酸美托洛尔
5	阿莫西林	18	羟考酮/乙酰氨基酚
6	阿奇霉素	19	泼尼松
7	氢氯噻嗪	20	西酞普兰
8	苯磺酸氨氯地平	21	布洛芬
9	阿普唑仑	22	氟西汀
10	二甲双胍	23	加巴喷丁
11	奥美拉唑	24	华法林
12	阿替洛尔	25	曲马多
13	呋塞米		

① 数据来源：Drug Topic Resource Guide，前 200 位药物：5 年汇编（2009 年 6 月 1 日，Drug Topics 在线版本）。

表 10-10　美国 25 种最常调配的处方药（商品名）（2009）[①]

1	立普妥（Liptor）	14	普托平（Prevacid）
2	耐信（Nexium）	15	复代文（DIovan HCT）
3	波立维（Plavix）	16	艾可拓（Actos）
4	顺尔宁（Singulair）	17	坦洛新（Flomax）
5	来士普（Lexapro）	18	思瑞康（Seroquel）
6	ProAir HFA	19	可乐必妥（Levaquin）
7	优甲乐（Synthroid）	20	非诺贝特（Tricor）
8	可定（Crestor）	21	悦姿锭（Yaz）
9	舒利迭（Advair Diskus）	22	葆至能（Vytorin）
10	代文（Diovan）	23	万艾可（Viagra）
11	欣百达（Cymbalta）	24	西乐葆（Celebrex）
12	怡诺思（Effexor XR）	25	来得时（Lantus）
13	Klor-con		

① 数据来源：2009 年，www.drugs.com/yop200.html。

表 10-11 **最常购买的非处方药**

排名	治疗类别	销售额（以百万美元计）①	药师最常推荐的药品（2010）②
1	咳嗽/感冒	4172	成人感冒——惠菲宁（Robitussin） 镇咳——Delsym 儿童感冒——Delsym 祛痰——美清痰（Mucinex） 抗组胺——开瑞坦（Claritin） 儿童抗组胺——儿童开瑞坦（Children's Claritin） 口服减充血药——速达菲（Sudafed） 局部减充血药——阿氟林（Afrin） 儿童减充血药——儿童速达菲液（Sudafed Liquid） 复合症状——奈奎尔（NyQuil） 儿童复合症状——红葡萄儿童抗感冒止咳露（Children's Dimetapp） 鼻用盐水——Ocean 鼻腔冲洗——Simply Saline
2	镇痛（内服）	2486	成人头痛——泰诺（Tylenol） 痛经——雅维（Advil） 偏头痛——美林（Motrin IB） 骨关节炎——口服泰诺（Tylenol） 疼痛伴失眠——泰诺安（Tylenol PM） 儿童镇痛——儿童雅维（Children's Advil）
3	胃灼热	1277	阵发性胃灼热——法莫替丁（Pepcid AC） 频发性胃灼热——洛赛克 OTC（Prilosec OTC） 胃痛/恶心——愈吐宁（Emetrol）
4	通便	822	纤维——慢特泻（Metamucil） 非纤维——乐可舒（Dulcolax） 大便软化剂——多库酯钠（Colace） 痔——白宫痔疮膏（Preparation H）
5	防晒与遮阳	499	防晒霜——露得清（Neutrogena） 轻微烧伤——水宝宝（Solarcaine）
6	戒烟	493	全功能戒烟贴（NicoDerm CQ）
7	眼部护理	474	过敏——Zaditor 人工泪液——亮视（Refresh） 洗眼剂——Collyrium 血管收缩药/减充血药——优能（Visine）
8	唇部治疗	408	口腔溃疡——Orabase（康宁乐口内膏）、Anbesol（安必舒强效止痛膏） 唇疱疹——Abreva 唇膏——小蜜缇（Carmex）
9	足部护理	334	足癣——兰美抒（Lamisil AT） 足部全护理——爽健（Dr.Scholl's） 指甲抗真菌——Fungal Nail
10	痤疮治疗	333	过氧化苯甲酰——明治（Clearasil）、高伦雅芙（ProActiv） 水杨酸——可伶可俐（Clean and Clear）

① 数据来源：尼尔森公司，消费者保健产品协会，ww.chpa-info.org/pressroom/Sales_Category.aspx。
② 今日药房杂志，OTC 增刊，2011 年 2 月。

由于有一半的消费者购买草药补充剂来调整自己的医疗健康需求，所以知道最常见的草药补充剂显得十分重要。表10-12列出了2008年最畅销的草药补充剂。

表10-12 畅销的草药补充剂（2008）①

蔓越莓	绿茶
大豆	月见草
大蒜	缬草
锯齿棕	角质山羊草
银杏	葡萄籽
紫椎菊	接骨木莓
奶蓟草	蓝莓
贯叶连翘	生姜
人参	七叶树
黑生麻	育亨宾

① 数据来源：超半数的美国消费者使用补充剂的调研数据（2008年尼尔森全球在线调查），药物专题，2009年9月。

只有医师、药师和护士才能掌握药物信息的时代已经过去了。直接面向消费者的处方药和非处方药的宣传，再加上互联网的普及，使得每个人都可以获得药物相关信息（治疗信息和不良反应信息）。患者有充分的机会自己收集信息。表10-13列出了一些消费者最常咨询的药物相关产品。

表10-13 PrescriptionDrug-Info.com（网站）上最常被检索的药物①

1	羟考酮（奥施康定）	6	维柯丁（氢可酮+对乙酰氨基酚）
2	阿普唑仑	7	双氢吗啡（二氢吗啡酮）
3	氯硝西泮	8	扑热息痛（羟考酮+对乙酰氨基酚）
4	对乙酰氨基酚	9	丁丙诺啡
5	曲马多	10	葡萄籽

① 数据来源：www.prescriptiondrug-info.com/top_prescription_drugs.asp（2011年3月）。

重要临床概念

最有效的学习方法是在专业监督下开始学习监护患者，尽可能从监护更多的患者过程中获得实践的经验。任何领域最好的执业者都是最忙碌的执业者。

忙碌的执业者必须做到高效地提供有效的药学监护服务。实现这种卓有成效的最好办法是先学习处理患者的常见问题。

建立临床核心知识的基础，可以令你最终能够处理患者复杂的临床问题和（或）罕见的临床问题。但这似乎不适用于经常转诊的患者，因为转诊的患者病情通常更为复杂。所以说在确定自己执业之前，获得全科实践的临床经验是非常重要的，而对于转诊患者的临床实践将是你成功的关键。

10.2 执业中需要的临床技能

药学监护实践需要掌握很多临床技能。四项紧密衔接的基本技能是：

① 收集患者疾病和用药的相关信息。

② 评估和应用信息，以满足患者的具体需求。

③ 与患者和同事进行沟通和信息交流。

④ 从实践中完善自己，从经验中学习知识。

由于执业者需要使用的信息可能是复杂且富有技术性的，所以掌握这种独特的知识体系需要特别的技能。

执业者的第一项临床技能要求学会检索、收集和汇总患者、疾病以及药物相关信息。为了做到这一点，需要掌握观察、与患者面谈以及身体评估的技能。患者的用药体验是所需的核心信息。通常情况下，执业者可能对患者出现的疾病不太熟悉，面对新的药物治疗方案或特殊的情况，需要从书籍、文献、同事或网上收集信息。以有效的方式检索信息将提高监护患者的能力。

第二项临床技能就是对正在监护的患者应用自己积累的知识和经验。对于患者的药物治疗，允许进行假设、解决问题并做出符合逻辑的合理决策。这些技能依赖于执业者的问诊、发现和创造能力。药物治疗评估方法就是这项技能的核心。通常的情况是必须对来自指南或专家共识的信息加以解释和（或）修改，以便针对患者的情况做出决策。

第三项技能包括沟通能力和决策能力。执业者的沟通能力往往决定了实践成功的可能性。书面和口头表达能力是很重要的，与患者及同事的沟通必须有效。对于该技能而言，药物治疗病例报告的格式是重点。在电子药历和病历中以记录文档的形式进行书面沟通，也是必须掌握的技能。

第四项技能是在执业中对自己的实践行为进行反思，这样就可以从每次监护中学到经验。这项技能需要将临床经验转化为临床知识。以记录文档系统总结或者报告执业者的实践行为是这项技能的核心。这项技能需要执业者对患者就诊面谈的情况进行反思，确定治疗后的发展状况及其原因，确定病情尚未按预期变化的情况及其原因，以及确定未来必须调整的地方。这些技能会帮助你从患者和同事那里学到经验。反思这一技能非常实用，因为执业者既可以学习成功的经验，也可以吸取失败的教训。

虽然医护文献中经常讨论这些技能，但显然，药学专业还没有统一培养学生的这些技能。而通过对执业实践进行反思将有助于刚入行的执业者成为具备胜任能力的药学监护执业者。

> **重要临床概念**
>
> 临床技能和其他技能一样，要想掌握这些技能，必须进行培训、不断实践和习惯性反思。

实习执业者可以阶段性地实践、培养这些技能。尽管所有技能都是为了向患者提供药学监护，但在培养自己的临床技能的时候，专注于一项技能是有益处的。

对于刚入行的执业者来说，执业实践是必不可少的。看诊和直接监护的患者越多，监护的熟练程度越高。执业者应该充分利用每次监护患者的机会提升自己。理解和掌握执业所必需的临床技能和决策过程需要在足够的时间内实践不同病例，只有这样，刚入行的执业者才能使自己变得卓有成效。

10.2.1 如何从患者那里获取临床信息

> **重要临床概念**
>
> 在探询患者时获取相关信息不仅是执业者应该掌握的第一项技能，也是监护患者过程中最重要的技能之一。

探询患者得到的信息质量决定了所能提供监护服务的质量。这项技能融合了观察、面谈评估、身体评估的技能。

10.2.1.1 观察技能

需要学习的第一项技能就是通过观察，收集患者信息。虽然这项技能极少涉及体力工作，但执业者的洞察力和敏感力对于全面观察、收集信息是十分关键的。临床观察技能要求用眼睛观察和推断问题的能力来采集信息。表10-14描述了应用这些技能所能引导收集的常见信息，此表包括有关药学监护中如何记录信息的一些建议。

要提升临床观察技能，首先需要注意影响监护计划的可变因素。如果能对这些可变因素了然于胸，就会为自己和患者节省大量时间以及精力。对患者行为的体察入微将对整个药物治疗的评估过程起到积极的作用。

依靠敏锐的观察技能，可以在首次评估时收集这些信息。在开始面谈评估前，将收集到的数据在心里简单记录一下，以防遗忘或忽略，并在具备条件时立即书面记录。在学会有效的观察技能以后，就要准备培养自己的倾听技能。

表10-14　通过观察所获取的信息

患者变量	记录要点举例
年龄	老年患者，大致多少岁或几十岁 举例：一位大概80岁的老先生
身高，体重	大概身高和体重 举例：体重正常，轻度肥胖，重度肥胖
性别	男性，女性
总体健康状况	身体/身心健康 举例：非常好，好，差
仪表和个人卫生	举例：整洁，干净，蓬乱，凌乱
姿势和行动能力	身体活动水平 行动自如 行动困难 举例：姿势良好，姿势不良
沟通能力	语言能力，助听器的使用
疾病外在表现	正常或皮肤苍白 精力充沛的，无精打采的 举例：营养良好，营养不良
忧虑，害怕，激动	举例：焦虑，痛苦，心事重重
参与意愿和能力	配合的，不配合的 举例：能很好的回忆，安静

10.2.1.2　面谈评估技巧

在评估过程中从患者那里可以得到大部分你想要的信息。评估的信息主要是由采集到的患者信息构成，其采集的方法见本书第6章。面谈评估是一种具有目的性的交谈方式，与随意性或朋友间的交谈是不同的。

重要临床概念

一次有效的面谈评估需要执业者熟练地使用开放式问题来引导患者说出所存在的问题，然后重点提问，探讨更为广泛的话题。

学习这些面谈评估技巧并不断练习，才能成为一位积极的聆听者，积极的聆听意味着需要花更多的时间和精力，倾听和理解患者刚刚告诉你的问题。作为一个实习执业者，需要不断练习聆听患者有关用药史的事情，以及以往的药物治疗对他们生活产生的影响。

经验丰富的执业者会以各种不同方式面谈和评估患者。实习执业者往往在向患者提出一个问题后就立即开始思考下一个问题。老练的执业者会十分仔细地聆听患者的回答，全身心地聆听和理解患者的主诉，再提出另一个合乎情理的问题。在患者的面谈评估时，下个问题应该与患者对上个问题的回答紧密相关。

因此，只有完全理解患者表达的意思，才能知道下个问题应该问什么。聆听！聆听！再聆听！如果都是你在说，请改变你的沟通方式。

花一些时间思考问题，并不会有什么不妥。花时间思考下个问题时可能会有点不自在，但短暂的尴尬一般不会干扰到患者。刚开始面谈患者时，学生们经常会感到紧张和拘谨，请保持镇静，以放松的姿态和患者交谈，让患者知道交谈会持续多长时间，且尽量让患者本人多说。建立且保持良好的眼神交流，并注意姿势和体位，交谈时应坐直或者站立（不要靠倚），同时避免因紧张而不断地移动身体。

（1）不怀成见去聆听患者

在开始培养评估技能时，可能感觉自己没有准备好应对患者提出的问题。一些执业者可能觉得患者谈论的两性、精神和人际交往方面等问题超出了面谈评估的范围。然而，这些信息很可能对患者的行为动机有直接影响，还很可能影响治疗效果，因此，获得相关信息是非常重要的。

举例 性行为的话题通常被认为是私密问题，经常被回避，与患者谈论性功能和性问题是药物治疗评估过程中复杂而困难的事。如今全球范围内，人类免疫缺陷病毒、获得性免疫缺陷综合征以及无数其他的性传播疾病具有极高的发病率和死亡率，执业者们一定要清楚这些疾病，培养自己的执业能力，在评估患者过程中采集正确的信息。药物治疗是治疗和预防性传播疾病的基本方式，执业者应满足患者询问有关其性生活问题的需求，疾病影响性生活的问题对评价药物治疗的有效性是很有帮助的。同样，询问患者一些诸如"药物治疗对性功能的影响"的问题，则能确认药物不良反应从而对药物治疗进行调整[32]。

（2）用同理心去聆听患者

用同理心理解患者，可以舒缓患者的情绪；表现出同情心，设身处地站在患者的角度，才能积极地影响与患者之间的关系。学习同理心技巧，其困难在于掌握反馈和接受对方的主要方法，然后形成一种人际风格，做到将心比心。反馈是指执业者体谅、理解患者的情感体验并把这种理解传达给患者。

举例 "我看得出来你在为此心烦"。

接受对方，证明你充分理解和接受患者的情绪。

举例 "我可以理解为什么这使你心烦"。

患者想要知道你想支持他们的需求，微妙的解释可以让患者感到放心。例如可以这样解释："一旦我们敲定想要的治疗目标，我很愿意和你一起制订最佳的治疗计划"。[32]

我们不必等到面谈评估结束后才总结对方的想法，通过听到的以及对信息解释的梳理，你可以立即判断你与患者之间的理解是否一致。总结对方的想法也是掌控双方谈话以及按自己所想引导谈话的一种有效方法。

你错过重要信息了吗？这个问题让新上岗的执业者在初期几次与患者的面谈评估时心存困扰。避免遗漏重要信息的最好办法是，给患者充足的机会来回答"你觉得还有什么是我需要知道的吗？"在你跟患者分享了你评估的总结之后，确保患者有充裕的时间来补充未提及的信息，这个技巧能帮助患者感受到你正尽力去理解她的需求或问题了。

（3）有效地采集患者信息

在提高效率之前，必须先有效地综合评估患者的药物相关需求。疗效能说明既往方法的有效性，因此，对患者的无效评估办法就会造成整个工作效率的低下。作为一名实习执业者，需要花费时间学习如何正确评估患者。大多数的患者都能理解执业者花大量的时间来充分倾听他们的主诉。

（4）仅收集要使用的信息

在患者评估过程期间，应该只收集用于临床判断和决策的信息，对于实习执业者来说，常常难以判断什么信息需要、什么信息有用，随着评估患者经验的丰富，就会发现自己可以在每次评估时找到最有用和重要的信息了，这也使自己变得更加自信，因为对患者药物相关需求有了临床的正确想法，并且能够确认患者存在的药物治疗问题。专家几乎不用什么关键数据就可以做出初步的临床判断，然后再收集更多的事实来证实或驳倒他们初始的判断[32,33]。

10.2.1.3 身体评估技能

药学监护执业者主要使用身体评估技能，评估患者用药的有效性和安全性。在诊断过程中使用的身体评估技能，远远超过药学监护过程中所需要的技能。然而，对于确定患者是否从药物治疗获得了积极的疗效或消极的疗效，身体评估技能必不可少。

药学监护过程中的随访评估要求收集必要的临床参数或化验结果，以确定患者的药物治疗是否有效或引起伤害。药物的有效性往往是通过临床症状或体征的改善来确定的，执业者使用身体评估技能可发现用药引起的副作用。

实习执业者需要掌握和理解一些身体评估的基本技能，以便做好患者的药学监护。具体的技能超出了本书的范围，但在医学、护理、药学和其他健康科学的教科书中均有描述[13,17]。举个例子，身体评估的技能包括测量患者的生命体征。

生命体征 生命体征的测量包括患者的血压、心率、呼吸频率和体温。这些基础的临床参数对于确定目前绝大部分常用药物的有效性和安全性是必不可少的。血压计用于测量患者的血压，温度计测量体温，钟表可以精确测定脉搏。患者生命体征的获得不需要其他的仪器或花费。

高血压是使用处方药的最常见适应证之一。评估降压药物治疗的有效性和安全性是依据血压测量来确定的。这是每位药学监护执业者职业生涯的必备技能。

体温是多数感染过程的重要体征。抗菌药物治疗的评估是依据患者的体征、症状和化验结果的改善情况确定的，患者的体温经常作为药物治疗有效性的主要临床指标。有许多技术和创新的技术用于测量患者的体温，熟悉这些技术的应用很有必要。

患者的脉搏或心率受药物治疗的影响可能会很大。大多数心血管药物使用治疗量时可升高或降低脉搏。降低心率的药物可能会因为重要器官（如大脑）血供不足，给患者带来眩晕或意识丧失的风险。

举例 脉搏是常用参数之一，可用于评价心力衰竭或心律失常患者给予地高辛剂量的有效性，也用于评估心绞痛或高血压患者服用 β–受体阻滞药（如阿替洛尔和美托洛尔）的治疗情况。

改善患者的呼吸症状往往是药物治疗的一个目标。患者的呼吸状态包括呼吸的频率、节奏、深度和力度，这些都是可以观察且容易计量的。呼吸频率用于确定药物在哮喘、肺炎、支气管炎、充血性心力衰竭、慢性阻塞性肺疾病和囊性纤维化治疗的有效性时常常是必不可少的。

10.2.1.4 检索信息

无论是多么有经验的执业者，都必须从书籍或文献中获取信息。药物治疗学在持续发展、变化，记住药学监护实践所需的一切几乎是不可能的。适时获取所需的信息是一项重要的技能。

当实习执业者开始培养自己的临床技能时，订阅一本权威的指南是很有帮助的。如果遇到需要从书本、研究论文或指南中检索的信息，应立刻就去寻找答案。当新知识应用于合适的临床环境（即对患者的监护）中，新知识的记忆便会更容易和更高效。在需要应用知识去确认或解决患者存在的药物治疗问题时，如果停下来用心检索这些资料，则将会记住这些新的知识。

实习执业者和经验丰富的执业者往往会使用不同信息资源作为参考，因为他们的需求通常是不一样的。学生，尤其在学习的初期，他们最喜欢使用对药理作用、疾病过程、药物治疗方法有完整叙述的课本；详细和全面的参考书，有助于新上岗的执业者全面透彻地理解问题。尽管有许多可供使用的参考书，但有些参考书是执业者不可缺少的。目录如下：

- 《古德曼和吉尔曼：治疗学的药理学基础》[21] 《Goodman and Gilman'sThe Pharmacological Basis of Therapeutics》
- 《药物治疗学：病理生理学方法》[14] 《Pharmacotherapy: A Pathophysiological Approach》
- 《非处方药物手册》[17] 《Handbook of Nonprescription Drugs》
- 《实用治疗学：药物的临床应用》[26] 《Applied Therapeutics: The Clinical Use of Drugs》
- 《Harrison's 内科学原理》[13] 《Harrison's Principles of Internal Medicine》
- 《美国医院处方集的药物信息》[34] 《Amcrican Hospital Formulary Service Drug Information》
- 《天然药物综合数据库》[35] 《Natural Medicines Comprehensive Database》

忙碌的执业者已经对主题有了大概的、全面的理解，但仍需一些数据来支持必做的具体决定。因此，学生在解决患者问题时需要全面的药理学、病理生理学和药物治疗学课本；但经验丰富的执业者往往会更好地利用参考手册，从中快速检索到所需临床决策的关键信息。如下是经验丰富的执业者最常用的参考手册清单：

- 《事实与比较》[20] 《Facts and Comparisons》
- 《临床药物数据》[36] 《Clinical Drug Data》
- 《药物信息手册》[19] 《Drug Information Handbook》
- 《治疗决策》[16] 《Therapeutic Choices》
- 《格里菲斯的五分钟临床咨询》[25] 《Griffith's 5-minute Clinical Consult》
- 《老年人剂量手册》[37] 《Geriatric Dosage Handbook》
- 《儿童剂量手册》[38] 《Pediatric Dosage Handbook》
- 《泰勒植物志：使用草药和相关疗法的明智指南》[39] 《Tyler's Honest Herbal: A Sensible Guide to the Use of Herbs and Related Remedies》
- 《前100位药物的相互作用：患者管理指南》[40] 《The Top 100 Drug Interactions: A Guide to Patient Management》

这些领域里有许多课本，要从中选择合适的比较令人困惑。新上岗的执业者一定要确定所使用书籍是最有用的。对学生来说，购书前有必要选择一个示例主题，并且尝试检索书中相应的内容：书本回答你的问题了吗？你能理解主题吗？书籍索引的编排是极为重要的，因为你经常需要参考索引来快速和有效地确认和学习新的资料。

　　某些参考书只讨论在一个国家批准使用的产品；有些书只包含非处方的药品信息，其他的参考书则关注草药和天然产品。仅了解患者使用的全部药物，学生就可能需要多种参考书。

　　为了查阅患者使用的一种草本产品、两种处方药和一种常用非处方药信息，学生可能要使用三本不同的课本。若要高效使用这些参考资料，需要理解每本参考书梳理和表述信息的方式。

　　一些参考书将药物信息按通用名的字母顺序排列，一些按照治疗领域种类分类，还有一些则按照药物的主要药理作用编写。原始文献来源的使用和检索，是每位执业者继续教育的必备技能。因为参考书的出版经常需要1～3年时间，而专业期刊则是提供即时信息、争论话题、替代方法和对照研究的最好信息资源。

　　现在许多药物信息资源可在电脑、智能手机和掌上电脑上获得。这些信息资源，包括Lexicomp、Micromedex、Medscape、iPharmacy及WebMD，具有可移动访问和只要有网络就能获得的优点，而且还经常更新新产品相关的信息和警告（注意事项）。但这些药品信息资源往往是针对泛人群的通用性信息，因此，执业者必须能够根据患者个体的情况筛选这些信息，以决定是否适用。

　　多发性硬化或疼痛管理是最适合使用原始文献进行研究的现代专题。此外，个别病例报告和特殊或罕见的事件最常发表在原始文献上，对于验证患者结局是否已在其他病例中报道过是十分有帮助的。从互联网上的原始文献中搜索信息，已成为非常有效的手段。许多专业期刊在其网站上提供文章的全文。从互联网上获取信息是获得现有的文献和资料的最有效方法。但是，请记住，查核所使用的资源应是可靠的。要学会批判性地评价你及患者们可能使用的网上信息，我们的专业价值在于帮助患者区分准确与不准确的药物信息。

　　过去几十年里，药物治疗知识不断膨胀，而信息容量和及时性方面的需求在互联网中得到了满足。例如，许多大型制药公司都开放了其产品的药理学、药效学、安全性方面研究相关的信息。此外，目前仍处于研发阶段的新产品信息，也可以通过互联网对其进行研究。互联网上有很多网站提供了有关疾病或药物治疗的有用信息，这些网站的共同优点是其解释和说明都是以患者可以理解的术语编写的。例如，可以访问：http：//www.medicinenet.com，www.webmd.com，www.mayoclinic.com，www.diabetes.org和www.americanheart.org。

10.3　沟通技能

　　本文并不打算教你掌握人际交往的基本技能，很多有用的相关文章都可以达到这个目的[32,33,41,42]。我们假设那些已经在专业教育课程中成功获得学位的专业人员都已具备口头和书面沟通的基本技能。因此，本文并不讨论沟通技能的基础理论，而是想呈现药学监护实践中解决药物治疗问题时，与患者和其他医疗人员进行沟通的独特之处。

10.3.1　以患者为中心的沟通

重要临床概念

与患者沟通会涉及药学监护实践过程的方方面面。因此，沟通的核心是与患者建立相互的信赖关系。

药学监护时建立关系的本质和伦理，决定了患者和执业者之间进行沟通的具体方向（参见第3章中关于药学监护伦理问题的讨论以及第4章中关于治疗关系的讨论）。

建立一种治疗关系以及与患者的有效沟通，其关键在于要为患者创造舒适的环境，以利于双方的顺畅沟通。同理心、积极的关心以及和谐的气氛才能形成舒适的环境。同理心是沟通过程中理解患者的感受，是站在患者的角度理解患者；积极的关心是沟通过程中关心和不带偏见地支持患者的想法。和谐的气氛则表现为真诚、友好且毫无拘束的沟通。

沟通的和谐气氛是指执业者真诚地表达自己的想法及感受，要求监护人员能真诚地回应患者的感受，尽量与患者坦承相待。作为药学监护执业者，与患者沟通有三个主要目的或原因：a.从患者处挖掘必要的信息用于决策；b.协商达到治疗目标的措施及患者参与治疗的角色；c.对患者的药物治疗进行宣教。

本书已经用了大量的篇幅解释药学监护实践所需的面谈评估技巧（可参见第6章对评估过程的详细讨论），在此不作赘述，而把重点放在如何对患者的药物治疗进行宣教上。如果能先理解患者，那么宣教效果会很好。与患者确定以下信息可以使监护更有效：

① 患者想知道什么。

② 患者已经知道了什么。

处理与不同患者沟通差异的最好方法是：a.确定患者的首选语言；b.确定适合于该患者的理解水平——确定患者熟悉的词汇或术语；c.确认与患者沟通相关的文化或宗教问题。

下面的内容应该传达给所有患者，除非你已确定患者有不分享这些信息的具体理由。这些都是患者用药的基本信息，可以帮助患者积极参与监护计划并依从医嘱用药。需要对患者解释下列内容：

① 患者服用每种药物的理由（适应证）。

● 解释药物的作用原理，对患者有何作用。

- 尽可能使用图片或表格。
- 提供给患者信息以及可携带回家的标签说明，附上服用药物的原因、达成治疗目标的用药指导及达到目标的时限。

②用一种患者可以轻松理解的方式向患者解释服用药物的具体说明。

- 从第一次面谈到下次就诊均使用统一的术语。
- 使用患者熟悉的短语，避免产生误解（每日2次、溶于水中、与食物同服）。
- 以患者作息时间为参考（何时吃饭、何时睡觉）。

③描述患者如何获知药物是否很好起效（有效性）。

- 描述患者症状将怎么变化及症状预期改善的时间。
- 解释复杂术语，以便于理解（临床指标、化验结果）。
- 包括临床终点指标的具体数值。
- 充满信心地与患者沟通药物治疗的有效性。

④解释可能出现的不良反应（安全性）。

- 在不良反应最可能发生时，会出现什么具体症状。
- 假如发生药物不良反应时，患者应该清楚如何应对。

⑤明确患者漏服或多服药物时应该怎样处理（依从性）。
⑥告知患者何时随访及怎样评估药物治疗的有效性及安全性。
⑦提供联系方式，以便患者在给予药物的预期时间内未能起效时联系。

在与患者沟通如此多的信息时必须特别小心。务必语速缓慢，因为对于患者来说，许多药物信息可能并不熟悉。有些情况下，执业者的母语不一定是患者的母语。当与患者交流这些信息后，务必评估患者对这些信息的理解程度。与患者讨论期间，应强调重点并提供书面信息给患者。

（1）与患者的书面沟通

书面表达可以加强与患者的交流。书面资料适用于为患者提供关于服用药物的文献或预约随访的提醒，这项工作对患者达到预期的治疗目标很重要。需要牢记的是，所有种类的书面通信（信件、电子邮件、药物信息手册）都反映出作为专业人员和执业者的职业形象。务必始终认真校对这类信件。

与患者书面沟通时，务必将材料按患者容易阅读的尺寸打印出来。我们讨论的一切都是为了弥补与患者口头沟通的不足，才使用书面沟通形式。在与患者书面沟通之前，务必确认患者需要的信息以及他已了解的情况。沟通的目的总是相同的，都是为了弥补患者了解信息的不足，以便患者能够更好理解（参见第9章）。但给患者提供过多的信息，一定是无益的。

10.3.2　以执业者为中心的沟通

重要临床概念

　　执业者无论是口头还是书面与其他医疗人员沟通交流时，应该使用执业语言。

　　正是因为这一原因，我们已经强调了本书术语表的用途（参见附录2）。不必给执业术语下新的定义，或使用比预想更有差异的执业术语。所有执业者都有义务学习并使用标准化术语，以便促进沟通顺畅。

　　与同事沟通的目的通常涉及患者监护问题。你可能会寻求帮助监护患者，或帮助监护其他同事的患者。也可能与同事共同监护患者，或更普遍地的是，与执业的同事和学生分享知识。这些临床情况都需要有效的沟通。

　　讨论患者的监护情况时，准确表达很重要，因为信息混淆可能导致重大错误。与同事的谈话需简明扼要，因为你和同事没有时间可浪费。必须要叙述完整，因为没有提及的任何事情都会被假定是正常的，这可能导致极大的误解。事后为同事"填补"遗漏信息是非常费时的。

　　本章后面介绍的患者药物治疗病例报告格式将为药学监护执业者帮助疑问者或同事介绍病例情况提供标准报告模板。无论是口头还是书面，这个格式都应该用来与同事讨论患者病例情况。

（1）与其他执业者的书面信函

　　与其他医疗人员的书面联络（书信、病历记录、E-mail）应得到与口头交流同样的重视。

　　与执业者以书面形式交流最频繁的信息通常都是关于患者个体的监护情况。信函的开头就要为你的同事确认你谈到的患者。你经常要对改变某位患者的药物治疗或启用其药物治疗给出具体的建议。有一些原则可能是有帮助的：坚持清晰陈述患者存在的药物治疗问题；坚持尽力给出两种不同的选择意见。但在两种方案供同事选择之前，首先要确保自己能接受。明确你推荐的选择及其原因。通过对照和比较药物治疗的有效性和安全性的证据来解释选择的理由。你可能要给执业者解释在哪些条件下另一种选择会更好。

　　与其他执业者沟通的信函要精确、简洁、完整，使他们对结论没有疑问（见第9章）。如果执业者有问题或对信函感到困惑而不得不联系你，会让你变得更忙碌。

　　你的目的应该是提高监护患者的质量，而不是干扰对患者的监护。尽量只提供执业者做决策或知情所必需的信息，因为阅读和回复书面信函都需要时间，所以，尽可能为执业者提供快速简便的应对方法。设置检查或草签批准框和回复也许是个不错的选择。

10.3.3　在执业实践中学会反思

自我提升是所有执业者的目标。药物知识量在持续膨胀，医疗变得过于复杂，而我们无法知道所有的一切，这就要求执业者建立主动学习的习惯。想要积极参与自我提高的过程，必须培养两项重要的技能：a.学习在执业中反思，从每位患者的体验中可以学习到最有价值的东西；b.熟练地做患者病例报告，这可以从同事那里学习。现在，我们将重点放在如何在执业中反思，之后将讨论如何做患者病例报告。

重要临床概念

每次与患者的交流互动都是一次获得新知识的机会。

为了把每位患者的体验转换成最宝贵的学习成果，新上岗的执业者需要培养一些反思技能，时常用片刻时间回忆刚刚与患者交流面谈的想法和感受。这些反思技能尽管用时短暂，但却能够明显提高你的学习能力、拓宽知识面和增强解决问题的信心[43]。

正如术语提示，反思自己与患者之间刚发生的事，仅仅需要在每次遇见患者后的片刻时间，慎思批判，检查几个关键问题：

- 你对刚刚与患者的见面感觉如何？
- 在患者就诊期间，你感觉哪些方面有进展？为什么？
- 情况没有像你原来所想那样好转，为何没有？
- 你想要怎样采取不同的做法（来改进）？
- 你从这次经历学到了什么？

批判性的反思能力是成人学习的特质。Kitchener 和 King宣称反思能力是学习的第七阶段，在一个人20岁后期到30岁前期才能形成[44]。这将有助于解释在职业训练中的学生在通常情况下如果没有激励措施，是无法展现这种技能的。需要缓慢消化吸收，反思才能成为他们常规学习过程的一部分。

这些技能可以在教授、期望、模仿和巩固等过程中培养。教师和导师必须反省，因为学校并没有教授多少必要的反思技能。因此，实习执业者在自己积极学习过程中需要把这些技巧作为学习的基本项目。目前已经有很多不同的方法可用于培养反思的学习技能。

其中最有用的方法可用"LEARN"这一首字母缩略词来描述，这些步骤可以针对所有类型的患者在各种执业环境中使用。这一策略与Atkins和Murphy的工作相结合，有助于形成对提高执业过程中反思能力的全面理解。结果描述参见表 10-15[45]。

表 10-15　提高反思学习的技能

技能	定义	提高反思能力的策略
自我认识	坦诚审查自己的感受 这一经历是如何影响到我的？ 这一经历对我有多重要？	L（Look）：回顾最近实践过程中发生的经历或事件。像在看录像一样地在心里回顾它
描述	详细精确地回忆经历 发生的事情，包括想法和感受	E（Elaborate）：以口头或书面形式详细阐述和描绘发生了什么。你的感受是什么？你觉得他人感受如何？结局怎样？对事件发生的让你感到惊讶的是什么？或结果证明是你预期的那样了吗？
批判性分析	审查经历中的所有期望包括： 　挑战性的假设 - 确认现有知识结构，寻求替代 我能理解这种经历吗？ 这种经历的重要性是什么？	A（Analyze）：分析结局。评估为什么结局会是如此。你对自己所做为什么这样感受或反应？为什么他人对自己所做这样感受和反应？如果事件或结局并非你所预期，思考下次你可以如何改善。这是一次质疑自己想法和假设、揭示了自己看重什么的机会。这也是一次向他人寻求反馈的好机会
综合能力	整合新的和现有的情况来创造性地解决问题并预期结果 　如何将这些收获应用于另外一个案例？ 　在我的实践过程中有什么需要改变或补充的？	R（Revise）：依据你对事件的评估来修正方法，决定如何或者是否要改变方法。这涉及向他人询问下次应对这一情况的想法，以及学习的方法。随着了解到新的情况，你可能会决定尝试一种新的方法，了解这一主题的更多内容，也可能会认为这种情况处理得很好
评估	使用标准和规范进行价值判定 这一经历是如何改变我的价值观和信念的？ 我是怎么考虑别人的？	N（New）：重新试验。把新方法付诸实践。这可能需要预期或创造一种可以试用新方法的情景

　　这一技能非常重要，所以应抓住所有可能的机会来训练。刺激反思的精选策略包括阅读期刊与撰稿、建立职业档案、参与小组讨论以及进行自我评价。反思过程需要自始至终地应用到所监护的每位患者身上。自我提升应成为监护患者的所有执业者的目标[46]。成为反思型执业者的最佳途径之一就是评估每天所经手的患者病例。为了高效地做到这一点，需要一个用于思考患者、讨论患者案例以及书写患者病例的结构体系。所幸在药学监护实践中，已有一个结构体系可以满足所有这些需求。

10.4   患者病例报告：患者药物治疗病例报告的格式 ------

　　执业者对同事能力的评判是根据其监护患者的质量做出的。有趣的是，执业者在监护患者时，通常并不直接观察同事的行为，然而所有执业者对同事技能水平的判定却都有自己的见解。那么执业者是如何形成这些见解的呢？其实，当执业者向其他执业者做患者病例报告时，这些见解就形成了。

　　每天向同事做患者病例报告有三个主要原因。第一，执业者在换班、休假或者分担职责时需要另一执业者来承担（监护）患者的责任。第二，执业者需要同事对患者监护的建议。第三，是在实习执业者中最常见的情况，其目的是在学习监护患者过程时向导师/执业者做患者病例报告。在整个职业生涯中常常要做病例报告，因此，尽早地学好这项技能正确做事十分重要。

10.4.1   具体格式要求

　　所有执业者，包括医师、护士、牙医和兽医，都会向他们的同事做病例报告。掌握病例报告的具体格式是每位执业者的基本技能。医师陈述患者信息是为了诊断疾病和计划治疗方法，护士关注陈述护理监护问题，牙医关注患者的口腔问题。因此不同执业者病例报告的背景略有不同，但格式通常是相同的。这也适用于药学监护执业者。

> **重要临床概念**
>
> 　　设置药学监护实践病例报告格式是为了规范地呈现患者信息，以便于执业者确认、解决和预防药物治疗问题。

　　分享患者的信息需要熟练的技巧，但它始于了解自己的角色和职责。病例报告是允许信息有效传递的具体表达格式，具有技术性和复杂性[47,48]。药物治疗病例报告格式就是这样一种结构。在药学监护实践中，病例报告应该包括从药物治疗评估方法中选择和处理的资料，并且以一种清晰、准确的方法提交。患者病例的口头介绍通常是简短的，包括所有的重要阳性结果和一些相关的阴性结果。然而，你可能已经收集到但并未用于决策或用于监护患者的信息，并不应包含在口头介绍中。

> **重要临床概念**
>
> 　　所有的药物治疗病例报告均以患者的简要描述开始，包含相同的核心信息，如药物治疗的适应证（病情）、药物治疗问题、相关疾病的治疗目标、监护计划和产生的结局。

所有病例报告的结尾都是对完善患者用药体验的理解的最相关感受的总结。

因提交者和听取病例的执业者都遵循相同的书面结构规则，你会总是按照相同的结构书写病例。听者则准备以一种确定的方式聆听，他们希望你用具体的格式描述患者病例。根据药物治疗评估方法，整理病例报告的最好方式是以相同的格式书写。表10-16详细介绍了药物治疗中应报告的患者监护情况的主要内容。

表10-16 药物治疗患者病例报告的格式

患者评估	患者的简要描述（年龄、性别、体征） 患者就诊的主要原因 附加患者背景/个人基本信息（人口统计学特征） 患者陈述的用药体验（要求、期望、顾虑、了解、偏好、态度以及决定患者用药行为的信念） 患者的完整用药史（过敏史、提醒、社交性药物的使用情况、免疫状况） 目前用药记录，按下列关联描述药物治疗管理的所有疾病：适应证—药品—给药方案—到期结果 相关既往病史：既往用药的结局 系统评估 药物治疗问题的确认：药物治疗问题的描述，包含涉及的药物、因果关系 多种药物治疗问题的优先排列顺序 评估总结
监护计划 （针对每种适应证）	治疗目标 用于确定治疗目标的临床参数和化验结果 每一项可观察、测量的值和时间表 计划如何解决患者药物治疗问题 考虑可供选择的治疗方案 选择药品和剂量的理由和依据 计划如何达到治疗目标 非药物治疗干预 药物治疗问题的预防 随访评估的日程表
随访评估	每种适应证药物治疗有效性的临床证据和（或）化验结果 每种给药方案安全性的临床证据和（或）化验结果 依从性证据 结局状况的评估 药物治疗需要的改善措施 未来评估的日程表 病例总结

同事们都期望你已经完成了患者病例报告之前的所有准备。如果未完成综合药物治疗评估工作就陈述患者病例是不合理的。因此，如果评估工作还有未完成的内容，在病例报告中必须说明。

做病例报告时，需要描述你做出的决策并且解释你的决策依据。以药物治疗问题为例，在报告患者病例时，需要描述患者存在的药物治疗问题以及决定如何解决的想法。病例报告不像小说或神秘故事，不必给听者留下悬念。你应该完成评估、确认药物治疗问题、构建监护计划，并尽可能评估患者的治疗结局。病例报告将会叙述已发现的、做过的以及已发生的事情。

有些病例报告是为了获得同事协助。你可能需要同事帮助判断患者存在的药物治疗问题或确定达到治疗目的可能的最好方法。任何一种情况下，报告都应该告知同事你需要什么帮助。

举例 "我一直无法确定为什么患者对药物治疗没有反应。对于这种情况，若能就患者可能存在的药物治疗问题发表您的看法，我将非常感激。"

聆听一份患者病例报告，可以判定报告人是否知道患者存在的药物治疗问题并可以正确地处理和整理资料。即使是最复杂的病例，也应在最短的时间内报告完毕。当学生识别临床相关信息不够自信或不够熟练时，报告就会变得冗长。充分的思考和周密的组织会使报告变得简短。漫无边际地报告病例，往往意味着陈述人不能整理线索、资料或想法，不能做出决定或者解决患者的问题。

10.4.2 首次病例报告

病例报告采用独特的形式，含有新的词汇，经常包括患者、疾病、药物治疗，这些对于实习执业者来说是陌生的。因此，刚上岗的执业者第一次向同事或教师做病例报告时通常很紧张。为了掌握病例报告技能，要从基础开始练习。不要觉得在第一次尝试中就必须掌握所有的新技能和新信息。

初期几次病例报告的尝试不一定会体现出你高超的药物治疗水平，但能锻炼你的组织、沟通和决策技巧。开始时要集中在整个过程的几个关键步骤，包括对患者的简短描述、就诊的主要原因以及患者药物治疗相关的疾病，明确患者存在的药物治疗问题。对于每次拟订的监护计划来说，需要描述治疗目标，患者药物治疗的调整建议，以及确定下次随访评估的计划和时间表。

注意将所有这些基本项目都告知你的听者：患者是谁，目前正在就什么疾病进行药物治疗，你正在努力达成什么治疗目标，能确认监护计划是否发挥作用的时间。还要注意的是，你推荐的药物治疗和干预措施仅仅是病例报告的一部分。虽然这些答案似乎很重要，但学习病例报告框架才是你首次报告的重点。

初期的几个病例报告，就像询问同事确定患者存在的药物治疗问题给予的建议一样，这种训练很有帮助。

举例 "我希望您能帮我确认一下我的患者存在的药物治疗问题，G.W.是一位57岁的……"这个报告可以从最初的三个基础步骤继续描述，以"您觉得我的患者药物治疗中存在的问题可能是什么"结尾。

这个病例报告的主要目的是通过梳理患者病例和药物治疗疾病的情况、迄今的治疗效果等信息，来练习如何清晰地描述患者。药物治疗评估方法中需要收集、分析、研究、整理的信息量相当大，通过最初的几次患者病情报告，可以让你适应药物治疗病例报告的格式。

未来的病例报告可以聚焦到从临床合理性来确定一份监护计划和随访评估计划表。这些病例报告的重点是计划判断患者所有药物治疗有效性和安全性的时机。

如果想要跟同事、指导者、导师或执业者请教关于患者治疗的建议，就必须使用药物治疗病例报告的格式。举个例子，如果你要就患者正在服用的某些药物是否有可能产生特别的副作用而询问同事，那么你应该在患者病情报告的背景中咨询此事。

举例 "约翰逊医生，我想知道您是否曾经听过或者看到过患者服用此药后发生过这种副作用？我的患者为男性，59岁，体重68kg，出租车司机，他主诉近期服用了治疗背痛的新药后不久，就出现两侧踝关节和足部水肿……"

为了在病例报告时尽显轻松、胜任和自信，需要不断练习。然而，只是重复还不够，作为合格的执业者，屡屡出错和不良陋习会阻碍你的进步。作为实习执业者，需要充分利用每次机会去收集关于你做病例报告能力的反馈意见。有很多方法可以协助提升病例报告的水平。同学、辅导员和（或）导师可以听你的报告并且给出建设性的反馈意见。实习执业者可以相互帮助给予真实的反馈意见。在病例报告时给自己录像，可以特别指导肢体语言的沟通技能，发现可能没意识到的演讲习惯。药物治疗病例报告格式的内容如下。

10.4.3 患者药物相关需求的评估

10.4.3.1 患者的简单描述

所有的病例报告都是从患者的简单描述开始，这可以让你的同事对患者个体有一个印象。

执业者在监护患者前，需要看诊患者，看诊应该简单、直接，包括对患者的印象（身体状况、情绪状况和智商状况）。介绍患者应该包括年龄、性别和身体状况（与监护患者相关的身高、体重和民族血统）。要注意措辞和表达方式，患者的名字及其个人信息（地址、电话号码）不适合放在病例报告中，因为执业者有责任保护患者隐私。也有例外，即正式地将患者转诊给另一位执业者时，在这种情况下，要告诉同事患者的全名，目的是让听者对还未见面的患者获得初步印象。思考以下三个患者（M.J.，W 先生和 B.L.）。

举例 M.J.，女性，23岁，身高1.6m，体重60kg。
W 先生，男性，71岁，身高约1.8m，平均体重，高加索人。

B.L.，男性，55岁，身高1.9m，体重100kg，建筑工人，因近期右手工伤而感觉很不舒服。

10.4.3.2 患者就诊的原因

接下来是患者来找执业者就诊的原因，描述的重点应该是患者的初始需求或者突发疾病，在描述患者初始监护需求时，采用患者自己的描述更有帮助。而且，直接引用患者描述的就诊需求时，能保留患者没有理解的问题、患者的顾虑或者一些不现实的想法。用患者自己的语言时，可以避免把自己的偏见或解释，添加到患者最关心的事情上。

当描述患者就诊原因时，请确定描述就诊或主诉的主要原因，才能指导面谈评估；可能也需要描述患者目前症状、体征或者疾病行为和一般健康状况等。

举例 M.J.到诊所就诊，主诉自己咳嗽，前两天晚上都没有睡好觉。

W先生经Samuelson医生介绍转诊到我这里进行评估，并继续随访他的抗凝治疗。W先生说自己"已经服用这些药品六年多了，不知道为什么他们总在采集血样。"

B.L.请我们联系他的基层医师，看能否处方"一种有效的新药"来缓解受伤右手的疼痛和炎症。

患者的背景信息概括了患者的生活情况，其目的是提供患者个人的全面情况给你的同事。为了充分理解患者药物相关需求，可能需要记录下患者的工作情况、家庭条件和社会经济状况。生活方式、生活环境、职业、家庭（或受到患者疾病影响的照护者）都可能影响患者的用药理念、行为和治疗结局。患者各方面（身体、情绪和社会状况）的功能描述也应该被包含在内。

患者背景的最后应描述她的特殊需求。语言障碍、身体受限（听力或视力、行走的限制）、不同的文化背景（信仰、宗教、传统）等影响药物治疗决策的因素，都应该记录下来。描述那些信仰或生活方式不同于自己的患者特性时，尊重个体差异和善解人意很重要。

举例 M.J.有过动物过敏史，最近开始照看同伴的三只猫。

W先生独自生活在一个封闭的退休社区。他使用拐杖辅助行走，由于视力衰弱，需要阅读大字号的书籍和报纸。

B.L.最近刚从墨西哥搬过来，只会说一点点英语。他的大女儿作为他的翻译，陪同他过来。

10.4.3.3 患者告知的用药体验

患者的用药体验包含患者既往用药相关事件的小结，概括了患者对药物治疗的态度、信念和偏好，这些因素会受到患者的经验、传统、宗教和文化的影响。这些信息用患者原话陈述时，则是最有用的。这部分报告的重点是描述患者如何做出用药决定。

患者的用药体验可以帮助我们理解该案例中的其他问题，这种信息有助于你理解患者的整体情况，也有必要为你确认共识，便以制订患者的监护计划。

举例 M.J.解释说，这种类型的咳嗽发生在"我的同伴带猫来我公寓时，至少过去三四次是这样的。我认为咳嗽是因为猫，但我真的很喜欢动物。"

W 先生对每次预约的国际标准化比值（INR）的测量和华法林剂量调整都很认真。甚至把过去所有的 INR 结果记录都放在钱包里。

B.L. 让女儿去询问，为什么他只是开几片镇痛药就需要去看医生。在他的家乡（墨西哥）就不需要这样做，他可以在任何药店购买到大部分他所需要的药物。

既然你的听众已可以比较完整地掌握了患者整体情况、就诊原因以及患者的用药体验，接下来就该关注患者的用药史和目前的用药记录了。应全面描述患者的用药情况包括过敏史、用药提醒、免疫记录和社交性药物使用等几个重要方面，这些可能会影响到你的用药决策，以及患者目前的疾病和此时药物治疗的情况。

10.4.3.4 患者全部用药史

（1）过敏反应与用药提醒、社交性药物使用及免疫记录

为了描述患者完整的用药史，以及收集所有需要的信息，以预防药物治疗问题，描述之前用药治疗发生的过敏反应（相关过敏原）以及不良反应是很有必要的。在病例报告中，应清楚地区分患者既往经历的药物过敏反应和药物不良反应。因此，需要了解不良反应的性质、具体药物治疗后不良反应发生时间和结果。同时，描述如何处理这些不良反应也是有用的。向患者解释未来服用药物后的风险也同样重要。

吸烟、饮酒和社交性药物的使用，都可以影响到患者某种疾病的治疗风险和药物治疗结局。因此，清楚、真实地描述这类信息和结果的测定，是患者监护时需要做的事。必须强调的是，当患者提及使用社交性药品时，应确保患者隐私并征得患者同意。你的责任就是强调敏感信息和药物治疗决策之间的关联，并选择性地与同事们分享。

预防药物治疗问题是药学监护中最基本的责任之一。因此，患者的免疫史是药物治疗评估和病例报告的一项基本内容，尤其对于特殊人群，如儿童、免疫缺陷患者和老年人。患者现阶段的免疫状况，是每次药物治疗病例报告中重要的一部分。患者必需的免疫计划也应包含在报告中。

更新的任何信息都应该汇报记录，若没有更新信息，则应该咨询查找。

举例 M.J.陈述没有药物过敏史，但对动物皮毛和一些坚果过敏，过敏表现为严重瘙痒和皮疹，服用苯海拉明并冷敷后好转。患者不吸烟，仅在社交场合少量饮酒。

W先生提示对可待因过敏，1998年治疗牙齿时首次服用含可待因的泰诺后很快发生了血管水肿，不得不去急诊治疗。1991年他的妻子去世后他戒烟了，从不饮酒。

B.L.陈述无药物和食物过敏史，下班后会喝两杯啤酒，不吸烟，不抽雪茄。

10.4.3.5 目前的用药记录：适应证—药品—给药方案—治疗结局

患者近期的用药记录是每次药物治疗病例报告中的一项基本内容。药学监护执业者通过采集与分析患者、疾病和用药数据，并在适应证—药物治疗—治疗结局格式中填入新的信息，就可以在每位患者病例中增加大量的有用信息。

药物治疗病例报告要求用具体的方法来描述患者目前的服药方案。这个格式需要全面描述患者服用的每种药物。先描述用药指征（适应证），然后描述具体的药品和患者的给药方案，以及患者服用该药剂至今已有多长的时间，最后是描述患者用药的反应或者药物治疗后的结果。回想一下，药物治疗评估方法的框架，要求你评估用药指征（适应证）、药品、给药方案和治疗结果之间的关系。这个相同的独特框架用于描述患者的药物使用情况。

举例 M.J.在过去的5天治疗右肘肌腱炎时每日3次服用布洛芬，每次600mg。她对疼痛和僵硬得到缓解感到满意，而且没有出现胃肠道副作用。

W先生患有长期的房颤，目前每天早上正在口服华法林2.5mg用于预防卒中或心肌梗死的发生。上个月他最新的INR值是2.2，没有过出血。因此，当时并未调整给药剂量。

B.L.右手受伤，需缓解阵痛，一直服用阿司匹林，每日2次，每次325mg，但服药3天后，右手疼痛（即发炎）并未缓解。

药物治疗记录是按照治疗适应证整理的。当患者服用几种药物仅治疗一种适应证时，所有的这些用药都要一起描述。

举例 W先生患有长期房颤，目前每天早上口服华法林2.5mg用于预防卒中或心肌梗死的发生。上个月他的INR值是2.2；当时并未调整给药剂量。在过去三年里，他每天口服地高辛0.25mg、呋塞米20mg（早上），以及口服补钾20mEq，心率和节律得到有效控制。系统评估显示，W先生自从开始药物治疗以来没有出现过不良反应。

　　记录患者完全理解自己服用的药物并能遵从说明书按时完成治疗时，用药记录才是完整的。

10.4.3.6　既往病史和相关药物治疗

　　接下来你可能需要描述患者既往病史相关的部分。记住，这是一次药物治疗病例报告，并不是患者完整的医疗检查报告。因此，只需报告与目前药物治疗决策相关的信息和经历。既往病史最常描述的是患者的既往经历，尤其是那些药物治疗的风险因素或禁忌的内容。这些情况包括：严重的疾病、住院治疗、外科手术、意外伤害、妊娠、分娩和药物治疗的并发症。

　　举例　M.J. 7岁时被诊断出患有运动诱发性哮喘，但在过去8年已不需要药物治疗或其他医疗监护。

　　W先生在去年四月做了牙科手术，那段时间他停用了7天的华法林，之后重新服用，没有意外发生。

　　提供任何过去尝试治疗或预防疾病的成功或失败的证据，都会成为病例报告中非常有用的一部分。如果发现某种类型的药物治疗未能对患者的治疗产生预期的效果，那么就要阐明为什么选择其他类型的药物治疗。

　　同样地，如果某种药品或某种用药方案在治疗患者的同样疾病时是有效的，那么这个时候的药物治疗病例报告就有必要包括这些信息。

　　举例　M.J. 目前正在治疗右肘肌腱炎，每天服用布洛芬600mg，每日3次，已有五天时间。她对缓解疼痛和僵硬感到满意。一周之前，她试图通过每日2次每次200mg布洛芬治疗肌腱炎时，并未感到缓解。

　　M.J. 还报告说，去年春天她曾想使用右美沙芬治疗类似的咳嗽，但"药物并没有发挥多大疗效，却感到胃部不舒服。"

　　1999年医师嘱咐W先生每隔一天交替服用2.5mg和5mg的华法林，但他却无法搞清给药的时间表。那一年他因鼻出血而两次来诊所就诊。他报告说，他的INR"太高是因为吃了太多的药。"

10.4.3.7　系统评估

　　在以下几种情况下，需要报告口头系统评估阳性或阴性的结果：

- 检查结果与患者服用该药物的疗效之间的关系，是判断是否存在药物副作用或不良反应的重要依据。"通过口头系统评估提示患者没有出现恶心或者焦虑，头痛或头晕，以及氟西汀的其他副作用。"
- 在评估面谈期间，要确认尚未发现的增加药物治疗需求。"通过系统评估，提示这与患者在过去3～4个月经历的严重挫伤有关……"

● 需要对任何异常或意想不到的结果进行解释。"系统评估显示，当患者开始服用雷尼替丁治疗时，其腹部饱胀感逐渐消退。"

　　系统评估报告记录了患者提供的查体结果、病情描述、用药体验以及具体的与疾病已无关的化验结果（早些时候报告）。系统评估的报告应该做到简洁实用，系统评估应该只报告重要的阳性结果、相关的阴性结果以及化验结果。

　　举例　口头的系统评估不会引人注意，除非该患者报告在过去2周出现间歇性恶心，自感是因刚刚减肥节食导致的。

　　应该给听者讲解检查结果和药物治疗之间的相关情况。如果你有很多化验值要报告，用数据流程图或图表表达会更好。

10.4.3.8　评估总结

　　患者的评估总结应包含一个简短的回顾，包括患者的临床诊断、目前的疾病、相关的药物治疗以及确认的药物治疗问题。同时，总结应该陈述你的专业判断，例如，你认为该患者所有药物治疗的适应证是否是正确的，是否是最有效的用药，是否做到了尽可能的安全，以及患者是否按医嘱在服药。

　　这份总结可以告知你的同事目前这个病例报告所处的阶段。

　　举例　"M.J.的评估总结如下：患者为女性，23岁，身体健康，夜间咳嗽导致失眠，自感为对猫毛过敏出现的反应。由于患者将来两周仍会接触到猫，因此需要药物治疗来控制这些症状。"

　　总结只需要几句话，包括用来进行临床决策的最重要数据。

10.4.4　药物治疗问题的确认

10.4.4.1　问题—药物治疗—因果

　　如果药物治疗问题已确认，必须在患者病例报告时清楚地阐述。

> **重要临床概念**
>
> 　　有一种用于记录患者药物治疗问题的具体格式。这种格式包含三个部分内容，必须一起描述：a.与药物治疗问题相关的疾病；b.涉及的药物治疗；c.疾病和药物治疗之间的因果关系。

　　必须清晰阐述，你的同事才能理解你的临床决策。

举例 "患者服用布洛芬，每日2次，每次200mg，对于有效缓解其肌腱炎来说太低了。"

"这个患者需要补钾制剂来防止利尿药引起的低钾血症。"

"因为超剂量使用依那普利，这个患者已经发生直立性低血压。"

"这个患者不想服用头孢呋辛混悬剂治疗咽炎，因为混悬剂的口感很差。"

记住，这些都是你所做出的最重要的临床决策。患者药物治疗问题的确认就是药物治疗病例报告的重点，就像诊断就是病例报告的核心。药物治疗问题应依据患者的治疗需求排列需要解决的先后次序，而且目前已解决的药物治疗问题应该区别于未来要解决的药物治疗问题。

另外，如果患者仍存在一些药物治疗问题的危险因素，这时需要预防的话，则应该在这里阐述清楚。

10.4.5 监护计划

确认患者的药物相关需求，以及解决和预防药物治疗问题，需要制订一份有条理的监护计划。因此，陈述已经为患者拟订的监护计划，也需要精心设计。这份监护计划应该具有条理性，依据药物治疗疾病的优先顺序考虑解决。这些问题应该依据患者存在的潜在风险、问题的严重程度，以及对治疗的重要性等因素按顺序陈述。

在阐述药物以及其他非药物干预措施控制疾病的方法时，患者的监护计划才是完整的。对于每种疾病来说，需要拿出计划来解决与疾病相关的药物治疗问题，陈述清楚治疗的目标，以及实现治疗目标计划采取的干预措施，预防患者可能出现的任何药物治疗问题。

举例 "我们的目标是通过维持依那普利一天的用量，然后从周二开始减少依那普利的每日给药剂量为每日2次，每次10mg，来消除直立性低血压问题"。

在陈述目标时，一定要包括预期实现每个目标的时间表。

举例 "本治疗的目标是在未来的四周内，降低并维持患者的收缩压在120～130mmHg，舒张压在70～80mmHg。"

总的来说，如果方案存在争议、如果决策仍有不确定性或如果导师需要知道你已经考虑过所有合理治疗方案时，最好提出解决药物治疗问题的替代方案。当提出已考虑的治疗替代方案或选择的药物治疗方案时，一定要解释选择的理由。当陈述药物治疗的理由时，常常要解释每种替代药物的有效性和安全性。你认为多重药物的相对有效性和相对安全性如何？这里还需要考虑患者的成本和方便性，但是有效性和安全性永远是基本的要求。

干预措施的陈述应该包含执业者本人、患者或另一位执业者的责任说明，这样干预措施才算完整。陈述的监护计划部分提到的最后信息就是患者随访的时间表。这份监护计划还应该包括评估患者药物治疗有效性和安全性的各项参数指标。

举例 "患者每天早上都会测量自己的血压，并且记录在药物治疗日志中，她也会记录头晕目眩等所有感觉。我会在8月23日，即下次会面中对这些记录进行评估。还会用血尿素氮、血清肌酸酐和血钾等指标评估患者的肾功能。也会询问确定患者是否因为服用依那普利治疗而出现咳嗽问题。"

10.4.6 随访评估

有些病例报告的重点放在最近的单次随访评估上[47]。在这种情况下，你的报告可以大概按照上述纲要简单阐述一下患者情况、主要疾病以及所使用的药物治疗。对于随访评估的报告，你的重点是列举既往监护计划和干预措施的成功或者失败的证据。

随访评估的报告通常由三部分组成。第一，必须简单地回顾一下患者病情以及在患者前期就诊时你想要让患者达到的治疗目标。通常重点是药物治疗问题的解决和治疗目的的达成。第二，要描述从上次就诊之后患者有什么变化（患者的治疗结局），还需要对患者的治疗结局与预期的治疗目标进行比较。这项比较是根据临床和（或）化验结果进行的，其结果可作为药物治疗的有效性和安全性以及患者依从性的判断证据。第三，根据随访评估的报告日期，对患者的治疗进展状况提出评估结论（临床判断）。最有用的是报告要与使用的结局术语保持一致。描述药物治疗结果状况的术语包括：治愈、稳定、改善、部分改善、恶化和失败。明确使用这些结局状态的类别是非常重要的（见第8章）。最后，就是报告从上次评估之后，患者可能新出现的药物治疗问题。

举例 "如您所知，四周前我们因为患者出现直立性低血压而减少了依那普利的给药剂量。我认为我们已经有效解决了患者的药物治疗问题。

今天，她报告出现了一次轻微头晕，但2分钟内就消失了。她没有别的主诉，也没有因为药物治疗而咳嗽。她的肾功能在过去的几个月一直没有变化，都在正常范围内。过去的几个月，她的血压稳定下降至124～130mmHg/75～80mmHg，这在我们计划的目标120～130mmHg/70～80mmHg内。这次就诊时，我认为她的血压得到了改善，不需要调整给药方案。此时她没有新问题报告。我计划三个月后对她的高血压药物治疗再次进行评估。"

10.4.7　病例小结

病例报告要以简要总结最令人信服的观点结束，一定要概括这个患者的药物相关需求、药物治疗问题的解决和预防，以及患者药物治疗的安全性和有效性的证据。

10.5　病例报告的常见问题

因为病例报告体现了你处理数据和解决临床问题的能力，所以应当避免一些常见的错误。

实习执业者的病例报告通常忽略一些记录，包括患者就医的主要原因，住院或就诊的最初原因，用于自我保健的非处方药或草本营养剂及其适应证，患者理解并遵循用药指导能力的证据，药物治疗有效的证据，这些疏漏必然导致混乱和疑问，因而影响病例报告。对于病情复杂的患者，一定要根据疾病顺序梳理好信息（比如，对于糖尿病，我的患者正在服用……）。

用在患者病例报告中的术语表达将会传递出你的准备情况、执业经验和监护的标准。一定要使用适合的执业语言并精确选择词语。尽可能的简洁也很重要，因为你可能会寻求他人帮助或帮助他人，而听者的时间也很宝贵。患者病例报告格式的意义在于提高病例报告的效率。这取决于你对患者信息、临床决策和患者回应的信息组织和整理能力。信息一定要完整，但不包括与陈述案例目的不直接相关的信息。记住，在病例报告中，信息遗漏是导致混乱的根源。

病例报告应突出简洁的特点。一定不要混乱、复杂、冗长，使原本不复杂的病例变得复杂。这些都是新上岗的执业者最常遇到的问题。

10.5.1　书面病例小结

书面的病例报告，在格式上与本章所述的口头报告形式非常相似。大纲和内容是相同的，但存在一些差异。书面的案例报告，通常指的是评估报告，对于重要部分（患者的描述、目前用药记录、药物治疗问题）来说应当包括标题和副标题，以帮助读者定位信息。当使用患者的叙述时，应使用引号标示。需要写下来的通常还包括总结多种药物治疗和（或）化验结果的表格。

你所写下来的可能会成为患者永久记录的一部分，所以应使用那些精确简洁的语言。要记得签字并留下联系方式。

10.5.2　药物治疗病例报告的实例

以下是药物治疗病例报告的一个例子。报告的项目列在表格的左侧，而右侧是陈述病例的信息说明（表10-17）。

表 10-17　药物治疗病例报告的案例

患者简要描述	姓名：M.J.　性别：女　年龄：23 岁　身高：1.6m　体重：60kg
主诉	患者向执业者主诉因咳嗽失眠两晚，并对此表示担忧
患者其他信息	患者有动物过敏史，对猫毛过敏。然而最近她一直在照顾她同伴的三只猫。她觉得咳嗽与猫有关，但表示仍会继续照顾猫直到两个星期后同伴归来
用药体验	在这次咳嗽期间，患者没有尝试任何治疗。但在去年春季，在发生类似的咳嗽后，她使用过右美沙芬。据 M.J.描述，由于使用右美沙芬后有呕吐感并且疗效不大，她希望不再使用该药
全面用药史	患者主诉无药物过敏史，不抽烟，仅在社交场合下饮酒，平均每月 2～3次。上月在工作单位接种了流感疫苗，并即将再次接种
当前用药记录	由于患有右手肘肌腱炎，患者服用布洛芬，每日 3 次，每次 600mg，已有 5天时间。最初试每日 2 次，每次 200mg 的剂量，但是无缓解效果。增加布洛芬剂量后有满意的疗效，且在这一治疗过程中，并未发现胃肠道副作用
既往病史	患者自称身体健康良好，无慢性疾病。7 岁时她曾有过运动性哮喘，但在过去的 8 年里没有接受过药物治疗或医疗服务
系统评估	无心血管、肾脏、胃肠道问题。无气促和哮喘，仅发生咳嗽。未妊娠
评估总结	我对于 M.J.的评估可总结为：患者，女性，23 岁，身体健康，夜间咳嗽导致失眠。自感为对猫毛过敏出现的反应
药物治疗问题	患者要求增加药物治疗以缓解其症状（咳嗽），但动物过敏是主要原因，这是患者存在的药物治疗问题。M.J.同意这次评估意见
监护计划	缓解猫毛过敏相关的症状
治疗目标	我们就治疗目标与 M.J.进行了讨论并同意治疗目标是在今晚和未来两晚使其能够安静地休息，不受持续咳嗽影响。白天，她会去上班，把猫留在公寓，上班时不再咳嗽
治疗替代方案	我们讨论过几种治疗替代方案，包括止咳药（可待因和右美沙芬在以前治疗中无效），抗组胺药如苯海拉明、马来酸氯苯那敏，或者服用镇静作用较小的药物如氯雷他定
药物治疗	患者在下午下班后和睡前分别口服盐酸苯海拉明 25mg。她认为即使药物使她感到困倦，对病情可能也是有益的。她会限制猫进入卧室，以尽力减少与过敏原的接触。同时，她也会继续服用布洛芬，每日 3 次，每次 600mg，以缓解肌腱炎症状
随访评估计划	本人计划于下周二对其进行随访并评估新的治疗方案。将就其睡眠质量评估治疗的有效性，并确定患者不再受苯海拉明治疗引起的晨倦困扰

10.6 本章小结

这样看来，执业者还有大量必须掌握的信息。这的确是事实，因为患者可能患有多种疾病，而在药物治疗时，又存在同一种药物却有相当多的剂型和不同厂家生产的产品。运用药物治疗评估方法，了解新的信息和评估药物治疗的有效性及安全性时，可能会遇到挑战，但却是令人愉快的。在执业实践中，需要学会从每一个患者身上反思。遇到患者后，可以花一些时间去判断治疗进展是否顺利，哪里可能需要改善，以及你已经学到了什么。最后，向同事学习，以使自己具备做出有效、条理清晰的药物治疗病例报告的能力。其他人并不关注你学到了什么，而是要看你如何用学到的东西去服务患者。

参考文献

[1] Norman DD. *Perceptions of the Elderly Regarding the Medicating Experience: A Discourse Analysis of the Interpretation of Medication Usage*，in *Social and Administrative Pharmacy.* Minneapolis，MN: University of Minnesota，1995.

[2] Cipolle RJ，Strand LM，Morley PC. *Pharmaceutical Care Practice.* New York，NY: McGraw-Hill，1998.

[3] Cipolle RJ，Strand LM，Morley PC. *Pharmaceutical Care Practice: The Clinician's Guide.* 2nd ed. New York，NY: McGraw-Hill，2004.

[4] Blumer I. *Canadian Diabetes Association 2008 Clinical Practixe Guidelines for the Prevention and Management of Diabetes in Canada: Executive Summary.* Canadian Diabetes Association，2009: 1-15.

[5] Chou R，Fanciullo GJ，Fine PG，et al. Clinical guidelines for the use of chronic opioid therapy in chronic noncancer pain. *J Pain*，2009，10(12): 113-130.

[6] National IIcart，Lung，and Blood Institute. *Guidelines for th Diagnosis and Management of Asthma: Expert Panel Report 3.* National Institutes of Health Publication number 08-4051，2007.

[7] Chobanian AV，Bakris GL，Black HR，et al. Seventh report of the joint national committee on prevention，detection，evaluation，and treatment of high blood pressure. *Hypertension*，2003，42(6): 1206-1252.

[8] Jones DW，IIall JE. Scventh rcport of the joint national committee on prevention，detection，evaluation，and treatment of high blood pressure and evidence from new hypertension trials. *Hypertension*，2004，43(1): 1-3.

[9] North American Menopause Society. Management of osteoporosis in postmemopausal women: 2010 postition statement of the North American menopausal society. *Menopause*，2010，17(1): 25-54.

[10] NIH. *Detection，Evaluation，and Treatment of High Blood Cholesterol in Adults (Adult Treatment Panel III).* US Department of Health and Human Services，Public Health Service，National Institutes of Health，National Heart，Lung，and Blood Institute，NIH Publication No. 01-3305，2001.

[11] NIH. *Prevention，Detection，Evaluation，and Treatment of High Blood Pressure.* US Department of Health anc Human Services，National Institutes of Health，National Heart，Lung，and Blood Institute，National High Blood Pressure Education Program，2003.

[12] Vaidya B，Pearce SH. Management of hypothyroidism in adults. *BMJ.* 2008；337: a801.

[13] Kasper KL, Fauci AS, Longo DL, Braunwald E, Hauser S, Jameson JL. (eds) *Harrison's Principles of Internal Medicine*. 16th ed. New York, NY: McGraw-Hill, 2005.

[14] Dipiro JT, Talbert RL, Yee GC, Matzke GR, Wells BG, Posey LM. *Pharmacotherapy: A Pathophysiologic Approach*. 7th ed. New York: McGraw-Hill, 2008.

[15] Weiss BD, *Primary Care: 20 Common Problems*. New York, NY: McGraw-Hill, 1999.

[16] Gray J. *Therapeutic Choices*. 4th ed. Ottawa, Ontario: Canadian Pharmacists Association, 2003.

[17] Berardi RR, Ferreri SP, Hume AL, et al. *Handbook of Nonprescription Drugs*. In: Young LL, ed. Washington, DC: American Pharmaceutical Association, 2009.

[18] Glassman PA, Garcia D, Delafiel JP. *Outpatient Care Handbook*. 2nd ed. Philadelphia, PA: Hanlelyl & Belfus, 1999.

[19] Lacy CF, Armstrong LL, Goldman MP, Lance, LL, *Lexi-Comp's: Drug Information Handbook*. 17th ed. New York: McGraw-Hill, 2010-2011.

[20] Facts and Comparisons Publishing Group, *Drug Facts and Comparisons*. St. Louis, MO: Wolters Kluwer Health, 2011.

[21] Hardman JG, Limbird LE (eds) *Goodman & Gilman's the Pharmacological Basis of Therapeutics*. 10th ed. In: Gilman A, Hardman JG, Limbird LE, eds. New York, NY: McGraw-Hill, 2001.

[22] Gonyeau MJ, Yuen DW. A clinical review of statins and cancer: helpful or harmful? Pharmacotherapy, 2010, 30(2): 177-194.

[23] Heart-Protection-Study-Collaborative-Group. Randomized trial of the effects of cholesterol- lowering with simvastatin on peripheral vascular and other major vascular outcomes in 20, 536 people iwth peripheral arterial disease and other high-risk conditions. *J Vasc Surg*, 2007, 45: 645-654.

[24] Sacher J, Weigl L, Werner M, Szegedi C, Hohenegger M. *Delineation of myotoxicity induced by 3-hdroxy-3-methylglutaryl CoA* reductase inhibitors in human skeletal muscle cells. *J Pharmacol Exp Ther*, 2005, 314(3): 1032-1041.

[25] Dambro MR, ed. *Griffith's 5-Minute Clinical Consult*. Philadelphia, PA: Lippincott Williams & Wilkins, 2003.

[26] Koda-Kimble MA and Young LY. *Applied Therapeutics : The Clinical Use of Drugs*. 7th ed. Baltimore, MD: Lippincott Williams & Wilkins, 2001.

[27] Anderson PO, Knoben JE, Troutman WG. *Handbook of Clinical Drug Data*. 10th ed. New York, NY: McGraw-Hill, 2002.

[28] Lesaffre E. *Number Needed to Treat*, in *Encyclopedia of Statistics in Behavioral Scinece*. Everitt BS, Howell DC, eds. Chichester: John Wiley & Sons, Ltd, 2005: 1448-1450.

[29] McQuay HJ, Moore RA. Using numerical results from systematic reviews in clinical practice. *Ann Intern Med*, 1997, 126(9): 712-720.

[30] Krantz MJ, Berger JS, Hiatt WR. An aspirin a day: are we barking up the wrong willow tree? *Pharmacotherapy*, 2010, 30(2): 115-118.

[31] Antithrombotic Trialists's Collaboration, Baigent C, Blackwell L. Aspirin in the primary and secondary prevention of vasculare disease: collaborative meta-analysis of individual participant data from randomized trials. *Lancet*, 2009, 373: 1849-1860.

[32] Cole SA, Bird J. *The Medical Interview: The Three-function Approach*. Schmitt W, ed. St. Louis, MO: Mosby, Inc, 2000.

[33] Lipkin MH, Putman SM, Lazare A. *The Medical Interview: Clinical Care, Education, and Research*. New York: Springer, 1995.

[34] McEvoy GK, American Society of Health-System Pharmacists. *AHFS drug information essentials*. Bethesda, MD: American Society of Health-System Pharmacists, 2004: v.

[35] Jellin JM，Batz F，Hitchens K. *Natural Medicines Comprehensive Database.* Stockton，CA: Therapeutic Research Faculty，1999: v.

[36] Anderson PO，Knoben JE，Troutman WG. *Clinical Drug Data.* 11th ed. New York，NY: McGraw-Hill Medical，2010: 1336 p.

[37] Semla TP，Beizer JL，Higbee MD. *Geriatric Dosage Handbook.* 16th ed. Cleveland，OH: Lexi-Comp Inc，2011.

[38] Taketomo CK，Hodding JH，Kraus DM. *Pediatric & Neonatal Dosing Handbook.* 18th ed. Cleveland，OH: Lexi-Comp Inc，2011.

[39] Foster S，Tyler VE. *Tyler's Honest Herbal: A sensible Guide to the Use of Herbs and Related Remedies.* 4th ed. New York，NY: Haworth Herbal Press，1999. xxi，442 p.

[40] Hansten PD，Horn JR. *The Top 100 Drug Interactions.* H & H Publications，2011.

[41] Coulehan JL，Block MR. *The Medical Interview: Mastring Skills for Clinical Practice.* 4th ed. Philadelphia，PA: F. A. Davis Company，2001: 155-169.

[42] Isetts. BJ，Brown LB，*Patient Assessment and Consultation*，in *Handbook of Nonprescription Drugs: An Interactive Approach to Self-Care.* Washington，DC: American Pharmaceutical Association ；2009.

[43] Isetts BJ. Evaluaiton of pharmacy students' abilities to provide pharmaceutical care. *Am J Pharm Education*，1999 ；63: 11-20.

[44] Kitchener KS，King PM. *The Reflective Judgement Model: Transforming Assumptions About Knowing. Fostering Critical Reflection in Adulthood.* San Francisco，CA: Jossey-Bass，1990.

[45] Atkins S，Murphy K. Reflection: a review of the literature. *J Adv Nurs*，1993 ；18(8): 1188-1192.

[46] Schon DA. *The Reflective Practitioner: How Professionals Think in Action.* Basic Books，Inc，1983.

[47] Billings JA，Stoeckle JD. *The Clinical Encounter: A Guide to the Medical Interview and Case Presentation.* Chicago: Year Book Medical Publishers，Inc，1989.

[48] Smith RC. The Patient's Story: Integrated Patient-Doctor Interviewing. Boston，MA: Little Brown and Company，1996.

药物治疗管理执行体系的建立

核心概念

1. 事前的充分准备是药师有效建立药学监护的关键。

2. 完全领悟药学监护并向患者和其他执业者清晰介绍是必不可少的。

3. 找到一个可以实施服务的支持环境非常重要。

4. 不要期望别人为你而改变，但要教会他们如何配合你开展新的服务。

5. 通过医师转诊、患者介绍和合作医疗协议来招募接受服务的患者。

6. 建立一个具备药学监护执业资格的药师网络可能是你最大的财富。

7. 期望应该现实一点，承诺用2年的时间建立服务模式。

8. 运用基于资源成本的相对价值评估系统收取服务费用。

9. 最好的营销计划就是提供高品质的患者监护。

10. 学习撰写一份商业计划书是成功执业的基础。

11.1 如何理解药师执业管理体系

11.1.1 执业管理体系简介

本章将重点介绍如何建立一种执业模式，所以可能不会过多叙及执业的范围以及成为一名优秀管理者所需的详尽细节，也无法告诉你从管理学校以及有经验的管理人士那里应该获得什么知识和经验。

药学监护至今仍然是相当前卫的事物，经过相当长的时间只形成了很少的可以学习的规范。因此，有必要从其他从事患者监护执业者那里学习经验，因为他们已经建立了成功的执业模式，比如执业护士、医师、牙科医师以及兽医。这些执业者在职业和财务收益方面建立了很好的管理模式并积累了多年的成功经验。这些执业领域有很多的资源可以利用[1～5]。

一种成功的执业模式的关键是能持续地吸引并服务新的患者，这样的模式才可能获得经济收益并长期存活。重复为多位患者服务需要有一个卓有成效的组织机构。为了完成这一使命，必须建立起一种可以指导这项工作的执业管理模式，即药学监护。

正如有必要建立一种有序和系统的方法来照护患者，即像在第6～8章中患者监护流程描述的一样，我们也有必要在提供药学监护时，建立一套有序和系统的管理执业行为的方法。这需要一套符合药师执业的管理或支持体系。

重要临床概念

执业管理体系包括为患者高效地提供有效服务的所有支持条件。

简单地说，执业管理体系的特点包括：

① 清晰理解执业的使命（即提供服务的清晰描述），而使命明确了服务标准和期望。

② 明确提供服务所需的所有资源（包括硬件设备、财务费用和人力资源；工作记录和报告系统以及预约程序等）。

③ 短期可以评估服务的手段，显示出患者个体的用药体验，长期可以显示服务的质量。因此，评估过程必须可以估量出执业者管理患者的能力，以及执业者分析和解决问题的能力，或在某些情况下作为管理者管理业务的能力。这两方面的要求都会影响到上述的结局。

④ 奖励药师的费用，从费用上支持这项服务才能持久（即服务费用的支付机制）。短期这能体现出服务患者的价值，而长期则体现服务对于支付者和社会的价值。

在执业中运用执业管理体系是必要的。图11-1说明了执业管理体系应以执业理念作为服务的基础。

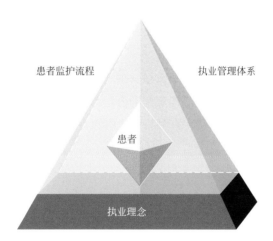

图11-1　药学监护实践

从图11-1中我们可以看到，患者监护流程与管理体系直接持续地产生相互的影响。这是可以预料到的，因为患者监护流程显示必须完成的工作，而执业管理体系可以促进这项工作的开展。所以，患者监护流程尽量不要随执业环境而改变。但具体的执业管理体系要适应提供服务的执业环境的要求。因此，患者监护流程必须保持一致，执业管理体系则可以根据场所、社会、政治和经济环境的要求而变化。在第12章我们将看到，不同国家的执业模式普遍相同，而提供的服务则依据影响因素而改变。

11.2　建立一种成功实践的执业模式 ----------------------

　　建立一种药学监护实践的成功执业模式不是件简单的工作。尽管仍处于起始阶段，但是我们可以看到每天正在建立起新的业务并从中学到东西。从处方调剂职责转变到患者监护职责的跨度是巨大的，所以，对于药师来说，也很难想到需要什么来支持与处方调剂完全不同的患者监护业务。尽管其他的执业者（如医师、牙医和护士）早已完成执业模式的转变，但都不必完全从关注产品转向关注患者监护。这种业务范围的改变要求在专业层面和个人执业层面上逐渐演变，也要求个人的变革性改变。只有在你做好准备时，才能找到动力去建立一种执业模式。然而，随着指南的跟进，此项业务可以并已经开展了，甚至应该比最初预想的更加容易。

　　接下来，我们将介绍药学监护的主要步骤。到目前为止，这样的业务已经开展几百例了[1,2,5]。

　　这里提供的资料将可以用于综合医疗门诊的执业环境，尤其是开展临床业务模式、家庭化医疗模式、辅助起居机构或家访医疗模式。只要药房确认可以提供开展药学监护所需的空间，按照一种独立的、可确认的服务模式来管理，在设施和财务上与调剂处方业务分开的话，这项业务将可以应用于零售药房环境。这一作业空间通常需要 30 ~ 75m^2，还需要有一位专心实施这项业务的药师执业者，以及其他支持业务的员工，而且这项业务必须与药房运营的其他业务分开。如果药师的收益直接来自零售药房的药品销售的话，就存在药师为药品提成而影响患者监护服务的利益问题。药师必须意识到这一问题，并且应该理智处理这一矛盾，否则将承担失去机会的风险。

　　建立一种崭新的药学监护实践模式有几个基本步骤。除了初期的服务场所外，药师还有一种本能的倾向，想在其他地方开展这项服务。我们要警告这样的行为。由于药师非常关注自己的收益，通常会着急收费，然而，这是业务的最后一步啊！如果不按执业模式流程一步步来，那么，你的行为将成为一次短命和失败的实验。在进行下一阶段之前，也必须完成每个步骤。而且，如果你希望获得成功，就必须完成整个流程。再说一遍，想获得成功，只有按流程全部完成所有的步骤才有可能做到。很明显，要完成每一步骤所需要的时间范围因个体差异而有所变化。所以，我们想要强调的是顺序和完整性，而不是所需时间的长短。让我们开始建立一项成功且持久的药学监护实践的过程吧！我们要确认完成这项服务所必需的基本步骤。

11.2.1　为自己做好准备

11.2.1.1　如何成为一名称职的执业者

> **重要临床概念**
>
> 　　在一项新的患者监护执业实践中，一个最重要的因素就是执业者提供监护的品质。执业实践的成功与否取决于执业者的知识渊博和技能熟练程度，以及执业者对监护患者作出的承诺程度。

　　在医疗卫生事业中，最好的执业者就是最忙的执业者。因此，为了确保在执业实践中获得100%的成功，你需要从合格的同事那学习经验，直到你能够自信地独立工作。即"如果你知道如何照顾患者，就容易开展这项业务了。"

　　药师常常"认为"自己知道如何提供药学监护，因为他们已经或一直在监护患者的环境中工作。但我们发现常常现实并非如此。因为药师过去并没有接受过执业理念的教育，或被要求践行患者监护流程，他们没有意识到自己不懂的东西是什么。因此，为了让药师胜任执业岗位，重要的是要先了解术语，把理念转化为行为活动，以很好地利用同一患者监护流程。如果在从药学院毕业后还没做好正式实施药学监护准备的话，我们强烈建议你去完成这一课程。

　　不充分的准备只会推迟你实现开展业务的时间。实际上，开始执业时具备足够的自信能确保自己提供符合执业规范的用药监护服务。相关内容可以在附录1找到。可以说，在患者监护服务中，执业者就是上市的"产品"。

　　在执业环境里，大家通常都清楚不可能自己培养自己成为一名熟练的执业者。你需要得到同事的帮助。因此，找到你身边的合格执业者，安排与他们日常的见面时间表，带着患者的病例，与他们交换有关患者监护的信息、问题、顾虑和经历。这个执业者的网络可能会成为你的最大财富。

　　照护足够多的患者之后，你就会变得非常熟练，这需要不断实践。为了能胜任药学监护工作，你需要在每天执业中至少为2～3名患者提供服务。记住！在你有能力接待700～1500名患者后，经济上就能养活自己了。所以，这是提供执业服务的一个比较合适的数字。

11.2.1.2　了解和描述你的服务以及执业使命

　　药学监护实践将是未来几十年被引进到医疗卫生系统的第一项有关患者监护的新服务。因此，它对于每个与你接触的人来说都是新鲜的。在医师、护士和患者清楚理解你将要做的事之前，你需要一次又一次地描述这项新的服务。你不应该因为他们不感兴趣而感到沮丧或极力解释他们的质疑。请不要期望人们轻易就认同一项他们还不了解或从来就没有经历过的服务。

重要临床概念

直接提供服务是介绍药学监护的最有效办法。

提供服务时，需要向患者介绍他们可以预期的结果以及从服务中得到的收益。在医疗卫生体系工作的每个人都要学习新的执业行为且需要花点时间。

开始启动业务意味着药师必须理解清楚并清晰定义所要提供给患者的服务。这就是最重要的一步，而且会影响所有的后续决策。听起来似乎很简单，但是想要做好的话，多数药师必须改变他们思维方式。并且记住，患者需要按照其理解的听取你要为她所做的服务内容，所以你描述的不应是你的执业行为，而应是她要接受的服务。

服务是执业行为的说法，是患者每次互动的经历和记忆。所以，搞清楚这点非常重要。由于药师长时间以来一直是关注产品、忽视患者，所以你必须努力工作改变患者对药师的期待。记住！今天，患者习惯的是过去那套服务体系，而未来，患者想要的会是今天我们所推行的这套体系。改变患者期待的最快办法是提供患者想要和需求的服务。药师必须提供超越产品价值的服务。因此，最快的办法就是提供一种患者想要和需求的、有价值的服务。

尽管这听起来并不复杂，但事实却并非如此。因为一般情况下谈到的执业行为和具体情况下的药物治疗很容易混淆，患者需要药师帮助他们确认药物治疗的需求。通常，药师最好能确定患者需要什么服务，但患者最好也善于决定应该如何得到服务。这两方面对于高品质服务来说都是很必要的。

一项高品质服务可以实现以下效果：

- 吸引新的患者；
- 提高患者的忠诚度，留住现有的患者；
- 提高以服务为导向的人员留住率；
- 降低责任风险；
- 提高从属执业者群体的执业吸引力[1]。

而且，由于监护服务的品质最终决定了患者的"回头率"，那么就要考虑服务品质的临床理论基础。高品质的服务将：

- 进一步提高确认、解决和预防药物治疗问题的能力；
- 改善患者对治疗方案的依从性；
- 促进高品质的临床治疗结局；
- 提高监护服务的连续性[1]。

　　尽管有这些基本概念作为基础或起始点，我们还必须提出专业的执业使命，清晰陈述和明确与患者沟通的服务内容。建议以下：

　　药房的使命（或提供的服务）是以同理心、关爱和专业的方式来满足患者的个性化药物治疗的需求，并且尽可能全面和卓有成效地实施患者要求的服务。

　　药师的使命是尽力确保患者服用合适、有效、最安全的药物，并确保患者能够遵照医嘱服用药物。这样做就能充分利用你的用药经验并帮助你达到预期的治疗结局。

　　药师必须统一执业行为来提供一致的患者监护服务，不论执业环境、患者类型、疾病问题或具体使用的药物治疗如何，创新有意义的措辞来宣传服务是很重要的。这将确保患者在最短时间内认可和接纳这项服务。

11.2.1.3　聚焦你的患者

重要临床概念

　　执业者创建了执业服务。药师若是无法践行，就会阻碍服务的实施。

　　管理者、制药厂、制药行业、计算机系统和第三方支付者都不会创建执业服务。他们确实可以促进服务的开展，但他们很难让执业者或执业者群体创建一项有效的服务。执业者要创建成功的服务必须坚持以患者利益至上的理念。这就表示我们的回答总是"是的，我可以帮你"。我们力求给药师的执业新手传递最重要的概念是：

　　力求找到患者的优先问题和价值观，并将自己广博的药物治疗知识与患者需求相结合，拟订一份最符合患者利益的监护计划，这样服务就可持续开展[4]。

　　提供一种经济可行的服务，就等于按照他们想要的给予他们所需的。对于个体患者，我们要让患者知道他们是你最重要的服务对象，且知道你的服务重心就是满足他们的需求和期望。下列信息很重要，适合在显眼的地方贴示：

　　我们的目标是为您的健康生活提供最好的监护、支持和信息服务。

　　然而，在发布这一告示之前，重要的是了解患者和他们用药相关的需求并提供满足这些需求的服务。听起来很明白也很简单，但这做起来并不容易。

　　我们并没有教会药师也没有让他们适应去发现患者的用药相关需求。因此，现在让药师启动这项服务会让他们觉得既别扭又特别，也确实有种危机感。患者及其用药相关需求将会驱动整个执业行为。这项服务是否能有效开展取决于执业者创造患者"正向的"体验的能力。

为患者创造正向的体验可能是艰难的，因为我们通常都是从执业者的角度出发，而这是错误的起点。更危险的是，一开始就关注物质对象，因为它是有形的，并且比起态度、文化或沟通更容易表述清楚。假设你作为一位患者，走进某人的执业场所，你可以想想以下问题，也许对你是有用的。

- 患者知道去哪里可以得到这种服务吗？
- 服务场所是否要提示清楚，才能避免患者开始就感到迷惑？
- 当一位患者进入服务场所时，能否让患者感到干净、整洁、专业、宁静？
- 遇见/招呼患者的人是否友善并先关注到患者？
- 是否设有为患者（和她的孩子）等待和接受药师服务的合适场所？
- 是否设有用于患者与药师讨论用药监护的隐私或半隐私的场所？
- 服务流程是否聚焦患者及其需求，而不是先关注药师？
- 当电话铃响时，是否能做到专业地先回答患者的问题？
- 如果药师受到干扰，是否能最先做到尊重患者，专业地回应他们呢？
- 是否总是做到患者至上？
- 在你的执业服务中，患者能否得到她需要的？
- 患者坐得是否舒适？
- 孩子的需要是否得到满足？
- 是否有备用的教育资料？
- 是否设置用于残疾患者的设施设备？
- 服务场所的光线是否充足舒适？
- 在患者接受监护服务的地方，是否有呼叫系统、电脑打印机、广播或电视等的干扰？
- 患者是否能通过你专业服务，享受到积极的治疗体验？

患者能感受到的每个方面的最小细节都需要考虑周到。例如，你佩戴的胸牌是让患者感到更亲近，还是让她感到胆怯？患者从远处能看到吗？药师、经理以及支持人员常常忙于服务，而忽视了杂乱、不洁、看不清的标识，随处可见的记录及各种无关的通知。因此，有必要询问患者在你的执业服务中他们所看到的、听到的和体验到的东西。这样的反馈是非常重要的，并且要持续收集此类反馈。患者在不断地改变你的执业行为，其自身也在改变。所以我们必须持续地完善服务的品质，才能有利于执业环境的健康发展。

想要与患者关系亲密，你必须得到患者对你服务的想法。但不能马上就做，你必须先提供服务，然后学习如何提高服务效率和有效性。6～9个月后，你必须有参与完整的咨询服务的经历。这意味着你需要询问患者对服务的反馈意见。此外，你必须认真地倾听并且回应他们的意见。当引进一项新的服务时，这点是特别重要的。

当询问患者有关你们提供服务的质量意见时，有一些方法可以使用。最容易的就是将这些方法从正式到不正式进行分类。表11-1提供了一些选择方法。

表11-1　患者调查的不同方法

正式				非正式
专题小组深度访谈调研	建议框	患者咨询板	访谈后调研	与患者边走边聊

注：数据来自参考文献[1]。

最合适的方法取决于执业者自己、具体情况、正在监护的患者人群、可使用的资金和人力资源。重要的是要询问患者想要什么以及想要的程度，并且正式告诉他们你已经做好准备，能够接受和回应他们的反馈。

11.2.2　挑选一个支持这种服务模式的工作环境

在现有的医疗体系里开展一项全新的患者监护服务是一项艰巨的任务。因此，需要找到一个有助于实现自己目标的执业环境。几十年的经验告诉我们，零售药店即商业药房不会有助于你开展监护患者的服务，所以这可能不是你启动患者监护服务的最佳场所。监护患者的"生意"要求一个专业的临床执业环境，专门与患者预约时间，靠近其他监护患者的医疗人员，并提供患者监护服务费用支付系统。零售药店通常不能提供这些基本的设施，并且还有其他不少的问题。目前需要调剂的处方药数量一直在增长，药学人员则在持续减少，这的确使得这项业务利润颇丰。但零售药店终日繁忙、噪音十足，药师每天无法提供监护服务，也无法更新他们的知识。工作在与医师和护士沟通较方便的综合医疗诊所或家庭化医疗机构，能获得很多必要资源，会更有助于服务的成功开展。

因此，需要仔细选择你执业的地点。考虑的主要指标是患者是否感到舒适，是否可以在这个执业环境里提供高品质的药学服务。一定要确定的是，与你共事的同事是否友好，是否支持并鼓励你的工作。

11.2.2.1　了解成功所需要的资源

你需要许多资源才能开始这项业务。主要的资源有：① 称职的执业者；② 有利于提供优质服务的工作场所；③ 配备专业的手稿、书籍和指南等；④ 配备支持设施，如预约系统、信息记录系统、临床决策规范、报告系统和收费系统；⑤ 患者来源；⑥ 与患者诊疗的医疗服务者建立联系。这些资源大多数都是成功执业所需具备的，在这本书的其他章节也会谈到。然而，按优先次序排列的话，最重要的资源（前面提及过）就是优秀的执业者。只有你的药房具备可以提供高品质服务的执业者，业务才能开展。第二个重要资源是患者，没有患者就没有业务。通过医师介绍是最容易得到患者的方式。在患者熟悉这项服务之前，转诊是获得患者最有效的途径，尤其是在你执业初期。第三个重要资源是药房的信息记录系统。如果你选择得当，你的信息记录系统将可以提供患者预约、应用临床决策规范、为患者和处方医师生成书面记录文件、提供进度报告以及实现收费功能。大部分医疗记录系统并不能提供这些功能来开展常规的医疗服务，更不用说像药物治疗管理这种比较新的服务项目了。你需要挑选一个特别设计的支持这项服务的系统。

11.2.2.2 帮助同僚你也会有收获

你也许想在现有的组织里创建你的服务项目。虽然许多药师想象自己独立执业，但这就像医疗体系演变成家庭化医疗结构一样不切实际。所有监护患者的服务都是以获得患者为基础，因此你的成功将取决于能否成为一个诊所、一个家庭化医疗或某类护理机构的一部分。这不是说独立的执业者就不能成功。然而，启动一项职业服务的应该是从最容易的地方开始，那里才是最有可能获得成功的地方。

对于开始一项"崭新的"患者监护服务来说，已经有太多的挑战了，所以尽量选择不会受到挑战的方式，充分利用现有组织就可以让你获得成功。

请不要期望人们主动改变来满足你的需求，因为你是新的执业者。医疗卫生机构已经不会在近期或经常去接纳一个新的执业者，所以也不要指望它来为你改变。执业护士已经走过了同样的道路。一些医师可能不喜欢你，护士也可能不喜欢你在她们那里执业。但这并不是针对谁，也不应该认为是药学监护的一种负面反应。医师和护士都很繁忙，并且都有很重要的责任。新人或新的流程总是会干扰他们早已成形的复杂的日程安排。

为了让他们接纳你的工作，你有必要了解你所执业的机构。你可以教会医师、护士和支持人员他们需要做什么。如果你能想到什么有助于每个人的日常工作，你将为他们节约大量的时间，并为这些工作做好准备。

重要临床概念

执业者应诲人不倦地把自己的技能教给患者和其他人。

你和你提供的服务对于医疗卫生机构来说较为陌生，他们可能对这项执业行为没有直观的了解，因为以前并不存在这种服务。患者和医疗卫生人员并不知道有什么可以期望，而且这使人感到不舒服和没有安全感。这与人们接受改变的难度有关，并不是对你或药学监护行为的一种反馈，医师、护士和患者已经对药师过去所做的，以及药师在医疗卫生机构里如何工作早已形成自己的看法。而提供药学监护的执业药师改变了这一切，所以你需要改变他们对你的行为和创造价值的固有看法。你需要不断努力，通过实践经验去学习医疗人员的所有执业行为。因此，通过提供服务展现自己比谈论这一执业行为会有效得多。

任何执业实践的最终成功都将取决于提供服务的质量。因为服务由人提供，服务提供者对服务产生的影响更大。所有执业人员必须秉承诺言、共同合作和积极参与才会成功。执业人员，是指提供监护的执业者（即药师），辅助药师工作和日常运营工作的支持人员（即接待员、技师、秘书等）以及执业运营经理（负责管理药房的长期运营）。人员的数量和岗位类型可因执业的范围大小以及执业的具体要求而定。

有关执业人员的很多不同因素会影响到你的执业结果，但沟通是影响执业行为最重要的因素。执业者的沟通能力以及患者是否愿意沟通是执业行为成功的关键。服务就是沟通，优质的服务就是有效的沟通。

许多不同的材料都有做好沟通的提示[1~3]。这些参考资料都很有用，但我们想重点给你几点创建药学监护工作最相关的建议。

- 使用便于受众理解的用语；
- 检查接受者是否理解你预期传达的信息；
- 不要怕表达一些情感的温柔话语；
- 以一种引导回答的方式询问问题；
- 有效回答问题；
- 运用同理心技巧，倾听对方，管理常见的冲突。

这些想法似乎过于简单且毫无帮助。然而，我们已经发现如果所有的执业人员清楚陈述和期待这些行为，对你的执业结果能产生很大的影响。

让所有的执业者提供优质的服务。第一，要做的就是确认所有的人员先理解机构的任务，即期待他们提供的服务。第二，每位执业者必须理解自己以及所有其他人员在这项业务中的角色。药师执业者负责对患者直接监护的决策以及与这项职责相关的事务。不允许任何其他人员干预这些职责的实施。

支持人员负责促进患者监护流程的畅通，包括患者流向、工作流向；负责满足患者可能的任何其他需求，如有关营业时间、如何获得服务、服务条件、费用、付费流程、日程安排以及其他一般信息的问题。随着业务量扩大，清晰解释岗位责任和工作流程会很好地帮助到你。

11.2.3 了解一项经济可行的执业模式的要求

11.2.3.1 了解开展业务的成本

下面将论证药师在规划、设计、执行和评估药学监护服务时提出的最基本的问题：

① 必须投入什么才能启动这项业务？

② 提供这些服务能期待得到什么回报？

我们将根据在许多不同执业环境下启动服务的经验来回答这些问题。首先，需要投入什么才能开始提供药学监护？

人们常常乐于讨论那些容易看见的硬件投资，当然这也是开展药学监护所要求的，但在执业中更有用的是从认识和规划开始。这些包括个人的大量精力和承诺，来改变态度、思维和工作重点。改变自己原有以调剂为重点的业务，投入到以患者为中心的服务上，而以需求为导向的服务就需要在时间、想法、自我反省、诚实、批判性分析、谦逊和培训等方面做出实质的投入。尽管这些人力投入难以定量，但是他们的付出确实很必要，而且必须通过初期的实施流程给予认可、监控和支持。

在药学监护服务初始实施阶段，也必须有创新思维和承担着风险的巨大投入。在实施这项服务时，新的想法（即执业和服务的清晰远见）以及与他人沟通这一理念的能力是必要的。这一方向的引导必须来自提供服务的执业者。等待政府部门或管理部门来批准实施，或等待专业协会来引领患者的监护工作都是无效的。

充满热情是另一个必要的元素，是成功提供药物治疗管理服务所需要的。初期每个执业者都必须热情地帮助患者确认和满足他们的药物治疗需求。而且要让患者及其家属、同事以及其他医疗执业者能看得见。

此外，要求在培训上投入时间和资金以持续学习、改善对患者的监护。就患者监护服务的所有新项目而言，执业者和患者都必须学会如何更好地沟通、互信和一起工作来确保满足所有药物治疗的需求。

对于最初极少数决定在给定的社区提供药学监护服务的执业者来说，时间和精力也许要投入更多一些。这是常见的情况，因为在一个新的环境尝试创新的服务仍然有很多未知数。这些先驱们投入足够的时间和精力，找到最有效的方法来提供药物治疗管理服务，后续的执业者就可以从这些经验得到收获，并能更有效地开展这项服务。

还有几项可见的必要投入。首先需要考虑的是人员问题。药师和支持人员必须具备一定的能力才能支持这些服务的开展。除了药师投入时间到患者监护工作外，药师还需要投入时间与当地的医师、护士、牙医和其他医疗人员建立新的专业关系，需要让他们了解这项新业务的开展，以便他们介绍患者给药师执业者。为某一特别地区的医疗行政管理者描述药学监护和药物治疗管理服务也需要在早期投入一些时间。还可以联系当地的企业和其他雇主，告知他们的员工和家人这项新服务的有效性以及会带来的利益。

在新服务推广的早期阶段，药师面对面直接监护患者的时间在很大程度上取决于初期计划所制订的长期和短期的目标。很明显，如果初始的短期目标定为向所有现存患者提供服务而不是每天只为两位患者提供服务的话，药师投入的时间要多得多。因此，药师在初期提供药物治疗管理服务时，必须有充足的实践机会来提升监护患者的技能，这很有必要。最忙于患者监护的药师才是最好的药师。

执业学习过程要求执业药师服务和监护足够数量的患者，以持续地发展并提高临床技能。"执业需要实践"应该是药学监护执业者奉行的准则。在服务初期过于限制药物治疗管理服务的范围可能导致进展极其缓慢，甚至阻碍服务项目的成功。为了减少药师的时间投入而放缓初期的服务也将会以受挫和失败收场，因为药师在较短的学习过程中无法取得明显进步，而患者也不会满意这项新的服务。每天少于2～4位患者的服务无法为药师提供足够的实践机会，也是较差的初期投入。

其他初期必须考虑的硬件投入包括计算机硬件，以支持患者监护的记录及读取光盘和从互联网获取药物和医学信息。当开展药物治疗管理服务时，还需要考虑药学监护软件授权许可费和支持费。另外还需要配备电话线路（以支持对患者的随访评估）、网络或传真机。其他不属于目前运营的硬件投入包括最新参考书籍、引导患者的指示牌、药师工作间的桌子以及咨询时患者和药师使用的椅子。尽管通过互联网可以获得很多参考资料，但仍然需要快速获取最新的信息，第10章列出了参考书籍、手册以及可供执业者使用的智能电话系统。

必须考虑的硬件资源是设施设备或工作场所，如家具、电话、电脑、软件程序、医疗设备、参考书籍以及复印机或传真机。设施设备必须满足所有期望，即患者的"正向"感受。

为了有效规划提供药学监护的工作场所，多考虑一些需求是很有用的，这些需求包括：

① 一处供患者和药师会面的半隐私、安静区域。记住，为了繁忙业务的顺利进行，每位提供服务的药师都需要一个半隐私的执业区域。提供某个完全隐私空间来会面、看诊具有特别需求的患者也是很重要的。然而，多数患者更喜欢选择一个舒适、开放的，且别人不能直接看到或偷听到对话的半隐私空间。如果一些患者仅仅需要几分钟时间，他们更喜欢选择站立。但也有些患者在每次会面看诊时需要坐下来或喜欢坐下来与药师交谈。

② 在患者与药师的交流区域设置一个整洁、干净的工作台。请记住，要避免将一些杂乱成堆的纸张、办公用品放在半隐私的患者监护区域。这些会令患者分心，减少患者对药师完全关注他的信心。钟表是很有用的，可以帮助患者和药师记录咨询的时间。留给患者纸和笔也是有帮助的，能让患者安心，感受你确实想让他们理解、记住和参与治疗方案。

③ 给药师的桌子和办公空间。办公空间用于研究患者问题、获得药物信息和完成药历记录是很有必要的。

④ 带有打印功能和患者监护记录的计算机系统。这个系统应该带有CD光驱以查找药物信息和医疗信息软件，以及提供网络连接以获得医疗、药物和健康相关的信息。

⑤ 当患者等待药师看诊时，应该考虑为患者提供一个休息区域。这个区域可以用来展示提供过的服务信息样本、教育录像带、自我保健诊断程序的样本、产品以及患者需要的草本治疗、营养治疗和其他替代治疗方法的参考资料。

设置工作环境中设施设备时要考虑的主要标准是能否让患者感到舒适，以及你是否有益于提供优质的药学监护。如果达到这两个目标，那你的工作环境就达标了。

开始执业服务常被问到的第二个问题是可以期待得到什么等级的费用给付，即这项服务是否有可行的费用支付标准？建立一项可以（用来）付费的服务肯定是花时间和精力的。这将取决于患者参与这项服务的速度，若一切正常，建立一项可以支持执业者全日制工作的服务体系大概要两年的时间。让我们更具体地考虑需要什么才能成功得到费用的支付。

11.2.3.2　建立一项稳定的收入来源

> **重要临床概念**
>
> 要想成功开展服务项目，最终每天需要至少为10～15位患者提供监护服务。

这项工作可以把新患者和已经服务过需要随访评估的患者结合起来。单一药师的服务量每年应该达到2400～3750人次，也就是需要有1500～2000位患者的病例量。这样的患者数量就可以开展全日制的患者监护服务了。

在一次患者监护服务中，产生收入的主要方式是向患者提供用药监护服务。然而，在一项全新的执业服务中，招募新的患者需要做大量的工作。很明显，每位患者需要了解你要提供的服务内容，同样也要了解如何能从这项服务中获益。

你可能会自然而然地想到用印刷宣传手册、发送邮件或张贴海报的方式来宣传这项服务。虽然这些营销方法能有一定效果，但并不是成功推广患者监护服务的常用方法。对于这些通用的方法来说，患者监护过于个性化了。

> **重要临床概念**
>
> 推广这项服务最有效的办法就是提供监护服务，让患者通过口碑来营销服务。这是多数医疗服务成功的关键。

你就是"产品"。你的患者就是将你"推介"给他人的最有效媒介。但由于需要花些时间，所以期望值应现实一些。如果你在一家诊所或医院工作，那么医师的转诊可以帮助你较快地招募一些患者。然而，有关医师转诊问题，仍然有很多你必须了解的"规则"。

① 转诊是一条双向的路径。专业人员需要相互依赖，当一位执业者将一位患者转诊给另一位执业者时，总期望患者还能再转诊回来。这是维护转诊体系的唯一途径。

② 医师转诊的患者都是那些比普通患者更加严重、更加复杂和更具挑战的患者。

你要做好计划。与转诊患者相关的工作负荷通常比那些可以确认服务需求的患者大得多。一般的转诊需要花更多的时间和多次的随访。

③ 可能很难依靠转诊来作为获得新患者的唯一来源。转诊不会根据你的执业需求安排患者，因此，你必须做好计划。转诊不可预测。因此，重要的是招募稳定、持续的患者，转诊只是患者来源的补充。因此，如果你是一位全科药师，围绕转诊来建立一个完整的执业服务可能不是一个好想法。然而，如果你在执业中与专科医师签署合作医疗协议或参与执业的话，转诊可以变得可预测和稳定[6]。目前合作医疗协议正在执业中变得非常普遍，可以帮助确认将要转诊给你的患者人群，作为合作医疗协议中全面监护患者的一个组成部分。

在构建新的服务体系过程中，招募患者也许是最耗时间和精力的。如果你能成功为一个患者人群建立服务合同关系的话，这项工作就变得可以管理了。还有一些其他招募患者的机制。如提供一些优惠政策给患者，可能包括免除服务的共付费用或为初始评估打折。确切地说，你可能会为一个带有合约的人群提供监护服务，比如你公司的所有员工或自己投保的人群。

当你开始执业时，如果你从一开始就建立一种预约制度，将对你是有帮助的。建立你服务的执业时间并做出承诺。患者和同事有必要知道你服务的执业地点，这样就能把患者介绍给你。一开始，你可以每周确定2～3天的门诊时间，然后，再根据需求扩展服务和时间。

确定你需要维持服务的患者数量以及所需要花费的时间。成功执业的关键是持续招募新的患者，所以，长期来看执业的服务费用问题就不大了。然而，持续为众多的患者提供监护服务需要一个有能力且高效的组织。

11.3 实现服务报酬

如果此项服务能实现付费的话，长期为患者提供用药监护服务是可以做到的。在某些情况下，付给药师薪酬就可以把药物治疗管理服务作为该岗位的一种职责。然而，药师不得不更加频繁地证明增加这项服务的价值，并要求此项服务能像医师和牙医一样获得费用的给付。对于这些服务的认可和费用给付一直进展缓慢并受到一定阻碍。不过，美国联邦政府和州政府现在都为此给付费用，许多私人保险计划和雇主一样为此支付费用。一旦药物治疗管理服务成为监护患者的一种标准的话，给付费用的问题应该就可以解决了。我们相信这一天不会太远。

11.3.1 支付费用机制

执业者主要的收入来源就是直接提供用药监护服务。因此，将过多时间花在其他工作上，如行政事务，将会干扰收入。有经验的执业者会把非监护工作授权给他人完成，这样他们的时间就可以用于看诊患者和创造收入了。

一项有偿的服务是指提供满足人们需求的服务和想要的服务方式，理应得到费用的给付。因此，需要有一种收费的机制，以预先确定的结构化方式，支付患者监护服务者的劳动费用。在美国，最为广泛使用的健康服务付费方法是基于资源成本的相对价值评估系统（RBRVS）。

一旦患者监护服务与药品完全分开结算，服务费用的支付问题就变得简单得多。当然，也可以参考其他医疗服务提供者正在使用的计价方法，审查支付监护患者服务的情况。然而，有必要首先设定最佳支付系统应满足的条件。理想的支付系统应具备的特征如下：

- 不管处方药物是否计入，应支付药师所做的所有工作。
- 支付标准应依据患者疾病的复杂性而非执业者的能力。
- 考虑支付费用的所有执业环境，包括社区药房、医院药房和长期护理院等，即可以提供药学监护的任何地方。
- 需要与执业付出相一致，所有执业理念和支付理念不能相互矛盾。
- 需要与以往支付其他医疗服务执业者的监护服务所用方法相一致。

作为一种理论框架，应考虑可能满足这些目标的所有现成方法。有三种方法备选：按服务项目付费制、按人头付费方法，以及基于资源成本的相对价值评估系统（RBRVS）。我们将讨论每种方法并解释为何选择RBRVS法作为药学监护服务的付费方法。

11.3.1.1 按服务项目付费

按服务项目付费制是一种传统的、建制完善的、已使用多年的方法。一般按照提供服务的数量和类型支付执业者的费用。每提供一次服务，就收取一次费用。是否提供服务是依据执业者针对具体患者的情况作出的决策。过去只有在必要时和合适时，提供服务才产生费用支付，因此，需要证明此项服务的价值。

但这种方法受到很多限制。首先，当前各方都考虑淘汰这种付费制，因为已经证明这种方法是一种非常昂贵的方法，执业者为了获得更多的费用支付，便拼命地多提供服务而不是在必要时才提供。

选择一种已经失去支持的补偿制度略显短视，似乎也不会持续太长时间。因此，运用一种效率低下的付费制度很难去论证一项新服务的付费机制。

按服务项目付费制的另一局限是无法满足上述概括的许多目标。例如，如果药师的所有工作都要求得到费用补偿的话，那么药师的每次和每种工作都要论证作为一项付费的服务。尤其是在费用缩减和只提供最低基本服务的经济政策环境中，这似乎是一项巨大的负担。按服务项目付费制并没有关注患者的需求，反而关注执业者所做,而这不应是医疗卫生体系的初衷。所以,一种驱动执业者逐利的补偿制度不会有长期存在的可能。

目前,还不是很清楚按照服务项目付费是否适用于所有执业环境的执业者。因为这种驱动执业者的工作非常依赖于执业环境,尤其在药房的传统观念里,在某个时间的一个执业地点开展这样的服务有可能需要得到批准。

药学监护的执业理念是建立以患者为中心,关注患者的药物治疗需求,而不是围绕执业者的利益来设计,显然这种执业理念与按服务项目付费制不相符。不管执业者所做的服务是否列入收费目录,执业者的患者监护工作都需要付出必要的资源来满足患者的需求。况且,药学监护包含了执业者几乎没做过的一些工作。因此,每位执业者都必须根据自己的情况来与患者协商讨论,对于一项崭新的服务项目来说,这是一项非常艰巨的挑战。

最后,按照我们前面提到的,这种计价收费的方法越来越少被其他医疗服务提供者所使用。不管是管理型医疗组织还是联邦政府,医疗服务业的大多数决策者正在试图最大程度地减少按这种方式付费的服务项目。我们也应该在这里重申,关于药师薪酬体系的问题已经有很长时间没有进展了。可以合情合理地下结论:这种付费方式似乎无法成为药学监护的一种可行选择。

11.3.1.2 按人头付费

按人头付费制是一种越来越受到欢迎的购买医疗服务的付费方法。这种付费方法预先奖励服务提供者一定量的费用,按照服务预先设定的级别和固定时间段,以每位患者为基础支付费用。例如,一位牙医可能按每位患者每月10美元对其口腔疾病进行预防护理,12个月后再重新协商确定费用。通常,按人头付费制的方法已把很大的财务风险融入服务提供方和购买方双方的合同之中。例如,不管患者是只用掉部分服务(每月少于10美元)还是用掉过多的服务(每月大于10美元),牙医得到的是所有患者的固定费用(均按10美元计)的总量。服务提供方的风险是,过多患者要求得到比每月支付10美元还要多的服务,这时提供方就亏损了;而服务付款方的风险在于,患者总是要求过多服务,以至于付款方购买了服务,但患者实际却没有充分利用。通常,利益的得失是由双方共同承担,各方承担的具体风险需要建立在合同的基础上协商解决。

这种费用的支付方法看起来满足了前面提及的许多目标。也正是在这种情况下,那些与预防性口腔护理相关的服务才得到付款方的费用给付。加之,这种费用支付方式关注患者的问题而非执业者的服务,因此,药学监护服务看起来适合这种费用支付制度。由于执业环境与个体患者的费用给付几乎没有什么关系,因此,越来越多的执业者正在按人头付费的方法得到费用给付。但为什么药学监护最终没有选择按人头付费的方法支付费用呢?

尽管未来药师可以按人头给付为基础得到费用给付，但目前存在太多与这种方法相关的风险。按人头付费的系统要求药师熟悉提供服务的所有成本、服务的使用率、使用率的可变性以及服务可能给患者带来的影响。也许有一天，执业中产生的、从记录系统收集到的数据，将为药学监护的人头付费系统提供必要的信息。但是在此之前，我们需要一种不同的系统付费。

11.3.1.3 基于资源成本的相对价值评估系统

当基于资源成本的相对价值评估系统（简称RBRVS估值系统）于1992年1月正式成为新的Medicare医师服务给付系统时[7]，这种依据RBRVS的费用给付方法已被广泛熟知。联邦政府目前正使用这一系统来支付更大范围的服务项目。

基于资源成本的相对价值评估系统的基本原理并不新鲜。自从1956年加利福尼亚医学会开发了首个相对价值估算方法以来，医师和保险公司一直在使用这一系统。在RBRVS估值系统里，各种服务是依据所需要的资源相对成本划分等级。例如，如果服务A比服务B多消耗了两倍的资源（时间、运营费用、难度），那么服务A就应该有两倍于服务B的相对价值。当然，相对价值评估必须乘以一个转换因数以变成一张费用支付表[8,9]。

1985年，哈佛大学启动了一项国家级研究项目，得出的数据引发了OBRA'89法案的发布（联邦立法通过了Medicare中医师费用支付的改革条款）。该项研究得到的资助用于为近30个医师专科开发RBRVS估值系统（此项研究分为两个不同的阶段进行），美国医学会（AMA）在哈佛大学子合同下，亲自参与了该项研究，促进了全科医学"购进"这一系统。美国医学会最终认可这项研究的成果并支持开发一个国家级付费系统，按照RBRVS估值系统支付医师的服务。该系统由三部分组成：① 医师投入到提供一项服务的相应工作；② 服务成本费用；③ 执业责任保险的成本[10]。

有一些其他因素也加入到条款中。例如，1992年起认可的5年转换期、在计算服务成本时就考虑了地理差异性，消除了支付相同服务的专业差异性，对确定转换因子的年度更新过程做了界定。医师服务支付系统的开发是在投入了大量的时间、精力、研究和研讨的基础上才形成的，这套系统已经广泛用于包括非医师执业者的服务费用支付，包括：

- 理疗师和职业治疗师；
- 医师助理；
- 执业护士和临床护理专家（某些执业环境）；
- 注册麻醉护士；
- 护理助产士；

- 临床心理专家；
- 临床社会工作者。

（1）用于药学监护服务的RBRVS估值系统

1993年RBRVS估值系统用于药学监护服务估价来确定执业者的工作负荷和费用补偿金额[11,12]。开发了药学监护服务费用赔付表，见图11-2。药物治疗管理服务所使用的RBRVS估值系统将依据为每位患者看诊的工作负荷价值（患者病情的复杂性），与药师开具服务账单所使用的现行临床程序术语编码对应的差值算出补偿金额，该现行临床程序术语编码（CPT）（基于时间）是2005年批准使用的。

这些现行临床程序（指医疗行为）术语编码是药师服务技术顾问联盟（Pharmacist Services Technical Advisory Coalition）向美国医学会（AMA）请求的结果，该组织建立和批准在美国执业的收费编码[13]。药物治疗管理服务的编码从2008年起就被指定用于药师索求费用给付，也被列入美国医学会现行临床程序术语编码手册[14]。值得注意的是，国家收费指南的服务定义要求药物治疗管理（MTM）服务与商业的处方调剂业务完全分开。由美国医学会出版的现行临床程序术语编码手册[14]把药物治疗管理（MTM）服务定义为：

> "药物治疗管理（MTM）是由药师按照要求，面对面进行患者评估并适当干预的服务。提供MTM服务目的是优化对药物治疗结局，管理药物相互作用或并发症。药物治疗管理包括下列文字记录：有关患者病历的评估、使用药物的情况（处方药和非处方药）；以及改善健康结局和治疗依从性的建议。在处方调剂时或其他调剂相关的日常工作时，将不使用这些编码。"

药物治疗管理的CPT编码：

99605：MTM服务。指需要提供时，药师向患者提供面对面的个性化用药评估和药学干预的服务，新患者初始服务为15分钟。

99606：已建立档案的患者，初始服务15分钟。

+99607：每增加15分钟，除了主要服务的编码外，分开列入，99607编码可与99605和99606一起使用。

在药物治疗管理RBRVS方格表（图11-2）中，费用支付分为五个级别，类似于其他RBRVS系统。需要的资源、患者病历的复杂性以及费用补偿的级别由三个方面决定：

- 药物治疗管理的疾病数目；
- 确认和解决的药物治疗问题数目；
- 涉及的药物数目。

药物治疗管理服务：基于资源成本的相对价值评估					
服务层次	1级	2级	3级	4级	5级
药物相关需求的评估	解决核心问题 服用1种药物	解决更多的问题 服用2种药物	详细解决问题 服用3～5种药物	更详细解决问题 服用6～8种药物	全面解决问题 服用多于9种药物
确认药物治疗问题	解决核心问题 没有发现药物治疗问题	解决更多的问题 发现1种药物治疗问题	详细解决问题 发现2种药物治疗问题	更详细解决问题 发现3种药物治疗问题	全面解决问题 发现大于4种药物治疗问题
监护计划和随访评估的复杂性	简单 1种疾病	简单 1种疾病	低度复杂 2种疾病	中度复杂 3种疾病	高度复杂 多于4种疾病
CPT编码	初次面谈新的患者，99605 （或所有随访面谈：99606）	99605 （或99606） 以及 99607	99605 （或99606） 以及 2次99607	99605 （或99606） 以及 3次99607	99605 （或99606） 以及 ≥4次的99607
面对面谈话时间	15分钟	16～30分钟	31～45分钟	46～60分钟	≥60分钟
总计费用 初次随访费用	52美元 34美元	76美元 58美元	100美元 82美元	124美元 106美元	148美元 130美元

图 11-2　药学监护赔付表格依据RBRVS估值 [11,12]

注：赔付费用依据明尼苏达Medicaid项目计算。图中的顶部横向显示了复杂性的五个级别。

RBRVS的费用给付是按照这些级别计算的。系统的给付级别是依据记录患者的需求并计算出所有关键因素都被满足的最低级别。需求的级别从最简单的1级到最复杂的5级，上图叙述了定量的标准要求。

举例　当患者正在服用2种药品时，确认没有药物治疗问题，患者只有一种疾病，看诊的级别定为1级。

记住，看诊的级别取决于记录文件，并按照满足三个评估标准的最低级别标示。可变因素影响患者需求的级别计算，呈现为左边的栏目（见图11-2）。接下来讨论如何根据这些可变因素定义患者需求的级别。

举例　当患者患有6种疾病，需要服用6种药品，结果被确认和解决2种药物治疗问题，这次看诊的级别就定为3级。RBRVS的优势之一就是能通过自我检查来确认患者需求。

举例　如果执业者记录患者有7种疾病，正服用9种药品，但只确认和解决了1种药物治疗问题，那么患者的需求就标示为2级。

这种评判尺度总是会依据三个记录标准中级别最低来确定患者需求。这种内部逻辑提高了执业者全面记录的能力，同时也奖励了执业者的这种效率。如果执业者记录患者的需求问题是："患有2种疾病，存在2种药物治疗问题，涉及2种处方药"，患者的需求问题应该被标示为2级。然而，如果该患者还在每日服用阿司匹林来预防心肌梗死，执业者记录了这种额外的预防性药物治疗，当然患者的需求问题就要增加到3级。

执业者会按照五个级别提供不同程度的服务，但是五个级别的服务性质都是一样的，服务内容包括以下：

● 评估药物相关的需求；

● 确认药物治疗问题；

● 在监护计划和随访评估中反映出药物治疗问题的风险和复杂情况。

我们将会继续讨论这项服务的各项内容。这项服务和所要求的资源成本正是制订五个监护级别的收费标准的依据。

（2）确定药物相关需求的评估

RBRVS接受药物治疗管理服务的五个不同级别。判定不同级别的主要标准是患者正在服用的药物数量。这影响到提供药学监护所必需的信息量和整合数据量。最直接的评估方法是以问题为重心的评估，适用于单独用一种药物治疗的情况。下一级别是以扩大问题为重心的评估方法，适用于用1～2种药物治疗的情况。随着有效药物的使用种类增加到3～4种，执业者必须进行详细的评估工作。最终，当患者服用的药物达到9种或9种以上时，药物治疗就要求进行全面的评估了。

重要临床概念

RBRVS估值系统是依据记录患者的需求核算给付费用，而患者的需求则是由每位患者的疾病数目、药物治疗问题以及服用的药品数目来决定的。

由于任何疾病状态或药品都各不相同，因此服务的五个级别就会在技能、精力投入、时间、职责以及预防和解决药物治疗问题所需知识等方面出现很大的差异。在RBRVS医疗服务估值系统里，级别划分的关键因素是患者的病史、身体检查以及医疗的决策（即诊断）。在RBRVS药学监护服务估值系统里，级别划分的关键因素则是药物治疗管理的疾病数目、确认和解决的药物治疗问题数目、涉及的用药种类[11,12]。疾病数量、药物治疗问题以及涉及的药物种类在药学监护费用补偿表格的权重是依据明尼苏达Medicaid项目的研究结果确定的[11]。

举例 某一病例，52岁，女性，正在服用舍曲林（Sertraline，Zoloft）治疗抑郁症，服用左甲状腺素（Levothyroxine，Synthroid）治疗甲状腺功能减退症，服用美托洛尔（Metoprolol）和氢氯噻嗪（Hydrochlorothiazide）控制长期的高血压，每天还要服用阿司匹林预防脑卒中或心脏病发作。执业者为此患者确认和解决了2种药物治疗问题（舍曲林的剂量过低而无法控制抑郁症状，患者需要补钾以预防低血钾），这种情况就标示为3级。确定为3级是依据患者患有4种疾病（抑郁症、甲状腺功能减退症、高血压和心梗/脑卒中），服用的6种药品（舍曲林、左甲状腺素、美托洛尔、氢氯噻嗪、氯化钾和阿司匹林），以及存在2种药物治疗问题。应特别指出的是，如果执业者已经记录这位患者是低血钾，该病例就含有5种疾病，但这不会改变RBRVS估值级别。

如果执业者没有发现该患者需要每天补钾，那这种情况就算2级（患有4种疾病、服用4种药品，发现1种药物治疗问题）。如果在下次随访看诊时，执业者评估患者的高血压和抑郁症，确认这2种疾病都处于稳定状态，但的确需要额外增加药物治疗，即每天补充氯化钾来治疗低血钾的问题。因此，这次看诊情况则属于2级（3种疾病、服用4种药品并存在1种药物治疗问题）。

该患者在第三次随访评估时，如果执业者确认患者的抑郁症和高血压状态稳定，阿司匹林的预防有效，低血钾状况得到改善，这时药物治疗问题已经解决。因此，目前情况属于1级（患有4种疾病，服用5种药品，但没发现药物治疗问题）。

（3）确定复杂性：药物治疗问题的数目

评估过程的复杂性决定了药物治疗评估的级别。然而，费用取决于确认和解决的药物治疗问题数目。每种药物治疗问题的确认和解决都是一个复杂的决策过程（见第5章）。

（4）确定在监护计划和随访评估中查出的风险性质

现患疾病（或接受药物治疗的疾病）的数量决定了照护患者相关的风险级别。显然，服用药物的数量和种类以及药物治疗问题的数量和种类也提示风险，然而，这些因素会按各自的情况影响费用赔付的级别。

因此，这种可变因素取决于患者现患疾病的数量和需要的药物治疗。每种疾病要求执业者建立治疗目标，并与患者一起拟订适宜的监护计划来达成目标。此外，在随访看诊时必须评估患者的治疗结局。

（5）时间：确定与患者面对面沟通所花费的时间

时间在大部分RBRVS估值计算中并不是一个主要的衡量标准。无论什么时候，在RBRVS估值系统中计算的时间，都被认为是普通执业者提供服务级别所需要面对面花费的平均时间。就美国的药物治疗管理（MTM）服务来说，服务的各个级别相关的CPT编码是以15分钟面对面服务时间为单元进行计算的。我们也需要大量的数据来最终确定药物治疗管理服务每个级别的相对资源成本。

举例 如果RBRVS估出2级服务为15分钟，而你提供服务的时间为10 ~ 12分钟，这反映出你的工作效率（很高）。如果同样的服务级别你花费18 ~ 25分钟的面对面沟通时间的话，就反映出你的工作效率偏低。在某些情况下，时间估算是有意义的，因为执业者可以用剩余的时间记录一些特殊情况，从而提高一个服务级别。在这些特殊的情况下，使用一些修饰语，并增加文字记录是必要的。与费用支付的每个级别相关的具体时间是指一段时间的平均值，可能更高或更低，将取决于实际的执业状况以及执业者的技术水平。

特别要注意的是，时间仅仅指面对面的沟通时间，即执业者用于与患者或家属沟通花费的时间，但也包括执业者执行各种工作花费的时间，如进行患者的病情评估、确认患者存在的药物治疗问题、准备患者的监护计划以及为患者提供个性化的信息服务所花费的时间。

执业者在面对面看诊患者的前后，也要花费时间做一些工作，例如评估之前的记录和化验报告、安排随访、与其他医疗人员的沟通等。RBRVS的时间估值因素不包含这些所花费的时间。

（6）计算费用偿还的额度

费用偿还的金额是依据上述的各种可变因素计算出来的，并反映出每个服务级别提供相应服务所需的资源成本。服务2级的实际金额是这个级别提供监护所用到的所有资源的总和。目前得到的这个金额的数据是由每个执业场所计算出来的，只有实现足够的执业量才能建立国家级数据库。表11-2列出了从明尼苏达州Medicaid得到偿还费用的金额数据。自从这个补偿金额批准通过后，使用RBRVS费用申报表格计算，患者平均每次就诊评估（average patient encounter）需要支付90 ~ 100美元。

表11-2 根据解决药物治疗问题的复杂程度分析评估患者的分布情况

问题复杂程度	评估就诊患者的人数	评估患者人数的百分比/%
1级	15264	30.4
2级	13623	27.2
3级	9066	18.1
4级	6527	13.0
5级	5662	11.3
共计	50142	100

（7）RBRVS作为服务量计算的一个工具

自从1993年以来，RBRVS一直在发挥作用，已为超过100000名患者提供记账收费服务。我们也一直根据Assurance Enterprise Database的数据，包括22694患者的

50142次看诊记录，阐述临床和管理观点。该系统除了一个收费结构外，还有一个计算工作量的功能。因为每个监护级别的要求和消耗资源的成本不同，因此在执业范围内，根据患者药物相关的需求复杂程度，了解患者的分布是非常重要的。表11-2为50142位接受服务的就诊患者按复杂级别列表的分布情况。

我们必须要认识到，全科医疗人员接诊的大部分患者都属于1、2、3级的患者。这里应该强调，即便患者没有药物治疗问题，仍然需要执业者的用药评估以确保所有治疗目标的达成以及获得正向的治疗结局。这就好比牙医每隔6个月就要为患者做一次检查，以确保患者维持较好的口腔卫生并且不会出现牙科问题。

11.4 专业人员的满意度 --------------------------------

几乎在所有情况下，一旦药师积极直接参与患者的监护工作，药师的职业满意度就立即会改善。照顾患者、和患者一起体验改善的治疗结局、更好的健康状态和患者忠诚度的提升就是实施药学监护后的一种非常积极的回报。因为药师的很多工作属于临床性质，执业的药师都感到他们所做的对于提升患者的生活质量是很有意义的。

通过实施药学监护实践还可以获得同事、医师、护士以及其他医疗服务提供者的专业认可。通过提供药学监护，医师可以认识到患者监护质量的改善和患者对自己药物治疗的理解，这样就会给处方医师和药师之间的关系带来一种全新的、令人满意的、更为专业的关系。当医师和药师都能认识到他们的主要职责是改善患者的健康质量时，那么团队协作必然形成。药学监护需要处方医师、药师和其他医疗人员之间的一种差异性互动合作，而不是要求药师在处方调剂中接听无数的电话咨询、申请有关调剂授权的问题、讨论产品现货供应能力、关注仿制药替代和处方集制度的执行情况。患者的药物相关需求才是解决所有问题、提供建议和深入探询的"核心"。

重要临床概念

执业者应该认识到，医师和护士等同事将患者转诊给他们，一定是确信药师可以满足所有患者的药物相关需求，可以确认、解决和预防患者存在的药物治疗问题。

11.5 如何撰写商业计划书 --------------------------------

开展这项服务要花些时间，有很多原因：① 在服务初期你的效率不高；② 患者需要了解服务的内容以及服务能为他们带来什么益处；③ 需要赢得同事的信任；④ 必须学会熟练运用患者监护系统。

内科医师和牙科医师需要2～3年才能培养一个较大的客户群。因为药学监护在现存的医疗卫生体系算是一项新的服务，所以预计可能需要花更长的时间。要确保这项服务的预期是现实的，最快的一种途径就是撰写一份商业计划书。

筹建一项新的服务项目类似于开展一项业务，涉及一个具体的需要清楚解释的流程。除了必须进行的一些合规程序外，还有许多必须进行的规划工作。制订商业计划书是开始一项服务的最初步骤之一。它需要叙述服务的需求、客户对产品的渴望、市场的大小、需要什么人参与以及财务的预算要求。商业计划书是重要的一步，因为计划书可以帮助执业的药师对必须跟踪的、可以实施的步骤做好计划。如果开展新的服务必须寻找外部的融资渠道，那么商业计划书就是筹募外部投资者资金的一个重要工具。

今天大多数医师和执业护士已经不必花过多的时间和精力来制订一份商业计划书，因为他们开展新业务在现存医疗服务中直接延伸就够了。然而，药学监护实践确实是一项新的执业行为，应撰写一份商业计划书来提高成功的可能性。如果你想要参与医疗的执业服务，即与其他执业者开创一项合作的业务工作，商业计划书就可以把你的服务愿景展示给那些与你志同道合的执业者。为了开展一项新业务，这是简明扼要传播你的想法的最常见方式。

各种商业计划书都不一样，但是都会有一个核心的结构来阐述开展的服务、市场的竞争情况、经营状况的衡量指标以及预期的投资回报情况。下面列出了一份开展新服务的典型商业计划书的基本框架。

① 执行摘要；

② 服务的总体描述；

③ 营销计划；

④ 运营计划；

⑤ 管理和组织机构；

⑥ 服务构成和运营资金；

⑦ 预期达到的成果（里程碑）；

⑧ 财务费用计划。

完成你的商业计划书需要参考资料、咨询人员还有计算机软件系统等，但计划书必须由你自己撰写和拥有。一旦你起草了计划书，得到专业人员的协助常常是很有帮助的。但你必须有能力描述你的商业计划给其他人，至少是一些提示。商业计划书代表一种价值主张（服务定位宣传口号）。因此，你需要思考患者和（或）同事给予的真正需求是什么。下面概括了一份新服务项目的商业计划书的主要内容[15]。大多数商业计划书用1～2页的摘要来陈述计划书的主要内容。

执行摘要

- 提供的服务。
- 解决的问题。
- 市场潜力。
- 为什么你的服务能解决问题。
- 业务发展的主要成果。
- 财务预算总结。

服务的总体描述

- 服务的基本内容和性质。
- 服务使命的陈述。
- 需要解决的问题。
- 服务的目标。
- 服务的对象。
- 在哪里开展这项服务？
- 如何应用这项服务？
- 这项服务的独特性是什么？
- 此项服务处于什么发展阶段？准备如何开展？

营销计划

- 什么因素能促进服务的需求？
- 相关的目标市场如何？
- 哪个市场最重要？
- 采取什么营销策略？
- 如何组织和实施营销计划？
- 如何介绍服务给客户？
- 服务的定价结构是什么？
- 需要做什么广告或开展什么公关活动？
- 法规和法律对服务的影响是什么？
- 市场份额和市场增长的预测是什么？

竞争情况

- 此项服务的相关竞争是什么？
- 竞争服务的未来资源是什么？
- 竞争可能带来的影响是什么？

准入障碍

- 是否存在法律、版权、注册商标、许可方面的障碍？

- 开展药学监护的执业项目，你是否有咨询顾问？
- 何时正式开展这项服务？

运营计划

- 如何保持服务的领先地位？
- 为了持续发展规划了哪些投入？
- 提供服务的资金要求是什么？
- 提供服务的劳力要求是什么？
- 支持这项服务要求什么样的供应商？

管理和运营

- 组织机构关键人物的背景是什么？
- 谁是重要的雇员或支持型员工？
- 谁来领导这项服务？
- 是否有核心顾问？
- 制作一张组织结构图。
- 制订一份选拔和培训支持型员工的政策说明。

服务结构和运营资金

- 公司会用什么样的合法形式提供服务？
- 需要多少资金？
- 描述金融参与的方式或投资形式。

预期达到的成果（里程碑）

- 描述最初的测试市场。
- 计算预算平衡点。
- 量化扩张措施。

财务预算计划

- 描述基于一套假设的预测推断。
- 预测未来5年的收益表。
- 预测未来2年的详细现金流量表。

商业计划书的执行摘要是非常重要的，因为它是他人评估的主要文件。商业计划书的内容用来支持执行摘要的内容。商业计划书类似于患者的监护计划，因为两者都是为达到一组具体目标的建议。计划应该清楚地描述其他人看待你服务的价值。明确服务解决的患者问题。是否属于药物治疗问题？是否正在最大程度地减少他们对药物治疗的困惑？是否使他们对药物治疗的有效性和安全性越来越有信心？

为什么你的客户、顾客或患者需要你的服务？服务的前三类收益是什么？反对服务的前三个理由是什么？市场研究可以帮助确认你意向顾客的需求和异议。把精力和时间花在研究、规划和撰写商业计划上是一项非常有价值的投资，可以帮助这项全新的患者监护服务取得成功。

11.6　如何启动项目

整天讨论、规划蓝图和忧心忡忡是无法满足患者需要的。确实仅有一种方法可以改变执业模式，事实上就是要满足患者的药物相关需求并坚持下去。已经成功转型的每位在药房执业的药师将铭记那一天，也就是开始提供服务并承担对患者治疗结局责任的那一天。

选择一天，你可以召集员工并一起描绘该项服务的使命并给出规划蓝图，而这当然需要一些必要的资源，如设立半私密的患者监护区域以及一套记录用药情况的系统。

让所有的员工知道这是一个重要的日子。这一天并不仅仅是作为财务和管理目标的开始，而是要求涉及工作的每个人把这一天固定作为未来发展和改进的参照点。确认进步的措施通常就从这里开始。

每天开始从"至少为2位新患者提供药学监护服务"起步。这需要有源源不断的新患者才能建立起一项执业的服务项目，提供给你成长必要的监护患者的直接经验。就像所有的新的尝试一样，服务需要反复地实践才能完全掌握。非常重要的是仍然要保证每天至少为2位新患者提供服务。在业务发展的早期阶段，常常会不自禁地"漏过"一些患者，或因为"事情忙碌"而耽搁几天，这样的惰性思维必须阻止。监护的连续性要从基本理解贵在坚持的内涵开始。

在对提供这项服务感到忧虑的时候，许多药师一般会从最容易的地方和他们最熟悉的患者入手。然而，这里必须强调，如果患者是药房或诊所的常客，那他们可能就是患有多种疾病或存在大量药物相关需求问题的复杂患者，这并非总是最好的起始点。发展药学监护技能的初期，合理的做法就是从较轻的疾病和不复杂的药物治疗开始入手。通常最好的规则，就是从简单开始。

当每天接待2～4位新患者时就表示工作量会迅速增长，因为每个患者还需要随访评估。有些患者需要多次的随访评估，即使是急性疾病。而对于那些慢性疾病（大多数患者）则需要持续的、反复的长期随访评估。这会对执业的工作量有直接的影响。由于业务量会呈指数增长，重要的是要做好完整的、清晰的、简明的患者病情和用药记录。

需要让新的患者知道这项新服务需要支付的费用。介绍几种做法，第一种，直接向他们收取费用，同样的办法其他普通执业者也已经用了几十年了。免费的服务总是受到低估。执业者应该向新患者出示服务的发票。也有一些执业者直到他们掌握了新的技能才觉得他们应该要求费用的给付，所以他们会标出价格，然后再写上

"本次免费"，暗示患者"这原本是要花120美元的，但这次让你免费体验"。通过提示服务费用，有助于培养患者支付费用的习惯。人们缴费并享受服务，他们才会认为这是有价值的，并且很重要。

在积极开展业务2～4周后，重要的是要与所有的员工一起开会讨论他们对患者正在接受新的服务的看法，并征求他们的建议。评估患者监护记录文件，检查是否完整和简明扼要。如果此项业务有多位药师参与，就可以交流每位药师的成败经验。员工之间的相互合作是很重要的，小组会议可以交流重要信息。找到需要改善的地方，就可以指导员工的工作，以更好地支持药学监护的开展。在第8～12周应反复体验这个过程。

在业务开展12周以后，应该总结所有员工的数据。通过记录系统，这部分应该容易完成。这可以帮助每个人理解接受药学监护的患者数量、年龄分布、药物治疗最常见的适应证、确认和解决的药物治疗问题的数量和类型。此外，应该完成已做改善的药物治疗方案数量的总结，以及不必要的诊所就诊量和成本分析、家庭护理的进驻和已得到良好预防的住院治疗等数据分析。尽管数据非常原始，但这些数据为评估业务的进展和必要的改变提供了基础的反馈。

以一项新的服务开始一项新的业务，也许对于一位新的执业者来说并不容易。这要花费大量的时间和精力，要做出承诺和奉献，还要完成平淡而艰巨的任务，尽管这样，还是值得的。很多患者正迫切需要得到药物治疗管理服务，而这项服务正是为此而生。我们的职责就是学会提供优质服务，学会如何做得更有效。希望本书对于达到这样的目的有所助益。

11.7　本章小结

在过去的整整25年，我们已经建立、教授和发展了药学监护实践的执业模式，我们也提出了许多建议[16]。作为本章的小结，应当与你分享我们的想法。在现存的医疗体系内，要想建设、管理和发展一项全新的监护患者的服务必须做出很多的改变，更要放弃一些传统的观念。

下面是一些常规的实战经验，当然有大量的证据支持我们的观点，我们希望这些观点在你开展自己的服务项目时能有所帮助。

从执业行为中得到的经验：

- 患者监护仅仅是药学专业的一项极为普通的执业行为。
- 药师的执业质量取决于他们监护患者的数量和服务后患者的临床结局。
- 提供患者用药监护和评估监护质量时一定要遵循清晰的执业服务标准。
- 药师与医师的合作越紧密，执业的成功率越高。
- 处方调剂（技术）业务必须完全与患者用药监护业务分开。

从患者那里得到的经验：

● 患者喜欢这项服务。在98%的情况下，他们一致称赞这项服务。
● 患者需要学着参与药学监护这项新的服务项目。
● 患者并不是用药不依从的主要原因。
● 大多数不依从的用药行为是有原因的（无效、不安全用药）。

从药师那里得到的经验：

● 药师必须接受药学监护实践的训练——具备执业理念、熟悉患者监护流程以及执业管理系统，药师不能凭直觉认为"已经知道"就觉得可以了。
● 药师并不熟悉一些医师制订的监护患者的"规则"，也无法与医师就这些"规则"谈判，药师必须通过医师参与到监护患者的工作之中。
● 训练的关键首先是学习如何实施药学监护，其次才是治疗学。
● 药师无法单独变成伟大的执业者，需要一群执业者相互合作和反馈。
● 药师只要学习掌握10种最常见的疾病，就能在执业服务中发现超过50%的药物治疗问题。
● 培养药师的速度是制约大规模践行药学监护的障碍。
● 药师必须掌握和学会应用药理学原理，才能管理好患者的药物治疗。
● 最忙的药师才是最好的执业者。

从医师那里得到的经验：

● 医师已经认可和赞同全面践行药学监护。
● 医师想知道谁有能力提供这项服务，他们如何帮助患者获得这项服务。
● 在超过90%的情况下，医师都同意药师实施药学监护时所提出的用药建议。

从支付者那里得到的经验：

● 当药师按照监护患者的标准提供服务时，支付者将认可并为此支付药师服务费用。
● 药师必须对患者的用药监护具有独特的增值意义（可衡量的指标）。
● 药物治疗问题是药师未来的现金流。
● 执业记录几乎是每件工作的关键核心（包括工作量、服务质量以及费用支付）。
● 药学监护服务可以节省或避免其成本3～5倍的费用。

　　过去的25年，我们一直在启发、挑战，尽管会遇到挫折，但总有回报。总的来说，我们已经看到患者的生活质量在得到药学监护后有了改善。这就是为什么我们在许多年前要启动这一项目的初衷，我们确信药物使用的新标准将会很快得到重视。

参考文献 --

[1] Bradford V. *The Total Service Medical Practice: 17 Steps to Satisfying Your Internal and External Customers.* Chicago，IL: Irwin Professional Publishing，1997.

[2] Joseph SR. Developing a marketing plan. In: *Marketing the Physician Practice.* Chicago，IL: American Medical Association，2000.

[3] Koch，WH，*Chiropractic—The Superior Alternative*. Calgary AB，Canada: Bayeux Arts Inc，1995.

[4] Silker EL. *Dentistry: Building Your Million Dollar Solo Practice.* Lakeshore，MN: Silk Pages Publishing，1995.

[5] Nicoleti B. *Five Strategies for a More Vital Practice.* 2004；www. aafp. org/fpm.

[6] McDonough RP，Doucette WR. Dynamics of pharmaceutical care: developing collaborative working relations between pharmacists and physicians. *J Am Pharm Assoc.* 2001；41(5): 682-692.

[7] AMA. *Medicare Physician Payment Reform: The Physicians' Guide.* Vol. 1. Chicago: American Medical Association，1992.

[8] Lee PR，Ginsburg PB，LeRoy LB，Hammons GT. The physician payment review commission report to congress. *JAMA*，1989，261: 2382-2385.

[9] Hasio WC，Bruan P，Yntema D，Becker ER. Estimating physicians' work for a resourcebased relative-value scale. *N Engl J Med*，1988，319: 835-841.

[10] AMA. *Medicare RBRVS: The Physicians' Guide.* Chicago，IL: American Medical Association，2000.

[11] Cipolle RJ，Strand LM，Morley PC. *Pharmaceutical Care Practice.* New York，NY: McGraw-Hill，1998.

[12] Cipolle RJ，Strand LM，Morley PC. *Pharmaceutical Care Practice: The Clinician's Guide.* 2nd ed. New York，NY: McGraw-Hill，2004.

[13] Isetts BJ，Buffington DE. CPT code-change proposal: national data on pharmacists' medication therapy management services. *J Am Pharm Assoc: JAPhA*，2007，47(4): 491-495.

[14] Abraham M，Ahlman JT，Boudreau AJ，Connelly JL. *CPT 2011 CPT/Current Procedural Terminology.* Chicago，IL: American Medical Association，2011.

[15] Schaffer CA. *A Guide to Starting a Business in Minnesota.* St. Paul，MN: Minnesota Department of Trade ad Economic Development，2001.

[16] Strand LM，Cipolle RJ，Morley PC，Frakes MJ. The impact of pharmaceutical care practice on the practitioner and the patient in the ambulatory practice setting: twenty-five years of experience. *Curr Pharm Des.* 2004，10(31): 3987-4001.

12.1　概述

在本书的最后一章，我们来谈谈世界各国的不同观点。这些观点都是一些学者各自根据本国药物治疗管理发展状况的第一手资料提出的，而且，他们不仅积极贡献了各自对"国家发展的看法"，还积极参与到药物治疗管理服务的发展之中。他们的观察研究提醒我们，确定目前问题的紧迫性以及证明药学专业即将发挥的重要作用（即满足药物治疗管理服务的普遍需求），需要全球共同努力。药物"不良事件"是一个日益严峻的话题，需要引起重视。这些报告的内容提示解决这一问题的意识在逐渐增强，药学人员也准备着与其他医疗专业人员合作，运用必要的知识和分析技能以解决这个问题，并且对人类的健康事业以及药物相关问题引起的发病率和死亡率的经济学结果做出贡献。

本书中的报告不是随机选择的，这些观察言论也无法概括同一地区内其他国家的发展情况。因此，这是一些"现成的样本"，因为他们代表了一些与我们共同协作的或者是我们熟悉的、并在他们国内坚定地发展并践行药物治疗管理服务的药师群体。总体来说，这些报告是药物治疗管理服务在美国境外的一个"剪影"，提醒我们，在许多地方，药师们正努力拓展他们的知识面并在医疗卫生系统中不断实践。当然，这并不是说没有挑战、职业期望的冲突或者思想意识的对抗。在曲折中前进！这句话反映出一种强大的决心，即进一步发展药学成为一种涉及健康的专业，并且推动药学界成员全面参与其他医疗专业人员之间的合作，建立必要的医疗团队，以满足患者的需求并改善其治疗结果。

例如，在澳大利亚，我们发现消费者的不满对《国家药物法》的形成起到了很大的作用。政府提供了一个全面的框架来发展相关政策，以满足消费者的需要。有了政府的委任和合法的消费许可，通过澳大利亚药学会以及个体药师和学术学会的努力，使得药师能够在基层医疗中担任主要角色。对于澳大利亚的药师，家庭医疗就诊似乎是第一个被认可并获得有偿回报的服务。

再看看新西兰，我们发现政策制订者把注意力放在对医疗卫生体系"更大的整合与合作"的需求上。跟澳大利亚一样，基层医疗服务是药师服务的核心内容。同样的，问题的关键是付费，并且付费必须与处方调剂的费用分开。目前澳大利亚和新西兰都明确的是，政府以及地区健康部门对医疗卫生的改革有着积极的兴趣，并且正推动更大的协作团队来解决所有的医疗相关问题。简单来说，显然药师在这两个国家有巨大的机会，来进一步制订发展策略并且参与实践，承担更多药物治疗管理的责任。

亚洲的环境也提供了机遇与挑战。例如，在中国，我们都知道药学教育的重点在制药科学。药学实践几乎完全集中在处方配制、处方调剂、药事管理以及实验室研究。药师执照的颁发始于1994年，但并不是所有药学实践领域都需要。目前临床药学把药学监护和药物管理都归在一起。政府要求所有医院发展临床药学，以解决药物相关问题并提供合理用药。随着2002年卫生部颁发了临床药学的法规制度并且要求医院建立"以患者为中心的药物治疗管理"，临床药学的发展在中国向前迈出了一步。中国似乎要走向一个重要的变革阶段，在这样的情况下，尽管到目前为止所建立的执业实践还只是很小范围，但为药师进一步参与临床服务打开了大门。

东亚的韩国也准备好对医疗卫生事业进行重大改革。其临床药学始于20世纪80年代，临床药学服务诸如治疗药物监测、抗凝治疗服务以及营养支持服务，为临床药学的发展铺平了道路。有趣的是，临床药师（严重受美国模式的影响）开始教授药学监护。有不少药师表示出了对药学监护这项服务的兴趣，但药物治疗管理服务即扩展药师的角色目前缺乏有力的政府支持。专业协会起到了带头作用，并且正进一步要求政府立法和出台方针。尽管如此，我们应该乐观。韩国是一个典型案例，药师正在采取行动以扩宽他们的职责并且将其职责延伸融入医疗系统。

印度是一个复杂的国家。印度广袤的国土上有12.1亿人口，人种和语言差异很大。这些为那些被印度深奥的文化和社会反差所吸引的人提供了不可胜数的挑战。从很多方面看来，印度是一个大步向前、努力摆脱殖民统治影响的巨人。她是世界上最大的民主国家，面临巨大的挑战与困惑。也许，最令人担忧的挑战是始终在医疗需求与供给的矛盾中挣扎，这也被认为是医疗服务的"失败"。政府补贴低而个人负担高。对医疗资源的获取主要依赖于支付能力。印度有国家药物政策和基本药品目录（与世界卫生组织制订的类似），任何一种药物不用处方都可以在零售买到，"即便是法定强制的处方药"。在管理药物方面的其他问题层出不穷。似乎在政府的医疗卫生和药物相关政策中，没有说明药学是一种医疗专业。在其他方面，临床药学以及药学实践的概念产生仅仅是临床药理学家以及一些学者努力的结果。在20世纪80年代，西方影响了印度的医院实践和教育进展。大约从1993年至今，印度在实践和教育方面都有了改变。药学在患者监护中的作用已经日益凸显。2008年印度药学教育成功设立Pharm D人才培养项目。诸多个人的远见和艰苦表率取得了回报。这并不是说他们的工作就此结束。似乎规章制度尚未认识到"对临床药师的迫切需求"，并且医院里为这些个人提供的岗位也非常稀少。尽管如此，此份报告还是以乐观的态度结尾。印度政府以及专业学会正在努力实施小规模的项目以让药师参与到医疗卫生事业中。挑战是巨大的，但是我们相信，在印度药学将进一步得到发展并推动药学监护和药物治疗管理的普及。

与印度一样，阿拉伯语系的中东是一个复杂的区域。本书的报告挑选了9个国家：埃及、约旦、科威特、黎巴嫩、阿曼、卡塔尔、沙特阿拉伯、苏丹以及阿联酋。在埃及，药学教育主要是"以传统化学为基础的课程，药师对药学知识的临床应用受到限制"。20世纪80年代在坦塔大学开始发生变化，这是受到美国田纳西州立大学临床药学项目的影响。从那时开始，这里有了"传统"临床药学的缓慢发展，特别是在私立大学。在政府层面，他们并不情愿接受药师角色扩展这一变化。埃及药品管理局和卫生部建立临床药学部门并做了一些尝试，以期提供政府层面的权威来确立临床药学实践的地位。医师们对于这些举措不是特别支持，并且认为临床药学是"非法入侵"了他们的"执业领地"。不仅如此，在得到法律明确执业范围以及实践的"职权范围"以前，药师不是特别热衷于与药学监护有关的任何事情。随着预算支持和法律授权，有了一些迹象说明未来会有积极的发展。约旦几乎没有药学监护和药物治疗管理，但是一些有心的实践者和学术领袖对临床药学表现出了莫大的兴趣，并且致力于通过政治对话来保证临床药学向着积极的方向发展。

跟约旦一样，在科威特，是年轻一代药师在带头行动并开创新的药学服务。这是一个普遍的现象，其他地方也是如此。住院部的药师似乎担当了革新的"小白鼠"。2012年伊始，科威特大学药学院获得授权提供 Pharm D 学位。这使得药师们能够有机会进一步承担药物治疗管理中的角色。

黎巴嫩在教育发展方面非常先进，却面临经济危机，导致了政府无法支持服务报酬，而且药师对工作满意度很低。临床药学以及药物治疗管理处于发展的早期阶段，而且与其他地方一样，这些发展多见于医院。

阿联酋，一个富产石油的联邦国，经济是不错，但是这里却缺少对药学服务的费用支付，"合格的药师"也短缺。此外，没有法律认可药学专业作为一种医疗职业。很明显，政府政策性支持与药学发展之间的关系是一个重要的环节，而且可以看到医院的药学服务比社区药房发展得更快。值得注意的是，各个药学院正在承担起草药学实践标准的任务。这是重要的一步，能够引领新一代药师的成长，药师并不会仅仅满足于成为医疗卫生体系的一员。

卡塔尔没有自发的专业药学协会或学会来管理药学实践，或者说来促进药学实践。卡塔尔唯一的药学项目在卡塔尔大学，而且是本地区内最新开设的。卡塔尔有 Pharm D 教育项目，已经得到加拿大药学项目认证委员会的认证，因此这个小国承诺要进一步发展药学监护与临床服务。确实，这所大学宣称的使命是促进本地区的药学监护与临床服务。药物治疗管理作为药学监护实践的一个成果体现，将会成为药学教育优先考虑的科目。

沙特阿拉伯和苏丹大体上都接受药学监护实践这个概念。然而，沙特把药学监护理解为更为传统意义上的临床药学，而苏丹目前还只是处于分析与摸索中，正在尝试建立药学专业"实践指南"。在苏丹，我们发现一小部分社区药师已经开展了药学监护实践，且不在任何政府和协会的计划内。即便规模很小，但这个积极的发展可能为药物治疗管理服务的进一步发展带来很大的希望。这个职业的引领者正推进着教育与监管的变革，这需要时间，但药学监护的发展道路正在变得更加清晰。

阿拉伯语系的中东正在经历医疗卫生系统内教育及职业的大变革，特别是药学。最重要的是，这个地区有经济力量去发展和实施药物治疗管理服务。教育部门以及政府部门的协作将会展现有关各方的决心。我们期待着药物治疗管理向着成为这个地区的一项基本服务的方向发展。

在欧洲，我们发现那里对药物治疗管理服务的需要有更广泛的认识。比如，在德国，药师在"经济压力增大"的环境下工作，消费者则要求药师提供一些有限的"判断性服务"。政府也在呼吁支持，但是似乎还没有兴趣通过法律强制药师提供这种判断性服务。已有专家建议对药师扩大职能角色的有效性进行研究。但是，如同报道所述，几乎没有什么最新发表的报告。当这些作者注意到德国必须"找到一条属于自己的道路"去发展药物治疗管理服务时，他们提出了一个重要议题，即发展以患者为中心的药学服务。正当过去用于解决药物不良事件的临床方法得到普遍支持时，调整药物治疗管理体系并使之适应国家现有的社会政治、法律和文化体系仍然存在一些问题。这些因素在塑造药物治疗管理体系特性方面将起到非常重要的作用。

在德国，人们对技师职业特别感兴趣。技师只需要两年半的学习，就被认为是专业人员。的确，将处方调剂过程的大部分工作授权给合格的技师完成，可以缓解药师繁重耗时的工作，并促进药师承担药学监护中更多的临床判断工作，以便提供药物治疗管理服务。技师的角色核心是使药师能充分发挥专业知识以解决问题。但是，零售商业环境是否支持一种全面的患者监护服务仍然存在疑问。

在荷兰，药学监护作为一个社区药房实践的核心服务模式而出现。确实，我们发现，正当临床药学在医院开始萌芽时，药学监护实践却起源于社区药房和一些非常主动服务的社区药师。在这个环境里，大家都承诺扩展以患者为中心的药学服务。在20世纪90年代末，他们同心协力尝试了一个记录患者咨询的服务软件系统。行为准则与监护标准也得到了重视和持续改善。很多研究致力于探索药师的作用以及探索药学监护在改善患者的生活质量方面的效果。荷兰在社区药房发展药学监护方面起到引领作用就是一个令人兴奋的实例。进行诸多研究就是为了检验这种实践的可行性和有效性，但目前这些研究对药学实践的影响程度还不得而知，但研究结果是鼓励人心的。药学监护服务的费用补偿最近已经获得了荷兰政府以及医疗保险公司的批准。的确，似乎实施药物治疗管理服务的前提条件已经完备，而且将继续发展。

西班牙的药物治疗管理服务传播得不太广泛。这里只有少数药学实践者参与到发展药物治疗管理规范的活动中。西班牙从20世纪90年代中期就开始提出并研究药学监护，主要还是社区药房药师在参与，医院药师大部分照着美国医院临床药学的模式在做。

正当药学监护开始积极被人们接受时，许多药师却因其过多的工作量、增加的责任，以及缺乏报酬而放弃了。在西班牙，我们发现药师只是围绕药物治疗问题相关的术语做过些讨论，例如，使用"负面临床结果"的术语比"药物治疗问题"更为精确。这样的术语问题的确是一个有趣的语言问题，但是却不能激励个人开展药学服务。当问题具体涉及药物相关性时，部分语言上的问题（如"负面临床结果"），可能就不是很精确了。很大程度上，语言阻碍了他们的发展。所以，发现践行者们在困惑中前行就不足为奇了。这可能是件小事，但其隐患却是巨大的。

西班牙的情况比较难评估。一方面西班牙很少提供药物治疗管理服务，另一方面药学监护却始终是争论的话题。的确，可以肯定地说关于药物治疗管理的讨论也跟药学监护差不多。所以西班牙的情况还有待于把理论上的争论变成有意义的广泛实践。

在斯堪的纳维亚半岛，包括挪威、瑞典以及丹麦，大多数是民主福利国家，国民的福利就是各国的施政承诺。所以，当在社会福利服务的分配和水平以及立法框架出现重大的组织性差异时，政府会清楚地认识到医疗是一项人权问题。因此，在这样的人权文化、社会法律以及道德伦理背景下，设立和运行医疗卫生体系。对于那些怀疑福利的人来说，强调这种观念确定民众接受的基本价值观是非常重要的。所以，这不是乌托邦的梦想，而是社会规范和价值观的简单反映。这样来说，探索斯堪的纳维亚半岛国家的医疗动力，并将其与所谓的以"自由市场"模式运作医疗组织和提供服务做对比是非常有用的。这样做对政治性意识形态和社会的价值观提出了有价值的洞察观点，因为这些构成了一个医疗卫生体系的基石。

冰岛与斯堪的纳维亚半岛国家享有相同的价值观。1262年，冰岛被挪威人统治，1380年，冰岛和挪威变成了丹麦的所属地。1918年从丹麦独立出来，1920年通过了冰岛新宪法。所以这些国家之间有相似的价值观并不会让人感到惊讶。当然，还是存在许多文化上的差异，但人的价值观是共通的。读者会发现，药学监护有其价值，是冰岛与斯堪的纳维亚半岛国家认可的。药学监护的执行和标准化以及在个人层面上的实践仍存在明显差异。冰岛明确接受药学监护，但是目前尚缺乏实践的标准规范。药物治疗管理服务仍很局限，尚需政策制订者更全面地认识到这种执业的价值，才会进一步得到发展。

从斯堪的纳维亚半岛国家到冰岛，还需要更多的研究来证明药学监护和药物治疗管理的个人和经济学价值。与其他地方一样，这种价值可能在医院环境会得到体现。在目前的教育项目中，明确了药物治疗管理和药师的角色。

英国有着悠久的全民医疗历史，从1948年伊始。这个全民医疗系统"强化了患者对医师的认识，认为只有医师才负责他们治疗，对治疗的合理性、有效性、安全性以及顺应性进行管理"。药师则一直被认为主要负责处方调配，用药审核、药物使用评估这些术语则是用来描述药师在患者监护职能上的角色拓展。如同这份报告的作者所说，这些实践看起来符合基本药物治疗管理的概念。

总体来说，英国有许多药师在提供各种各样的药学监护，"但是这些药学监护看上去是零星的、不连贯的，并且几乎没有记录或者随访"。在苏格兰也许才能找到最典型的药物治疗管理服务。苏格兰的慢病药物治疗服务发展非常快，并且以完善的个体化服务为主要目标。此外，在"国家协作协议框架"内与全科医师和患者一起发展这项服务。苏格兰模式将来有可能会成为整个英国的行业规范，定义全面的药物治疗管理。

巴西是一个很大的国家，占到南美洲的47%。巴西人口达190732694人（2010

年），是世界上人口数量第五多的国家。之前夜葡萄牙殖民统治，而目前是一个独立的、迅速发展的国家，同时也暴露出来许多因增长而带来的社会经济问题。

巴西部分探讨了其医疗改革中的许多问题。药学在初现端倪的医疗卫生系统（公共和私有）中挣扎建立起其地位时，作者严谨地探讨了巴西药学未来的发展。巴西的医疗是宪法规定的一种权利，提供必要的服务以保证这个承诺是国家的责任。

正当巴西的公立和私立药学院的数量不断增加时（从2008年的321所开始增加），却几乎没有关于强调药学监护及其实践标准的迹象。巴西很少有临床教员，且基础药学以及制药科学已经占到课程的绝大部分。当然这不是巴西所独有的，但是这给改革带来了巨大挑战。本质上，大学的教育不能满足人们对医疗的需求，这也不是巴西所独有的。作者把教育改革视作发展药学监护以及药物治疗管理服务的前提条件。同其他地方一样，巴西药学教育的变革比较缓慢，并且遭遇了来自药学职业本身和其他医疗职业的阻力。看起来这场"权利之争"会一直伴随着药学变革发展。

这里讲到一个有用的重点，就是药师们对争论发表见解。28位药师鉴于各身努力发展、实施和践行药学监护，提出了自己对药学监护的观察与感悟。我们需要更多药师在监护实践中产生研究成果。这项事业的互动性将是非常有指导意义的，并且在这样的环境里呈现药学监护的真实性，而不是把药学监护留给那些纯粹理论和脱离现实的政策学者来继续研究。到此，这份报告将教育改革和批判性思维置于变革的前沿。教训告诫我们：不能让政治和因循守旧来葬送基本的真理，因为教育以及言论自由是促进社会积极发展的基础。如果忽略这句格言，那就是逃避，就是忽略了本应得到最好治疗的患者的需要。

在加拿大的公共医疗卫生系统，政府纳税人越来越感兴趣购买最具患者监护价值的药房服务。在过去几年，地区政府代表和药房代表一直在进行谈判协商。谈判的重点就是药品定价的透明化以促使药品成本的降低，随后这部分节约出来的费用再重新投资到高附加价的服务上，如全面的药物治疗管理。

加拿大药师以及地区医疗卫生系统目前正处于发展和实施全面的药物治疗管理计划的变化期。对于这些关键成功因素及未来计划包括现实的融资模式、对一线药师执业变化的支持、药师工作地点和工作日程的运营重组、建立有效的专业之间的交流关系、患者的现实期待、药师的自信和对改变的充分准备、药师对变革的意愿（克服变革疲劳）、药师获得使用临床工具的权限、来自药房管理者的支持、同现有医疗项目的联接与整合，以及股东之间的信任与合作。

加拿大全国都在坚定地开展相关工作，以保证药师能得到所需的支持和体系，从而提供全面的药物治疗管理服务给加拿大国民，让他们获得最佳的治疗结果。

在美国，药物管理正像药学监护一样，从1990年以来一直在变化之中。不像其他地方，美国已经对医院和社区的药学工作进行了认真的辩证反省，使得药学监护得到了发展。文档记录药物相关问题引起的发病率也有很长的历史，并且大量的研究报告证明了药物相关发病率的严重性。简单来说，大家一致认同（符合循证医学）的药物相关的发病率与死亡率问题，有必要重新思考药物治疗干预措施的新途径。确实，我们可以认为药学职业变革的时间已经到了。当然，美国仍在寻求更多经验。如同美国国情咨文所述，一个合理用药体系的建立就是解决一个棘手问题的有力反应。

美国的案例反映出立法支持和合法化的重要性。不管是1993 ~ 1997年的明尼苏达药学监护示范项目，还是20世纪90年代中期的更大规模国会计划，可以从中发现立法支持的作用是排在首位的。立法的支持在一些其他国家也可以找到。目前最新的政府计划的实例是Medicare的D项计划中的处方药物福利政策。

可以这么说，美国已经取得了巨大的成就。但是，如同报告中所说，这里还有很多事情需要做。未来的发展肯定将要求更多训练有素的药师，发展的幅度取决于他们态度的转变、具备大量的经济资源、教育课程的改变以及从调剂发药这个角色上明显分离出来。总的来说，美国面临诸多挑战，跟其他地方差不多。

总结一下，本章提到的报告对那些坚定的药学监护理念和药物治疗管理服务的支持者所面对的改变、挑战以及机会做了一次重要的回顾。这些国家都有自己的政治文化，因此，根据本土情况发展了自己的药学。但是，发展的主题和价值观却是共同的，这点不容忽视。也许这些事情中最重要的是期望为患者提供可获得的最佳监护服务。这就是说，药师把高价值的知识用于实践之中，从而在医疗卫生系统中担当了一个重要的角色。关于药物治疗的问题有许多，但我们坚信一定能找到解决之道，并提供给那些需要的人们。

12.2　澳大利亚 --

Geoff March，BPharm，PhD
南澳大利亚阿德莱德大学，桑塞姆健康研究所，用药质量与药学研究中心

12.2.1　背景介绍

澳大利亚政府在公民健康领域投入巨大。在2007 ~ 2008年，政府共投资了约1036亿美元，这也是其首次在健康领域投入超过1000亿美元。如此巨大的投入约占澳大利亚政府当年国内生产总值的9.1%，也就是说澳大利亚各级政府公共事业支出的70%均投入到了医疗保健相关领域。澳大利亚政府制订了一系列的政策来推动普及医疗卫生体系（Medicare）以及普通民众及老兵廉价药物计划（Pharmaceutical Benefits Scheme，PBS）。

截至2011年，澳大利亚全国有注册药师约26000名。其中有21000名是在社区零

售药房，有4000名药师在医院中工作（包括公立医院和私立医院）。据统计，在澳大利亚全国共约有5000家社区药房和1300家医院（公立和私立）。

如果能了解澳大利亚药师的执业环境，就能更加深入地理解药师在现在和未来社会发展中所扮演的角色。澳大利亚政府国家卫生战略计划为全民健康制订了整体发展规划，而《国家药物法》就是其中一项与药房发展关系密切的法律。澳大利亚政府是国家健康发展体系规划中一支重要的力量。在澳大利亚，无论是中央政府还是地方政府，都是健康服务体系的最大支持者。而私有医疗部分则是公共医疗的有益补充，这部分资源可以为那些不想在公立医院就医的患者提供多样的选择，同时也可以为那些公共医疗不能报销或者不提供的医疗项目提供保险理赔。

12.2.2 政策框架

澳大利亚《国家药物法》的制订源于三方面因素的共同作用：20世纪80年代后期，药物使用过程中一系列的患者伤害事件，处理医疗从业者的不作为行为，以及政府的成功干预。关于这一法规的制订，我们可以从1991年提出的12项国家卫生战略计划的论述内容中深切感受到。

> "……出于对现有健康领域的广泛关注，要使澳大利亚民众未来能获得最佳医疗服务，就需要重新评估现有医疗系统结构的组成方式以及各个团队之间合作的激励机制"（第6页）。

20世纪80年代后期，社区规定所有的医疗服务专业人员包括药师，都需要为患者在药物使用过程中所产生的结局承担责任。

某种意义上说，为了应对这样的需求，澳大利亚政府制订了《国家药物法》，这项法律提出了药物合理应用国家战略计划（Quality Use of Medicines，QUM）。制订这项政策的初衷也是为了更好地满足社区对合理使用药物的需求。这项政策制订的首要原则就是要满足患者的需求，保证相关方（包括政府、医疗执业者、健康教育者、药品供应商、医疗消费者、媒体）共同努力实现这个目标。

《国家药物法》中最令人感兴趣的就是第四条法案——关于如何实现合理用药国家战略计划这个目标。下面我们对什么是合理用药国家战略计划进行详述：

● 明智的治疗方案选择：这一条要求对药物在治疗疾病和维持健康过程中的作用进行重新定位。也意味着患者可以不用通过服药或接受治疗，而是选择一种恰当的管理方式，来维持自己的健康。
● 恰当的治疗药物选择：一旦必须接受药物治疗的话，那么就需要考虑如何选择最为恰当的药物。在这一过程中，就需要考虑医疗服务机构的临床治疗水平、治疗可能存在的风险和获益、药物剂量、治疗周期以及所产生的相关费用。

- 安全高效地使用药物：确保患者拥有足够的知识和技能来实现治疗的目标，同时也要确保预防药物副作用的手段。

实现QUM目标最关键的参与者包括：

- 正服用药物或打算服用药物的患者。
- 开具处方、提供药物并监测药物使用的医疗从业者。
- 通过信息、教育以及讨论等手段来帮助人们更深入了解健康知识和健康管理的从业者。
- 在医院或者社区提供健康服务的执业者。
- 研发、生产、销售药物的药物相关从业者。
- 加工、传播、出版医药学相关信息和健康管理实践的从业者。
- 在公立或者私立医院中那些资助或者购买药物相关健康服务的健康从业者。
- 对注册药物进行评估、监测药物安全性以及保障公平的政府公共健康管理部门的工作人员。

QUM的实现需要患者及其护理人员、医疗执业者、健康教育者、地方政府、联邦政府、老年人健康管理机构、媒体、医药企业以及从事健康管理的相关基金和消费者的共同参与。在澳大利亚全国存在6大相关机构模块，可以保证QUM目标的实现。

① 政策的制订和执行；
② 积极的协调和促进；
③ 提供客观的信息，并且促进伦理的发展；
④ 教育和培训；
⑤ 提供相关的服务和恰当的干预措施；
⑥ 相关政策的研究、评估、数据的收集和整理。

那么这项政策框架的制订对于医疗执业者意味着什么呢？一个简单的例子就是避免在医疗行为的各个环节均有可能出现的错误行为。研究者发现在医疗管理系统中的错误可能会对患者造成一定的伤害。这些伤害包括了[1]：

- 当患者在被收入院之后，约有一半的患者的用药记录未被正确地提供给主治医师，因而导致未能及时给药。
- 约有1.6%的患者会在用药后发生不良事件。全国约有10%的药物不良事件发生在医院中。
- 78%的全科医师没有被告知他们的患者已经住院的信息，另有73%的全科医师没有收到其患者的出院小结。
- 约12%的患者的出院带药记录中存在一定的错误。
- 如果忽视将患者住院中的一些药物清单送交给社区医师，可以直接导致再住院率（升高2.3倍）及药物不良反应发生率的上升。

QUM 为患者出院后的用药安全提供了及时的帮助。一般来说，医院只会提供给患者约7天的药物治疗。7天后如果患者希望能够继续接受治疗，就需要在社区的主治医师那里进行治疗，从而他们会得到新的处方及新的治疗药物。Roughead 等[2]通过对退伍军人事务部所公布的数据进行回顾性研究分析，发现患者生病后第一次去药店的平均时间为6天（2～14天），而去看全科医师的时间（生病后）平均为12天（4～31天）。更重要的是社区药师经常没有获知患者住院治疗的情况或者没有接到患者的出院计划。从而导致了许多患者没有及时到社区医师那里看诊以得到新的用药处方（即使医师已经接到患者出院后的信息），继而使患者无法按时服用新的药物。

为了与QUM的原则保持一致，澳大利亚政府通过澳大利亚医药咨询委员会向利益相关者广泛征集意见，并于1998年最终制订了一项连续性管理的指导原则。经过深入研究，最终在2005年对该指导原则进行了重新的评估和修订[1]。这些指导原则也构成了当今澳大利亚多政府部门之间为了减少全国医疗行为发生过程中潜在错误对患者造成不同程度损害的行为基础。新的指南从两方面对上述改变进行了完善。第一部分规定了相关组织机构的组织领导责任、义务，以及在体系内的药物治疗管理问责机制。指南的第二部分则涉及了个体患者监护，以确保患者得到持续的服务。联邦政府和地方各级政府都已达成共识，将对医疗体系的这些改变提供资金支持。

人们期望医院药师成为患者治疗团队中的一部分，来确保患者入院时用药记录的准确性和完整性（通过与患者的社区医师及药师及时沟通以获得详细的用药记录）。这些记录包含了患者的用药不良反应记录、过敏反应、药物评估，以及华法林和氨基糖苷类治疗药物监测。同时药师应参与到患者的用药方案制订、出院前的患者咨询、患者出院带药的审核和重整（比较用药计划），并且参与患者出院小结的整理工作。在整个医疗服务期间的所有数据均需要整理分析，并作出标示，以方便后续对该医疗行为的质量进行评估。这些信息标识是全国通用的，以方便全国不同的医院调用查看[3]。

12.2.2.1 药学服务的演变

早在20世纪70年代，澳大利亚大学药学院的教育工作者们就已经致力于提高药师的临床药学技能。由于澳大利亚在那时还没有药物研发和制造的历史，所以他们对药师所具有的制药科学知识方面的需求往往没有其他国家那么迫切。因此，那个时候所培养出来的毕业生是全科药师，但是他们往往对临床药学的技能掌握比较扎实，而且也有志于应用这些技能为患者服务。

在医院的医疗体系之内，医疗工作者的任务包括了收集患者详细的用药信息、审核住院患者的用药处方、患者咨询、临床总结、治疗用药监测、药物不良反应监测、最佳治疗方案选择、与患者其他治疗团队之间的信息共享，以及参与药物治疗管理的质量保证项目。在医院中，大量药师作为医疗团队成员被分配到病房中参与患者监护的日常工作。然而目前在全国的所有的医院中尚缺乏一套成熟有效的药师工作模式。

社区药房的日常工作是为患者提供所需要的药物。社区药房收入的70% ～ 80%都是来自调剂"处方药福利计划"的处方。20世纪40年代后期，由于政府将一些药物纳入了医保的范围，所以药房药品调剂工作模式可以保证每一名澳大利亚公民在消费昂贵药物时都享有公平的权益。社区药房顺应当时工作的需要，开发了工作系统和药房布局的体系从而保证了对医保处方药物调剂的高效性。

在20世纪90年代早期，一些社区药师开始意识到药师在整个医疗体系中需要扮演更加专业和更加全面的角色。大部分社区药师开始对当前的工作模式感到失望。因此有一部分药师提出了一种更加专业的工作模式，这种新的工作模式可以让药师和患者之间的沟通变得更加直接和容易。

尽管澳大利亚在20世纪90年代早期就制订了QUM战略计划，其本可以作为重塑专业化的一个标志，但其重要性并没有显现出来。直到Hepler和Strand描述了药师在系统化患者监护过程中可以解决用药相关问题后，QUM的重要性才凸显出来。总的来说，QUM战略和药学监护的主要目标是为了减少药源性损害。在澳大利亚，QUM政策的施行需要一套药师的执业模式，而药学监护正是这样的执业模式。法案中所有的举措都是与社会的需求紧密结合的。在澳大利亚，社会舆论促进了患者药物相关信息的收集以及政府和医疗执业者应对机制的形成，对Hepler和Strand来说，其职责主要涉及确认和解决药物治疗问题所造成的社会和经济危害。基于患者为中心的相关公共政策的制订和实施，促进了所有药学工作模式的改变，而绝非人为因素。QUM战略计划为药学监护服务的顺利实施提供了良好的执业环境。

QUM战略计划的主要目的之一就是强调医疗执业者之间的协同工作。有两项课题对这一问题进行了探索。其中有一项课题就对社区药师实施药学监护的新工作模式进行了探索[4]。另一项课题则致力于探索在社区药师和社区医师之间如何提高药物治疗管理工作的合作机制[5]。在第一项研究中，社区药师直接向那些在服药过程中具有潜在药物相关伤害的患者提供药学监护，参与对药物治疗的评估、监护计划的制订、患者教育和随访评估，以及对监护工作的文字记录。在这项课题中，药师可以在社区诊所中或者是在患者的家中为患者提供药学监护服务。在这一项工作中，最关键的就是药师通过与患者的主治医师进行面对面病例讨论，讨论患者在用药过程中发现的问题以及如何解决出现的药物治疗问题。随后药师监控患者，并确定患者监护过程产生的疗效。最后，该研究证明药师在社区药房中提供药学监护是不难实现的。澳大利亚政府决定资助药师在患者家中提供药学监护服务，建立了"家庭用药评估计划（Home Medicines Review，HMR）"。另外还有一笔独立基金可以资助获得认证资格的药师为养老院中的老年患者提供用药审核。

12.2.2.2　家庭用药评估计划

基于对上述研究结果的分析，澳大利亚政府在2001年确定了"家庭用药评估计划"，资助社区药师和医师、患者的看护者，必要时，还有其他医疗人员之间的相互协作，来解决患者的用药问题。

"家庭用药评估计划"的目标如下[6]：

- 通过确认和解决有碍患者期望疗效的用药相关问题，实现安全和有效的合理用药。
- 通过药师和全科医师、其他相关医疗人员以及患者和合适的看护者之间的密切合作，以最佳的执业模式改善患者的生活质量和治疗结局。
- 普及并提高患者和医疗人员的药物知识。
- 坚持患者利益至上的理念，促进药师和医疗团队之间的协作工作关系。
- 重点关注可能存在用药不良事件风险的住家患者。

（1）服务要素　家庭用药评估计划的流程见图12-1。要求医疗执业者评估患者是否需要药师进行用药评估，那么医师既可以将患者转诊到社区药房（从2001年开始这项要求）也可以直接转诊给具有资格的药师来评估患者用药情况（这项转诊选择是2011年新增的）。当医师转诊患者给社区药房时，要求社区药房指派获得认证资格的药师提供此项服务。药师需要：① 从全科医师和患者所在的社区药房那里获得患者信息；② 随访患者住家，对患者的用药状况进行系统评估；③ 向患者的治疗医师提供一份报告（一般是书面的但偶尔也会面对面汇报），概述患者的用药问题和可能的解决方案。然后医师制订一份药物治疗管理计划，这份计划是在患者随访预约医师时，与患者（或看护者）一起讨论制订的。

（2）服务提供者　要求每位注册药师必须完成资格审查和认证程序，才可以成为一名获得认证资格的药师，进而允许实施家庭用药评估，从而领取相应报酬。

然而，家庭用药评估计划的行政审批程序是相当复杂。由社区药房所提供的家庭用药评估服务是受到一套商业规范管理的[7]。这些商业规范详细地规定了社区药房以及认证药师在"家庭用药评估"中的相关职责，也规定了管理付费的澳大利亚政府医疗保险委员会的职责。相关支付服务费用是支付给社区药房老板还是认证药师取决于接收转诊患者的对象。

只有当医师通过和患者进行详细的沟通之后，才能启动"家庭用药评估计划"。一旦"家庭用药评估计划"完成，药师要拜访转诊医师，或需要向提出申请的医师提交一份患者用药情况的书面报告，然后与医师对患者的用药计划进行修订和完善。在以后的随访中，如果该申请被提交给患者所在社区药房的话，那么药房就可以进一步参与到患者药物治疗管理计划之中。

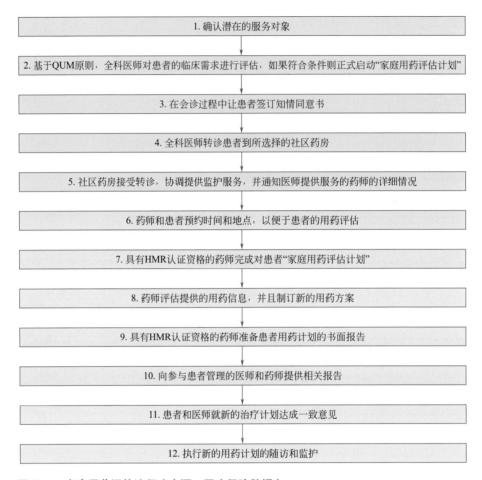

图 12-1 家庭用药评估流程（来源：医疗保险数据）

（3）**认证过程** 只有经HMR认证资格的药师才能从HMR获得报酬。在澳大利亚有两条路径认证药师。其一，通过美国老年药学委员会的认证。其二，通过澳大利亚咨询药师协会（AACP）的认证。在澳大利亚AACP的认证更受药师欢迎。这项认证主要包括了两步：

第一步主要是以过程为导向的预备过程。药师需要证明他们熟悉药学监护流程（药物治疗管理过程，包括确认患者适宜的治疗结果以及随访程序），建立治疗关系的能力，与不同医疗人员高效沟通的能力。第二步，要求药师在上一年度的职业持续发展（CPD）教育获得40学分，同时完成一项沟通能力考核，并且在这一考核中回答12个多项选择的问题。最后需要提交一份包括5道问题、满分100分的问卷。

① 用500字描述一下以患者为中心的临床干预活动。每一小点20分，最多描述的活动不超过3条，总分60分。

② 撰写一份500字的文献总结或者药品信息问题。本项目总计20分，最多可以

完成2项。

　　③ 自我技能总结，10分。

　　④ 发表文章20分，最多两篇（20分）。

　　⑤ 与沟通模块相关的执业问题的认识。本块内容限于500字以内，最多写2个问题，每个10分，总分20分。

　　重新认证需要提交年度的CPD考核记录，并且每三年需要提供一份临床考核评估记录。

　　（4）药师参与到HMR计划　截至2011年，约有8%的注册药师已经通过了HMR认证。据澳大利亚咨询药师协会（www.aacp.com.au）的调查，有很多原因促使药师想要通过这项认证：

- 通过这项认证后，药师在就业过程中会有更大的优势。
- 对于社区药房来说，如果提供HMR服务的话，可以给他们带来一笔额外的收入，并且让他们在同行之间的竞争中变得更有优势。
- 对于药房老板来说，这项认证可以增加患者对药店的忠诚度。在完成HMR服务的同时，还可以顺带销售一些产生收益的药房服务，如用药剂量协助服务等。
- 年轻的药师对该项认证更加重视，通过这项认证可以拓展他们的临床知识。

　　目前已经开发了许多在线HMR软件来辅助认证的药师工作。然而这些软件到目前为止，还没有通过评估。

　　（5）HMR实践　自从2001年开始HMR服务，到现在为止已有超过300000条申请。仅2010年一年就有52201条申请。所有这些用药服务申请中，约76.3%的申请者年龄都超过了65周岁（65周岁以上者约占澳大利亚全国人口的16.3%）。HMR计划的实施偏向老年患者是认识到老年人患有多种慢性疾病、用药增多以及风险升高。90%的年龄大于65周岁的患者都患有一两种或更多慢性疾病，因而在这类人群中，90%的患者至少存在一种用药相关的问题。在2010年，仅有1.6%的此类高危人群获得了HMR服务。尽管在2008～2010年HMR服务增加了19%，在2008年接受HMR服务的老年人比例减少了1.7%。这些数据显示澳大利亚社会老龄化人口迅速增加，另一方面也显示了澳大利亚医疗工作者没有完全利用HMR服务。

　　（6）HMR项目的评估　自开始实施以来，HMR项目已经进行了多次的评估。在对HMR项目进行第一次评估总结时，所有的参与者都认为"HMR项目可以解决社区真正的需要，例如提供有利于消费者的健康和福祉[8]"。然而这一过程中也产生了一些问题。在项目开始的头4年，人们发现，由普通药师所提供的HMR服务水平远远不能满足临床医师要求的水准，而且通过HMR认证资格的药师数量不足以满足需求。在药师持续认证培训上所花费的时间和费用并没有获得相应的回报，患者结局相关的数据评估也存在很多问题。第一，由医师所申请的药物治疗管理计划根本没有送达到认证药师或者社区药师手中。第二，认证药师或者社区药师几乎很少随访患者，去确认医师是否已经调整治疗方案，以及患者的药物治疗问题是否得到解决或很好控制。

2008年完成了对HMR计划的第二次评估[9]。在这次评估过程中也发现了很多需要接受HMR的人（如出院后的患者、来自不同文化背景的原住民、采用姑息疗法的患者以及依从性差的患者）却不能及时得到HMR的帮助。除此之外，持续缺乏记录患者治疗结局也导致了医疗执业者对HMR计划的可行性及有效性产生了质疑。医疗执业者在HMR计划的实施过程中扮演了十分重要的角色，因为如果没有他们的转诊，这项服务就无法提供。

报告也发现了其他几项影响HMR推广实施的因素。其中包括了：① 繁琐的商业规范，严重阻碍了医师和药师参与HMR项目的积极性。② 医疗专业人员之间（包括药房雇主/经理和合同的认证药师之间）缺乏团队精神和有效的沟通。③ 消费者缺乏对该服务计划了解。体验过该项服务计划的患者认为该项目是值得做的，但是他们一般也不会主动要求参加该项目。

虽然出现了种种不顺，但是这也不是意味着HMR计划一无是处。Roughead等[10]发现通过参加这项计划，可以使心力衰竭患者的住院时间延后，并且可以使心力衰竭患者的住院率降低45%。值得注意的是，虽然许多基于实践的研究已经证实了HMR项目的有效性，但是其推广仍存在着诸多困难。目前全国各级医疗（基层医疗、二级医疗和三级医疗）团队中仍存在着发生药物不良反应损害的风险，但是如果药师能够切实履行自身的职责，并且积极参加到患者监护团队中，那么将更加有助于本项目的推广和实施。

在澳大利亚，约有1/3的老年人入院是因为药物原因所引起的。40%的老年患者患有慢性病，因此至少每年需要住院治疗（住院费用比较昂贵）。10%的患者在住院期间经历了用药错误。所有的这些用药错误中，有25%～75%是可以避免的[11]。同时约有50%的入院患者的HMR申请中关于药物的种类以及药物的剂量模棱两可。与目前现行的药师对患者管理方式相比，通过专业认证的药师在患者出院后就开始为其提供相关的药学监护服务，可以使HMR服务时间减少一半[12]。尽管在该项目发布之时，人们已经考虑到了医院在启动和完成患者出院后药学监护中的重要作用，但是在现有的政策下，医院仍被排除在了HMR项目之外[13]。

12.2.2.3 医院药学实践的变迁

临床药师的角色被定义为是多学科医疗团队的一个成员，共同合作提高患者合理用药的水平[14]。他们的作用就是要参与到管理每一名患者用药问题，在与医疗团队一起工作时，贡献自己的专业知识和技能，同时向患者、护理人员提及医疗团队成员提供用药教育，确认和解决用药相关的风险并积极参与临床研究。

临床药师需要参与到6个方面发挥作用：记录患者信息、确认临床问题、建立治疗目标、评估治疗选择、个体化治疗以及疗效监测。要确定一系列临床工作，再分解成6个方面中的每项工作。而每一项工作都需要一套程序。因此，临床药师可以通过这些工作规范对自己的服务进行评估。

在医院服务领域，随着澳大利亚一些州雇佣的临床药师数量增加，正在发生巨大变化。这些年来，临床药师的价值正在日益突出，然而，在政府削减财政支出的环境下，说服政府资助临床药师参与临床病房常规工作依然困难重重。州政府有责任资助公共医院体系的发展，而联邦政府则倾向于将财政资金投入其他公共卫生的建设，包括提供Medicare（该保险是一类通用的医疗保险，符合条件的受保人免费到公立医院就诊，同时补贴医疗执业者的服务）以及免费获得资助的药品（PBS）。

目前，这种政府治理结构在州政府和联邦政府之间由于财政转移造成了一定的不和谐。因为各级政府均打算减少对于健康领域的财政预算，尤其是那些昂贵的肿瘤领域的药物预算。为此，联邦政府和州政府协商并进行了药物政策的改革。联邦政府可以资助门诊和出院患者一个月的带药使用量。有意思的是，南澳大利亚州政府根据医院药师商业计划的发展，将APAC指南和药物改革结合在一起进行。目前南澳大利亚州政府额外资助35项临床药师岗位，并且允许医院在每个病房配备一名临床药师[15]。然而这种做法并不是在所有的州均施行了，仅限于南澳大利亚州且其临床药师数量几乎没有增加。作为和南澳大利亚州政府协议的一部分，临床药师需要遵守以胜任能力为基础的质量保证流程。作为临床药师自己发展的一个评测工具，在这一质量保证流程中，每位临床药师，均需要使用这一评测工具进行自我评估，同时需要与临床药师导师一起工作，以不断反思的态度，观察、反馈和教育患者，以提高每一位临床药师的专业知识和技能。

12.2.2.4 拓展药学实践

目前很多的举措促使药师的药学实践工作逐渐转向以患者为中心的监护工作。在医院，这些改变已经在逐步实现。南澳大利亚州政府尝试将两项政府改革和临床药学服务及其评估过程有机地结合起来，调动了地方政府，从而使得政府愿意资助当地医院增加更多的临床药师的岗位。由于给药师制订了详细的服务绩效指标和质量改进流程，从而提高了临床药学的质量，也让公众和政府看到了设立更多临床药师岗位的必要性。

过去社区药师的日常工作涉及药物配制、储藏，以及向患者提供药物的环节，药师的薪酬主要是依据供应药品的费用从PBS得到。此时社区药房的工作重心主要是处方调剂。然而，为了达到国家药物政策的长远目标和近期目标，社区药师需要在用药指导中扮演更加积极主动的角色，而不仅仅是分发药物。

政府与社区药房签订的合作协议是促进药师执业变化的一种机制。自从1991年，澳大利亚药学会（代表社区药房雇主的机构组织）和澳大利亚政府已经商定出一系列5年合作协议（称为社区药房合作协议），旨在资助社区药房在"PBS"下调剂处方药品。新的合作协议已经从以往商谈药品提供和调配药品支付费用机制转向涵盖依据提供患者用药监护作为试点资助社区药房的核心协议。HMR 计划就是在这一合作协议下资助药师服务的一个实例。在 2010 年的协议中，大约有 6 亿美元用于发展一系列药房相关的服务 [16]。在协议文件的附录 1 可以找到这些计划的具体安排和概要介绍。该协议的亮点就是涵盖 6 个领域的执业费用激励政策（澳大利亚药房协会和联邦政府之间达成的一项协议），主要为：给药剂量管理、临床干预的记录文档、提供计划的药物、基层医疗服务、社区服务支持以及与医疗团队合作 6 大领域。社区药房所有人提供这些服务就可以得到给付报酬。但是费用给付与每项服务的质量标准密切相关。如果药师无法提供相关的服务，那么将会终止执业费用给付的激励。

许多大型药店自发组织成立了学术联盟即医疗改革药师联盟，来应对药学实践的变革。目前在澳大利亚存在着几个比较有影响力的专业组织，其中包括了澳大利亚药学会（Pharmaceutical Society of Australia），澳大利亚医院药师学会（Society of Hospital Pharmacists Australia），澳大利亚专业工程师、科学家和经理人协会（Association of Professional Engineers Scientists and Managers，Australia）等。他们联合起来解决整体药房在国家医疗改革议程的谈判地位。目前，澳大利亚国内医疗卫生改革议程是基于其国内现状制定的，在面临国内老年人慢病更加复杂化及有效劳动力减少的情况下，改革进程将会持续到 2050 年。医疗改革的设计思路是将医疗的重心从医院转移到基层医疗机构。

目标包括鼓励药师：

- 参与到医疗团队之中，为患者提供综合的医疗服务。
- 为患者提供出院后的随访药学监护。
- 可以在药房或者患者家中为患者提供个体化的用药咨询，改善患者的药物治疗管理。
- 作为当地医疗保险的医疗团队中的成员之一（建立地区性的基层医疗机构可以弥补地区医疗团队之间的差异，充分发挥医疗团队的相互协作，优化医疗服务体系，与地区医院网络建立联系，促进患者在不同层级医疗之间的转诊安全和有效）。

澳大利亚药房协会已经意识到了未来社区药房的发展需要 [17]。他们通过与联邦政府密切合作来利用社区药房协议促进社区药学服务的推广和普及。除此之外，澳大利亚药学会在 2012 年出台药学发展规划，也是继英国、加拿大和新西兰出台此类政策之后的第 4 个出台相应政策的国家。

然而，这些措施似乎仍然没有明确药学实践的定义。澳大利亚药房协会的未来发展蓝图以及澳大利亚药学会拟定的愿景规划也对该概念没有一个明确的定义。南澳大利亚州立医院临床药师实践或许可能是最符合该原则的药事服务，明确规定了药师的职责，以及使用了一系列的衡量标准和指标来评估药师的服务质量。其中一条规定了药师需要对患者的治疗结果负责，这对药师来说是一个不小的挑战，尤其是对那些在急性疾病、患者住院时间较短的环境工作的药师们。按照新的规定，临床药师的责任还需要确保患者用药的相关信息作为出院计划转诊信息的有效传递。

在执业者层面，目前已经有不少在医疗诊所工作的药师与其他医疗团队密切合作，直接为患者药物治疗监护服务而不再做传统的药品供应工作[18]。这些药师似乎在挑战传统的工作模式，正在发展独立于传统药房的执业模式，然而，他们也必须像其他医疗执业者一样拥有自己的获得医疗保险服务支付的身份号码才能实现独立执业，或许那时，药师的未来才可能到来。

除了探索这些模式的药师外，HMR认证的独立执业药师通过与执业医师的密切合作，同时提供的服务直接获得费用支付，这样的模式为以后独立执业的药师或者参与到患者医疗团队中的药师工作的开展提供了很好的基础。可以预见这些药师也将在各种医疗机构以协作的方式提供药学监护，让患者受益更多。

参考文献

[1] Australian Pharmaceutical Advisory Council. *Guiding Principles to Achieve Continuity in Medication Management.* Canberra: Commonwealth of Australia，2005.

[2] Roughead EE，Kalisch LM，Ramsay EN，Ryan P，Gilbert AL. Continuity of care: when do patients visit community health care providers after leaving hospital? *Intern Med J*，2011，41(9): 662-667.

[3] Continuity in Medication Management. *South Australian APAC Key Performance Indicators for Hospitals Participating in Pharmaceutical Reform.* SA Health，Government of South Australia，2010.

[4] March G，Gilbert A，Roughead E，Quintrell N. Developing and evaluating a model for pharmaceutical care in Australian community pharmacies. *Int J Pharm Pract*，1999，7: 220-229.

[5] Chen T，Crampton M，Krass I，Benrimoj S. Collaboration between community pharma cists and GPs the medication review process. *J Soc Adm Pharm*，1999，16: 145-156.

[6] Home Medicines Review. http: //www. medicareaustralia. gov. au/provider/pbs/fifth-agreement/ home-medicines-review. jsp (Accessed July 17，2011).

[7] Home Medicines Review: Terms and conditions. http: //www. medicareaustralia. gov. au/ provider/pbs/ fifth-agreement/files/4718-mmr-terms-and-conditions. pdf (Accessed July 17，2011).

[8] Urbis Keys Young. Evaluation of the Home Medicines Review Program: Pharmacy component. Prepared for the Pharmacy Guild of Australia；2005. http: //www. guild. org. au/ iwov-resources/ documents/The_Guild/PDFs/CPA%20and%20Programs/3CPA%20 General/2004-526/2004-526_fr. pdf (Accessed June 15th，2011).

[9] Campbell Researching and Consulting，2008. Home Medicines Review Program Qualitative Research Project Final Report. Canberra: Department of Health & Ageing Medication Management & Research Section http: //www. health. gov. au/internet/main/publishing. nsf/ Content/hmr-qualitative-research-final-report.

[10] Roughead EE，Barratt JD，Ramsay E，Pratt N，Ryan P，Peck R，Killer G，Gilbert，A. The effectiveness of collaborative medicine reviews in delaying time to next hospitalization for heart failure patients in the practice setting: results of a cohort study. *Circ Heart Fail*，2009，2(5): 424-428.

[11] Roughead EE，Semple SJ. Medication safety in acute care in Australia: where are we now? Part 1: a review of the extent and causes of medication problems 2002-2008. *Aust New Zealand Health Policy*，2009，6: 18.

[12] Schoen C，Osborn R，Doty MM，Bishop M，Peugh J，Murukutla N. Toward Higherperformance health systems: adults' health care experiences in seven countries. *Health Aff (Millwood)*，2007，26(6): w717-w734.

[13] Angley M，Ponniah A，Spurling L，Sheridan L，Colley D，Nooney V，Bong XJ，Padhye V，Shakib S. Alternative pathways to post-discharge home medication reviews for high risk patients: Investigating feasibility and timeliness. *J Pharm Pract Res*，2011，41(1): 27-32.

[14] Society of Hospital Pharmacists Australia. SHPA standards of practice for clinic pharmacy. *J Pharm Pract Res*，2005，35(2): 122-146.

[15] SA Health，2011. Pharmaceutical Reforms. http: //www. sahealth. sa. gov. au/wps/wcm/connect/public+content/sa+health+internet/about+us/safety+and+quality/medication+ safety/pharmaceutical+reform (Accessed July 12，2011).

[16] The Fifth Community Pharmacy Agreement between the Commonwealth of Australia and the Pharmacy Guild of Australia，2010. http://www.guild.org.au/iwov-resources/documents/The_Guild/PDFs/Other/Fifth%20Community%20Pharmacy%20Agree ment. pdf (Accessed July 18，2011).

[17] Pharmacy Guild of Australia，2010. The roadmap-the strategic direction for community pharmacy. http: //www. guild. org. au/iwov-resources/documents/The_Guild/PDFs/News%20 and%20Events/Publications/The%20Roadmap/Roadmap. pdf (Accessed June 18，2011).

[18] Akermann E，Williams IE，Freeman C. Pharmacists in general practice-a proposed role in the multi-disciplinary team. *Aust Family Physician*，2010，39(3): 163-164.

12.3　新西兰

Lynne M.Bye, DipPharm, PG DipHthMngt

新西兰，奥克兰大学健康医学院，药学系资深导师
新西兰奥克兰市，威特马塔地区健康委员会，药学咨询委员会主席

12.3.1　前言

　　新西兰是一个拥有大约440万人口的南太平洋小国家[1]。目前在全国共有944家社区药房，这些药房和31所可以提供面对面药事服务的医院药房作为新西兰基层医疗卫生服务的一个完整组成部分[2]。在新西兰，处方药物受到政府的补贴。按地域划分，新西兰全国共有20个地区医疗委员会（DHB）。这些地区医疗委员会的主要职责就是负责向所在地区的民众提供医疗和残疾康复服务。基层卫生机构（PHO）主要是一些医师，他们可以从地区医疗委员会获得资助来为参与医疗保险的民众提供基层的医疗服务。药房服务在新西兰药师服务国家框架下定义为：在全国范围内，受所有地区医疗委员会资助的一种基本的药学服务。其主要内容为向患者提供药物服务，例如分发药品；还负责提供专科的药学服务，例如为阿片依赖患者提供药房美沙酮服务，为服用氯氮平药物的患者提供监测服务，以及指导患者如何正确使用胰岛素注射笔[3]。所有的地区医疗委员会有义务确保其所在辖区的所有居民都能及时获得这些服务。

在新西兰，不管执业药师每年执业的时间长短，都要求持有年度执业证书，并在新西兰药房理事会注册药师的执业范围。作为年度执业证书申请过程的一部分，药师们必须向新西兰药房理事会提供如下详细材料，便于进行评估：① 适于执业的证明；② 他们所参与地区药学实践的证明；③ 参加继续教育项目的证明。按照新西兰药学会的规定，当药学专业的毕业生从大学毕业获得了药学学士学位（4年制）后，还需要接受药师规范化培训，并且在新西兰药学会对自己的从业范围进行注册之后才能成为一名合格的药师。实习药师必须在具有执业资格的药师指导下进行相关的药学工作。新西兰医疗人力资源委员会最近接受了新西兰药房理事会的申请，给予药师一定处方权，所以在药师注册其执业范围之前，要求药师获得开立处方资格的附加证明。然而，想要更改现行的法律还是有很长的路需要走，据估计该项申请在2012年之前不会实施。截至2011年，全国4444名药师中，共有3223名执业药师在药房理事会注册。而其中的221名记录的是注册实习药师的执业范围。另有996名药师尽管保留了注册，但是记录为并非执业的注册情况[4]。在社区药房的大部分药师（76%）都持有年度执业许可证书，然而医院药房的药师仅有12%持有年度执业许可证书[4]。

（1）新西兰药房理事会的药师胜任力框架

新西兰于1997年首次引进药学职业的胜任力评估标准。自从2003年开始实施医疗执业者能力保障法案，该法案已经成为执业药师注册执业范围及持有年度执业资格证书的必须要求。新西兰药房理事会持有两个胜任力框架，概述了药师在执业范围内提供各种服务应具备的能力[5]。在不久的将来，当药师处方权的申请被通过后，将要求药师具备所注册执业范围的胜任能力和资格证书。

① 药学职业胜任能力框架　其标准是针对所有执业药师必须维持药师执业范围的胜任能力。总的来说，药师必须具备以下7方面的能力：具备相关的专业知识、能够促进合理用药的发展、为患者提供基层医疗服务、应用管理和组织的技能、研究和提供信息的能力、具有调剂药物以及配制药品的能力。

② 药物管理胜任能力框架　应具备5方面的胜任能力：按照新西兰医疗服务体系的要求诠释用药评估服务；创造良好的工作关系；提供相关的服务；保证服务质量；实践用药评估。

新西兰共有2所药学院，其一是奥克兰大学药学院，该校平均每年有95名药学学士毕业。另一所是奥塔哥大学国家药学院，该校每年培养115名毕业生[4]。

12.3.2　新西兰药物治疗管理服务的发展史

在20世纪90年代，临床药师的角色在基于医院药师临床实践建立起来的，开始在新西兰的基层医疗机构中出现。他们所提供的服务被称为是全面的药学监护

（CPC）和用药评估服务（PRS）。根据社区药房服务协定合同，用药评估服务在一段时间内接受到一些政府的资助。新西兰全国出现了各种形式的用药评估服务并进行了一些试点。然而，在社区药房所提供的药学监护服务相对较少，仍停留在一些国际经验的交流阶段[6]。以下是一些基于CPC和PRS药物管理服务的实例，这些案例都是在执行2006年"药物治疗管理胜任能力规范"以及2007年"国家药师服务能力框架"阶段发生的。

- 坎特伯雷地区药物管理服务试点为生活在社区中的具有潜在用药不良反应的患者提供药学服务。
- 东南部地区和城市基层医疗组织药物治疗管理服务（首都和沿海地区健康委员会）可以为基层医疗机构和社区环境中的患者提供"无缝药物治疗管理"服务。
- 波里鲁阿健康和基层医疗机构可以为糖尿病患者、心脑血管患者以及其他的一些慢性病患者提供药学监护服务。
- 南惠灵顿药房为服用多种药物的患者及慢性病患者提供相应的服务。
- 哈特谷地区健康委员会的药师为患者从医院到家庭的护理提供了平稳的转诊服务。
- Kowhai健康管理服务机构为哈特谷地区参与基层医疗组织的慢病患者及服用多种药物的患者提供相关的药物管理服务。
- 塔拉纳基地区用药评估委员会为那些具有用药相关问题风险的患者提供相关的药学服务。
- 健康西部基层医疗机构CarePlus的用药评估服务是为那些服用多种药物且不必调整治疗方案的患者提供的。
- 高风险老人项目覆盖着居住在奥克兰中部地区的大于65周岁、患有多种合并症以及被认为无法在家治疗的老人，并为他们提供全面药学监护。

2003年，新西兰药学会（现为一个民间组织）代表各个执业领域药师的利益，其任命一个药房行业行动小组制订"新西兰药师十年发展规划（2004—2014）"。该规划的目的在于为药师这一职业提供一个清晰的愿景，确认达到愿景的主要目标，同时为药师职业如何达到愿景提供指导[7]。这一规划中包含了涵盖12项关键领域的24个愿景陈述，例如聚焦患者，与其他医疗工作人员之间的关系以及响应政府的卫生战略计划等。在上述关键领域，该计划也明确提出了对药师的期望：期望药师可以提供一系列药物管理服务，根据需求不断自我学习，结合当地患者和社区的具体情况提供用药服务[8]。

（1）新西兰药房理事会的药物管理框架

新西兰药房理事会在2006年批准制订了"新西兰药物管理胜任能力框架"和"药物使用评估能力标准"，并在2007年认证了其培训课程。药物治疗评估和综合的药物管理服务也通过相同的进程进行推进。2008年，新西兰药房理事会决心把制订药物治疗评估和综合药物管理标准的责任托付给专业组织。因此，新西兰药学会承担了制订药物治疗评估标准的工作，并在2010年前广泛征集了各方的意见。2011年新西兰药房理事会制订实现五个非专利药物使用评估标准的具体计划。这些非专利药物使用评估标准是依据新西兰药房理事会采用的药物使用评估规范。具体安排包括教育、培训、评估、认证以及为特殊药物管理服务的药师换发新证的相关内容。综合药物管理计划目前还有待进一步的完善。

（2）新西兰国家药师服务框架

为了更好地发挥药师的专业技能，2007年地区医疗委员会制订了国家药师服务框架，该计划对药师提供的延伸服务进行了规范，对现有的由地区医疗委员会资助的社区药房处方调剂工作进行了细致描述和定义，并且新增了2大主题包含5项新的药学服务项目[3]。

①信息服务

- 患者健康教育。例如，药师向患者个体和人群提供的健康教育服务包含了免疫治疗和戒烟指导。这些服务都是由社区药房和基层医疗机构的药师提供。
- 为执业者（包括临床顾问药师和促进合理用药的药师）提供药品及临床信息的支持服务。例如，向专科药师提供针对医疗人员需求的循证信息服务，目的是促进药品的有效合理使用。这些服务主要由基层医疗机构的药师提供。

②药品评估服务

- 药物使用评估和依从性支持。通过这项服务，药师可以发现患者是否理解他们的用药，并且可以与患者共同制订为期12个月的自我用药管理计划。这项服务主要是由在社区药房的药师提供。
- 药物治疗评估。药师可以对患者服用的所有药物进行评估，并且与处方的医师共同合作优化患者的药物治疗。这项服务适合那些接受长期家庭护理的患者，药师和医师共同合作，对患者在12个月内的用药情况进行评估。药师在为长期接受家庭护理的患者提供这项服务时，需要社区药房和患者所在医院的药房以及基层医疗机构之间签署一项具体协议。
- 基于患者个案的综合药物管理。在特殊领域（如精神疾病领域）进行更加全面的评估。

12.3.3 新西兰的药物治疗管理服务

新西兰药房理事会对于药物管理的定义是：

"一系列可改善药物治疗最终结局的以患者为中心的服务[9]。"

新西兰药房理事会将药物管理胜任能力框架概括为4个等级，这4个等级中每级服务分别对任职资格、培训、认证和换发新证的具体要求进行了详细的胜任力规范（图12-2）。

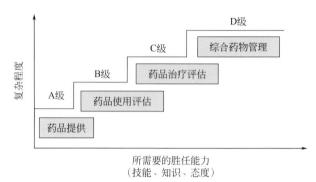

图12-2 药物管理服务等级

编自新西兰药房理事会© 2006。药物管理，胜任能力框架（新西兰药房理事会，药物管理胜任能力框架，第2页），2006年7月批准。http://www.pharmacycouncil.org.nz/cms_show_download.php?id=124。

A级为药品提供服务，主要是药师传统处方调剂和药品供应等以产品为导向的服务。B、C、D级均为以患者为中心的药物管理服务。

12.3.3.1 药物使用评估

药物使用评估（B级药物管理服务）的定义为：

> "药物使用评估是一项以患者为中心的系统性结构化并有完整记录的用药咨询服务。这项服务只有获得认证的药师才可以提供。药物使用评估的目标是改善患者理解药物相关的治疗结局，通过发现患者日常的用药问题，改善患者的依从性，与患者一起制订治疗目标、管理用药，解决患者存在的药物治疗问题。"[10]

在新西兰，药物使用评估简称MUR，其目的是通过发现患者在服用药物、依从性和日常自我管理中的问题，改善患者用药相关的治疗结局。该项服务的目的是帮助患者更多地找到目前正在服用药物的问题，发现他们在用药过程中出现的治疗问题，改善药物治疗的有效性。服务包括对替代药物和相关生活方式的指导，从而在药师和患者之间建立起一种合作治疗的关系。药师在提供服务的时候，站在患者的角度考虑问题，并与患者一同协商以确定经药物使用评估过程得出的治疗方案和调整。这些都需要得到患者的同意。药师可能不会从患者的治疗医师那得到患者目前完整的治疗信息，但是他必须有授权可以看到患者的即往用药记录。在患者咨询室或者患者的家中，患者需要根据自己的实际情况和意愿向药师提供他们的初始评估和随访评估的内容。

药师提供药物使用评估服务要求的胜任力标准见表12-1[9]。

药物使用评估服务的要点总结见表12-2。

表12-1　药物使用评估胜任力标准

药物使用评估1	理解在药物管理服务中的药品使用评估
	1.1　药物管理服务不同等级之间的差异
	1.2　描述药物使用评估服务的原则、目标和范围
	1.3　描述药物使用评估在国家医疗体系中的地位以及当地医疗服务的目标
药物使用评估2	建立和维护高效的工作关系
	2.1　理解患者隐私和知情的原则
	2.2　与患者建立关系
	2.3　与患者的治疗团队建立关系
	2.4　与患者高效沟通
	2.5　与患者的治疗团队高效沟通
药物使用评估3	对服务进行完整记录
	3.1　开发高效的记录系统
	3.2　维护患者用药记录
药物使用评估4	保证服务质量
	4.1　规划职业发展
	4.2　确保获得同行技术支持
	4.3　不断提高服务质量

注：摘自参考文献[9]。

表12-2　B级药物管理服务——药物使用评估的要点总结

药物使用评估	● 社区患者
	● 进行患者咨询时要保证患者的用药隐私
	● 正式转诊时进行这项服务
	● 在第一次患者咨询后，在随后的12个月内每2～3个月对患者进行一次随访
	● 对患者目前服用的药物进行评估
	● 在超出药师药物使用评估的执业范围时，正式转诊并向其他医疗人员汇报发现的问题
	● 对患者进行用药教育并促进患者的自我管理
	● 提供患者所保留的药物记录
	● 及时收回过期药物以及患者不再需要的药物
	● 报告可能的药物不良反应
	● 与医师合作调整和简化患者用药方案
	● 记录所提供的服务
	● 药师同行评估或者帮助
依从性支持	● 持续监测患者的用药
	● 提供相关支持工具来鼓励患者的合理用药
	● 恰当地记录所提供的服务

12.3.3.2　药物治疗评估

药物治疗评估服务的定义：

> 作为患者多学科医疗团队中的一员，将医师为患者治疗开具的所有相关药物，进行基于咨询方式的系统性结构化评估。为了完成这项任务，所有通过认证的药师都有权利查阅医师的完整诊疗记录，积极主动地与患者（或看护者）和医师互动交流和参与患者的治疗过程，尽力优化用药改善患者的治疗结局，提高患者对药物的理解以及对用药和健康的自我管理能力[3]。

药物治疗评估尤其适合那些长期在家服用药物的患者。同样也适合于那些独居在社区的患者。药师所提供的这些服务的目的就是为了帮助患者更加合理、安全、高效、经济地使用药物治疗相关疾病。他们的主要目的着眼于选择恰当的药物及制订合理的用药剂量并监测患者的疗效。提供药物治疗评估的药师作为多学科医疗团队中的成员有权查阅患者医疗记录（病历）。通过相关认证的药师需要具备以下的条件：a.通过执业领域的相关注册之后，药师至少需要两年分别在医院药房、社区药房或者是基层医疗机构药房的实践经历；b.通过药物使用评估的培训认证；c.需要获得药学硕士学历（药物管理方面）。

表12-3为C级药物管理服务——药物治疗评估的要点总结。

表12-3　C级药物管理服务——药物治疗评估的要点总结

药物治疗评估	● 患者可以居住在自己的家中，或者长期生活在护理机构中
	● 要保证患者在咨询时的隐私
	● 对患者本人进行评估
	● 其他医疗人员的正式推荐
	● 提供的服务必须包括初始咨询以及随后12个月的季度随访
	● 药师需要参与患者每周查房或者参加多学科医疗团队会议
	● 对所有的治疗措施进行评估以发现可能存在或潜在的药物治疗问题
	● 对可疑的药物不良反应及时上报
	● 协助用药并监测服药过程
	● 规划、记录、实施患者的药学监护计划
	● 向其他医护人员详细介绍和汇报超出药师执业范围能力的患者问题
	● 对所提供的服务要及时记录
	● 药师同行评估和支持

12.3.3.3　综合药物管理

综合药物管理的定义：

为了提高患者用药的有效性和治疗结局，认证药师所提供的药物管理服务是：自主地针对患者个体已经或者即将采取的治疗进行以病案为基础的高级管理服务。为了达到这样的效果，药师必须拥有查看完整医疗记录的权限，同时可以与患者以及医师进行积极有效的沟通。为了改善患者的治疗结局，提高药物治疗的效果，医师和患者都需要共同努力来参与到整个的管理过程中[3]。

我们期望综合药物管理服务作为专科药学服务的一部分，获得服务认证的药师被称为执业者，即在某一特殊领域临床服务的专家，例如心理健康专家或者肾科领域专家。综合药物管理服务主要是致力于及时精确地评估患者对药物治疗需求，选择恰当的治疗药物和合适的使用剂量，以及常规高效地监测药物的治疗效果。综合药物管理服务往往是经过许多患者医疗团队（可能包括药师）提供的药物使用评估以及药物治疗评估服务转诊后，开始这项服务的。综合药物管理服务一般包括一次初始咨询以及随后12月的季度随访服务。认证药师想要提供综合药物管理服务必须具备以下两方面的条件：a.至少拥有2年以患者为中心的服务经验，同时具备提供药物治疗评估服务的能力要求；b.除此以外，还需要具备拥有临床药学硕士及以上学历。

这项服务的核心包括了表12-3中的所有要点，同时也包含了医师和社区药师在"药物使用评估"服务指导下的药物审核服务。这项服务在许多的地方具有潜在实践机会，例如在心理健康诊所、基层医疗机构、全科医师手术室以及综合家庭健康中心，综合家庭健康中心是从新西兰基层医疗机构发展起来的。

12.3.4 新西兰药物管理服务的提供者

为了在新西兰实施B、C、D级药物管理服务，一名药师必须具备以下条件：a.注册自己的执业范围；b.获得最新的年度执业证书；c.通过专业教育机构对药师的药物管理胜任能力的评测。一旦通过认证，意味着药师需要积极参与同行评审或者同行支持项目，不断地自我学习，并且需要及时更新的证书。以年度为基础，当申请年度执业证书时，药师必须申报上一年度通过继续教育所获得的学分。这一过程是可以被审核的，新西兰药学会通过药师所递交的材料对注册药师进行年度抽样审核。

提供药物治疗评估服务和综合药物管理服务的药师还需要提供另外的材料：a.初次注册后需要在医院、社区或者基层医疗机构中获至少2年得服务患者的相关经验；b.参加相关兴趣领域的专业学会或成为国际认可的社团会员。那些提供药物治疗评估服务的药师至少拥有药学相关专业硕士及以上学历，而提供综合药物管理服务的药师则需要具有临床药学硕士及以上学历。

现阶段，新西兰药师学院是唯一认证允许提供全面的药学监护、药物使用评估和药物管理服务的培训机构。通过药学院4年的本科阶段的学习，所有的学生都会学到如何进行药学监护、患者监护计划的制订以及提供药物管理服务。同时，当他们在医院和社区医疗机构实习时，所有的学生还必须学会如何进行处方审核。新西兰药学院同时也提供了全面的研究生教育，致力于为那些想从事药物治疗评估和综合药学服务的药师提供相关培训和认证工作。并且在2012年学校也提供药师处方计划研究生培训课程。

12.3.5　新西兰药物治疗管理服务现状

新西兰地区健康委员会和基层医疗机构执行了国家药师服务框架，他们所提供的以患者为中心的药物治疗管理服务让越来越多的患者从中受益。目前在全国有11～20家地方健康委员会支持药物使用评估服务，同时还有一部分委员或也支持药物治疗评估和综合药物管理服务。然而目前还没有准确的数据统计显示目前具体从事提供药物治疗评估和综合药物管理服务这两类服务的药师数量。同时如果患者经济条件较好的话，他们可以选择自费接受相关的药学监护服务，但是目前此类患者仍占少数。

目前在新西兰共有268名通过专业认证的"药物使用评估"药师，另外有600名药师正在接受培训和获得认证的过程中[11]。许多药师都热衷于通过该项目的培训，但是对他们来说，想要通过相关的考试也是一项不小的挑战。在某些地方，尽管已经有药师接受了相关的培训，但是当地的地区健康管理委员会或基层医疗机构却不为该服务提供资金支持。这种情况也是造成相关专业认证药师数量不足的原因之一。

新西兰药房理事会期望最晚在2011年底至2012年年初药师采用药物治疗胜任能力标准评估、培训和资格认证的相关要求。这些措施的实施将有助于推动药物治疗评估服务的推广发展，尤其在那些长期护理机构中。目前新西兰有一家较大的地区健康管理委员会为药物治疗评估服务买单。在该地区，那些在医院工作的药师，为长期在护理机构的患者提供全面的药学监护的相关服务可以获得相应的报酬。据估计那些曾经接受过综合药学监护培训的药师，在药房理事会通过相关的标准之后将获得资格认证证书。

12.3.6　新西兰药物管理服务的接受程度

为了推动全面的药学监护和药物评估服务的快速发展，1999年的一项研究调查了社区药师对于患者药学监护的看法[6]。这项研究显示社区药师对于患者药学监护是认可的，并且他们也愿意在实际工作中应用药学监护来为患者提供相关服务。但是在现实工作中，他们也发现想要真正提供这样的服务其实是比较困难的。这样的结论与国际上其他的研究结果相类似[6]。

研究人员分别在1998年和2002年通过邮寄调查问卷的方式对随机选取的社区药师进行了调查，想知道目前社区药师对角色的认知是否不利于药师参与药物管理服务[12]。两次研究结果调查显示社区药师对工作的认可度逐渐提高。然而也揭示了对药师目前角色的认知前后之间的差距[12]。被调查者普遍认为药师应该更专注于技术性的工作，而不太认可将工作的重点偏向于临床角色，如用药评估[12]。这项研究也指出如果想要社区药师更加主动地参与到药物管理服务工作当中去的话，还有很多问题需要解决，例如授权、立法、胜任能力和有效性等问题[12]。

随后，在2002～2004年对全科医师与社区药师的合作进行了调查[13,14]。从全科医师和药师的角度评价社区药师对承接临床用药评估的认识。调查结果显示，社区药师普遍认为与患者建立良好关系更有助于相关工作的开展，并且认为这是药师发挥自身作用和帮助患者的重要机会。同时，他们都一致认为用药评估将是药房的未来工作。然而他们也对一些观念提出了自己的看法：a.如何将新的药学服务整合到传统的处方调剂和药物供应的工作中，目前仍存在一定的挑战；b.药师缺乏临床经验，以及对自己技能缺乏自信；c.同行之间的相互支持方面还存在一定的问题[14]。全科医师认为药师在医师开具处方时可以为自己提供有益的建议，同时他们也认为药师可以为患者在医院外的用药安全提供保障，可以及时发现问题，对药物的使用进行调整[13]。在新西兰，全科医师所提供的服务都是收费的，故存在一种强烈的观点认为，医师与药师沟通患者用药评估所花费的时间，应该得到相应的报酬。有趣的是，在参与和药师合作调研的全科医师，一般都坦言没有感觉到药师的用药评估工作威胁或侵犯到他们的工作领域，相反他们还感到与药师之间的专业配合是非常重要的[13]。

2008年的一项研究显示，所有负责药物使用评估工作的药师都相信他们的工作对于患者是非常有价值的。然而由于药物使用评估工作刚刚处于起步阶段，他们这项研究并没有探讨药物使用评估服务工作本身对于患者结局的影响[15]。但是该研究也表示正是由于前期综合药学监护以及药物使用评估服务相关工作所奠定的良好基础才促进了药物使用评估服务的发展[15]。

12.3.7　新西兰药物治疗管理服务的实现

在基层医疗机构中，药物使用评估、药物治疗评估以及综合药物管理服务是由药师和患者面对面进行的，并且该项服务在进行第一次咨询后，需要随访12个月，每一个季度进行一次随访。在接受相关服务之前，患者还需要签署知情同意书。

药师向患者提供药物使用评估的地点是根据患者的意愿选择的。可以在患者家中，也可以在社区药店的患者咨询室。随着社区药房向综合社区拓展的趋势，一些药师正在利用这些便利条件为患者提供药物管理服务。

有一小部分药房已经致力于向接受长期居住护理的患者提供相关的服务。他们主要为患者提供药物治疗评估服务。在新西兰的社区医疗机构和心理健康医疗机构中，有大量的药师主要为心理健康疾病患者提供综合药物管理服务。

12.3.8　药物治疗管理服务在新西兰的资助情况

新西兰药师协会规定所有的药师服务均由当地健康委员会资助。药物管理服务在新西兰作为一项增值服务，是除了强制性的基础服务之外的一项有益的补充，并且也拓展了政府通过地区健康委员会资助的药房协议服务。药物管理服务不属于地方健康委员会必须资助的项目，也不是药师所必须提供的服务，可以根据地方财政情况量力而行。截至目前，全国共有11～20家当地健康委员会资助药物管理服务，同时一些基层医疗机构也资助药物使用评估、药物治疗评估以及全面的药物管理等服务。然而，在新西兰的一些地区也有一部分地方并不资助上述的相关药学服务，患者可以选择自费支付相关的服务，当然，在新西兰现在的医疗环境中，这种现象极其少见。保险公司在这一阶段并没有将药物治疗管理服务作为医疗保险政策的福利条款。

社区药房通常和地方健康委员会签署为期1年的有偿服务协议来为患者提供相关的药品使用服务，药师通过该项服务可以得到一定的报酬，这部分资金通常是由政府财政统一支付的。根据所签署的协议差异，支付的费用有所不同，每位患者为每年150～200新西兰元。一般来说约2/3费用会在患者进行初次咨询之后支付给药师，剩下的在12个月的随访结束之后进行支付。

同时也有相当多的护理机构正在将药物管理服务作为患者药物供应服务合同的一部分。

这些服务通常是指C级的药物治疗评估服务。然而，目前还没有准确的信息说明具体提供这些服务的药师和机构数量。也没有准确的信息报道为这些服务提供的具体报酬，因为这些服务更倾向于捆绑到更为复杂的商业合同中，包括药物供给和长期护理员工的教育。

12.3.9　未来方向

在新西兰，政策的制订者要求在健康领域实现更大的资源整合和合作，在战略上更倾向于向社区民众提供更好、更快、更便利的健康管理[16,17]。新西兰药物战略计划的主要目标就是"优化合理用药"，想要达到这样的目的，最主要的就是重视药师在患者药物使用管理中的地位。药师可以帮助患者更好地理解药物的作用，促进合理用药，及时监测药物不良反应。通过对药物的合理应用，增加患者依从性，保障患者的治疗结局[18,19]。

对于新西兰人民不断增长和多元化的健康需求，如慢病负担日益加重，有一种观点认为可通过药物评估服务更好地利用药师的人力资源，大力协助患者和医师，达成合理用药，提高人民健康水平，改善疾病结局，增加效率，减少医疗资源的浪费，从而预防药源性的住院治疗。

新西兰药师目前更加积极参与提供新的增值服务，逐渐从以产品为中心的传统服务转向为以患者为中心的药学监护[20]。特别是年轻一代的药师，已经接受药学监护理念并经过培训，从而热衷于提供药学管理服务。尽管新西兰的基层医疗机构改革为一些药师实施药物管理服务提供了一定机会，但是在药师人力的发展和利用上仍然任重而道远。其中最大的难题就是缺乏足够的资金支持，这也使得地方医疗委员会需要调整融资的模式，但这样也促进了主要的健康服务提供者之间的联系和相互合作，例如全科医师、护士和药师之间的互联互通，从而也改善了那些药房为出售产品而提供服务的商业模式。相较以前，药师现在可能需要提供更多患者自费的药学服务，从而变得更加独立自主，而不是只依赖于政府的资助。

参考文献

[1] Statistics New Zealand: *National Population Estimates: March 2011 Quarter.* http://www.stats.govt. NEW ZEALAND/browse_for_stats/population/estimeates_and_projections/NationalPopulationEstimates-HOTPMar21qrt. aspxz.

[2] Campbell L. Personal Communication. Pharmacy Licensing Co-ordiantor，Ministry of Health，Wellington，New Zealand，June 2011.

[3] District Health Board New Zealand Pharmacy Advisory Group. *New Zealand National Pharmacist Services Framework.* Wellington，New Zealand: District Health Boards New Zealand，2007.

[4] Pharmacy Council of New Zealand. *Pharmacy Council of New Zealand Workforce Demographics as at 30 June 2011.* Wellington，New Zealand: Pharmacy Council of New Zealand，2011.

[5] Pharmacy Council of New Zealand. *Competence Standards for the Pharmacy Profession.* Wellington，New Zealand: Pharmacy Council of New Zealand，2011.

[6] Pharmacy Council of New Zealand. *Medicines Management.* Wellington，New Zealand: Pharmacy Council of New Zealand，2006.

[7] Pharmacy Council of New Zealand. *Medicines Use Review (MEDICINE USE REVIEW).* Wellington，New Zealand: Pharmacy Council of New Zealand，2006.

[8] Dunlop JA，Shaw JP. Community pharmacists' perspectives on pharmaceutical care implementation in New Zealand. *Pharm World Sci*，2002，24(6): 224-230.

[9] Scahill S，Harrison J，Carswell P，Shaw JP. Health care policy and community pharmacy: implications for the New Zealand primary health care sector. *N Z Med J*，2010，123(1317): 41-51.

[10] Pharmaceutical Society of New Zealand. *Focus on the Future: Ten Year Vision for Pharmacists in New Zealand: 2004-2014.* Wellington，New Zealand: Pharmaceutical Society of New Zealand，2004.

[11] Buckham B : Personal Communication. Manager New Zealand College of Pharmacists，Wellington，New Zealand，June 2011.

[12] Bryant LJM，Coster G，Gamble GD，McCormick RN. General practitioners' and pharmacists' perceptions of the role of community pharmacist in delivering clinical services. *Res Social Adm Pharm*，2009，5(4): 347-362.

[13] Bryant LJM，Coster G，McCormick RN. General practitioner perceptions of clinical medication reviews undertaken by community pharmacists. *J Prim Health Care*，2010，2(3): 225-233.

[14] Bryant LJM，Coster G，McCormick RN. Community pharmacist perceptions of clinical medication reviews. *J Prim Health Care*，2010，2(3): 234-242.

[15] Lee E，Braund R，Tordoff J. Examining the first year of Medicines Use Review services provided by pharmacists in New Zealand: 2008. *N Z Med J*，2009，122(1293): 26-35.

[16] Ministry of Health. *New Zealand Primary Health Care Strategy.* Wellington，New Zealand: Ministry of Health，2011.

[17] Ministry of Health: Better，Sooner，More Convenient Health Care in the Community. Wellington，New Zealand: Ministry of Health，2011.

[18] Ministry of Health. *Medicines New Zealand.* Wellington，New Zealand: Ministry of Health，2007.

[19] Associate Minister of Health，Minister of Health. *Actioning Medicines New Zealand 2010.* Wellington，New Zealand: Ministry of Health，2010.

[20] Scahill S，Harrison J，Sheridan J. The ABC of New Zealand's Ten Year Vision for Pharmacists: awareness，barriers and consultation. *Int J Pharm Pract*，2009，17(3): 135-142.

12.4　中国

Siting Zhou，PhD

美国特拉华州威尔明顿市，HealthCore 公司，研究分析员

12.4.1　中国传统的药学教育

中国的现代高等药学教育始于1906的清朝。在1949年中华人民共和国成立之前，有8所学院和大学设有药学专业和学位[1]。今天，在全国超过257所学院和大学设有药学学士或更高的学位。2005年，获得药学学士学位的毕业生有6000多名，获得硕士学位的有800名，获得博士学位的有290名[2]。通常，学士学位为准入级药学学位。持有学士学位的学生通过3年的学习可以取得硕士学位，或通过5年的学习可以取得博士学位。拥有硕士学位的学生通过另外的3年学习可以成为博士[3]。

中国的药学教育重点为药学科学。这些计划中的药学实践课程的重点是配制、调剂、药事管理和实验室经验，这些都是药师的传统职责。现有其他研究生层次的培训是以硕士和博士培养为主，其中大部分集中在药物发现和药物研发[3]。毕业后，大多数药学专业毕业生在医院和制药工业工作。1949年至1998年药学专业毕业生约30万人，其中在医院药房工作的有156000人（52%），在制药工业工作的有62000人（21%），在药品商业批发或社区药房工作的有27000人（9%）[4]。

1.执业药师

1994年，中国政府首次实施药师执照执业制度，而此前并未要求药师必须具有执业证书。中华人民共和国人事部会同国家食品药品监督管理总局（SFDA）的各部门颁发了《执业药师资格制度暂行规定》以及随后的《执业中药师资格制度暂行规定》。国家食品药品监督管理局是管理机构，负责监督资格考试、执业药师注册和执业药师所需的继续教育[3]。

药师执业资格考试并不需要所有的药学领域的实践，但考试的合格率通常较低（2004年为12.83%，2005年为18.18%，2006年为16.69%）。有些领域，如制药工业和药事管理，以及医院药房、门诊药房和社区药房，至少需要一个执业药师。然而，在这些情况下，执业药师可能只是起到对未获得执照药师的监督作用[3]。

12.4.2 临床药学教育

为了满足日益增长的临床药师需求，中国正在发展临床药学和其他的学位。

在中国只是最近才开展临床药学教育，所以尚无标准化的课程。不像美国的药学博士课程那样有各种不同的课程提供的各种学位。药学或医学学士学位、药学或医学硕士学位和药学博士学位，都有临床药学的相关课程。从1989年到1999年，四川大学的华西药学院提供了第一个五年制的临床药学学士学位。自2000年起，教育部只允许作为一级学科的药学科学授予学士学位。希望获得学士水平的临床药学学生可在药学科学之下选修临床药学作为二级精选课程。2008年有一个例外，当时允许中国药科大学提供5年制的、属于一级学科的临床药学硕士学位教育[3]。

2001年北京大学开设了6年的本硕连读或学士+硕士（BS+MS）的临床药学计划，并且是中国唯一提供这种学位的大学。2007年，首批15名硕士学位的学生从北京大学的该计划毕业，这是中国在一年里毕业数量最多的临床药学毕业生。2003年，教育部允许北京大学提供一种学士后的3年临床药学硕士教育。此后不久，其他三所大学（四川大学、中国药科大学和沈阳药科大学）也获得批准。山东大学有另外一个有趣的学位选项——临床药学的医学硕士学位，在这个课程计划中，学生高中毕业后，完成精选的临床药学7年课程学习[3]。

从2005年到2007年，四所大学（北京大学、四川大学、中国药科大学和沈阳药科大学）开始招收临床药学博士学位的考生。这些项目的第一届毕业生于2008年底毕业。达到/获得临床药学博士学位有两种可能的途径：其一，学士课程毕业后的学生，通过完成为期5年的博士课程；其二，从临床药学或相关药学领域的硕士研究生毕业后的学生，通过完成为期3年的博士课程[3]。

许多大型综合性医院开始划分出一些执业者作为临床药师或者聘用临床药学的硕士或博士毕业生。目前，约有90%的临床药学硕士毕业生在临床药房工作。此外，有些在医院和制药工业工作的药师选择重返校园攻读3年硕士临床药学学位的课程或攻读专门为执业的药师设计1～2年的临床药学继续教育课程。在中国，临床药师的主要工作场所在综合医疗中心，其工作重心主要集中在几方面，其中包括患者的护理查房、查看医嘱、进行治疗药物监测，以及在此期间向患者和其他卫生保健工作者提供药品信息。然而，临床药学正在更多的临床领域展开，当临床药师的供应增加了，这种类型的实践也随之增加[3]。

1.药学监护和临床药学

20世纪90年代初"药学监护"的理念进入中国时，实践的重心开始从配药转向临床药学。为了准备能够提供药学监护的药学专业人员，自2002年起临床药学开始发展，当时政府要求所有医院制订临床药学计划以解决药物相关问题，并促进医院合理用药，这可以说是中国药学监护的核心[5]。

2002年，中华人民共和国卫生部（MHPRC）颁布了"医疗机构药事管理暂行规定"，这是首次在法律上建立临床药师制度，并明确声明了中国临床药师的角色。这些规定旨在解决药物相关问题和促进医院合理用药，要求医院的药房部门建立以患者为中心的药物治疗管理（Medication Therapy Management，MTM）模式[6]。卫生部在2006年1月建立了在职药师1年临床药学培训计划。该培训要求药师：① 开始把他们自己当为临床工作者；② 提高他们的临床医学、临床药学和生物学的知识基础；③ 提高他们的医学伦理学、患者心理学和药物管理方面的知识；④ 发展其交流、计算机运用和外语能力；⑤ 学习参与患者监护查房和临床药学的活动；⑥ 学习使用医院信息系统（Hospital Information System，HIS），以建立药物不良反应数据库、药代动力学和药效学数据库，从而推进专业发展；⑦ 参加临床专业会议和进修培训班[3]。

为了执行MHPRC的法规，于2008年选出42家院试点医院开展药学监护服务[14]。在这些试点医院，要求临床药师提供药学监护服务并履行上述职责。这42家医院选自19个省和直辖市，它们是全国最好的医院。在中国，医院分为三个级别：省、市级、县级以及乡镇级。省、市级医院通常提供质量最好的医疗服务。根据MHPRC 2006年的统计数据，在中国共有19246家医院，省、市级的为1045家。这些试点医院都是省、市级的。

由于这些试点医院药房的工作正在从"以药物为中心"转向"以患者为中心"，而且医院药房的重点正在从药品供应向药学监护转变。因此，药师的活动也正在由药物调剂变为合理用药和患者监护。这种方式的转变吸引了优秀的药学毕业生（包括那些拥有高学历者）求职于医院工作[3]。然而，因为长期以来还未建成临床药师体系，以及临床药师培训试点刚刚完成，目前在中国还没有标准的临床药师工作模式。

Zhu M等[7]提出在解放军总医院（People's Liberation Army General Hospital，PLAGH）建立一个工作模式，一个培训和管理系统。2009年，PLAGH成立了临床药学部。共有6名全职、工作于4个临床科室（呼吸和抗感染科、心血管科、内分泌科及肿瘤科）的临床药师。这四个部门的临床药师建立了一个工作模式。第一，确定了临床药师的责任和工作目标。在聘任了全职工作于临床科室的临床药师之后，要求他们参加日常查房、参加病例讨论和临床专业会议；还安排他们根据自己的专业需要参加相关的进修培训课程。此外，临床药学部门每周举行一次讨论会进行工作报告和病例讨论，以激发临床药师的工作激情。临床药师执行下列日常临床活动：审核医嘱；针对合理用药和治疗药物监测，向患者和其他医疗执业者提供咨询；提供患者教育；举办合理用药讲座；参加会诊和药品安全应急处理。

第二，完成药物治疗的标准操作流程审查。虽然，当审查不同病区的药物治疗医嘱时临床药师处理了各种问题，但他们面对的是关于药物治疗审查原则和合理用药中的同样问题。因此，根据药物治疗的标准操作流程审查，临床药师每天都要启动药物治疗审查，并且重点是重症监护的患者。

第三，对登记表进行标准化，并明确临床药师的日常工作。在完成每项常规工作的标准操作流程后，制订了一系列的登记表，来明确临床药师日常工作。到2010年，PLAGH的临床药师与医师沟通的药物治疗医嘱在200份以上；向病区提供药物治疗的合理用药报告达300余例；参加了40例临床药学会诊；并涉及11次药品安全突发事件。

第四，要求PLAGH的临床药师按他们的专业灵活地参加会诊。会诊前，从临床药学工作站获得患者的临床信息，如病程记录和医嘱。对于非紧急的会诊，可在事先进行讨论，收集临床药学组的所有意见，以提高会诊效率并提高药师建议的接受率。在会诊后、随访前填写一份会诊登记表。

此外，建立了临床药学服务支持系统。通过引进和自主开发临床药学服务软件，将临床药学加入到HIS系统中，如临床药学工作站、医院用药安全监测与评价系统以及PLAGH的电子药历管理系统。药师可以提供基于每例患者病历的完整临床信息（包括药物治疗信息、病情记录和化验结果）的药物相关建议，并且可以利用临床药学工作站在线阅读调剂数据[7]。

虽然药学监护和MTM服务已经开始在医院药房有所推进，但由于缺乏临床药学专业人员，社区药房很少提供服务。

12.4.3 中国的社区药房

中国的社区药房就是零售药店。截至2009年12月，有近388000家社区药房[8]。在中国，药师严重缺乏。在2009年，有38万的药师工作于医院或社区药房，它可折合为每1000人口有0.29名药师，在金砖四国（巴西、俄罗斯、印度、中国，BRIC）中居最低水平（2009年四国的平均比例是0.6）[9]。为了从事社区工作，药师必须到省级的药师协会注册。中国有两个药师行业协会，中国执业药师协会（China Licensed Pharmacist Association）和中国药学会，代表着在社区、医院、工业、教育、科研或管理部门的中国药师。

在中国，社区药师通常调剂和配制由医师、牙医或其他获授权医师的药物处方。第四次国家卫生服务调查分析报告显示中国人口自我药疗较普遍[10]，这一现象提示社区药房药师在预防因自我药疗而发生药物相关问题方面应担起更多的责任[11]。因此，社区药房提供药学服务作为解决这些问题的手段，是很重要的。然而，几乎没有关于中国社区药房提供药学监护程度的文献报道。

在2011年，Fang Y等[11]报道了他们的调查研究，其中收集了2008年4月在中国西北地区陕西省西安市社区药房药师130个样本的调查信息。在他们的调查中，收集了关于社区药房执业药师的药学监护实践程度和所感触到的实施药学监护的障碍等信息。90%以上的受访者报告称，部分或大部分时间花费在检查处方或为患者提供给药方法、剂量和注意事项上。相反地，仅有刚刚超过一半的受访者报告了关于患者的药物不良反应检测和药物依从性。他们在社区药房内外开展健康教育和促进患者用药安全知识方面的工作也较差。

研究还发现，有82%受访者认同或强烈认同缺乏资金补偿是实施药学监护的最大障碍。此外，也有部分受访者认为与医师沟通不足是主要的障碍。因此，有必要创建药师-医师之间的合作关系，以发展患者药物治疗的循证监护计划并随访患者的预期健康结局[12]。

中国药师表示愿意实施药学监护，但是受限于药学监护的知识和技能，而且与该问题有关的药学教育尚不发达。在中国，患者不支付他们的配药费。另外，至今没有哪个保险计划给药师支付处方审查服务费，所以缺乏费用补偿挫伤了药师提供这些服务的积极性[1]。

12.4.4 药物治疗管理的必要性

这些法律规定的颁布，是由于中国存在一些问题，导致对药物管理服务标准的需求不断增加所致。第一，在中国，从20世纪90年代至21世纪初，药品价格和支出大幅度增加。据复旦大学医学中心金山医院的报告[13]，在市场上，合计所有不同价格药品，低价位药（≤0.3元/单位）的比例，从1992的18.76%下降到1999年的5.32%；而高价位药物（≥10元/单位）的比例，从1992年20.11%上升到1999年的41.83%。虽然1992～1994年有通货膨胀，但从1995～1999年，国家价格指数非常稳定，而药品价格和支出却仍快速增长。

第二，药物误用导致的严重的药物相关合并症和死亡率从20世纪90年代末到21世纪初一直在增加。1999年11月29日《医药经济报》的统计报道[13]称，在中国，每年约有1000万人经历药物不良反应，与之相关的医疗费用达到45亿元（人民币）。据报道，有190200例住院患者死于药物不良反应；在1990年，听力和言语障碍的儿童总数为182万，而其中由于抗生素中毒所致的听力障碍超过100万例[13, 14]。

为了有效地控制这些严重的药物相关问题，中国政府开始在全国范围内推广基于药学监护的MTM服务。然而，MTM服务和医药保健的发展一直非常缓慢，而且自从"医疗机构药事管理暂行规定"发布以来在全国执行不佳。直到2008年，以MTM为中心的药学监护只在全国试点医院范围内实行，只特别针对医院的患者。在其他医院和社区药房，药师的工作仍注重于配药，未提供以患者为中心的服务[15]。

1. MTM服务的当前挑战与建议

中国正在采纳和开展一体化的MTM服务，其中存在很多挑战，这些挑战是：

① 以患者为中心的药学监护和MTM服务的概念还没有得到充分的认识和接受。MTM理论框架与其在中国的现实情况下的应用尚缺乏关联。

② 缺乏为开展MTM服务、具有药学执业技能的专业人才。在中国，药师的社会地位没有得到应有的重视。仅从2002年才确定了临床药师的作用。在中国，药学

教育的重点为基于理论的课程，而没有足够的临床方面的教学和实践。药学专业的毕业生不仅没有足够的临床治疗的知识或技能，而且也缺乏对提供MTM服务应有职业责任的理解。

③ 存在普遍的偏见：只有省、市级的医院才有资格开展MTM服务。

④ 对MTM服务进行标准化和评估缺乏有效的理论框架或系统，所以提供这样的服务时，医护人员可能感到困惑和沮丧。

⑤ 在全国开展药学监护和MTM服务缺乏来自政府的行政措施，所以无法激励药师提供这种以患者为中心的监护。

基于上述讨论的障碍，在中国开展MTM服务的困难主要来自两方面：教育和管理。至于教育，其一是没有向医疗监护专业人员对MTM的需求性、概念、系统、框架和特定标准等，进行足够的教育；其二是在药师的教育和社会责任方面没有足够的重视，所以药师不了解他们进行MTM服务工作的价值和作用。至于管理，由于没有标准化的评价体系以监测MTM专业服务人员的表现，再加上缺乏支付系统向药师或其他从业者给予提供MTM服务的标准化费用补偿，因而专业人员没有为患者提供MTM服务的动力。

通过了解这些障碍和挑战，提出以下有助于改进实践药学监护和MTM服务的建议：

① 不仅在临床部门，而且要在大学课程中向医疗专业人员，特别是药师，提供更多关于MTM服务的理论和实践标准的教育。

② 应该在社区药房推行MTM实践。经过MTM培训的药师可以为来到社区药房获取药物治疗信息的患者提供MTM服务。除了分发药品，药师还可以提供以患者为中心的监护，以帮助患者作出其药物治疗的最佳决定。

③ 应该根据所提供的服务建立评估和支付综合系统，它可以对药师或其他医疗专业人员施行的MTM服务项目进行评估，并按提供的服务提出标准支付。例如，可以将MTM服务列入医疗保险覆盖面，可激励卫生专业人员施行这些服务。

④ 应该进行药学教育改革，以培养更多合格的药学专业人员，以满足药学监护实践不断增长的需求和承担更多的社会责任。应该将更多的临床实践课程加入到原先基于理论的学科课程中，以加强药学学生的临床技能。应该向药学毕业生提供更多的机会和责任，这将有助于提高药学专业人员社会作用方面的自我认知。

12.4.5 结论

随着控制药物相关问题的需求不断增加，MTM服务在中国医疗卫生系统将变得越来越普及，并且临床药师在发挥医疗人员为患者提供MTM服务中的作用越来越重要。虽然在中国从医院药房到社区药房开展MTM服务，依然存在许多需要克服的挑战，但是已经开始倡导并正在完成药学教育改革，为施行MTM服务培养更多训练有素和优质的临床药师。因此，我们应该有信心，在不久的将来，中国将更广泛地开展以药学监护为基础的MTM服务。

参考文献

[1] *Chinese Pharmaceutical Yearbook*. Shanghai，China: The Second Military Chinese Medical University Press，2005: 159.

[2] *Chinese Pharmaceutical Yearbook*. Shanghai，China: The Second Military Medical Univer-sity Press，2006，234；247-248.

[3] Ryan M，Shao H，Yang L，et al. Clinical pharmacy education in China. *Am J Pharm Educ*，2008，72(6): 129.

[4] *Chinese Pharmaceutical Yearbook*. Shanghai，China: The Second Military Chinese Medical University Press，1999: 24.

[5] Hu J，Cai Z，Sun H. Pharmaceutical care and integrated pharmaceutical care. *Pharm Care Res*，2008，8(3): 161-165.

[6] Li A，Ping Q. The Implications of American Medication Therapy Management for China. *Med Philosophy*，2011，1: 71-73.

[7] Zhu M，Guo DH，Liu GY，et al. Exploration of clinical pharmacist management system and working model in China. *Pharm World Sci*，2010，32(4): 411-415.

[8] The Ministry of Commerce. *The "Twelfth Five" National Plan for Development of Pharmaceutical Distribution Industry*. 2011. Retrieved July 15，2011 from http: //www. ichainnel. com/zh-cn/read. php?id=199694_9e50f6.

[9] World Health Organization. *WHO Human Resources for Health*. 2007. Retrieved July 28，2011，from www. who. int/whosis/indicators/2007HumanResourcesForHealth/en/.

[10] Ministry of Health of People's Republic of China. *The Notification of Carrying Out Pilot Clinical Pharmacy Work*. 2008. Retrieved July 29，2011 from http: //www. moh. gov. cn/ publicfiles/business/ htmlfiles/mohyzs/s3577/200804/18775. htm.

[11] Fang Y，Yang S，Feng B，Ni Y，Zhang K. Pharmacists' perception of pharmaceutical care in community pharmacy: A questionnaire survey in northwest China. *Health Soc Care Community*，2011，19(2): 189-197.

[12] Ranelli PL，Biss J. Physicians' perceptions of communication with and responsibilities of pharmacists. *J Am Pharm Assoc(Wash)*，2000，40(5): 625-630.

[13] Fang Z，Zeng H，Song X. Discussion on Pharmaceutical care and Calling for Good Pharmacy Practice of China. *Chinese Pharm Aff*，2001，15(5): 307-310.

[14] Ministry of Health of People's Republic of China. National Health Resources Disclosure in 2006. *Chinese J Infect Control*，2007，4: 234-234.

[15] The Ministry of Health People's Republic of China. *The Fourth Chinese National Health Care Survey Results*. 2009. Retrieved July 29，2011，from www. moh. gov. cn/publicfiles/ business/htmlfiles/ mohbgt/s3582/200902/39201. htm.

12.5 韩国 --

Eunyoung Kim，PharmD，BCPS，PhD

韩国大田市，忠南国立大学药学院，助理教授

朝鲜半岛地处东亚，从前处于统一状态，然而现在已经分裂为朝鲜与韩国。韩国，现在的正式名称为大韩民国，是一个实行民主制与自由市场经济体制的国家，并且是联合国及世界贸易组织的成员国以及二十国集团中的主要经济体。在本节中，主要讲述韩国的相关情况。

12.5.1 韩国医疗体系的概述

韩国人口总计约5千万。2008年，韩国在医疗卫生方面的总支出占国内生产总值的6.5%，低于经济发展与合作组织（Organization for Economic Cooperation and Development，OECD）8.9%的平均值。药品费用支出占全部医疗卫生费用的23.9%；高于OECD 17.1%的平均值[1~4]。

所有韩国国民通过国家健康保险（National Health Insurance，NHI）或医疗救助计划（Medical Aid Program，MAP）为疾病发生的风险提供保障。NHI是一个社会性健康保险体系，在强制覆盖保险、依据支付能力确定保险支付金额、按需获得保险方面具有一定的价值。MAP是一个为占全国4%人口的特别贫困群体设立的社会保护计划，该计划实施的经费在2007年以前通过一般税收获得。当时，MAP的受益者无需分担任何或最低限度的成本。然而，从2007年开始，MAP的受益者同样需要为门诊服务支付成本费用。由于福利覆盖范围是标准化的，因此患者自NHI和MAP处获得的福利是无差别的。

主要供方的费用是服务费用。NHI的福利费用是受管制的，并且是依供方权利要求进行评估的。对于未保险的服务，费用与供方的活动是不做限制的。NHI通过强制交费方式筹款。缴费比率与雇员的收入总额相关，用人单位与员工各分担应缴费用的一半。个体经营者的缴费依据其收入状况、资产、生活水平及其参与经济活动的频率进行评估认证。受赡养的投保者同样在NHI覆盖框架内（图12-3）[5]。

2000年以前，医师和药师均有资格开具处方及调配药品。在当时的韩国，药物主要由医师在患者就诊期间直接开具并销售。药师同样可以在没有医师处方的情况下，根据他们的诊断结果，对患者病情进行独立的评估并开具处方药与非处方药。然而，近些年来，公共卫生问题，尤其是与药物相关的问题（如药物滥用与过度使用），得到了广泛的关注。韩国政府已采取一系列举措以鼓励将药品处方开具从调剂环节中的分离。1999年，韩国医学会、韩国药学会及公民团体达成了一项关于实现医学和药学角色根本转变的共识。2000年颁布的一项新法案，完全分开医师与药师的专业角色，限制药师开具处方，也限制医师调剂药物[6]。

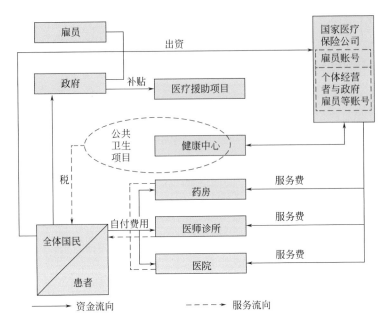

图 12-3　韩国：健康保健财政

来源：OECD 秘书处，2002，http：//www.ecosante.org/oect.htm。

12.5.2　药学教育体系

过去在韩国有20所药学院，但是最近又建立了15所新的药学院，因此韩国国内目前共有35所药学院。过去，韩国的药学教育为四年学制。2011年起，一个新的六年学制的药学教育体系正式开始实施，这一教育体系需要学生参加药学教育资格测试（Pharmacy Education Eligibility Test，PEET）的考核项目（图12-4）。实施这一教育体系的目的是使学生在临床领域接受更多的教育。实际上，这一六年学制的药学教育体系（4+2）需要在接受认证的药学院中完成4年的基本教育基础上进行，其中4年的基本教育包括10个月的药房实习经历[3]。

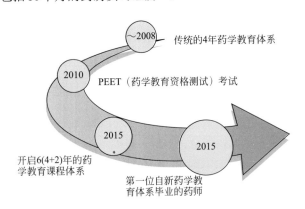

图 12-4　药学教育体系的时间沿革

学生申请进入一所药学院学习的先决条件是获得学士学位或已完成两年的药学本科预科学习。

这一药学实践的过程为期40周（1600小时），共计获得30学分，内容包括全日制在职的社区药房训练、医院的制药部门以及制药企业的实习。

（1）药房

获得执业许可的药师共计61114人，其中直接面向客户/患者提供服务的执业药师为30000（2010年）[7]。

大多数药师工作在社区药房。举例来说，全部执业中的药师78%工作在社区药房，另有10%的人工作在医院或其他医疗卫生单位，5%的人工作在制药工业，剩下7%的人工作在其他岗位。韩国药学会2011年度报告中指出在韩国约有21096个药房服务于5千万的韩国人，这相当于，每100000人对应65名药师[7]。

一个典型的药房全部员工中仅包括药师。药房技师项目并未在韩国实施，因此雇佣药房技师是被禁止的。这使得药师疲于调配处方，致使一些时候也无法顾及为患者提供咨询服务。医院药房专注于住院患者的服务，如住院患者教育、用药咨询与多学科团队协作。

（2）临床药学与药学监护的发展

20世纪80年代，一批来自韩国的医院药师和来自美国的药学博士开展了一系列临床服务，例如治疗药物的监测咨询、参与病房查房、抗凝治疗服务、营养支持服务以及其他关注于服务的活动项目[8]。第一个医院药房住院实习项目于1983年在首尔国立大学医院开展实施。该项目设置之初将实习期定为1年，现在已改为2年。由于这些临床服务的开展，药学课程已经发生了变化，同时添加了一部分临床课程，包括药物治疗学和药学监护课程。

20世纪90年代，药学院开始招聘用具有临床经验的专职教员，开始在大学内教授药学监护概念，这一举措也刺激了临床药学监护的执业发展。药学专业的学生与药师成为这一医疗卫生团队的一部分。药师和住院药师在医院中从事以患者为中心的研究。1988年韩国医院药师协会开启了一项临床药学继续教育项目。

12.5.3 药师的专业服务

药学监护相关的服务[9]目前在两种临床环境得到发展：社区药房和医院药房。

（1）调剂

在韩国，社区药房可以由药师开设，而医院则只允许医师开设。目前有一些连锁药房，但是其所有人必须是药师。处方调剂服务由药师完成。调剂工作仅限于医师处方的药品。非处方药可以不凭处方销售，但在销售前非处方药的全部包装必须完整并标记有非处方药字样。这防止了药师根据自己的决定将药物混合并包装在一起。如果韩国FDA认定两种药物的生物等效性数据满足要求，那么就允许仿制药品之间的替换。药师在调剂之前需对处方进行评估。如果存在不合理或有问题的内容，则需与开具处方的医师交流并核实问题。在2000年这一新法案开始之初，医师并不回应药师的问题，或拒绝在处方问题上进行配合。但是现在，如果医师不与药师合作，则可以通过法律对其进行处罚。大多数的医院购置了自动摆药机以提高工作效率，以拓展药师在临床中扮演的角色，使其更多地涉及患者的监护工作。一些医院实施单位剂量给药系统，让药师与其他医疗人员合作，参与每日的临床查房[10～16]。

（2）患者咨询与药物信息

药师有责任向患者与医师提供药物信息。同时，药师需要对患者进行用药教育。当患者携带处方来到药房时，药师应将需调配的药物告知患者，同时向患者提供关于可能需要其他药品的建议。提供建议所需要的费用包含在了患者的缴费项目中，虽然这项费用很低（约0.7美元/处方）。有些时候患者没有处方也来到药房，从药师这里得到有关疾病及使用药物的建议与信息，因为这样是免费的。在韩国，药学咨询费用仍有争议。患者抱怨从药师处没有得到足够的建议或者根本未得到任何相关服务。若干原因被指出，时间有限是其中之一。绝大多数在社区药房的药师因忙于调配药物因而没有足够的时间向患者提供建议咨询服务。另一个原因是知识的缺乏，这也许是更重要的原因。从前的4年制药学教育过分强调了药物科学的教育。绝大多数的药学院毕业生在没有接受足够的教育或实习经历的前提下就开始提供临床服务了。他们之前并没有学习药物治疗学与药学监护。很多药师现在已经参与到了由韩国药学会、韩国医院药师学会或其他组织设立的继续教育项目中以期克服自身的不足。为满足这一需求，这些年许多药学院设立了临床药学硕士学位教育。

（3）培训和教育问题

20世纪90年代，部分药学院设立了临床药学硕士学位教育项目。这一教育项目包括4学期或5个学期的理论学习，内容包括简单疾病的诊断、药物治疗学、解剖学、病理生理学、病例分析、沟通技巧和医学统计。一些是全日制项目，另一些是为在职的专业药师设置的兼职项目。他们当中的绝大部分将学到的东西运用到医院及社区药房的工作实践中去。现在很多药学院设立了这一硕士培养项目。在韩国医院药师协会（KSHP），有很多继续教育项目，包括临床药物治疗学的基础课程。这是一项为期一年的课程，包括疾病专项课程以及在一个三级医院临床培训基地内为期3天的实践。这一项目于1988年启动；2009年一个线上学习系统开始启用以提升该项目的效率。完成这些基础课程之后，便可以参加针对某一特定领域专项问题的专业课培训。授课老师通常是临床药师、医师以及药学院的讲师。这部分仍有一年期的课程，针对性的专题包括：内分泌疾病、肿瘤学、慢性病与老年病、重症监护、药物不良反应监测、肾病、抗凝治疗服务、治疗药物监测服务、营养服务。理论课程结束后有一个短期的实践课程。特别兴趣组对患者教育也是开放的，授课内容包括：医学、药物经济学评价、药物信息、儿科药学、临床营养、精神病药物学、肿瘤药物学、临床试验和抗生素治疗[8,17]。

12.5.4　药学监护

在社区药房，患者咨询及药物信息相关的费用涵盖在药品调配的费用中。但没有一个药房提供药学监护服务。一些药师会记录患者的基本信息，但该信息与药学监护无关。在针对社区药房药师的一项继续教育项目，美国的药物治疗管理（MTM）被引入并开展了针对药师对于药物治疗管理态度的调查。虽然调查的数据尚未公布，但初步显示约60%的药师回答说他们对MTM或药学监护感兴趣。但是药师们也回答说他们需要更多诸如药物治疗学和药物信息等临床方面知识。在医院，药师从事各种类型的临床工作。在门诊，药师从事抗凝治疗服务、呼吸系统服务、慢性肾功能衰竭服务以及帕金森病服务。对于住院患者，药师同多学科队伍在重症监护、内科、感染、儿科、肿瘤以及老年病方面展开合作。药学监护服务的开展并没有得到法律的支持且服务没有得到相关报酬。

12.5.5　未来的发展

对于未来的韩国社会，在社区药房开展实施药学监护工作是必要的。2009年，年龄达到或高于65岁的人口数量第一次超过了5百万，占总人口的10.3%。为维持政府的开支，每年用于老年人的NHI的税费在持续增加。药师在成本节约中扮演的角色应得到强调。通过药学监护服务推荐适宜的药物，药师可以帮助降低医疗开支[4,18]。

药师借助教育和咨询服务同样可以改善患者的用药依从性。在韩国，已有约70名药师通过了美国药物治疗专科委员会（Board of Pharmaceutical Specialties，BPS）认证，成为委员会认证的药物治疗专家、委员会认证的肿瘤学药师或委员会认证的营养支持药师[19]。在医疗卫生体系中，他们是药物治疗方面的专家。他们向其他专家提供有关患者药物治疗方面的评估及意见。他们提供有关安全用药、正确用药、经济用药方面的科学的、确凿的信息及建议。绝大多数的BPS成员目前在医院工作，但也有一小部分在社区药房工作。通常在医院工作的药师更熟悉药学监护。一些在医院工作期间有丰富临床经验的药师在社区开设药房并尝试在社区药房提供药学监护服务。虽然在当前韩国的医疗卫生体系中很难践行药学监护，但是很多药师已经意识到此举的必要性。在少数医院中，药学毕业生受所在大学老师的监督。他们在医院实习期间即参与个体患者的药物治疗并尝试发现药物治疗中存在的问题。另外，一些药学院的老师对于在社区药房实施药学监护也很有兴趣。KSHP已经为住院药师开设了有关最佳药学监护的继续教育项目，这仅是一个相对组织良好的项目，并为学员提供一个好的学习环境。一部分继续教育项目已经对社区药房药师开放。药师间这一形式的合作将有助于他们在相同的指导方针下一同工作。对于实施药学监护来说，住院药师与社区药师及大学与政府间的共同努力是必不可少的。

2000年新法规颁布的初期阶段，绝大多数医师非常守旧，不愿意与药师合作。最近他们之间的关系有所改善，但是药师们仍然不得不向医师们说清自己是希望同他们展开合作而并非取代他们。设立一种患者信息共享的渠道非常重要，因为这一信息对药师及其他医疗卫生服务的提供方来说都很重要。这一问题需要通过患者与其他医疗服务提供方的合作下谨慎地解决。在药学监护实施后，这一服务项目的费用应当得到支付。并且，为了使这一项目得到费用支付，药师应当证明药学监护的益处。且这还是另一个有待解决的问题。

12.5.6 总结

韩国对药学监护的需求及对其重要性的认识正快速增长，但向患者提供药学监护一直就没得到法规的支持和政府医疗卫生部门的认可（许多国家的法律对此都是支持的）。为筹备药学监护，药师需要意识到其重要性并给予患者更多的关注。药师的首要义务是为患者服务。药师帮助患者获得最佳的药物治疗。同医师及其他医疗卫生服务提供方的合作是必要的。最近在药学教育体系中的变革强调对药物治疗学、患者咨询、药学监护、临床实践的学习研究。这对药学监护的进步大有助益。其他国家对开展药学监护工作的研究以及与国外药师之间的合作将有助于韩国药学监护事业的开展。在不远的未来，有望实施药学监护。药学监护将得到所有药师的认可，以及患者和韩国政府的支持。

参考文献

[1] Health at a Glance 2009，OECD INDICATORS (ISBN 978-92-64-07555-9). http: // www. oecdilibrary. org/ docserver/download/fulltext/8109111e. pdf?expires=1309480458& id=id&accname=guest&checksum=2C6 ED5060BEAE9F092FAA39177484FAD.

[2] OECD，OECD Health Data，2005.

[3] OECD Review of Health Care systems 2003 (ISBN 92-64-29945-9).

[4] World Health Report,2010. Financial risk protection of National Health Insurance in the Republic of Korea: 1995-2007.

[5] *Major Statistics for Health and Welfare.* Seoul，Korea: Korean Ministry of Health and Welfare，1999.

[6] Cho HK. Challenges and opportunities posed by a new prescription law in South Korea. *Am J Health Syst Pharm*，2002，59(18): 1780-1782.

[7] Annual Statistics Report，The Korea Pharmaceutical Association，2011.

[8] Choi SM，Shin HT，Choi HM，Kim JS，Ann JS，Choi KE. Development and evaluation of anticoagulation clinical pharmacy service for ambulatory patients in a community pharmacy [in Korean]. *Kor J Clin Pharm*，1995，5(2): 17-31.

[9] Strand LM，Cipolle RJ，Morley PC，Frakes MJ. The impact of pharmaceutical care practice on the practitioner and the patient in the ambulatory practice setting: twenty-five years of experience. *Curr Pharm Des*，2004，10(31): 3987-4001.

[10] Kim HS. *Development and Evaluation of Clinical Pharmacy practices in Hospitals.* Korean Conference on Clinical Pharmacy，practical session，1993，79-83 (in Korean).

[11] Kim CY. Financial deficits of Nation's Health Insurance and reforming the bun-up system [in Korean]. *Korean Pharm Assoc News*，2001.

[12] Kwon KH. The influence of good pharmacy practices (GPP) on Korean community pharmacies [in Korean]. *J Korean Pharm Assoc*，1994，5(1): 69-73.

[13] Kim SK. Changes in health care services and prospects for the role of pharmacists [in Korean]. *J Seoul Pharm Assoc*，1994，19(3): 4-15.

[14] Cho NC，Nam CH. Survey of the health-related behaviors of pharmacists working in community pharmacies and hospital pharmacies and their effect on job satisfaction [in Korean]. *J Korean Public Health Assoc*，2000，26: 116-134.

[15] Epplen K，Dusing-Wiest M，Freedlund J，Harger N，Kathman S，Ivey MF. Stepwise approach to implementing ambulatory clinical pharmacy services. *Am J Health Syst Pharm*，2007，64(9): 945-951.

[16] Risco AA，Foppe van Mil JW. Pharmaceutical care in community pharmacies: practice and research in Peru. *Ann Pharmacother*，2007，41(12): 2032-2037.

[17] Lee EK，Lee JY. Survey of hospital pharmacy services [in Korean]. *J Korean Soc Hosp Pharm*，1999，16: 458-79.

[18] World Population Ageing 2009，Economic & Social Affairs，United Nations. http: //www. un. org/esa/population/publications/WPA2009/WPA2009-report. pdf.

[19] http: //www. bpsweb. org.

12.6　印度

Geeta Pradeep，MPharm

澳大利亚维多利亚州，皇家墨尔本理工大学科学、工程与健康学院，医学科学学校，研究学者

12.6.1　引言

印度是一个具有5000年历史的文化和宗教多元化的文明古国。通过吸纳域外的文化并将其本土化的印度文化随时间的推移已经逐步发生了细微的变化。印度是当今世界上最大的民主制国家，人口数量居世界第二位。2011年人口普查结果显示其总人口数达12.1亿[1]。该国有28个州及7个中央直辖区。每一个地区具有其独特的各种传统、风俗、信仰、习惯及方言。其国内共有22种"官方"语言，超过400种母语和800种独特的方言[2]。英语在功能上作为通用语。虽然存在广泛的差异，印度仍然是其现世精神下"多元化统一"的缩影。印度社会明显存在两极分化，在这片土地上可以看到富足的社会与穷困的贫民社会的共存，科技创新与迷信愚昧同在。这一社会分化现象已经成为该国在当今全球化多领域发展竞赛中决定成败的因素。

经历从英国殖民统治中独立后的60余年，印度在政治、经济与文化领域经历了巨大的变革，从而使其成为在国际事务处理中一支主要的地缘政治力量[3,4]。印度是

目前发展中国家经济增长速度最快的国家之一，其经济增长率稳定在8%[2,5]。的确，印度是极少数摆脱国际金融危机的国家之一[3]。印度已经在很多领域达到了国际领先水平，如信息技术、商务流程外包、电信技术以及制药业等[2]。

印度在全球多个领域表现出主导地位，但并未使其国内产生相似的进步。医疗卫生领域也许是其公共服务中最被忽视的地方。事实上，自独立后印度在人口健康问题上取得了实质性的进展，人口平均寿命提高了一倍，母婴死亡率降低，以及诸如脊髓灰质炎与肺结核等传染病的发病率降低。然而，总体来说，与其他经济水平相当的发展中国家相比这些情况的改善显得相对不足[3]。经济的繁荣发展并未转化为与之相称的国家健康决定因素，也许这是由于一直缺少政治意愿与承诺去认识良好的健康水平对加速国家经济发展的助益原因[3]。印度最大的人口红利是其年轻人口数量（6.5亿小于30岁的年轻人），一个不能适应这一人口结构需求的卫生系统会渐渐破坏这个国家的经济发展轨迹[3]。

12.6.2 印度的医疗卫生服务

印度的医疗卫生服务是通过公共卫生体系执行的，这一体系包括医院（公立与私立医院）、基层医疗卫生服务中心以及更多的占主导的私营医疗服务机构[6,7]。政府在医疗卫生的支出极少，政府医院经常缺少足够的基本药品与设备供应，同样也缺少训练有素的医疗人员。这一状况导致公立医院环境拥挤，患者长期滞留，从而迫使人们进入没有医保覆盖的私立医院。提供免费医疗服务的公立医院接受的主要是政府雇员和经济处于弱势地位无力支付私立医疗机构费用的人群[6]。近80%的门诊及60%的入院患者在私立医院就诊[6,8]。结果，接近82%的医疗卫生费用支出是患者自掏腰包（发生在医保以外），从而使印度成为自付医疗费用第二多的国家[3,8]。这一支出被认为是迫使其人口中4%的人陷入贫困的主要原因之一[3,6]。落后的管理，尤其在公共卫生服务的腐败也影响到贫困人口的健康状况。印度的卫生部门是其所有部门中第二腐败的[9]。贿赂发生在政府卫生服务的各个阶层，从婴儿出生到死后服务，并且最贫困的人群往往成为这一现象的牺牲品。

因此我们可以看到人们每年在享受医疗卫生服务方面的巨大差异，能否享受医疗卫生服务主要取决于个人支付费用的能力。一方面，对于经济条件优越的人群来说，他们可以享受高技术水平的医疗专家提供的服务，现在越来越多外国人来印度消费医疗服务成为迅速增长的医疗旅游产业的一部分[3,5]。而另一方面，很大一部分生活在郊区或市区的印度人甚至无力支付基本医疗服务。加之不平衡的经济增长、无计划的城市化进程、根深蒂固的社会等级制度、阶级以及性别歧视都在不同程度上对不同地区产生间接影响。由此已经导致了慢性疾病的增加，部分是由于老龄化人口的增加以及更加城市化的生活方式等原因，所有这些因素也导致这个国家整体健康状况低下[3]。

（1）药品使用问题

毋庸置疑，药物是急慢性疾病治疗管理的支柱。印度已经建立了国家药物政策与基本药品目录并定期修订。然而，仍然存在不合理用药的突出问题。药品或药物的名称由于涉及印度语的发音，因此其名称需通过卫生和家庭福利部门下属的卫生服务总局由中央药品规范管理组织进行规定[8,10]。高度发达的制药业伴随现有规章制度执行不力，使得目前印度市场上约有100000种药品制剂存在，而其中很多是不合理的。药物总是意味着金钱，因此，经济利益总能压倒为控制不合理用药而付出的努力。即使是法律规定的处方药也可以不凭处方在柜台上直接买到。由于处方不被记录，因此患者可凭借一张处方重复取药，有些患者常年如此，并且部分患者为了节省就医的开销会根据自己的情况给自己开药[11]。此外，人们更倾向于使用替代医学执业医师开具的处方药物并联合使用对症疗法，这里的替代医学如：印度韦达养生学、顺势疗法、Sidha 或 Unani 药物（印度官方认可的替代医学体系），这样做是因为他们相信这样会更快地驱散疾病。一些医师也会通过开具无适应证的药物或大剂量的药物来满足患者花钱越多得到治疗越多的潜在心理需求[12,13]。毋庸置疑，上述这些不合理的行为导致了那些能够引起严重致病或致死的潜在的可预防的不良反应的发生。制药企业不道德的广告以及通过给予处方者奖励以促进药物销售的营销方式，医学专家与一般大众意识的缺乏，都是不合理用药的重要诱因[13]。

高质量的健康劳动力同样是一个国家健康状况的决定因素。足够训练有素和富有主动性的医疗卫生专家是确保正确用药和其他卫生系统资源的必要组成部分[14]。在印度，提供医疗卫生服务完全以医师为中心[3,6]。这转而导致了系统性低估和缺乏利用其他医疗卫生人员的作用，尤其是像护士与药师这样具有专业知识和技能、可以帮助分担医师日益增加的工作量的人[6,8]。

来自世界第三大医疗人员团体的药师[14]也许是唯一能够让患者可以在不预约的情况下从他们那里获得健康相关建议的专业人员[8,10]。在过去的几十年间，药学实践的模式已经发生了转变。药师的角色由药品供给和调配者变为患者的直接监护者，对患者用药相关的一切问题承担责任。药师在发达国家可以作为医疗合作团队的重要成员或凭借他们自身的能力以独立参与者的身份确保更好的治疗结果，从而使他们成为公众眼中最值得信任的专业人员之一。

以下内容将深入讨论这一职业在印度的状态及对这一现状的影响因素。

12.6.3 印度的药学

（1）早期阶段

药学专业一直以某种形式作为传统医学 Ayurvedic 和 Sidha 体系的一部分存在于印度。对抗疗法或者现代西医学的出现最早可以追溯至葡萄牙和英国的殖民时期。而其现代药学专业起始于英国殖民的早期阶段。马德拉斯医学院，由英国人建立用于培训实践对抗疗法的西方和印度学生，该校在1860年开设第一个药学班，向学生提供药物制药的学习并向他们授予医科学历或专科证书、药师等级或医院助理职务[15]。之后他们被分为有证书等级的配制药师和药师级别，作为受过培训的配制药师或药师在医师指导下，在被称为"药品仓"的商店中提供药品销售和调剂工作[11,15,16]。这或许是印度社区药房工作方式的早期雏形，总的来说这一模式是对当时英国药学发展模式的模仿。由于当时具备相应资格的药师极少，因此开具处方和调剂药品工作绝大多数由医师自己完成，医师通过培训他们的临床助理去调配药物并帮助制备药物[11,16]。印度独立前的调查显示，当时在3亿人中有75人是具有资质的药师，同有27000名调剂员[16]，这些调剂员的资格等级在药师之下。

正式的药学学位始于1937英国在印度殖民晚期的贝纳勒斯印度大学。这种三年制的药学学位可能是当时亚洲和非洲所有这类的唯一学位，其内容涵盖药物化学、分析化学、药物经济学、药学与生药学[17～19]。它培养出的毕业生用以满足当时新生的制药工业对药物生产与质控专员的需求。在1947年印度独立时，其国内的药学体系是无组织的，失于管理的，并且没有法律地位[20]。

截至2010年12月31日，印度注册的药师共计656101人，平均每1794人配备4名药师[21]。全球平均比率为2491人配备1名药师。数据显示55%的药师受聘于社区药房，20%在医院工作，10%为制药业与管理类从业者，2%为学术界人士[8,22]。今天这个专业已经走到了其发展的十字路口，它必须为其今后的发展作出决定以确保药师队伍有持续的发展。

现在让我们审视一下塑造这个专业的主要政策。

（2）药事监管

药房法（Pharmacy Act，1948）于1948年印度独立后实施，它的制订是印度监管药师执业与药学教育的第一步。印度药房理事会（Pharmacy Council of India，PCI）作为一个法定部门成立以帮助法案的实施生效。药学实践进一步受制于药品与化妆品法案（Drugs and Cosmetics Act，1940），该法案对药品的生产、运输及销售做出了规定[8,20]。药房法以强制标准规定了批准药师注册执照所需要的最低药学学位。药学学位由全印度科技教育委员会授予，该委员会负责规划，制订并确保高等学位培养方案，即4年制药学学士本科教育（BPharm）与2年制药学硕士（MPharmacy）教育，这两种培养方案包括制药学、药理学、药物化学等学科的各种专业方向。当时并没有意识到药师一旦注册并开始他们的工作后还会有更新技能以及职业发展的需求。这对药学工作的质量产生了一定消极的影响，零售药店工作者仅仅是通过出售药品而获益[8,18]。这进一步深化了公众意识中社区药师本质上就是商人这一印象，而非具有专业技术的医药卫生专业人员。

在一些发达国家并没有关于药房所有权的规章条例。任何有经济实力想要创业的人只要获得一张注册的药师执照并公示于药房中醒目的位置，都可开立开办社会药房，即使他们没有任何的药学资质或药学执业经验[8,11]。为了获得这张执照，非药师人员开办的社会药房可以聘请一名注册的药师开展工作；或者更多的是，自己经营或委托给有社会药房从业经验的人（未必是有认证或注册的药师）经营。如果药房由非药师的所有者经营，他们会花钱租一张注册的药师执业证书并展示在药房中。所有的这些行为进一步破坏了药师在社会中的形象地位。

至今在政府的任何医疗卫生和制药政策中都没有提及药学是一个医疗卫生的专业[8,10]。这个专业因为其对制药工业的贡献而被认识，但是并不被其他任何与医疗卫生直接相关的监管体系所承认。事实上在2002年，一份国会委员会报告建议药师没必要监督社会药房中药品的销售。这一建议虽然很快被摒弃了，但足可见当时社会对药师技能信任度之低。

（3）药学教育

药学教育由三个层次体系组成：药学大专（D. Pharm）、药学学士（B. Pharm）、药学硕士（MS，M. Pharm，MTech），或者更高的研究学位课程为博士学位（PhD）。D. Pharm的课程包括2年的理论学习和3个月的实践培训以承担在社区药房或医院药房的工作[20]。B. Pharm本科教育为期4年，其设置的基础药学科目主要与工业和产品相关，如制药学、药物化学、药理学和生药学，除此之外还有基础科学、高等化学及分析学。直到1991年，无论是药学毕业教育，其授课内容均不包括以患者为中心的监护、合理用药或临床药学主题。M. Pharm硕士学位培养需要在获得B. Pharm后继续接受为期2年的教育，并被授予专业方向的教育，如药理学、制药学、生药学或药物化学。这2年的学习包括1年的理论学习与1年的在各自专业方向上的课题研究。直到1997年才有临床实践/临床药学专业方向上的硕士学位，这将在后面的章节中讨论。

直到20世纪80年代，印度仅有11所大学和26所学院提供高等药学学位教育，更多的是政府和私立的机构提供D. Pharm教育[20]。从那时起，快速的工业化、私有化进程与高速的经济增长带动了药学教育的快速发展，药学教育机构超过1500所，其中绝大多数是私营部门，这些私营部门招生超过100000人，这些学生学习不同的药学专业[23]。

药学教育每一层的设计是满足国家对实现卫生部门总体发展目标的特定要求[8,20]。D. Pharm项目用以向社会提供在社区和医院药房调剂和发配药物所需的专业人员。B. Pharm的毕业生一般会在需求旺盛的制药工业市场中谋求职位，如销售、生产、质控分析或管理专员。硕士毕业生则有望进入这一产业的更高位置，包括研究、规划和新药研发，同样也可以是临床试验或在学术界工作。

（4）制药业的发展

独立之前，印度主要通过进口欧洲药物满足自身用药需要。独立后，由于贫困，印度难以承受从欧洲进口药物的经济压力。当时的需要是能够自给自足地生产优质且价格上能够让民众负担得起的药物，以满足国内的需求。因此，为了实现这一目标，政府集中力量鼓励在印度的国有或私营药品生产企业与美国和欧洲的同行开展合作。这使得制药业在很短的一段时间内有了蓬勃的发展，满足了国内约95%的需求[5,10]。印度的制药工业估值约为80亿美元[8]。其制药业规模全球第四，产值世界第十三。印度33.7%的药品出口销往发达国家。在印度约有20000个药企并生产有100000种药剂制品，但这为日后药物的不合理使用埋下了伏笔。

由于所有的监管和教育政策倾向于更好的工业标准与绩效表现，因此在发展患者监护与提升相应技术方面并没有足够的动力，直到这个专业得到关注之前，政策都是一面倒的。

（5）患者监护的倡议行动：早期发展

临床药学或药学实践（这两个专业名词在印度可以互相替换使用）产生于20世纪80年代，它的诞生离不开在重点大学教学医院药学部中临床药理学家和知识分子们缓慢而持续的努力。在西方，尤其是美国，已经有一部分人感受到药师这一角色正在发生的革命性变化。他们试图让医学界同仁和与临床药学有关的政府部门了解和意识到药师的临床作用[17]。这一举动取得了一定程度的成功，但仍旧局限在他们工作的临床部门当中。

不管怎么样，通过这些不懈的努力，在1993～1994年引起了相应的教育法规的变化，医院药学和临床药学的教育被定为D. Pharm课程中的强制内容，之后同样被引入到了B. Pharm的课程中。这一重要的举动通过在南印度两个重点的教学医院引入研究生药学实践项目，在20世纪90年代开启了以生产为中心的专业教育向以患者为中心的专业教育的转变。第一个是1996年在泰米尔纳德邦韦洛地区的克里斯蒂安医学院的临床药学MS项目，之后是卡纳塔克邦迈索尔地区的JSS药学院实施的药学实践当中的M. Pharm项目[17]。M. Pharm项目是印度的JSS医院、JSS药学院与澳大利亚的南澳大利亚里帕特里埃逊总医院间合作的项目，其内容为交换印度的药师去澳大利亚的对应医院进行临床药学服务的培训，进而在南印度的两个医院建立临床药学部门[12,13]。

之后的5年，印度全国的药学院类似的M. Pharm药学实践项目有了快速的发展。课程的设置上包括对病理生理学、药物治疗学、临床药代动力学与临床药学的深入学习，关注与患者监护直接相关的服务，如患者咨询、处方评价、不良反应监测与报告、治疗药物监控和药物信息，不再是理论学习而是在医院中必需的亲身实践的临床训练。这就需要医院或临床机构向开展药学实践教员和学员开放。通过医院与药学院间的合作共赢关系在大多数案例得以实现，（院校）在可以提供临床药学服务的医院投资建立临床药学部，而医院则为学生的临床培训提供足够的空间和许可。

临床药学部门对于项目开始的前几年非常重要。他们在医院中传播这样一种意识：药师除了调剂工作之外还可以担任各种非处方调剂角色，分担临床人员的高负荷工作量。在医院获得临床科室的支持需要花费一定的时间。获得支持后，药学实践的实习生以及临床药学科室会变成医院团队中一个有价值的成员。通过尝试将合理用药的议题与相应的临床科室结合，临床药学部门设立项目以提高医院的用药水平。在此之前，医院的药学部门基本上只是医院药品的保管者。M. Pharm课程规定在其学制的第二年学生需参与一个研究项目，这一规定促使产出更多的研究成果并且发表在国内和国际的期刊上，这为临床药师作为可持续提高成本效益疗效的专业角色提供了有力的证明。

随着2008年的Pharm D专业教育开始，使得药学专业进一步倾向于以患者为中心的服务角色[20]。Pharm D的课程完全强调直接的患者监护，学制6年，其中5年理论学习，1年期的实习生或住院医师学习。已有1410名学员进入了Pharm D学习阶段，他们主要分布在印度南方省份的47个私立学院。关于这些学生毕业后的潜在职业选择现在有很多争论。尽管10年前开启了药学实践项目，但是对毕业生而言却没有可行的职业生涯选择[18]。监管体系还未意识到社会对临床药师的需要，因此便认为在医院没有对临床药师需求。这迫使临床药师进入制药产业等以临床研究为主的领域，或是去那些认可他们技能并为自己提供更好工作前景的发达国家工作。

（6）未来的方向：挑战与机遇

这个专业已慢慢发生了以产品为中心向以患者为中心的思维模式的转变。这一变化是因为药学实践服务在过去的几年里有了大幅的发展，发展过程中展现了药师直接参与患者监护的医疗价值和增值收益，从而增加了药学监护的积极性。印度药学委员会（PCI）与其他专业和监管机构合作，已着手修正药房法使其包括药学实践监管条例并提升最低注册认证水平至药学学士（B. Pharm）[8]。印度政府现在正在根据印度药学协会起草的《优良药学实践指南》试行一个零售药房资格认证体系。

这些新进展一旦得到贯彻将提升药学的专业公信力。2007年举办的药学在医疗卫生领域的机遇与挑战全国性会议设立了一个政策框架以吸引药师与医疗卫生系统中的所有主要股东合作[8]。过去几年，在印度社区药房实施的许多以人群为基础的药学监护倡导行动正慢慢地为社区药房实践带来积极的感受和信心的提升。这些积极的变化不仅体现在消费者当中也发生在医师当中，更重要的是社区药师群体本身也更加积极。这提升了药师的自尊。一小部分药师已经开始带头参与继续教育与专业课程，并在他们的药房实施患者监护服务[24~28]。私立的社区药房也已经积极地参与到政府的肺结核（TB）控制方案中（修订的国家TB控制方案），提供了药师对提高公众有关TB认识水平有积极作用的证据[29,30]。

在药学专业可以开始向个体化药学监护服务进军前，仍然有很多障碍需要克服，如药物治疗管理工作从调剂工作中分离。为了实现这点，政府需要意识到药师在医疗卫生服务链中未被开发的潜能，并尝试通过更好的财政刺激方式鼓励药师摒弃冷淡的态度，努力提高自身水平。

现在，药学监护服务作为药学实践部门中学者们的研究项目的一部分存在，其目的旨在建立证明药事服务是医疗卫生服务链中不可或缺的一部分的必要证据。近年来，一小部分富于事业心的社区药师在社区药房中实施咨询服务的同时也实施新的预防性和诊断性服务作为更好的商业实践的一部分。需要强调的是，对于提供这些服务的药师来说，实施新的举措并不意味收入的增加。

这个专业已经开始自我审视，理解自身的不足，并为了提升自身在一般大众与医疗卫生体系中的专业形象而努力工作。虽然这已经开始发生，但仍然需要PCI和其他药学协会通过修订现有的落后监管制度使药学实践成为患者监护中法定的和可执行的工作，从而确保药师这一新生的药学专业人员有能力提供最高水平的以患者为中心的服务。

（7）药学监护实践的未来战略

① 监管战略

- 修订当前监管条例特别是药房法和药品与化妆品法案，以反映出职业演变的必要需求。
- 依照药师的专业技能与知识水平，在法律层面定义药师的不同层次、他们的证书、工资标准。
- 提高药师最低注册认证标准，由现在的2年制文凭提升至4年制B. Pharm学位。
- 在已注册执业药师的监管下，学生通过一定时长的实习，才能担任药房技师或药师助理。
- 为使药师个人及他们提供的服务在全国范围内达到一致的水平，设计并实施统一的专业实践标准。

② 教育战略

- 修订当前药学本科教育课程，保证强化患者监护服务的训练，同时强化临床药学专题的训练，从而确保在注册后具备胜任能力与资质的药师可以投入到工作中。
- 修订现行的注册要求，将持续的继续教育作为限定的强制条件以保持药师们的执业水平。
- 修订药学学位教育课程，以使药学助理/药房技师得到强化训练，令其可以承担日常的调剂与调配工作，这样可以让药师腾出时间去提供专业性的服务。

12.6.4　结论

印度正经历着多个方向的同步转变——城市化、工业化与经济现代化——所有的这些因素对医疗卫生体系产生了深远的影响，特别是药学专业。依个人见解不同，药学在印度可以被认为不太成熟，有待克服的障碍仍然很大。无疑，对于药师而言，把一名在医疗卫生领域边缘领域工作的药品销售者转变为具有高技术水平的执业者需要花费大量的时间。药师必须证明，除了提高调剂的认知服务（审核处方）外，他们还有胜任直接提供患者监护的服务能力。未来，他们将在医疗卫生服务团队中作为不可或缺的成员找到自己正确的位置，确保患者最可行与最经济的治疗结果。未来属于那些勇敢的先驱者，他们通过创新服务必将实现药学监护与药物治疗管理的美好愿景。

参考文献

[1] *The National Portal of India*. 10 February 2011 [cited 2011 15 June]. http: //india. gov. in/ knowindia/ profile. php.

[2] WHO. *WHO Country Co-operation Strategy 2006-2011*，*India*，2006.

[3] Reddy KS，Patel V，Jha P，et al. Towards achievement of universal health care in India by 2020: a call to action. *Lancet*，2011，377(9767): 760-768.

[4] Horton R，Das P. Indian health: the path from crisis to progress. *Lancet*，2011，377(9761): 181-183.

[5] Coopers PW，ed. *Emerging Market Report: Health in India 2007*. New York: Price Water-house Coopers，2007.

[6] Rao M，Rao KD，Kumar AK，Chatterjee M，Sundararaman T. Human resources for health in India. *Lancet*，2011，377(9765): 587-598.

[7] Sathyanarayanan TN，Babu G. Creating a public health cadre in India: the development of a framework for interprofessional and inter-sector collaboration. *J Interprof Care*，2011，25(4): 308-310.

[8] Sheth PD，Nandraj S，Nayar PCK，et al. *Challenges and Opportunities for Pharmacists in Healthcare in India*，2007，FIP-WHO Forum of National Pharmaceutical Associations for South East Asia Region(SEARPharm Forum).

[9] Sudarshan H，Prashanth NS. Good governance in health care: the Karnataka experience. *Lancet*，2011，377(9768): 790-791.

[10] *Human Resources for Pharmacy Sector in India*，2007，Advent Healthcare Group，Central Drugs Standard Control Organization，MoHFW，GOI，World Health Organisation— India Country Office. New Delhi.

[11] Basak SC，Sathyanarayana D. Community pharmacy practice in India: past，present and future. *Southern Med Rev*，2009，2(1): 11-14.

[12] Elliot RA. Clinical pharmacy: an evolving area of pharmacy practice in India. *Aust J Hosp Pharmacy*，2001，31(2): 147-150.

[13] Nyfort-Hansen K，May FW，Clinical pharmacy a new beginning in India. *Aust J Hosp Pharmacy*，1998，28(5): 343-347.

[14] 14. *2009 FIP Global Pharmacy Workforce Report*. Wuliji T，ed. The Hague，Netherlands，International Pharmaceutical Federation，2009.

[15] Singh H. Pharmaceutical Society of India: the oldest Indian pharmaceutical organization. *Indian J History Sci*，2000，35(1): 67-76.

[16] Singh H. History of modern pharmacy in India. *CRIPS*，2006，7(3): 42-44.

[17] Revikumar KG，Miglani BD，eds. *A Textbook of Pharmacy Practice*. Nashik: Career Publications，2009.

[18] Basak SC，Foppe van Mil JW，Sathyanarayana D. The changing roles of pharmacists in community pharmacies: perception of reality in India. *Pharm World Sci*，2009，31(6): 612-618.

[19] Singh H. Pharmaceutical education and pharmacy practice: a historical perspective. *Pharma Times*，2009，41(2): 16-19.

[20] Basak SC，Sathyanarayana D. Pharmacy education in India. *Am J Pharm Educ*，2010，74(4): 68.

[21] *National Health Profile 2010*，C. B. o. H. Intelligence，Editor 2010，Government of India: New Delhi.

[22] Merlin NJ. Pharmacy careers—an overview. *Asian J Res Pharma Sci*，2011，1(1): 01-03.

[23] Narayana TV. Pharmacy education in India. *Pharma Times*，2011，43(03): 35.

[24] Mohanta GP，Manna PK，Valliappan K，Manavalan R. Achieving good pharmacy practice in community pharmacies in India. *Am J Health-Syst Pharm*，2001，58(9): 809-810.

[25] Varma D，et al. A study on community pharmacy in Kerala. *Indian J Hosp Pharmacy*，2000，37: 49-52.

[26] Ramesh A，Nagavi B，Ramanath K. A critical review of community pharmacies(drug stores) in Mysore city. *Indian J Hosp Pharmacy*，2000，37: 91-93.

[27] Adepu R，Rasheed A，Nagavi B. Effect of patient counseling on quality of life in type-2 diabetes mellitus patients in two selected South Indian community pharmacies. *Indian J Pharm Sci*，2007，69(4): 519-524.

[28] Carvalho S，Nagavi B. Impact of community pharmacy based patient education on the quality of life of hypertensive patients. *Indian Jo Pharm Educ Res*，2007，41(2): 164-169.

[29] Rajeswari S. Balasubramanian R，Bose MS，Sekar L，Rahman F. Private pharmacies in tuberculosis control--a neglected link. *Int J Tuberc Lung Dis*，2002，6(2): 171-173.

[30] Gharat M，Ambe CA，Ambe GT，Bell JS. Engaging community pharmacists as partners in tuberculosis control: a case study from Mumbai. *Res Social Adm Pharm*，2007，3(4): 464-470.

12.7　阿拉伯语系的中东

Nadir M.Kheir，PhD，FNZCP，MPS

卡塔尔，多哈，卡塔尔大学药学院，药学职业持续发展协调员，助理教授

12.7.1　简介

　　阿拉伯人在医学及药学领域对欧洲和世界其他地方产生的影响巨大。在传统药店已使用多年的早期多数制药器皿、药房的制药配方及循证为基础的药物治疗学，都是早期阿拉伯人和穆斯林思想家们在寻找知识、意义和价值过程中追求人道主义和科学主义时探索出来的[1]。然而，在阿拉伯语系的中东国家中，药学教育及药学实践的发展却慢了下来。几十年来，其发展停滞在传统课程和制剂药学。这种衰退归因于多重因素，包括过去和现阶段的冲突，职业、社会和经济压力，政治不稳定[2]。所以，药学监护的整体水平都很差。难怪大多数中东国家存在一种普遍现象，即患者很少把社区药房作为医疗机构。反过来说，这限制了患者和药房之间的互动，导致药房在这些国家中惨淡的形象[2,3]。值得注意的是，在这些中东国家中药物是最早作为产品销售给消费者的，并且药物注册、批准、定价等方面的规章制度可追溯到很多年之前。

最近几年在该地区的很多国家中，草药遭受到了全方位的体制，比如，在20世纪90年代，阿拉伯联合酋长国（UAE）卫生部建立了补充与替代医学办公室，以规范该地区的草药、执业药师和助理药师。可是，仅靠药房的规章制度对药物销售、分类、处方和调配（以及最终公众对药物的获得）进行管理仍是不够的。在大部分国家中，仅有抗生素、雄性激素、麻醉药、精神类药物、催眠药、镇静药和其他能引起依赖性的药物才需要处方购买[4]。然而，在其他地区国家中作为处方药的大部分药物，在中东国家中则直接作为非处方药出售。这些药物包括但不限于：非甾体消炎药，用于胃肠道疾病、支气管哮喘的药物，胰岛素和其他抗糖尿病药物，降胆固醇和抗高血压的药物。这种情形就可能导致药物相关不良事件。更重要的是，这种状况给药师增添了（或可能增添了）额外的负担。

药学监护理念和实践在全球的兴起给药师带来了挑战，改变旧的执业方式，接受新的模式，以把执业的重点转移到关注监护治疗的结局而不是关注产品或任务本身。在这个全球化的时代，这一变化必然会对中东地区的药学进程产生影响，就像它对其他地区的影响一样。除了少数的研究尝试描述药学实践在几个中东国家的现状，没有研究评估这种新的执业模式在该地区开展的程度和面临的挑战。本书该部分的目的是展示药学监护（具体来说是药物治疗管理，定义见本书其他地方）在中东的现状。

本节中我们选择了中东地区九个阿拉伯语国家，分别是埃及、约旦、科威特、黎巴嫩、阿曼、卡塔尔、沙特阿拉伯、苏丹和阿联酋。在这些国家中，五个国家（科威特、阿曼、沙特阿拉伯、卡塔尔、阿联酋）是海湾合作委员会（GCC）的成员国，他们在地域和文化上联系紧密[2]。两个国家（埃及和苏丹）坐落于非洲东北部，均在东地中海地区（http：//www.who.int/about/regions/en/index.html，已发表的文献）。

第一，我们用关键词和词组（需要时使用布尔逻辑检索）搜索文章，包括药物治疗管理、药学监护和药房，并与上述国家同时搜索。相关的发表文章被定位并获取。第二，在上述国家中，我们通过个人接触、大学网络和其他相关的药学组织寻找在信息收集期间在相应国家的药学学术和（或）药学实践领域工作至少五年，并（或）对药学环境有足够的了解的人员；并且有针对性地寻找在药学专业领域做出过学术贡献（出版物、教学或政策）的学者。在我们努力收集该地区有关药物治疗管理的可靠信息过程中，这些工作人员被认为是关键知情人。关键知情人的应用最初起源于人类学、社会学和心理学领域，现在被应用于评估健康服务这一研究分支上。关键知情人是行业内的信息来源，对研究者感兴趣的特定领域较熟悉[5]。通过邮件获得以上关键知情人对一系列关于药物治疗管理、药学教育和药学实践的标准化问题的回应。为了保证数据有效性，我们采用了以往研究中使用过的方法[2]。将接收和收集的数据制成电子数据表，定期更新从各个国家代表处收集来的信息，如果有可能，每个国家至少选取两位关键知情人，以最大程度提高数据的准确性。

12.7.2　基本信息

这些国家大学的大部分药学毕业生拥有药学学士学位，来自埃及、黎巴嫩、苏丹和约旦的大多数毕业生主要在社区药房或药物公司工作，其次是医院。这种情况在海湾合作委员会国家是相反的，在那里，医院是最吸引大学毕业生的就业单位，外籍药师可在公共和社区实践岗位兼职，但薪水一直较少。有些国家（如黎巴嫩、约旦、埃及、苏丹）只允许国民在其境内进行药学执业[2]。到目前为止，只有几所大学能够授予药学博士学位而不是学士学位［例如，黎巴嫩的美利坚大学沙特阿拉伯王国的费萨尔国王大学（KSA），以及约旦的约旦科技大学］。

12.7.2.1　埃及

埃及拥有超过8200万的人口，是所列举国家中人口密度最大的国家。开罗大学药学院在中东地区最早开设药学专业（始于公元1842年）。

最近几年里，埃及的一些药学专业开始开设本科临床药学课程。在药学实践发展缓慢的现状下，这是极具发展意义的一步[6,7]。

埃及的大学每年估计招收11000～13000名（药学）学生。按照这一速度，埃及则被认为是输出毕业生到GCC国家的主要出口国。在埃及，大约有138000名药师和60000家社区药房[8]。

埃及的医疗卫生系统由于在推动药学专业发展方面做得不足而备受批评。经济不稳定造成了资金缺乏，是埃及普通医疗卫生的一个主要问题，特别是药房所面临的问题。因此，当代药学实践，如药物治疗管理，目前在埃及未能广泛应用[7]。然而，两家医院（国家癌症研究所和儿童癌症医院）的药师正在努力致力于对个体患者实施药物治疗管理，并且与常规调剂分开。这就是说，这些做法可以认为是药师个体行为，而不是机构通过组织结构调整和规划实施的。目前在埃及，肿瘤监护是很有潜力的领域，但总体上药师的主要任务仍为调配药品。在埃及的其他医院，可以看到同水平的零星努力。这些药物治疗管理是少数在美国经过接受训练的药师和一些能够得到美国委员会认证的药师做出的个体尝试[9]。目前为止，还没有提供正式的培训课程来培养药师掌握药学监护技能，而且也没有很好地组织经验式的训练[9,10]。

从历史角度看，在以完全化学为基础的传统药学课程中逐渐引入对临床药学的介绍，以及随后间断应用药物治疗管理，引起了人们对药学监护概念的初步意识。第一次尝试介绍一些治疗学和临床药学课程的是坦塔大学药学系院长，他在1980年代早期访问田纳西州的孟菲斯大学，然后回来将临床药学引入到坦塔大学课程。这所大学为4名毕业生提供在美国攻读药学博士/博士的奖学金（田纳西大学、加州太平洋大学和明尼苏达大学）。4名学生中只有2名回到埃及，后来调入沙特阿拉伯和科威特的药学院。随后，临床药学的概念、药学实践和药学监护传播到其他药学高校，尤其是在私立大学[9]。

在政府层面，尽管埃及药物管理局和卫生部有一些建立医院和临床药学部门的尝试，但在医疗卫生机构中为药师扩大临床的角色功能仍是有阻力的。最近，有声音呼吁从法律角度在埃及重新定义药学实践。一些药房执业者认为当前法律没有提供一个明确、详细的可行执业范围，包括专业和法律要求的条款，比如药物治疗管理。事实上，现在的职场也缺乏明确的临床药学执业范围，目前仍被一些药学专业以外的医疗专业人员认为，临床药学就像入侵了他们的专业领域一样。目前，在明确立法、规定参考条款和服务范围之前，很大一部分药师拒绝提供任何形式的作为"义务服务"的临床药学服务和药物治疗管理[7]。

有人认为，研究领域在未来的几年内将在埃及呈飞速发展[10]，预算和人力资源配置应该让埃及的研究有更大的机会和潜力。有迹象表明，药学相关方面的研究正朝着正确的方向发展，当环境非常有利于药学监护实践时，可以期待它对健康结果产生的影响及其应用[10]。

12.7.2.2 约旦

约旦人口约为650万，其中41%在20岁以下，仅3%年龄在65岁以上[11]。它拥有超过8800名注册药师和1600多个社区药房[12]。

药学教育由2个公立和6个私立药学院提供，每年约有1000名药师毕业[12]。有关药学教师与人口的比例，特别是与人口更稠密的国家相比（如沙特阿拉伯和埃及），约旦的比例相对合适。在约旦，药学理科学士学位（BSC）仍然是由私立大学授予的唯一药学本科学位。两个公立学校提供药学博士或者类似的学位。2000年，约旦科技大学药学院在约旦第一个设立药学博士学位项目，其后在2005年约旦大学开设药学博士学位项目。在中东，约旦是继黎巴嫩和沙特阿拉伯后第三个开展药学博士项目的国家[3]。

在约旦，药学监护和药物治疗管理服务仍然是新概念，因此，他们的实施仅限于一些政府和私立医院，以及少数的社区药房。提供服务的医院主要是国王阿卜杜拉大学医院、约旦大学医院、皇家医疗服务、国王侯赛因癌症中心以及一些私立医院。大多数药学服务的提供者主要是药学博士或者临床药学硕士学位的持有者。只有少数药师获得由美国医院药师协会认证的住院药师和研究员资格。那些参与提供药物治疗管理的药师覆盖了他们工作的医院的1/3至1/2的病床。提供服务的临床药师大多数都会得到费用支付的奖励。很可能的是，药物治疗管理服务的应用包含提供一项标准的服务，能够确保每个患者的用药得到个体化的评估，来确定这些药物对患者是否适合、有效、安全，以及患者是否有意愿按照医嘱服用这些药物。然而，提供的服务标准是否包含制订个体化监护计划承诺安排的随访，以及监测具体患者的疗效仍然需要观察，还不是一项可以明确提供的服务。

针对这项服务的接受程度，在约旦体验过这种以患者为中心的监护服务以及与药师进行专业互动的患者都很欣赏这项服务，未来有可能有这方面的需求[13]。然而，许多药师仍没准备在日常执业中提供这项服务，因为他们觉得自己还不具备这样的水平允许他们提供全面的服务。其他人（通常是新毕业生）则非常热情并且想要加入。Tahaineh认为对于药物治疗管理的应用来说，老药师比新药师更加抵制[13]。根据医师对于药师新角色的接受程度，Tahaineh、Wazaify以及他们的同事发现：相比于新的服务，约旦医院的医师更接受和认可传统的药学服务。他们认为，如果这种看法发生改变，药师则需要更多的教育以及与医疗团队成员更多的互动交流[13]。

在社区药房，配药和发药仍然在药房实践中占主导地位。药物治疗管理和药学监护的概念很少应用在实践中。然而，一家连锁的社区药房提供了一个非常差异化的服务模式。这家社区药房除了为美国（迈阿密）、KSA和几个中东国家提供药物治疗管理外，还为安曼（约旦的首都）及国家其他重要的城市的广大患者提供药物治疗管理。

约旦的药学职业是授予在药学实践领域里许多专业研究者的执业权利。他们的出版刊物为国家的职业前景描画了清晰的蓝图，帮助确认不同地域的优势、劣势和优先顺序。毫无疑问，药物治疗管理的未来发展还需要这些研究者和其他乐于奉献的个体药师的努力帮助。

12.7.2.3 科威特

科威特有250万人口，有一个公立药学学校。这个在科威特大学中被广泛认可的公立项目提供五年制的学士学位[2]。科威特超过半数的药师在公共医院部门工作。尽管临床药学实践是有限的，但是所做的努力增加了住院药师对患者的直接责任[2]。社区药房作为有质量的健康监护提供者并没有得到充分的利用，因为这样的服务已经成为以药品为主导的销售服务，而缺少用药咨询和以患者为中心的监护服务。

药物治疗管理并没有广泛应用。然而，从四年前开始，除了一些在英国获得临床药学硕士的毕业生，以及少数在美国拥有Pharm.D学位的毕业生之外，还有一些拥有药学学士学位的年轻药师已经开始实践以患者为中心的服务，但还无法做到一样的服务标准[14]。

在科威特，有一些零星的持续职业发展和继续教育课程，目的在于为药学执业者提供训练。这些训练是每个月由药师提供培训，内容涉及不同疾病及其管理或者与药师领域相关的工作或兴趣的不同类别的药物知识学习。科威特大学的药学院和科威特药学会在慢性病药学监护方面组织了一些引导性的CPD研讨会[14]。

同约旦和埃及情况一样，在尝试这些新的服务中以年轻药师为主，而多数老一辈的药师发现传统的药物调配和处方调剂角色更适合他们的工作[14]。这可能是他们对自己的专业技能缺乏自信和过时的知识造成的结果。然而，通过提供必要的训练，科威特的药师可能会更加愿意并且可以从事提供更多以患者为中心的药物治疗管理工作。结果是，这会改变公众对药师能力的看法，并且可以让其他的医疗工作者接受药师进入医疗团队。现在，医师在接受药师的角色方面仍有异议，但有一些医师愿意药师担负更多的临床角色[14]。

在为患者准备用药时，与药物治疗管理最为接近的环境常常在住院药房中。这时候药师可以看到患者的病历和化验结果，这样他们可以做出与患者药物治疗相关联的临床决策。然而在一些情况下，几乎很少有药师进入病房，为选中的患者提供"部分的"药物治疗管理服务[14]。

科威特大学药学院的本科教育课程广泛地介绍了药学监护的概念。药学院大三学生将应用沟通技能和药物治疗知识，进行简单的用药评估、调剂处方和提供患者咨询。同时，还培训他们如何评估患者的情况和对症状作出反应，并决定患者是否需要转诊。而大四学生通过一系列模拟的病例分析来加强药学实践，学习专业知识和技能来发现药物治疗相关的问题和制订个体化监护计划，通过适当的随访确定患者的治疗结局，以此来达到预期的治疗目标。

除此之外，学生们被安排到综合医院的药房里进行临床实习以便熟悉医院的真实情境。在本科的最后一年，学生们更多地参与到医院药学部门和内科病房的临床工作中，临床药学和药学监护的概念最终体现在制订患者的药物治疗计划上。学生们通过各种药学实践课掌握了大量技能，这些技能使他们能够很好地胜任药学监护，解决患者的药物治疗问题[14]。然而毕业生们刚开始工作时会因现实的重创而倍感失望。因为现实中缺少支持临床药师成为医疗新角色的法规，仍旧将临床药师定位成传统的调剂药师。但值得高兴的是，经科威特大学和卫生部批准，药学院可能将从2012年开始开设 PharmD 学位来使毕业生们成为药学领域的领导者，不仅为医师和患者提供服务，还承担教育和临床科研任务。

最后，卫生部计划近期在科威特地区推进临床药学服务。科威特的药师们非常渴望根据临床药师在医院中的角色为患者提供更规范的药物治疗管理。考虑到近年来的医疗环境和发生的情况，我们认为科威特地区药物治疗管理服务的未来非常光明，预计未来2～5年内将在规模较小的专业机构中初步成型，并在大约8年内大规模推进。到目前为止，临床药师提供以患者为中心的服务并未得到相应的补偿。

12.7.2.4 黎巴嫩

黎巴嫩位于地中海东海岸，有超过400万人口。目前该国有九所大学开设药学院，其中圣约瑟夫大学和黎巴嫩大学参照了法国的教育系统，毕业生获得5年制证书学位（相当于学士学位）或6年制学位，贝鲁特阿拉伯大学和黎巴嫩国际大学使用阿拉伯语和英语双语教学，授予学生5年制学士学位[15]。美利坚大学黎巴嫩分校（LAU）建于1995年，拥有与美国药学教育系相一致的学制[15]。2002年该校经美国药学教育认证委员会（Accreditation Council for Pharmacy Education，ACPE）认证开设 PharmD 学位课程，成为美国本土外第一个也是唯一一个拥有 ACPE 认证的 PharmD 学位授予点，该校毕业生现在有资格参加北美药师资格考试并且有在美国实习的资质[2]。黎巴嫩有大约1800家社区诊所和148家医院，但快速增长的毕业生数量和有限

的职位使毕业生们需要竞争上岗。同时，国家正处于经济危机的现状使黎巴嫩药师
们的工作满意度受到冲击，而经济危机也妨碍了政府支助或提供报销计划以补偿药
师提供的患者监护服务[16]。

1950年，黎巴嫩药师协会（LOP）成立，随后发布了一个结构性的业务范围，
这个业务范围被当作黎巴嫩药事法规的基础[15]。但是，LOP在促进黎巴嫩药学专业
化进步所起的作用十分有限。

在黎巴嫩，药物治疗管理仍然处于起步阶段。仅仅是近期，从黎巴嫩大学有药
学博士毕业后，临床药学在这个国家才广泛被认可。黎巴嫩的药学实践，特别是在
社区的药学实践，同周边七个国家一样，依然是围绕药物分配和销售开展的。但是
像黎巴嫩大学和黎巴嫩国际学校这类的大学通过传授借鉴美国本科和博士的课程让
他们的学生为提供药学监护做准备，他们当中的许多毕业生都离开祖国去海外找工
作（特别是富有的海湾国家或者是北美），或者在药物公司担任医药代表，主要的工
作是推广和销售有限的药物给私人诊所和社区药房。

12.7.2.5　阿拉伯联合酋长国

阿联酋是一个石油国，位于亚洲西南部的阿拉伯半岛波斯湾东南部，由七个酋
长国组成。阿联酋人口超过560万，其中不到20%是本地人[17]。阿布扎比是阿联酋
人口最多的酋长国，人口占38%。

在阿联酋，药学教育由七所药学学校提供[18]。在阿联酋，海湾医科大学是唯
一一所授予药学博士的学校。与其他邻近的海湾国家一样，在阿联酋，尽管传统药
学和不一致的服务仍占据主流，但药学实践一直在进步中[19]。

大多数药学大学课程包含现代药学课程，包括药学监护。然而，由于多种因素
的影响，药物治疗管理服务一直无法实现，特别是在社区方面。其中最重要的一个
因素是工作量太大，缺少合格的工作人员，医师和患者的接受程度以及报酬过低[19]。
此外，卫生监管机构在阿联酋并没有通过立法，无法从专业的角度组织或授权药师。
由于现在还没有具体的法规来规定和保障药学实践，所以不需要特定的能力水平就
可以提供认知服务，所有药师仅需要获得卫生部的执照即可。然而，现在要求需要
获得一些继续教育学分，以更新执照。在阿联酋的一些私人医院，药物治疗管理只
能由经过临床培训的执业药师提供。然而，在医院的总体情况略有不同。阿联酋有
几家医院现在从英国和美国招聘拥有药学博士及高级学位的人，而这些医院都正在
或已经为其患者引进先进的临床药学[20]。

就提高药物治疗管理的接受程度而言，专业层次仍会将医师置于医疗卫生专业
人士之首，这种现象不仅主导着科威特的医疗卫生系统，其他邻国也是如此。药师
的主要职责仍然被广泛地认为是调配药物；除了在某些情况下，患者在提供药物治
疗管理服务的医院体验过个性化药学监护，否则他们对药师的期望仍和上述一样。
然而，上述医院仍然是少数，要改变这种状态仍有许多工作要做。

阿联酋未来药物治疗管理的发展将可能取决于药学本科教育质量和引进更多的药学博士课程。目前，药学类大学正在帮助起草药学实践标准，他们正在推进的标准在全国正在起积极作用。在阿联酋，这些服务成功的关键是开发更高级的、可行的、详细的药事法规[19]。

12.7.2.6 卡塔尔

卡塔尔国（卡塔尔）是一个位于阿拉伯半岛东北海岸的阿拉伯酋长国，有大约170万人口，其中约80％是外籍人士[21]。卡塔尔依靠生产和出口天然气和石油成为世界上人均GDP最高的国家之一。卡塔尔也是世界上两个征税最少的主权国家之一[22]。

迄今为止，在卡塔尔国内仍然没有自治的专业药学协会或者团体能够管理药学实践并且能够代表或者促进制药行业[23]。这些任务统统都落在了最高卫生法院的管辖范围内。

卡塔尔唯一一次药学计划于2007年在卡塔尔大学开幕，使其在海湾地区成立最新的公共药学院，当时这项内容已被记载。允许进入这个计划的人需要完成以美国（药学教育）为基础的药学院入学考试，作为申请过程中的一部分[2]。许可除了要求提供一份个人陈述和参考，还要求参加一场结构化的面试。学院曾在2008年的药学计划认证加拿大会议上取得临时国际认证，这使它成为第一个也是唯一一个加拿大之外的由CCAPP组织认可药学计划的国家。学院于2007年年初被批准了药学博士学历资格，第一批申请者于2011年9月就读。药学博士学位的设置是为了满足西方认证的标准并且也能给希望从事专门临床工作的学生提供一些高级专业训练的机会。

药学监护在这个学院中特色鲜明，正如它的使命中陈述的一样："培养学生提供最佳的药学监护，促进研究及学术活动并且为卡塔尔和整个中东地区提供药学资源。"❶因此，药学监护在研究过程的初期就被引进并且作为主线在接下来的时间里继续发展。课程整合和教学策略引进了以疾病为基础、运用药学监护实践的教学方法和管理策略。药物治疗管理在不同的学期作为药学监护在临床上的应用而引入课程，同时也分配给学生们一些任务，撰写一份药物治疗管理在卡塔尔实施的建议书或者撰写一份重点评估药物治疗管理在管理健康状况上影响的研究建议书。

卡塔尔大学药学院通过连接多个执业地点和多个本地利益相关团体的会议，采用国家医疗卫生政策和实践的投入策略，包括医院、社区和其他药学从业者以及支持机构[24]。

一种新的药学技术人员培养方案也在卡塔尔开始了。这项方案是由北大西洋学院（加拿大）卡塔尔分院运行，它训练毕业生，以支持当地药师提供有竞争力的医疗服务[2]。

到目前为止，多数在卡塔尔执业的药师都是外籍人士并且大多数药师在国外取

---

❶ http://www.qu.edu.qa/pharmacy/mission_vision.php。

得学位，比如埃及、印度或者约旦[2]。执业机会类似于其他的国家，主要集中在私立社区药店、公立医院和公共卫生机构及私立诊所中。

　　药学监护在卡塔尔有着很好的意识，尽管这一术语经常被临床药学所交叉使用。然而，像其他中东国家一样，药物治疗管理不是一个常用的术语。从这个角度看，在多数政府医院中，很好辨认药物治疗管理，但是紧缺拥有基本临床技能的人员，而且将药师从药房中解放出来也是当前卡塔尔的药物治疗管理发展过程中的所面临的一项主要挑战[25]。在卡塔尔的非政府机构中不存在结构性药物治疗管理服务，除非是一些药师的个人行为，他们完成了位于明尼苏达大学药学院的彼德斯药物研究所的网络远程学习课程内容（http：//www.pharmacy.umn.edu/ centers/peters/about/home.html）。在无政府及半政府的医疗卫生机构中，这些药师开始在他们每天的实践中应用他们的新技术。2006年，包括卡塔尔公民在内的一大群药师在临床药学领域完成了教室内的基础课程，并且超过半数仍然继续从事临床药师的工作。一些政府医院也鼓动药师们去获取高级药学学位，多参与临床查房来使住院治疗更有成效。在2010年，第一个卡塔尔公民获得了药学博士学位[25]。

　　到目前为止，至少有5家公立医院提供某种形式的临床药学监护。然而，其中一家医院（专门从事癌症治疗），由两名经验丰富的临床药师（共有50张床位）提供完整的临床药学监护，并且这家医院的药学部在未来战略规划中计划实行药学监护和药物治疗管理[26]。唯一发表的由公立医院药师提供的关注于医师认知服务接受程度的研究报告显示，对于在患者监护过程中药师的作用，医师感到非常满意，但仍有许多未满足的期望[27]。

　　卡塔尔药学院的第一个学士学位和药学博士毕业生分别在2011年和2012年进入工作。据预测，这些毕业生将标志着这个国家药学实践的实质性提升的开始，并可能在卡塔尔的一些药房网点快速引入药物治疗管理办法。按照政府主要供应商（哈马德医药公司）的药学监护战略规划，药学技术人员将接手大部分的制备和分发药品服务，而大部分药师将被部署到药店之外应用药学监护方法提供临床药学服务[25]。

　　药学知识的可及性，与利益相关者的合作策略，再加上积极的持续专业药学发展（CPPD）计划和有组织的结构化实践体验项目，允许学生本科课程期间在社区和医院药房花费时间培训，这些都是最大限度地促进卡塔尔药学实践的重要因素。

　　卡塔尔2011～2016年的国家卫生战略计划制订了一个世界级的全面医疗体系目标，其涉及引进疾病管理、健康保险以及加强政府和私营部门之间的进一步整合。该文件还提倡"以适当的政策和流程支持社区药房网络，以减轻医院处方重担，从而提高效率和便利性"[28]。这些政策和计划体现了政府为此提供了必要的动力以改进有效地以患者为中心的服务的药学实践，如卡塔尔药师在短短几年的时间运行了药物治疗管理和疾病管理项目。

12.7.2.7 沙特阿拉伯

石油资源丰富的沙特阿拉伯（KSA）是第三大的阿拉伯国家，拥有约2800万人口，其中超过550万的非公民人口。沙特阿拉伯至少有5个公立和4家私营药店[2]。沙特阿拉伯的正规药学教育开始于1952年，是以沙特王国大学（King Saud University，KSU）四年制药学课程开始为标志的[29]。与该地区其他国家一样，基础科学（药学、药理学、药学和药物化学）在前几年一直是占主导地位的课程，学生以药剂及药物化学学士学位毕业[30]。在1964年，授予五年制的药学学士学位（BScPharm）取代了四年制的学位。这样一来，新的课程（工业制药、生物统计学、生物标准化、应用生药学）也被引进。从1970年起，堪萨斯州立大学药学院和其他药学院开始了五年制学士学位，并且以改进课程为目的与美国一些大学保持联系[29]。这些策略产生了两个具有里程碑意义的成果，引进临床药学课程，并且若干年后（2008年）在沙特阿拉伯开始了第一个药学博士的学位课程。

与该地区的其他几个国家的情况一样，沙特阿拉伯缺少大量具备资格认证的药学执业者和学者，估计到2026年，沙特阿拉伯国内至少需要17000名药师[2,31]。这个国家的大多数药学专业的毕业生会进入服务先进且工资待遇好的医院部门工作[3]。沙特有一个活跃的药学会（Saudi Pharmaceutical Society，沙特药学会），该学会拥有一个药学继续教育项目，并且出版药学相关期刊和一种评论性杂志（Saudi Pharmaceutical Journal，《沙特药学杂志》）。

药学监护作为一门3学分的课程，分别在药学学士（BSc.Pharm）项目课程的第四年和药学博士（Pharm D）项目课程的第五年教授。然而，与该地区的其他国家一样，临床药学监护在整个实践中占主导地位，并且与药师的利益紧密相关。事实上，在沙特的很多大医院（如国家警卫医院、哈立德国王大学医院和保安部队医院）里，临床药学都得到了很好的建设，而且一些执业的药师把临床药学与提供药学监护和药物治疗管理合为一体。尽管药学监护的理念已经为新近的毕业生们所广泛接受，然而，很明显至今还没有出现一套完整的应用药学监护概念的药物治疗管理流程，而且这套流程将需要数年的时间才能得到认可[32]。

12.7.2.8 苏丹

至今苏丹，已有3900万人口，是非洲以及阿拉伯世界里最大的国家，国土面积在世界上排名第十[33]。北边与埃及接壤，东北毗邻红海，东边毗邻厄立特里亚和埃塞俄比亚，东南方向和肯尼亚和乌干达接壤，西南方向毗邻刚果民主共和国和中非共和国，西邻乍得，西北方向与利比亚接壤。世界最长河流——尼罗河将国家分为东西两部分。

在苏丹，大约有9300名注册药师，他们从国内的12所公立和3所私立药学院校毕业或者毕业于海外的大学[34]。与埃及一样，苏丹是海湾国家里药师的主要来源国之一，这在国家层面上对药房劳力具有相当的影响。苏丹引进药学监护这一概念的时间是非常晚的，可能是在2004年，而且目前只有大约40%的药学院在其教学课程中包括药学监护方面的内容[34]。尽管其中的一些学院已经建立了相当成熟的药学实践专业，但只有少数院校拥有资格认证的教师能够将药学监护或者药物治疗管理作为他们的教学重点。2010年在苏丹首都喀土穆举行了一场关于药学监护的国际性会议，旨在提高药学学者对药学监护的认识。由于这次会议以及其他类似的举措，一些药学项目已经开始将招聘在药学监护的教学和课程发展方面具有专业背景的老师作为目标[34]。

苏丹药师联盟（一家自行成立于1989年的专业组织）专门负责药师的社会人文活动，并且组织地区性的学术会议，提供药学继续教育。该组织在2005年建立了职业持续发展（CPD）中心，负责监管为苏丹国内的药师提供继续教育和职业持续发展的机会[35]。然而，苏丹医务委员会（SMC）是主管国内药师在法律和行政方面（注册，道德伦理和专业事务）的主要机构。SMC由部长委员会通过批准指令和法律进行管辖。最近苏丹卫生部专门成立了一个探究药学未来发展的委员会，委托该委员会进行状况分析，寻找差距，并且提出解决方案，为苏丹药学绘制一张通向2021年的发展路线图。

如今，许多苏丹的药学专业毕业生都意识到，在本科教育阶段并没有做好充分准备为未来提供药学监护。喀土穆药物管理总局则提供许多培养多种能力和技能的CPD工作室以及专业培训课程，并已经开始在医院部门倡导和支持临床药学监护服务以及其他一些内容在内的临床药学实践工作。一些具有高等学位以及在国外生活工作的苏丹药师已经与一些苏丹的非政府卫生团体和组织合作，共同组建在药学监护以及其他药学实践主题方面的继续教育研讨会。这些教育工作室很容易加入，但是不提供资格认证[36]。

只有少数社区药师通过个人的计划开始践行药学监护（与配发过程相区别）[37]。主要疾病问题是糖尿病、皮肤病、哮喘和高血压病。这些服务对于患者可能收费也可能免费，如果收费也是象征性。提供这些服务的社区药师都有独立的患者咨询室以保证其服务的保密性。在医院提供药学认知服务的药师通常拥有临床药学硕士学位，但是没有经过专门的培训，因此，要求药师需要获得正规认证或者具备研究生资质才能提供药物治疗管理服务，即药学监护[35]。

由于合格的教师稀缺，又缺乏发展动力，还存在开展药物治疗管理所面对的种种障碍，导致该国药学教育发展缓慢。在苏丹，该行业的领导者们计划继续开展更多的学术会议、学术研讨会以及专题研讨会，促进药师、决策者和教育工作者们采取新的方法，引进药学监护和药物治疗管理作为一种实现患者得到良好的治疗结果的方法，以此来提升整个医疗服务质量。

12.7.3　结论

在中东地区，"药物治疗管理"作为一个专业术语，很大程度上不为人们所知晓。在该地区，药师更熟悉在不久之前引入的"药学监护"这个术语。然而，这两个术语仍然与该地区一些国家优先发展起的临床药学区分不清。许多中东国家的药学专业教育正在经历急剧的变化，一些药学教育项目已经引进或正在计划引进药学博士（PharmD）学位教育来取代传统的学士学位教育。这些改变反映出药物治疗管理在医院和社区药房有望得到更广泛的认可和应用。然而，中东地区的药学专业学会所扮演的角色定位仍然模糊不清，这一点阻碍了药学实践的发展。

此时，中东地区正在经历一场由激进的阿拉伯青年一代所带来的对政治和社会的大变革。毫无疑问，这些变革也会给中东地区在药学教育和药学实践方面带来改变。药学监护和药物治疗管理在该地区的广泛应用，其所面临的挑战不是其是否会实现，而是何时实现。这只是一个时间问题。

参考文献

[1] Hadzovic S. Pharmacy and the great contribution of Arab-Islamic science to its development. *Med Arch*，1997，51(1-2): 47-50.

[2] Kheir N，Zaidan M，Younes H，El Hajj M，Wilbur K，Jewesson P. Pharmacy education and practice in 13 middle Eastern countries. *Am J Pharm Educ*，2009，72(6): 1-13.

[3] Al-Wazaify M，Matowe L，Albsoul-Younes A，Al-Omran Oa. Pharmacy education in Jordan，Saudi Arabia，and Kuwait. *Am J Pharm Educ*，2006，70(1): 18.

[4] Hasan S. Continuing education needs assessment of pharmacists in the United Arab Emirates. *Pharm World Sci*，2009，31(6): 670-676.

[5] Marshall MN. The key informant technique. *Fam Pract*，1996，13(1): 92-97.

[6] Khalifa S. Medication therapy management in Egypt (Personal Communication). March 24，2011.

[7] Sabri N. Medication therapy management in Egypt (Personal Communication)，2011.

[8] Ministry Of Health. Statistics，Ministry of Health and Population of Egypt，Cairo，Egypt，2011.

[9] Khalifa S. Email Communication. 2011. March 24，2011.

[10] Elmahdawi M. Medication therapy management in Eygpt，2011.

[11] Encyclopedia of the Nations—Asia and the Pacific: Jordan，2011.

[12] Albsoul-Younes A，Wazaify M，Alkofahi A. Pharmaceutical care education and practice in Jordan in the new millennium. *Jor J Pharm Sci*，2008，1(1): 83-89.

[13] Tahaineh Lm，Wazaify M，Albsoul-Younes A，Khader Y，Zaidan M. Perceptions，experiences，and expectations of physicians in hospital settings in Jordan regarding the role of the pharmacist. *Res Social Adm Pharm*，2009，5(1): 63-70.

[14] Awad A，Al-Ebrahim S，Abahussain E. Pharmaceutical care services in hospitals of Kuwait. *J Pharm Pharm Sci*，2006，9(2): 149-157.

[15] Dib JG，Saade S，Merhi F. Pharmacy practice in Lebanon. *Am J Health Syst Pharm*，2004，61(8): 794-795.

[16] Antoun RB，Salameh P. Satisfaction of pharmacists in Lebanon and the prospect for clinical pharmacy. *East Mediterr Health J*，2009，15(6): 1553-1563.

[17] United Arab Emirates. Wikipedia the free encyclopedia. September 4，2011.

[18] Ladygin SI. Pharmacy in the United Arab Republic. *Farmatsiia*，1967，16(6): 74-76.

[19] Abduelkarem A. Medication therapy management in the United Arab Emirates，2011.

[20] Dajani S. Gold，golf，and pharmacy in the Gulf. *Pj*，2011，273: 930-931.

[21] Qatar Information Exchange. Population. http: //www. Qix. Gov. Qa/Portal/Page/Portal/ Qix/Subject_
      Area?Subject_Area=176，2011.

[22] Maps of the World. Com. Qatar Gdp. http: //www. Mapsofworld. Com/Qatar/Economy/ Gdp Html，2011.

[23] Wilbur K. Continuing professional pharmacy development needs assessment of Qatar pharmacists. *Int
      J Pharm Pract*，2010，18(4): 236-241.

[24] Jewesson P. Qatar University pharmacy program targets for the academic year 2007-2008，2008.

[25] Fahey M. Medication therapy management in Qatar (Personal Communication). June 6，2011.

[26] Zaidan M. Pharmaceutical care and medication therapy management in Al Amal and the cardiology
      hopsitals in Qatar，2011.

[27] Zaidan M，Singh R，Wazaify M，Tahaineh L. Physicians' perceptions，expectations，and
      experience with pharmacists at Hamad Medical Corporation in Qatar. *J Multidiscip Healthc*，2011，4:
      85-90.

[28] Executive Committee Shc. Qatar National Health Strategy 2011-2016，2011

[29] Asiri Y. Emerging frontiers of pharmacy education in Saudi Arabia: the metamorphosis in the last 50
      years. *Saudi Pharm J*，2011，19: 1-8.

[30] Al-Wazaify M，Matowe L，Albsoul-Younes A，Al-Omran Oa. Pharmacy education in Jordan，
      Saudi Arabia，and Kuwait. *Am J Pharm Educ*，2006，70(1): 18.

[31] King Saud University College of Pharmacy website，2011.

[32] Al-Draimly M. Medication therapy management in Saudi Arabia. March 5，2011.

[33] Sudan. Net. Republic of the Sudan. June 6，2011.

[34] Elkhawad A. Medication therapy management in Sudan (Personal Communication)，2011.

[35] Sudan pharmacists continuing professional development center. July 6，2011.

[36] Hamed A. Medication therapy management in Sudan (Personal Communication). June 4，2011.

[37] Eltaeb M. Medication therapy management in the community pharmacy sector in Sudan. April 4，2011.

12.8   德国

Jochen Pfeifer，PharmD，MRPharmS

美国明尼苏达职业教育大学药学院，德国费尔贝特阿德勒药店的所有者及首席
药师，临床副教授

Andreas Niclas Föerster，PharmD

美国明尼苏达职业教育大学药学院，德国费尔贝特阿德勒药店的高级药师，临
床副教授

12.8.1   简介

本节将分析德国药学监护实践的发展和结构，尤其是社区药房。

2010年，德国共有21441个社区药房和48695名执业药师。德国8000万居民中
约有400万人每天需要去社区药房[1]。

相较于其他国家，德国社区药房的所有者必须是药师。药师可以有一个主药房

和三个分药房。根据德国法律，申请分药房需要满足三个要求。首先，药师必须亲自管理主药房。其次，所有者需在每个分药房雇用责任药师。第三，所有分药房必须设在相同或邻近地区，但也允许跨越德国一个州内很大的区域[1]。

2009年，欧洲法院指出欧盟各成员国可以各自采取措施保证消费者在医疗卫生中得到高水平的保障。在此背景下，德国的所有制规定被裁定为符合欧洲法律，甚至被认为是一种保护消费者的有效措施[2]。

因此，德国药师要么是拥有自己药房的独立专业人士，要么受聘于社区药房完成日常工作[3]。他们通常自己完成传统的配药工作（图12-5）。

但是德国药房目前面临着经济压力和来自消费者和政府的需求变化，消费者和政府希望药房提供一些判断性的药学服务[3,4,5]。

Strand把药学监护定义为"执业者承担患者的药物相关需求的责任并履行责任承诺的一种执业行为"[6]。因此，在德国提供药学监护服务的药师，同医师或牙医一样提供着专业服务，因为药师将负责满足每位患者独特的医疗卫生需求[7]。

在德国，"Pharmazeutische Betreuung（药学监护）"通常有另外的含义[8]。

目前有形成这样一种概念的趋势，即药师为患者提供的所有服务，不仅仅包含配药，都被认为是药学监护。另外，把药学监护定义为"药师使用药物使患者获益的服务"过于简单，值得商榷[9]。"判断性服务"这一术语，通常是用来描述药学监护的某些方面的工作内容，更加混淆了正确的定义[10]。

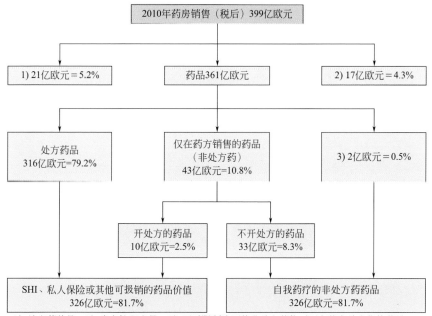

1）补充营养品　2）患者护理产品　3）不受限制购买的非处方药物（可在药房外出售的药品，如通过药师）

图12-5　2010年药房销售额结构（欧元）[1]

Eickhoff 和 Schulz[11] 把德国社区药房服务分为如下项目：

- 调配药物；
- 提供适当的药物信息和建议；
- 优化药物治疗方案，解决药物相关问题（drug-related problems，DRPs）以及与医师合作；
- 预防保健服务；
- 进行健康宣传；
- "提供药学监护，是指以达到特定治疗结局并改善相关的生活质量为目的，负责任地、持续地提供药物治疗，包括药物治疗管理"[7]。

本节将重点关注迄今已实施的或建议的系统性药学监护的水平，并评估改善患者健康相关生活质量及所提供药学监护的状况。

12.8.2 药学监护在德国的发展历史

在德国，药学监护的发展经历了缓慢且不稳定的过程。

自20世纪90年代初，联邦药师联合会德国协会（Arbeitsgemeinschaft Deutscher Apothekerverbände，ABDA）就已经在讨论实施药学监护实践。

1993年，ABDA颁发了一份文件[12]。根据ABDA，"这是改革的正式起点，使社区药师的形象从以配药为主的形象转为高级咨询药师，负责满足患者的药物相关需求[11]。

多项研究[8,11]表明药学监护和其他相关服务在德国社会药房实践中是可行的，并且患者可从这些服务中获益。

从1990年开始，联邦药师商会（Bundesapothekerkammer，BAK）颁布了一系列关于在德国社区药房正确实施结构化药学监护过程的指南[13]。BAK是各区域药房委员会的联邦合作组织。由于其任务是制订专业行为准则，BAK颁发的指南虽然没有法律约束力，但在整体上描述了德国的药学实践标准。

这些准则旨在通过推荐特定药学监护过程或工作流程的标准程序，如配发非处方药物（OTC）或针对特定适应证的处方药物，来辅助药师和药学工作人员。具体包括如何提供药物咨询和相关信息。《药房经营条例》（Apothekenbetriebsordnung）[14]第20条规定提供医药咨询和信息是法定要求。但是，上述指南及条例并没有体现本书所讲的药学监护实践。

12.8.3 德国全面的药物治疗管理服务现状及术语差异

多年来德国社区药房是相对稳定和成功的，但这种状况已发生了巨大变化，原因在于出现了新的竞争对手（如邮购药店）、新的法律法规（如批发商的回扣限制）、患者获得处方药的新途径，以及OTC药物部门对不合理定价的关注（不同于处方药物的报销管理，德国药师可以自行决定OTC药物价格）。眼下的问题是德国药师该如何适应竞争日益激烈的局面。

正如德国目前所实行的，通过销售产品来支付药学服务的风险，使得药师尽量减少服务，而忙于物流工作[15]。

很多德国药师意识到他们独特的销售思路，他们与其他竞争药店的主要差异，就是患者仅因OTC药物的折扣价格选择某个药店，这种认识上的趋势是一个重要的发展阶段[15]。

许多药师的营销不专注于药品质量，而是折扣价格，例如在特殊时间段，如周六，推出"快乐时光"，即对所有OTC药物品有15%或者更高的折扣，来吸引顾客购买OTC药物，并在该药房的调配他们的处方[15]。

在德国的传统配药过程中，药师主要负责"把正确的产品发给正确的患者"[16]。

正如BAK指南所明确的，药师有责任提供最先进的服务，但标准的变化使其执行缺乏说服力，从而放缓了发展的步调。

德国药店应该意识到药学监护实践并非强调某个具体的场所，如独立拥有并经营的社区药房。药学监护不仅仅是在医院里才可以做，并且关注的是患者而不是药师[17]。

任何有患者的地方，都可以实施药学监护实践，例如在家中、社区药房或疗养院[7]。若要定义药师在这个系统中的作用，认知这一事实至关重要。在德国，药师提供了不同层次的服务，目前这种药学监护和社区药房配药的物流角色之间还没有区别。

因此，有必要区分"用药指导"和"药学监护"（表12-4）。

表12-4　用药指导与药学监护的各级内容

用药指导（1级）	为患者和其他医疗人员提供正确的药物信息和指导 为药师提供信息系统，如ABDA数据库
用药指导（2级）	药师参与患者沟通以监测并预防药物不良反应的发生
用药指导（3级）	药师干预解决药物治疗问题，如与处方医师沟通 在社区药房开展预防性用药监护服务
药学监护（1级）	药师通过与处方医师合作评估患者药物治疗方案，如药物治疗管理、家庭用药评估
药学监护（2级）	作为家庭医疗与医师合作的一部分，监测患者用药依从性和药物治疗结局 为医师提供基于循证医学的药物治疗咨询
药学监护（3级）	在医师开具处方之前，药师积极参与医师会诊，参与患者治疗的决策制订 在多数情况下，药师的作用是尽可能不主动干预，对医师的决定做出反应。因此，药师的专业知识在最有用的时候却没有充分利用：尤其在开处方的时候[18, 19]

注：数据来源于参考文献19。

"用药指导"的 1 ～ 3 级，可以认为是传统药学服务的一部分，而不是本书中定义的药学监护实践。

德国社区药师非常成功地做到了用药指导 3 个级别的内容。2010 年，志愿服务报告向德国医学会药物委员会报告药物风险疑似病例，共收到了 8300 例。主要投诉涉及不良药物反应和误用（31%），包装错误（30%），以及制剂缺陷（18%）[1]。

2009 年，Schulz 等人分析了德国社区药房日常实践中药物相关问题（DRP）的性质和频率[20]。

这项研究的结果如下：

- 几乎 1/5 要求自我药疗的患者发生了 1 次或以上的 DRP；
- 72% 的 DRP 发生于四种最常见的疾病：疼痛、呼吸疾病、胃肠道疾病和皮肤疾病；
- 75% 的 DRP 是不合理的自我药疗、不合理药品需求、错误剂量，以及药物使用时间（包括滥用）太长；
- 从患者在某社区药房的药物记录看，可以发现更多明显的错误剂量和药物相互作用情况；
- 90% 的 DRP 可在社区药房得到解决。

最近一个关于德国社区药房药学监护的研究[21]确定药师在定期检查患者病历，确保患者理解并确认填写病历，但是药师却很少记载患者监护的有关活动、评估患者的认知状况、参与执行治疗目标和监测计划、评价患者满意度，或自我评估定期提供药学监护的表现。

该欧洲研究[21]调查了欧洲社区药房提供的药学监护，并讨论了可能会影响其实施的各种因素。

至于德国，这项研究的发现表明社区药房提供的药学监护仍然有限。受访的社区药房的调查问卷回收率仅不到 10%。那些回收的问卷表明药师定期参与一些如筛查患者病历的一般活动，但都很少参与以患者为中心的专业活动，如执行治疗目标和监测患者计划或患者表现的自我评估。

传统的药物分发和咨询服务的成功似乎使社区药房实现药学监护实践变得困难，因为药学监护实践为其工作体系增加了一系列的额外责任和目标。然而这种变化，在得到医疗卫生系统及时授权后，如果通过新的药师培训可以很容易得以实现[6,22,23]。

同时，如果德国社区药师的传统配药作用，不能从药学监护实践中清晰界定，患者可能会对药师的理解存在疑惑。

对那些不想分开这两种服务的德国社区药师来说，一种可行的选择可能是把同一药房里的人员分开，正如本部分内容的作者所描述的 2009 年的情况那样[24]。

自 2009 年以来，本部分内容的作者与美国明尼苏达大学药学院合作，他们根据美国的规则和条例，为德国社区药房提供了一种先进的国际药房实践经验，以把国际最佳实践经验应用到每个国家的医疗卫生和药房系统[25]。

在德国社区药房中通过药师提供全面的药物治疗管理，这一实践内容的优化已经得以发展[26]，这种合作的结果概述见表12-5。

表12-5　全面的药物治疗管理的内容

执业项目	具体实例	最佳实践	德国实施情况
用药重整	计算药物相互作用软件	设计培训的药物相互作用软件系统的实施	已有基本软件 已开发新模块并应用
	药师临床评价	药物治疗管理服务运用和药师临床用药评估	没有在德国实施
	药物利用评价	药物合理性评估的实施	没有在德国实施
患者配药安全	真实性	生产质量管理规范的使用和规章制度作为药品认证的主要来源	德国讨论制订最新针对药物造假的安全措施
	电子处方	电子处方系统的实施	在德国有必要实施更好的药学监护服务，但因政治原因还没被药师接受
	药物标签	患者个体信息的用药标签，包括用药说明	至今没有在德国强制要求，但需要成为强制制度以保证用药安全和依从性
	分发数量	调配患者需要的剂量	全今没有实施，在德国，药物只按所谓的通常剂量"N1，N2，N3"调配
	患者教育	在不需要做临床决策时，由药师进行患者教育	很多社区药师参与
		对所有新处方药物实施强制性的患者教育	美国法规应该在德国实施以加强患者监护
人员教育	药师教育	临床药学教育核心，并要求持续的教育训练	在德国实施强制性的继续教育。此时（2011年12月）因政治原因没有实施
质量评估	患者满意度调查	衡量正确质量指标	至今没有在德国实施
记录系统	计算记录文件	电子记录系统的实施	至今没有在德国所有药师中实施
	配药记录文件	配药时强制性实施不同指标的文件记录	必须在德国强制实施，即使现在药师法没有要求
	记录患者教育	基于临床使用的患者教育记录系统的实施	这个美国模式应该在德国社区药房中实施

尽管药学监护实践的引进可能带来了一些挑战，但德国药师会在患者医疗服务团队中建立一个平等合作伙伴的形象。当涉及患者用药时，药学监护执业者必须了解患者的用药史，因为药师的职责是提供药学监护，以优化患者用药体验[7]。

（1）支付服务

正如一开始提到的，处方药物费用的补偿结构将药学服务和药物配发联系在一起，专注药物及其销售。

Arzneimittelgesetz（德国药品法）第78条[27]和Arzneimittelpreisver-ordnung（药店经营条例）第3部分[14]以及德国药师协会和德国社会医疗保险协会之间的协议规定了德国社区药师支付结构[28]。在2004年1月，德国政府通过引进每种处方药附加配药费改变了药师收入补偿的法律[28]。直到今天，对于药物管理服务，基本上没有额外报酬，对于社区药师只有配药费相关的规章制度，涵盖了社区药师所有合法要求服务。

这样的情况无法推进以患者为中心改善治疗结局的服务的实施。

为了激励德国药房实施药学监护服务，付款结构需要修订，重新定义药师的工作，从过去只配发药品的功能（包含用药指导），到增加赔付方案，即按照药师确认、解决和预防存在药物治疗问题的患者数量计算[16]。

这对德国药师来说可能意味着引入了"绩效工资"结构。

（2）德国的执业者资格

为了让德国药师像医疗执业的临床人员一样，需要采取一种理论操作框架，包括处理所有问题、整理患者个体数据以及完成药学监护过程中的临床决策。

药师职业的教育也在逐渐向临床学科演变。由于这种演变发展，传统教育结构需要从原有的化学、配制、制药技术和生物学等传统学科发生改变，在2001年引入了有限的临床药学课程[11]。

此外，尽管药师完成原有培训后，还必须依法参与继续教育课程，目前已不再要求药师证实完成过这些继续教育项目[11]。

表12-6是德国社区药师教育计划的最低要求，以帮助他们提供全面的药物治疗管理服务。

表12-6　社区药师继续教育学习的最低要求

临床药学	提高药理学、临床药学和病理生理学知识学习能力 服务患者 监测 药学监护实践
跨学科交流	与医师、患者的沟通能力 沟通技术 谈判技巧

续表

伦理要求	隐私条款 药师是医师的顾问，治疗主权仍属于医师 患者药物相关的需求作为药师服务的核心 承诺继续教育
执业管理	记录最好选择电子形式 咨询区域 向患者提供结构化咨询 向多学科团队提供结构化咨询
质量管理	依据 DIN EN ISO 9001/2008 证书 持续性改进 承诺成果评估

12.8.4 德国的选择性药学监护项目

（1）ABDA的"药学监护"资助项目

为促进药学监护在德国的研究和实施，ABDA 引进了一个资助项目完成以下目标[29]：

- 协助开发科学基金和实施药学监护；
- 促进试点项目的开展；
- 促进对药学监护有效性的研究；
- 提升公众对药学监护的认知。

在2011年11月，为这一项目的成员建立了一个互联网数据库，提供了德国所有药学监护项目的概况[30]。

（2）老年药学

2009年11月25日，为了实现老年药学的专业化，ABDA通过了一项实施继续教育项目的决议[31]。

在德国只有17个州级药房委员会已经实行了这个附加的继续教育项目。

老年药学的专家收集、分析、预防和解决药物相关问题（DRP），并且针对老年患者用药的有效性、安全性及合理性等方面完善药学监护质量。他们与医师、护士和患者家属等密切协作，并且在社区、医院以及护理院提供专业的服务。

针对药师参与这一新的老年药学项目有一定的要求：

- 参加至少100小时的研讨会，每个研讨会的小团体最多有25名参与者；
- 护理人员在医院或者护理院的一次完整培训的证明；
- 3天安排的证明：至少在护理院2天，第三天可以选择去医院；或者3天都在老人医院；

- 考试。

老年病药师的学习目标：

- 通过对DRP的监测和结构性的建议来确认、解决和预防药物风险；
- 保证质量和优化药学监护过程，包括确认、解决和预防典型的用药错误；
- 了解医疗、药物、社会和经济在老年人急慢性疾病中的重要性；
- 以患者为中心的监护服务；
- 与医师、护士、患者家属以及老年人的合作；
- 临床药学实践；
- 收集、管理和评价老年患者的用药信息；
- 规划和实施。护理人员、看护者和患者的教育和训练。

其结果是，德国一些地区的专业药师有限。不幸的是，直至2011年12月，对这些服务都没有提供额外的补偿。所以，无法激励药店的拥有者自我训练或请专家训练他们员工的这些技能。

老年药学引入德国对于推进新型患者服务是非常具有前景的一步。不幸的是，参与者仅仅是自愿提供家庭护理的药师。

（3）在哮喘患者和慢性阻塞性肺疾病患者中药师主导改善吸入的干预

在德国，药师首次系统地参与哮喘治疗过程，与处方医师密切合作，以保证患者正确掌握吸入技术[32,33]。

这个项目的意义存在于这是药师第一次和主治医师一起在指南或者执业范围中被提到，并且这是由全国性的医师专家小组发起的。不幸的是，社区药师的使用要受限于确保患者对设备的理解[33]（图12-6）。

（4）2011年ABDA–KBV项目

医师和药师的合作在德国已经成为一种具有前景的新模式，以减少用药风险，提高患者的依从性，提高医疗服务质量并降低医疗服务成本。

随着联邦法定医疗保险医师协会（KBV）和ABDA在联邦层面联合发展，这个新概念成为针对用药安全的第一个联合模式[34]。充分利用用药目录和国际非专利的处方药，以药物管理为核心建立这一模式。

这需要了解处方药物和患者使用OTC药物自我治疗两方面的知识，因此需要医师、药师和患者之间广泛的信息交流。

药物治疗管理是为那些长期服用至少5种药物的慢性疾病患者设计的。患者根据自己的意愿选择一个医师和一个药师，连续对他随访1年。全部药品（包括自我药疗的药品）都要对其潜在的药物不良反应进行评估，按照治疗目标全面会诊，解决药物相关问题（DRP），提高依从性，并协调和优化一些医师开立处方的药物。

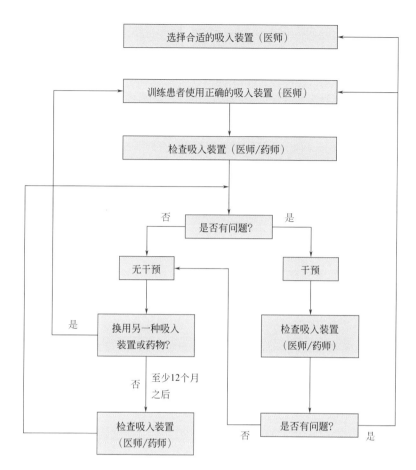

图 12-6 改善吸入技术的干预措施

注：摘自 Hämmerlein A，Müller U，Schulz M.Pharmacist-led intervention study to improve inhalation technique in asthma and COPD patients.J Eval Clin Pract，2011，17(1): 61-70.

药品目录手册确定了一些特定疾病的首选药物和备选药物。尽管医师仍然有权不选择这份目录手册中的药品。但这将会成为医疗保险和以指南为导向的全国性用药目录，从而确保用药质量和患者的依从性。

这种药师和医师系统性的跨学科合作一旦成为可能将会显著地提高德国患者医疗服务的质量。

12.8.5 药学监护实践在德国的未来

德国必须找到自己的方向去实施全新的以患者为中心的服务，例如在现有的系统中进行全面的药物治疗管理。不考虑德国药学实践和医疗系统的差异性而让德国药房采用美国和澳大利亚的模式是不可能的。尽管实践本身可能是通用的，但药学专业需要迎合不同文化背景的人们及其药师的期望。

药师也应该考虑顾问委员会在2009年医疗服务系统发展评估会议上向德国卫生部提出的意见[35]。这个顾问委员会支持个体以整合医疗模式执业的想法，注重患者的需求和治疗结果。

具体的建议如下：

> 未来的医疗系统应该是基于社区的跨部门服务，社区药房必须将自己定位作为医疗机构，在整合医疗网络中对选择的药品质量和效率承担比现在更多的责任。
>
> 我们也认为，在同区域或跨区域的社区药房应该组织未来的服务单元，其中，赞同质量标准可沟通和可验证的药房之间开展合作是一个明智的解决方法。
>
> "与那些以社区服务为基础的医师合作会使得专业资质变得十分必要（例如，在临床药学方面）。对参与SHI服务以及药品供应以合同模式竞争的药房，这些药房和'集体合约'的自由化之间产生的差异迄今仍存在（框架合同，根据《社会法典》第129条，第五卷）[36]，这将促使基层和二级医疗服务的治疗流程进一步整合与合作。"[25]

德国实施新的药物治疗管理服务的一个主要优势至今尚未发挥。与美国不同，德国的药房技师都经过两年半的专业训练[37]。他们被认为是"药学从业人员"，他们在药师的监督下可以配发药物或进行一定形式的咨询（前文提及的用药指导1～3级）。所以，药房技师应该会变得比今天更受欢迎。

这一步会产生更多机会，使得药师们有更多的时间接触新兴的药学监护实践。

全面的药物治疗管理在德国的实施将会强化药师的地位，提高医疗专业之间的合作，从而改善对患者的医疗服务质量。

参考文献

[1] German Pharmacies；Bundesvereinigung Deutscher Apothekerverbände ABDA. Available at http: // www. abda. de/983. html. Accessed December 01，2011. German population figures provided by http: //www. statistik-portal. de/Statistik-Portal/de_zs01_bund. asp. (Accessed December 1，2011).

[2] Urteil des EuGH vom 19. Mai 2009，verb. Rs. C-171/07 und C-172/07-Apothekerkammer des Saarlands u. a. /Saarland.

[3] Glaeske G. Von der Zunft in die Zukunft—Mehr Qualitätswettbewerb im Apothekenmarkt. TOP Jahreskongress 2009. Published by Zentrum für Sozialpolitik，Universität Bremen. Available at http: // www. zes. unibremen. de/homepages/glaeske/downloads/081205_ Apotheke 2009. pdf. (Accessed June 29，2011).

[4] Benrimoj SI，Feletto E，Gastelurrutia M，Martinez Martinez F，Faus M. A holistic and integrated approach to implementing cognitive pharmaceutical services. *Ars Pharm*，2010，51(2): 69-88.

[5] Hoffmann F，Glaeske G，Pfannkuche MS. The Effect of introducing rebate contracts to promote generic drug substitution, on doctors' prescribing practices. *Dtsch Arztebl Int*，2009，106(48): 783-788.

[6] Strand L. Re-visioning the profession. *J Am Pharm Assoc (Wash)*，1997，37(4): 474-478.

[7] Cipolle R，Strand L，Morley P. *Pharmaceutical Care Practice: The Clinician's Guide.* New York，2004.

[8] Schaefer M，Schulz M. Manuale zur Pharmazeutischen Betreuung，Band 1: Grundlagen der Pharmazeutischen Betreuung，Eschborn，2000.

[9] Foppe van Mil JW，Schulz M. A review of pharmaceutical care in community pharmacy in Europe. *Harvard Health Policy Review*，2006，7(1): 155-168.

[10] Roberts A，Benrimoj SI，Chen T，et al. Understanding practice change in community pharmacy: a qualitative research instrument based on organisational theory. *Pharm World Sci*，2003，25(5): 227-234.

[11] Eickhoff C，Schulz M. Pharmaceutical care in community pharmacies: practice and research in Germany. *Ann Pharmacother*，2006，40(4): 729-735.

[12] Schulz M，Morck H，Braun R. Neues Apothekenprofil: good pharmacy practice und pharmaceutical care. *Pharm Ztg*，1993，138(41): 3191-3197.

[13] Bundesapothekerkammer: Leitlinien，http: //www. abda. de/leitlinien0. html (Accessed June 19，2011).

[14] Ordinance on the Operation of Pharmacies (*Apothekenbetriebsordnung—ApBetrO*)，last amended pursuant to Art. 2 of the Ordinance amending the Ordinance on Prescriptiononly drugs and the Ordinance on the Operation of Pharmacies dated December 2，2008 [Federal Law Gazette I p. 2338]. This consolidated version was developed as a working aid by ABDA (Federal Union of German Associations of Pharmacists). Only the texts published in the Federal Law Gazette are legally binding.

[15] Pfeifer J. Medication Therapy Management，Profilierungschance gegenüber Versandapotheken，dm und Co. PZ online 2008. http: //www. pharmazeutische-zeitung. de/index. php?id=5690 (Accessed June 19，2011).

[16] Sakthong P. Comparative analysis of pharmaceutical care and traditional dispensing role of pharmacy. *Thai J Pharm Sci*，2007，31: 100-104.

[17] Cipolle C，Cipolle R，Strand L. Consistent standards in medication use: The need to care for patients from research to practice. *J Am Pharm Assoc (2003)*，2006，46(2): 205-212.

[18] Leape L，Cullen D，Clapp M，et al. Pharmacist participation on physician rounds and adverse drug events in the intensive care unit. *JAMA*，1999，282(3): 267-270.

[19] Benrimoj SI，Roberts AS. Providing patient care in community pharmacies in Australia. *Ann Pharmacother*，2005，39(11): 1911-1917.

[20] Eickhoff C，Griese N，Hämmerlein A，Schulz M: ABP in der Selbstmedikation. Chance und Auftrag für die Apotheke. Pharm，Ztg，2009，154(39): 3606-3615.

[21] Hughes C，Schaefer M. et al. Provision of pharmaceutical care by community pharmacists: a comparison across Europe. *Pharm. World Sci*，2010，32(4): 472-487.

[22] Strand LM，Cipolle RJ，Morley PC，Perrier DG. Levels of pharmaceutical care: A needsbased approach. *Am J Hosp Pharm*，1991，48(3): 547-550.

[23] Strand LM，Cipolle RJ，Morley PC，Frakes MJ. The impact of pharmaceutical care practice on the practitioner and the patient in the ambulatory practice setting: twenty-five years of experience. *Curr Pharm Design*，2004，10(31): 3987-4001.

[24] "Excellence Award Apotheke 2009: Spitzenleistungen ausgezeichnet"，PZ online 2009 http: //www. pharmazeutische-zeitung. de/index. php?id=31618 (Accessed June 19，2011).

[25] Pfeifer J，Förster A. Die pharmazeutische Kompetenz besser nutzen. *Dtsch Apoth Ztg*，2009，149(34): 3810-3816.

[26] Modified and adapted from Vierkant MJ，Isetts B. December 4，2009，University of Minnesota，

(Personal Communication).

[27] Medicinal Product Act of the Federal Republic of Germany (Arzneimittelgesetz) Last amended pursuant to Article 1 of the Ordinance of September 28，2009 (Federal Law Gazette I p. 3172)，which entered into force on October 3，2009.

[28] Denda R. Steuerungsinstrumente im Arzneimittelbereich. PZ online 2010，http: //www. pharmazeutische-zeitung. de/index. php?id=33331 (Accessed June 16，2011).

[29] Förderinititiave Pharmazeutische Betreuung. http: //www. abda. de/fi. html (Accessed December 1，2011).

[30] http: //www. foerderinitiative. de (Accessed December 1，2011)

[31] ABDA (Federal Union of German Associations of Pharmacists): Geriatrische Pharmazie. http: //www. abda. de/1042. html (Accessed June 19，2011).

[32] Hämmerlein A，Müller U，Schulz M. NVL Asthma，Apotheker sind miteingebunden，PZ online 2010. http: //www. pharmazeutische-zeitung. de/index. php?id=32759 (Accessed June 19，2011).

[33] Hämmerlein A，Müller U，Schulz M. Pharmacist-led intervention study to improve inhalation technique in asthma and COPD patients. *J Eval Clin Pract*，2011，17(1): 61-70.

[34] Zukunftskonzept Arzneimittelversorgung: Gemeinsames Eckpunktepapier von KBV und ABDA. http: //www. kbv. de//ais/38730. html (Accessed June 19，2011).

[35] Advisory Council on the Assessment of Developments in the Health Care System Coordination and Integration-Health Care in an Ageing Society，Special Report 2009 (abridged). http: //www. svr-gesundheit. de/Startseite/Startseite. htm (Accessed June 19，2011).

[36] Sozialgesetzbuch V，http: //www. gesetze-im-internet. de/sgb_5 (Accessed June 19，2011).

[37] Apothekerkammer Nordrhein: Pharmazeutische Technische Assistentin (PTA)，http: // www. aknr. de/fortbildung/berufe/pta. php (Accessed June 19，2011).

12.9 荷兰

Johan J.de Gier，PharmD，PhD

荷兰，格罗宁根大学数学和自然科学学院，药物治疗和药学监护系，教授

12.9.1 引言

本章介绍了在荷兰基层医疗的药物治疗管理服务，并解释了以患者为中心的药学监护实践的发展和演变。这将解释这些服务如何从现有的用药监测活动和患者信息服务中得到发展。此外，它描述了基于药学监护理念的实践情况，对这些实践状况进行了评估，并把这些实践情况用于确定荷兰未来药物治疗管理服务的发展方向。

2010年，荷兰有1976个社区药房，32%的药房属于连锁药房。平均每个社区药房有1.45个药师（与全日制相当）和5.67个药师助理作为专业员工，服务约1500万的居民总人口，平均每个药店要接待7800个患者。平均每个处方的价格是7.91欧元，但是药师和医保机构有可能签署附加费用于控制服务流程的质量[1]。在65家医院药房中，有大约400名医院药师提供临床药学服务。

Van Mil[2]清楚地描述了为患者提供信息、临床药学以及用药监测（审核处方来

避免药物相互作用、药物重复使用、禁忌证、依从性和剂量问题）在荷兰的发展。在20世纪70年代末，从药师学术组织提出的愿景中可以找到患者的角色，即"患者是我们关心和监护的人群，我们感受到，对于患者，我们应该承担与医师同样的责任。"那个时候医师提出的各种意见（例如有关诊断和化验结果的临床数据的交接问题）打击了药师向患者提供药品信息的积极性，使得这些服务进展缓慢，直到20世纪80年代末才有了巨大的发展。

荷兰的临床药学最早是在20世纪70年代提出，主要关注医院药师的需求，发展以药代动力学为导向的服务来提高药物治疗的结果。这就像是透过服药的杯子来观察患者。然而，以患者为中心的服务并没有受到太多的重视。在20世纪70年代后期，一个显著的改变就是使用计算机软件记录患者用药史以及使用这些患者数据进行用药监测。这种发展是受到社区药师的重要影响，他们在行业标准制订中起到了非常重要的作用。在20世纪80年代末，患者咨询服务和药物监测开始成为整合医疗服务，而且以患者为中心的服务主要关注那些慢性疾病的患者。在那些年，用通俗语言编写的患者个体化治疗的宣传单页会发给患者，单页上还带有患者的名字和个性化用药指导以及联合用药的警告。此外，通过记录患者特征（如年龄、性别、禁忌证等）以实现更多的个性化服务。然而，社区药师把自己当作药物专家，负责通过患者的药物监测和药物信息咨询服务来审核处方药物。

在20世纪80年代，当时的医疗卫生政策强调成本控制，并且将合理的药物治疗与药师把自己定位为药物专家的工作联系起来，与此同时，药师们还对以患者为中心的服务显示出了极大的兴趣。但是这样的情况仍是少数，且在公众眼里社区药师往往只是药物的发放者和建议患者如何使用药物的人。药师的其他专业角色，如药物监测和指导医师的工作，并没有得到承认。

12.9.2 发展药学监护的最初尝试

直到20世纪90年代，全面的患者服务才开始出现。在各种世界药学大会上，Hepler 和 Strand 所提倡的药学监护实践的理念被多次介绍[3]。很多荷兰的社区药师都受到了这种理念的鼓舞，并且开始为软件研发人员创造新的环境以便于探索出新的以患者为中心的模型。一个典型的例子是引进了电子档案以便于对于药物相关需求和问题的评估，且患者咨询期间的评估和随后干预等工作在药物治疗管理系统中得到记录，大多数的荷兰社区药师都使用这个软件包[4]。

与此同时，进行了第一项研究以确认药学监护在社区药房执行的效果。Van Mil进行了两项研究[2]。这两项研究是以内外部参照组作为对照研究（队列研究）设计的。第一项研究（在18家药房中进行）主要应用治疗效果监测和Grainger-Rousseau等人[5]设计的自我评估方法，监测哮喘患者在实施药学监护后的效果，目的是更好地控制疾病发展，更好纠正行为，以提高患者健康相关的生活质量（根据SF36）。进行的第二项研究在21家药房中进行，研究对服用4种或者更多种不同药物且独立生活的65岁以上老人实施药学监护后的效果。这个研究的重点是监测治疗的合理性，以及社区药师的干预是否更好地控制药物不良反应的发生率且提升患者健康相关的生活质量。这两项研究都是在1995～1997年进行的，决定进行两年的研究是充分考虑了研究的过程以使结果尽可能完整。在这两个研究中，仅有药师（而不是药房助理）参与提供全方位的药学监护，还涉及患者数量、药师与患者的频繁接触（每次处方的调剂）、每6个月接受一次药师的咨询（侧重于药物相关问题监测和药物使用的情况分析）、必要时的干预、与患者在联系全科医师之前的用药讨论等。在哮喘患者研究中增加监护工作的内容：药师与全科医师合作，启动患者自我疾病管理项目和定期指导患者使用吸入器以及评估吸入峰流速测量结果，每6个月进行一次，由药师提供。此外，在多重用药的老年患者中，当患者6个月无法前往药房咨询或者当患者需要减少服用苯二氮䓬类药物时，提供家访服务。在开始研究之前，参与这两个研究的所有药师都接受了4个半天的训练学习。在研究期间，针对药物使用评估和用药分析的问题、建立医患关系、沟通技巧、疾病管理以及一些综合性监护问题［如记录药物相关问题（DRP）、患者需求以及干预措施等］，每6个月都有一个半天的相关培训。

对哮喘患者的研究结果显示，与那些药师在对照组提供常规服务的患者相比，在干预组接受监护的更多患者开始使用峰流速测量仪以及更多地参与自我管理。缓解和急救药物数量的减少以及改善患者对哮喘疾病相关知识的学习显示出更好的哮喘控制。干预组的患者健康相关的生活质量也有提高。然而，哮喘患者可能不适合为期两年的研究，观察显示有63%的患者在研究中途退出了干预组。50%的高放弃率同样出现在了使用4种或更多其他药物的多重用药老年组中。接受药师药学监护的干预组患者得到更高的满足感。没有观察到对疾病知识和生活质量有明显影响。有关利尿药使用依从性的数据没有得出明确的结论，并且对使用苯二氮䓬类药物的影响也可能没有报道，可能是因为研究末期较少的患者和前期试验缺少可用的药物数据。尽管药师报告在提供药学监护过程中药物相关问题（DRP）是减少的（主要针对于不良反应），患者并不能表达出体验这些药物相关问题的差别。

这两个研究都是荷兰在评估药学监护实践早期"真实体验"研究的重要例子，并且显示了对患者治疗结果的影响。但是这些研究也明确了大多数药师并没有适应去改变他们的组织结构和执业模式来提供药学监护服务，以及与医师合作调整处方，而是简单审核处方是否存在药物相互作用、重复用药和禁忌证等问题。在两项研究的公布和讨论之后，药学监护的发展并没有发生多大的变化。很多药师感觉应该改变他们的执业行为，但因没有获得相应报酬且巨大的工作负荷成了他们实施全新项目的最大障碍。

12.9.3　扩展以患者为中心的专业服务

20世纪90年代的大多数工作都致力于在社区药房扩展以患者为中心的服务，尤其是建立患者药历，记录患者咨询的内容。荷兰皇家药学推进协会（KNMP）和一个培养专业人员同意药物治疗管理软件系统的组织即健康数据库基金会（HBF）开发了治疗方案和治疗指南，并且着眼于制定新的职业准则和药学监护的规范。然而，Hepler和Strand(1990)最初制定的药学监护定义已被KNMP修订并描述为药师团队（包括药房助理）在药物治疗领域提供的监护服务，目的在于提高患者的生活质量。对于解释评估患者需求和顾虑的流程、如何建立结构化的用药评估、如何制定监护计划和流程的随访评估以及评估记录等并没有制定出标准规范。更多执业导向的定义指导着HBF开展药学监护的业务：药学监护是一种执业行为，即执业者在执业中要承担患者的药物相关需求的责任并恪守诺言[6]。那时有80～100名早期秉承药学监护理念的（药师围成的）开拓者小组，开始采用了记录系统记录患者的需求，评估患者存在的药物相关问题，如上所述[4]，他们在提供全面的药学监护方面有能力做出差异化。

20世纪90年代后，荷兰政府的成本控制策略进一步加强，而大部分社区药师对自己付出时间和提供的专业服务不能在处方药系统内作为一项收费得到补偿受到很大挫折。他们感到，药学监护的创新没有得到医疗保险公司和政策制订者的认可。如果我们讨论这些，提到的问题总是面向保险公司（更低的成本和更好的服务质量）和社会（改善患者治疗效果）的创新价值，如果社区药师提出建议以改变患者的用药，如果社区药师的新角色是可持续的，期望得到处方医师的认可。

在2002年由Vinks等人[7]进行的一项研究中，医疗保险公司和社区药师合作了一个项目调查"社区药师主导的干预措施是否会降低老年人潜在的药物相关问题数量"。从2002年6月到2003年6月在16个社区药店进行这项对照试验。包括年龄大于65岁同时使用6种以上药物的老年患者。随机从药房处方数据库选择患者，还包括匹配的对照患者（年龄、性别），而医师不能或不愿意提供使用的所有药物相关诊断数据的患者排除在外。患者没有在自己顾虑、需求和实际使用的药品方面得到指导。确定潜在的药物相关问题分为三大类：a.与患者相关的潜在药物治疗问题（不依从）；b.与处方医师相关的潜在药物治疗问题（无效适应证：重复用药、剂量过大和剂量过低、治疗不佳、超说明书使用、使用不便）；c.与药物相关的潜在药物治疗问题（禁忌证、药物相互作用、药物不良反应的药物治疗）。主要目的是研究潜在的药物相关问题数量的变化；次要目的是研究在开始的起点和4个月后，干预组（$n=87$）和对照组（$n=87$）之间使用药物数量的变化。观察发现干预组每位患者存在的药物治疗问题的平均数量显著性降低（均数差16.3%；95%CI为–24.3，–8.3）；而对照组每名患者存在的药物治疗问题的平均数量无显著性降低（均数差–4.7%；95%CI为–9.6，0.2）。尽管作者认为结果可以显示社区药师在减少老年是否存在潜在药物治疗问题具有积极的影响。但他们也认为，应该在未来的研究中更注重获得实际结果，包括生活质量、发病率和死亡率的结果。非常有趣的是，观察发现这项研究是在区域药学实践研究网络上由药师积极互动合作完成的。与一家大型医疗保险公司的合作对于未来的发展将是一个新的起点，其中保险公司与15～30家药店签订书面协议并让药师提供处方审查服务。在国家层面上总共约200家药房参与这项活动。

Stuijt等人[8]在2003～2004年的12个月期间，进行了一项以药师为主导的用药评估后观察患者治疗结果的研究，对荷兰居家老年患者的处方合理性进行了调查。项目涉及由全科医师、家庭护理人员和药师组成的一个医疗专业团队，还包括某个农村地区的一家拥有54位居家老人的住家护理院。这项研究得到当地一家保险公司（仅用于补偿参与项目的全科医师）的费用支持。24例患者因各种充分的理由未能参与，而30名患者进行了评估，平均85.8岁（标准差6.7岁）。从荷兰5家医院招募的13个独立的临床药师，他们都具有为养老院的老人提供药学监护的经验，通过用药适宜性指数（MAI）对患者进行评估。在2003年4月1日（干预前）和2004年4月1日（干预后）的两个时间占，通过一对固定的单独评估者使用患者药历和患者病例对患者进行两次评估。干预措施包括药师的用药评估和制订一份药学监护计划，计划描述了未来达到的临床结果或治疗目标，这也意味着患者的依从性需要得到专业指导。在与医疗团队成员合作制定监护计划后，患者可能得到全科医师、药师或护士的咨询服务。药师发现了115例药物治疗问题，范围从1到11，平均为3.1（标准差1.9）。接受建议的总数为78例（67.8%）。

如果没有现存疾病，高频率处方的药品也会导致非常多的药物治疗问题。干预前和干预后的用药适宜性指数评分（$P=0.013$）存在显著性差异。这项研究强调了审查处方质量的重要性，并支持临床药师（并非社区药店的药师）正式整合进入医疗服务团队。当时医院药师主要关注个体患者的药物治疗，审核提示异常剂量、重复用药、药物-药物相互作用以及每天结束时筛查非处方集的药物。然而，药学治疗评估是在参与医师查房时，通过评估药物选择、调整给药方案、监测药物不良反应和重复用药治疗等逐步开展的[9]。另一个确定治疗效果评估的研究案例是由社区药师Denneboom等人[10]在2004年进行的。研究人员确定了治疗评估的程序（医师个案会议与书面反馈），在社区药房层面进行更多随机对照试验用药调整。28名药师和77名全科医师对738名多重用药（多于5种药物）的老年患者（大于75岁）进行了治疗评估。研究的第二目的是确定干预措施相关的成本和费用节约情况。在案例讨论组中，明显接纳更多的用药调整（42：22，$P=0.02$）；治疗评估6个月后依然存在差异（36：19，$P=0.02$）。评价9个月后，差异不再明显变化（33：19，$P=0.07$）。案例讨论组的额外费用由本组节省的费用来承担。

作者并没有评估衡量健康状况和临床结果，因为那时他们认为从发布的试验研究了解到还没有发现统计学差异。有人建议应该大规模研究老人群体，检测老人人群的临床结果、健康状况、住院率、健康相关的患者满意度和死亡率。

因为那时很好地选择了作者的建议，通过全科医师和药师之间的日常协作整合老年人的药物治疗评估，全科医师和药师注意去讨论基层医疗的用药评估工作，因此，开始成为最受关注的一个话题。这种讨论明确和认可了临床用药评估的定义：

患者用药相关问题的结构化评估是在临床条件下由患者及其全科医师和药师共同完成的，并得到患者的病例记录和处方药物清单。

但仍没有制订药学监护计划，这也说明了需要更加重视提高以患者为中心的服务。

在国家层面上接受临床用药评估的定义，并评价2000～2005年的所有执业研究后，确认了在医疗服务中全面评估患者需求和多重用药患者的药物相关问题的重要性。约15%的社区药店可以提供全面监护服务，全科医师依托当地的网络支持这项工作的开展。

12.9.4 用药相关的住院造成的影响

HARM研究（用药引起的医院住院）发布带来了一个巨大变化就是开始考虑发展更多的以患者为中心的服务，这是2005～2006年进行的一项前瞻性多中心研究，以确定医院用药导致的住院频率和患者治疗结果[11]。这项对照研究设计包括21家医院参与，接受评估是否存在潜在导致可预防住院的风险因素。40天里，对所有非计划性住院的患者进行了评估，对照组是选择手术入院的患者。确定了用药引起的住院频率、潜在的预防力和预防的结果后，对于可预防的药物相关引起的住院来说，危险因素就找到了。

总计13000例非计划性住院的患者中有714例（5.6%）是与用药相关的，而714例中有一半以上（46.5%，332例）是可以预防的。332个案例中的数据与332名对照患者完全匹配。在可以预防的用药引起的住院患者中，其最重要决定住院的因素是认知功能受损（OR值11.9，95%CI3.9～36.3），其次是发生4个或更多的合并症（OR值8.1，95%CI为3.1～21.7），依赖生活状况（OR值3.0，95%CI为1.4～6.5），肾功能受损（OR值2.6，95%CI为1.6～4.2），不依从服药（OR值2.3，95%CI为1.4～3.8），以及多重用药（OR值2.7，95%CI为1.6～4.4）。根据这些结果，许多组织参与了研究这些结果的药学相关工作。有关确认的风险因素讨论成了进一步研究的一个起点，提高风险认知和运用信息技术，以解决如何预防药物相关问题的发生。药学的发展要通过制定国家战略，解决如何让更多的社区药房参与患者转诊服务，例如，提供研究生教育项目，培训药师开展药学监护服务。在大学层面上，在药学课程中实质性地解决药师在评估患者需要和药物相关问题后，学会制订药学监护计划。例如，在实习期间，启动更多的实践研究项目。

在2008～2009年由Leendertse等人[12]进行的pHARM研究（通过评估用药预防患者住院）就是对HARM研究的结果进行随访。本研究是按照在整合基层医疗体系里进行的一项开放式的、多中心的对照研究来设计的。这项研究涉及药物相关导致住院的高风险患者。干预组患者接受以患者为中心的结构化药学监护流程，包括以下步骤：采集既往用药病历，评估患者药物治疗，制订和执行药学监护计划以及监测随访评估。患者自己的全科医师和社区药师参与干预组研究。对照组包括除参与干预的全科医师外，其他全科医师参与，患者接受常规治疗。该研究的主要结果是得到每个患者在12个月内的研究期间因用药原因引起的住院频率。作为次要结果，确定了生存率、生活质量、发生的药物不良事件和严重不良事件等指标。在42个基层医疗卫生机构中至少包括一个药师和至少两个全科医师，干预组364例患者和对照组310例患者。在对照组中，发现药物引起的住院率比干预组高，分别为对照组10例和干预组6例住院。干预组和对照组在次要结果包括生存率、生活质量、药物不良事件等方面没有显著性的统计学差异[13]。

　　pHARM研究表明，患者与自己的药师和自己的全科医师共同合作制订药学监护计划才可以防止因用药不当导致的住院问题。如何让基层医疗服务提供者和患者可以一起完成药学监护的过程，这是一个很重要的突破口。尽管药学监护的原理和流程已经被那些研究和教育者认可了，也证明在执业环境下成为事实，但还需要完成这项学习后，才能被其他更多的人所接受。不仅医护人员，而且医疗保险公司、政策制定者以及药学监护的软件研发者都已认识到，对药学实践发展的支持可以解决患者药物相关问题的需求。

12.9.5　社区药师已确认为医疗专业人员

　　在那些年间，有关社区药师在医疗团队中的角色和地位的讨论再次成为一个政治话题——这一次对于社区药房是非常有利的结果。从2007年7月1日起从法律上正式确认社区药师是医疗专业人员，可以与自己的患者建立合作的治疗关系。这项新的法律规定意在保护治疗环境里的患者利益。换句话说，不再是医师对患者的治疗结果负责，药师也要保证患者可以更好地使用药物，并承担相应的治疗结局的责任。令人兴奋的是，在药学实践研究中有更多拓展药学监护服务的相关项目以及开始讨论药学监护服务费用补偿的新进展（见下文）。可能提供全面的患者监护服务的执业药师数目已增加到约300人，而在900～1000家社区药房里可以采用一个整合系统来记录患者咨询的内容。如果使用一个非整合的软件系统来为个体患者制订药学监护计划仍然是一个耗时的过程，这也阻碍了药学监护的发展。与此同时，卫生部和政客们在预防医学卫生方面解决了更多的问题，并呼吁医疗专业人员要更多地成为医疗团队的关键成员。荷兰政府提出建立国家电子病历档案并向所有的医疗服务者提出倡议，但在2011年由于隐私权的问题并没有获得参议院通过。然而，在地方一级的许多举措已经存在，这些患者在基层医疗体系中需要去找不同医疗人员就诊，为了患者的利益，如果需要的话，就需确保患者的资料在医疗人员之间进行交换使用。虽然医院的工作人员数量还不充足，无法在患者转诊期间做好用药审查工作，但对于确保住院期间用药数据的交换问题，类似的技术已经成熟。

　　2010年11月已经有了更多发展，进一步认可社区药房开展药学监护服务，并获得服务费用的赔付。荷兰卫生监督提出一份岗位说明的指南，允许药师与医疗保险公司签订合同向患者提供药学监护服务。药学监护相关的合约服务清单见表12-7。

表12-7　药学监护服务补偿推荐的合约服务

药学监护相关的绩效规则	说明
慢性患者的临床用药评估	如果存在一种需要评估的指征，那么必须进行以下工作： ● 记录用药评估的目标 ● 医疗、药品和药物使用数据结构性批判性评估，需要符合公认的治疗指南和循证医学证据 ● 评估患者和监护人员的个体化需求 ● 与涉及的患者和医护人员分享临床用药评估的结果 ● 如果需要，进行干预 ● 治疗结果的随访评估（与治疗目标相比） ● 记录临床用药评价和其患者电子档案的评估
出院后关键用药评估	如果患者出院后需要用药，需要做下面的审查： ● 医疗、药品和药物使用数据结构严谨的评估，需要符合患者最近记录和药房的用药档案 ● 评估患者和医护人员的个体化需求 ● 如果需要，进行干预 ● 治疗结果的随访评估 ● 记录新治疗方案批判性评估和其患者电子档案的评估
按上述情况家庭访问进行临床用药评估	如果需要，在遵守上述要求的情况下，增加家庭访问的费用补偿

如果医疗保险公司要与社区药师商谈药学监护服务，服务合同价格可以自由决定。在执业环境中药学监护服务已经得到费用赔付，其案例显示药师花费的时间费用支付，45分钟工作（只有药师）到3小时（全科医师与药师之间共同分担）都是不同的。截至2012年1月1日，如果药师能表明记录的服务内容符合规则，就可以签订新的补偿规则。

根据这些提出的规则，药学监护服务的建立将有助于提高社区药师参与未来几年在制定新医疗合同中专业话语权。如果服务需要并在医疗保险和社区药师之间达成共识，与表12-7相比存在更多可以谈判的服务机会，在这个时候，最常见到的一些小规模项目就是每年与每家药房签订开展100例多重用药患者的临床用药评估的协议合同。每次用药评估的费用补偿从200欧元到300欧元不等。

12.9.6　药学监护在荷兰的新视角

目前在荷兰的研究项目专注于更广泛的药学监护的发展，包括家庭用药评估和网上制订药学监护计划的应用。在荷兰的家庭用药评估是借鉴澳大利亚模式（家庭用药评估），其中临床用药评估是药师家访患者进行访谈时介绍给患者的。

根据这种方法，Kwint等人[15]进行了一项干预性的研究。对于每位患者，用药记录（包括药品调剂记录）、合并症和/或药物不耐受以及患者相关注释的信息都是由社区药师采集。并要求患者的全科医师提供临床病历记录，包括诊断、疾病费用负担和检查数据。患者的社区药师上门家访，面对面访谈患者的用药情况，并确认可能的药物治疗问题。在家访过程期间，社区药师获取患者的所有药物信息（包括停用的处方药，使用过的 OTC 药物、营养补充剂和替代药物）。要求患者确认所有已知药物的给药方案。所有药物治疗问题被记录下来与全科医师进行讨论。

临床用药评估由社区药师通过使用上述提及的数据进行。社区药师使用间接和直接的标准确认潜在 DRP。直接的标准包括荷兰的治疗与处方指南的处方指标工具列表。间接标准确认药物相关问题是根据 Cipolle 等人[16] 按照适应证、有效性、安全性和实际问题（包括依从性）的合理顺序进行的结构性评估。Leendertse 等人[12] 也应用直接标准。根据患者的看法，重点在那些最引起关注的药物治疗问题，排列问题的优先次序。这项研究的结果尚不得而知，因为科学论文的撰写仍在进行中。

另一个有趣的开发项目是在社区药房日常服务和研究项目在互联网上制订药学监护计划。Geurts 等人[17] 开展的项目注重整合型的药学监护，强调患者和他们的社区药师以及医师共同制订药学监护计划。社区药房和全科医师诊所可独立使用基于网络应用的现有软件包。药师和医师可以在一个安全的网络评估这一软件系统。相关医药数据可以从原始数据得到。那些数据（患者知情同意）自动上传后，以下药学监护计划内容将用于评估和患者随访：

① 患者一般信息（姓名、地址）；

② 评估药物治疗的原因（问题/谁的问题）；

③ 疾病（诊断）自动上传；

④ 用药情况（药品）自动上传；

⑤ 生活方式（吸烟，饮酒，饮食）；

⑥ 化验结果自动上传；

⑦ 评估药物治疗的情况（患者的观点）；

⑧ 随访的监护计划。

临床用药评估可以按①～⑦提供的结构进行评估，药学监护计划包括评估和随访工作的内容依据⑧制定。我们期望临床用药评估的准备工作和监护计划的制定所用的时间比纸质版方式花费更少。监护计划的患者打印版本已经可以提供给项目中的患者。涉及在 8 个执业地点的项目实施，目标是在网上制订药学监护计划以解决多重用药（≥5 种药物）心血管疾病患者（65 岁以上）的复杂用药问题。干预组和对照组的患者是随机选择的，其中干预组实施临床用药评估和制订监护计划，而对照组接受常规服务。随访评估将延续 1 年的时间。结局包含药物相关问题（根据 Cipolle 的分类）：患者问卷调查（药品信任度问卷调查）、依从治疗（根据处方再次调剂率）、临床参数、化验结果和药师访谈的数据。对于干预组每位患者的服务，社区药师和全科医师将获得总额 210 欧元（3 小时的工作量），费用由一家医疗保险公司支付，保险公司对患者的治疗结果、药师和全科医的投入时间和最终的商业案例表示出兴趣。

12.9.7 结论

药学监护已经成为荷兰社会药房的一种主要执业行为，并针对荷兰政府、专业机构和医疗保险公司支持的新补偿策略，发展药学专业和开发基金。

目前约300家社区药房（总数2000家）在开展全面的患者监护服务。较早和后来的接纳者开始参与项目研究，并与保险公司进行合同谈判，在未来几年内将会出现最佳实践模式。但大多数药师还在等待"更多的补偿方案"，还没有规划他们的实践模式。从处方驱动的商业模式转变成患者监护驱动的执业模式将是未来的一个挑战。如果没有全国药师协会的大力支持并制定发展战略，如开发全科医师和保险公司的地方网络、执业中的学习（研究生课程，硕士生的实习），积极践行的执业者在数量上也不会有大幅的增长。

未来的另一个挑战将是如何改变社区药房的组织模式，以能够处理患者的咨询问题，而不把处方调剂作为常规工作。在药房的组织管理方面仍然缺乏专业知识和技能。是否将调剂工作从全面的监护服务中分离出来只是在一个非常有限的范围内开始讨论。但随着这种利益的逐渐增长以及想法的最新变化，药学实践预期在不久的将来发生改变。

最后，对于医院药房来说，面临的挑战是决定他们是重点发展卫生系统来防止用药差错并继续扮演卫生系统的药师，还是变成以患者为中心，根据患者的需求提供服务，特别是在患者入院和出院的时候考虑与社区药房的紧密合作。

参考文献

[1] SFK (Foundation for Pharmaceutical Statistics (Stichting Farmaceutische Kengetallen) February 2011，The Hague，the Netherlands.

[2] Van Mil (2000). Pharmaceutical care: the future of pharmacy. PhD Thesis，University of Groningen，January 2000.

[3] Hepler CD，Strand LM. Opportunities and responsibilities in pharmaceutical care. *Am J Hosp Pharm*，1990，47: 533-543.

[4] de Gier JJ. The Electronic Pharmaceutical Dossier: an effective aid in documenting pharmaceutical care data. *Pharm World Sci*，1996，18(6): 241-243.

[5] Grainger-Rousseau TJ，Miralles MA，Hepler CD，Segal R，Doty RE，Ben-Joseph R. Therapeutic outcomes monitoring: application of pharmaceutical care guidelines to community pharmacy. *J AM Pharm Assoc (Wash)*，1997，NS37(6): 647-661.

[6] Cipolle RJ，Strand LM，Morley PC. *Pharmaceutical Care Practice*. 1st ed. The McGraw-Hill Companies Inc.，1998.

[7] Vinks ThHAM，Egberts ACG，de Lange AM，De Koning GHP. Pharmacist-based medication review reduces potential drug-related problems in the elderly: the SMOG controlled trial. *Drugs Aging*，2009，26(2): 123-133.

[8] Stuijt CCM，Franssen EJF，Egberts ACG，Hudson SA. Appropriateness of prescribing among elderly patients in a Dutch residential home: observational study after a pharmacistled medication review. *Drugs Aging*，2008，25(1): 947-954.

[9] Bosma A，Jansman FGA，Franken AM，Harting JW，Van den Bemt PMLA. Evaluation of pharmacist clinical interventions in a Dutch hospital setting. *Pharm World Sci*，2008，30: 31-38.

[10] Denneboom W，Dautzenberg MG，Grol R，De Smet PA. Treatment reviews of older people on polypharmacy in primary care: cluster controlled trial comparing two approaches. *Br J Gen Pract*，2007，57(542): 723-731.

[11] Leendertse AJ，Egberts AC，Stoker LJ，van den Bemt PM. Frequency of and risk factors for preventable medication-related hospital admissions in the Netherlands. *Arch Intern Med*，2008，168(17): 1890-1896.

[12] Leendertse AJ，De Koning FH，Goudswaard AN，et al. Preventing hospital admissions by reviewing medication (PHARM) in primary care: design of the cluster randomisation，controlled，Multi-centre PHARM-study. *BMC Health Serv Res*，2011，11: 4.

[13] Leendertse AJ. *Hospital Admissions Related to Medication: Prevention，Provocation，and Prevention.* PhD Thesis，University of Utrecht，September 2010.

[14] Sorensen L，Stokes JA，Purdie DM，Woodward M，Elliott R，Roberts MS. Medication review in the Community: results of a randomised，controlled effectiveness trial. *Br J Clin Pharmacol*，2004，58(6): 649-664.

[15] Kwint HF (2011). Personal communication.

[16] Cipolle RJ，Strand LM，Morley PC. *Pharmaceutical Care Practice: The Clinician's Guide.* 2nd ed. The McGraw-Hill Companies Inc.，2004.

[17] Geurts MME (2011). Personal communication.

12.10　西班牙 --

Manuel J.Machuca，PhD，PharmD

西班牙塞维利亚，药物治疗优化组的临床药师，社区药师

12.10.1　西班牙医疗情况简介

西班牙的医疗系统由其在国家统辖下的17个自治州分别管理，所提供的服务、涉及的法律等各不相同，只有药品由中央统一管理。

西班牙公民和在西班牙工作的外国人都可以平等地享受公共医疗服务，只有10%的人拥有额外的私人服务。服务中除了药品外都是免费的，费用由工资及其他收入的税收来支付。对于治疗非慢性疾病的药品，人们需要自己支付药费的40%。而对于慢性疾病，则只需要支付10%或最多每盒药品支付2.64欧元。一旦退休，用药也将免费。药品的价格由中央政府制订，并且患者在住院期间的治疗用药也是免费的。❶

医疗人员包括全科医师（家庭医师）、护士和专科医师。家庭医师和护士一般在保健中心工作，而专科医师则在基层医疗中心或是医院工作。社区药师的工作独立

---

❶ 致谢 Debbie Pestka 对手稿的修改。

于公共医疗系统之外，不过可凭借之间的合作协议为患者提供各种处方药和非处方药。医院和其他医疗机构中也有药师为患者提供所需的治疗用药。在公共医疗系统中也有工作在基层医疗机构中的药师，他们保证患者的合理用药，但并未开展全面的药学服务或相关的工作。他们只是从循证医学的角度监控家庭医师处方的合理性，并不承担医疗责任，更多的只是帮助医师开好处方。大约在十几年前，加利西亚（西班牙西北部）的药师在保健中心设立了药物咨询室，但他们只是负责患者用药依从性问题和强化对患者的教育。直到现在，上述的各种工作仍然是他们的工作重点。

在西班牙，患者享受公共医疗服务必先与其家庭医师预约，由其决定是否治疗或是转诊到专科医师那里。

安达卢西亚（西班牙南部）是第一个在基层医疗机构中使用电子处方的自治州。家庭医师可以最多为患者开具1年的药品，这样方便了那些真正需要得到帮助的患者，而不是那些只是为了开药的患者。社区药师本应提供药物治疗管理服务并承担相应责任，但可惜无论是药师还是卫生管理当局都没有抓住这个机会。

12.10.2 西班牙开展全面的药物治疗管理服务的现状

全面的药物治疗管理服务在西班牙并没有得到全面开展，只是从2000年开始通过部分项目尝试过此项服务，到现在也只有很少的药师在开展此项服务，并且都是免费的。另外，在西班牙，一些概念也与我们所熟知的有所不同。比如，全面的药物治疗管理服务被定义为药物治疗随访，药物治疗问题被定义为负面的药物治疗结局[1]，有些药师将药学监护的内容分为三类（需要、有效和安全），唯独没有包含依从性；再比如，监护计划被定义为行动计划，执行监护计划的定义也有所不同。虽然这项工作的体系是基于Cipolle等人在1998年提出的理论[2]而设计的，但并没有太多进展，患者的用药体验只被认为是患者的关注点和期望，并未涉及文化和宗教等影响因素。最艰巨的挑战则是怎样对药物治疗问题进行分类，而不是单纯地讨论如何达到治疗目标或是患者与药师各自应承担的责任。

12.10.3 西班牙药物治疗管理服务的发展史

西班牙的药师在20世纪90年代中期就已经开始探讨药学监护的工作，并且在第一次格拉纳达共识（Consensus of Granada）后开始发展[3]。当时讨论的核心内容是药物相关问题，这一主题一直伴随着整个药学监护历史的发展。随后，西班牙建立了一所致力于药学监护工作的学校，采纳了上述讨论中涉及的Cipolle等人提出的理论和概念[2]。自此药物治疗问题的一个新概念连同新的分类方法逐渐建立起来，并且其六分法也与Cipolle等人提出的七分法不同。参与制订共识的成员大多是社区药师，他们将其视为深入开展工作并获得职业满足感的新机遇。而医院药师却没有加入讨论，因为他们认为在其业务范围内并不需要开展这项工作，那些问题本应由社区药师来解决。1999年，一些西班牙药师参加了明尼苏达大学举办的药学监护课程，并且在回国后决定开展一项名为"达德尔药学监护计划"的工作，此计划在之后随"药学监护"更名为"药物治疗随访"，也更名为达德尔药物治疗随访计划[4]。

从那以后，达德尔计划成为了践行药学监护的主要工具。一项基于明尼苏达大学工作成果的实践指南也随之推出，并由此延伸开发了一种深化教学的模式促使药师开展药物治疗随访工作。此教学模式的主要特点就是开设了基于药学监护理论并结合以实践案例的课程，参加者学习课程之后，要将他们实践中确认和解决药物治疗问题的案例总结并集中起来。正是有了这项计划，使得超过500名药师可以参与到药学监护的工作中。然而，由于种种原因，比如由此带来的额外的工作内容和工作时间、相应增加的责任以及无法获得报酬等，使得这些药师开始放弃这项工作。

随着历史的进展，药学监护的定义从确保患者用药的适宜、有效、安全和便捷而开展的标准监护，到曾经更改为药物治疗随访，并且写入了随后发布的西班牙药学监护共识[5]。在共识中，药学监护被用来定义药师向患者提供的每项工作，包括调配、处方治疗轻症药品，药物警戒和药物治疗随访等。

之后，在2002年，另一项针对药物治疗问题的共识在格拉纳达发布[6]，主要将药物治疗问题的分类调整为采用 Cipolle 等人的分类法，并且更新了每个问题的阐述，突出了其医学问题的本质，避免了之前过多的没有涉及真正的治疗目的的分类方法。

共识发布后的几年，达德尔计划又重新启动，纳入了新药师训练计划，但依然有其他药师放弃，造成其难以持续的原因就是药师很难同时承担药学监护与调剂服务两项工作。另外，达德尔计划在发布后的几年间推广到了其他一些拉丁美洲国家，如阿根廷和巴西。

2005年，Fernández-Llimós 等[1]开始致力于寻找全面的药物治疗问题的分类方法，他们在《美国医疗系统药学杂志》（American Journal of Health-System Pharmacy，AJHP）上发表了一篇通讯，他们认为现有的分类方法很难将问题和导致其发生的原因区分开来，所以建议将"药物治疗问题"改称为"负面临床结局"，因为后者意义更明确。

这使得在2007年发布的第三次格拉纳达共识中使用了药物治疗相关的负面结局的术语代替药物治疗问题，使用药物相关问题来泛指所有可导致负面结局的问题。

2008年发表了一篇名为《药学实践的探讨》（药学监护论坛）的文献，文献中介绍了多个学术组织和个人从2004年开始对于药学监护概念发展的探讨，此项工作源于西班牙卫生部在2001年的建议[5]，也是距今最近的一次尝试[8]。尽管如此，药物治疗管理服务并未在西班牙得到正式开展，也很少有药师愿为之付诸于实践。

12.10.4 西班牙的药学服务

在西班牙，虽然在建立药学监护概念等方面做了大量工作，但时至今日很少有药师致力于提供这项服务，同时也缺乏数据支持。现在，只有一部分社区药师在践行这一服务，而医院药师则没有参与进来。然而，在西班牙进行的大量研究表明药物治疗问题给患者带来了相当严重的损害[9~13]：33%的患者急诊入院源于药物治疗问题，其中75%的患者可以通过药物治疗管理服务而避免就医。

也有其他一些在医院[14,15]或是社区药房[16,17]进行的研究，旨在通过干预以减少药物治疗问题的不利影响，但是开展全面的药物治疗管理服务仍然面临巨大挑战。

社区药师所开展的药学监护目前还没有纳入报销范围。尽管如此，许多药师特别是在医院工作的药师都在声称自己在提供这项服务，虽然实际上他们只是在做一些对患者的处方用药或是如何提高依从性方面的咨询工作，而并不是针对患者个体来评估确定每一个药物的使用是否需要、对于疾病治疗是否有效和安全，以及能否依从医嘱等问题。

12.10.5 提供药物治疗管理服务的执业资质

西班牙目前还没有为提供服务进行资质认证的项目。从1997年开始，社区药师必须为患者的用药提供所需信息并且还要进行随访[18]。一般来说很难理解为何在现实中开始工作前就立法来获得法律的支持。更无法理解的是，如果你了解西班牙人是多么热衷于法律的保护，那么一开始你就已经侵犯了他们的权力。

资质认证只需要完成相关药学课程的学习。但是在大学的药学院，传统的课程并未涉及药学监护，更不用说药物治疗管理了。这些课程中，除了最后6个月在社区药房或是医院药房的见习以外，都无法接触患者。即便是见习，因为同样没有标准来进行相应的规范，所以也完全可能不做任何与患者监护相关的工作。见习的这6个月没有安排轮转，最多也就是在两个不同的地点各自待上3个月而已。到最后，西班牙的药师所提供的药物治疗管理空有法律的支持但不具有任何实践经验。结果，法律和教育反而一起给患者带来了危险而不是关怀。

在西班牙也有一些关于药学监护的硕士课程，但对于临床执业并非强制参加，只不过是为满足那些想获得PhD学位的人而设，而且也只有一部分课程真正与药学监护的实践相关，其他的仅仅是药理学的进展而已。而全面的药物治疗管理服务的理念并未渗透到这些课程的核心中来。

近来，San Jorge大学开设了另一项在线硕士课程，终于把重点放在了全面的药物治疗管理服务上。但却要求学生在不得求助于有经验的执业者的前提下，独立完成所有的实践项目才允许结业。

现在，西班牙只有一个为医院药师设计的为期4年的住院药师培训，在第4年期间，学生需到不同的医疗单位轮转，但是依然没有涉及评估患者药学相关的需求。除此之外，再没有其他的为执业者提供的专科或者住院药师的培训项目了。

12.10.6 正规与非正规的执业前培训

针对全面的药物治疗管理服务，目前尚无正规的执业前培训项目，只有一种由医疗质量管理结构认证的为期一周的课程与其相关。课程的前三天，学员对全面的药物治疗管理的实践进行观摩，而后两天则由学员对志愿患者进行实际操作并接受执业者的观察，然后再进行讨论学生监护患者的问题。

课程中虽然学员需要为这些患者制订监护计划并且还要设计开展这项服务的商业计划，但即便如此，这种培训也被认为是非正规的，因为并没有要求在提供药物治疗管理服务前必须要接受这项培训。需要特别指出的是，虽然法律希望由药师来提供药物治疗管理这项服务，但却没有配备相应的培训项目与之适应，所以，就出现了没有接受过正规培训的药师却能够合法地开展药物治疗管理服务的现象。

12.10.7 西班牙药物治疗管理服务现状

药物治疗管理服务在西班牙并没有真正开展起来，虽然很多药师在努力尝试，甚至许多药师声称他们每天都在践行药学监护，但是真正提供这项服务的药师还是屈指可数。有一些因素可以说明这一现象。首先，虽然有法律支持这项服务，但并没有明确指出应该提供哪类服务[18,19]。以处方调剂为重心和以患者为中心的服务模式依然模糊共存[8]。其次，药师的职责含糊不清，也没有相应的认证体系来确保药师通过培训能够胜任相应的职责。再有，这项服务还不能报销。正是因为能够从服务中获益的大都是罹患慢性疾病或者严重疾病的患者，所以如果考虑到这点，也就不难理解为什么药物治疗管理服务在西班牙还没有广泛开展的原因了。大家还没有认识到药物治疗管理服务其实属于基层医疗服务，每种医疗执业环境都可以开展，不受地域所限，关键在于是否具有职业理念。所以在西班牙需要在药房和药师中间强制推行这项服务。

（1）药师、患者、医师及患者监护提供者的接受程度

早年间，社区药师曾一度热衷于开展药物治疗管理服务，因为他们认为这会拯救他们的职业。但后来，他们认识到了要开展此项服务还需要很多改变，况且要做出改变还不太现实。

体验过这项服务的患者都对之报以接受的态度，而且许多人都认为他/她们的药师很棒，但这些患者并不觉得这项新的服务和原有的有什么不同，原因之一就是提供这项服务的药师太少。

还可以用医师的工作为例来描述这项服务。正因为在医疗机构中还没有执业者的工作能够像医师那样做到完整和合理。所以，这些执业者则被认为是具有较高责任心的药师而已，许多药师把这项服务作为自己执业的道路之一，而不是将其看作为一种新的临床方法，所以还是有必要把这项服务和其他工作或业务区分开来。

但是从专业协会和理事会等的观点来看，全面的药物治疗管理服务还没有被广泛熟知，药学监护则被医师认为是专业干预而已[20～23]，如此很难改变医师对这个全新的未知领域的职业偏见。

在西班牙，患者的医疗服务主要还是由政府开设的一些地方性医疗机构来承担，

但这些机构并不认为药物治疗管理也是各种服务项目之中的一种，也就没有立法来促进这项服务的开展。最多也就是支持了一些项目来尝试这项服务，并无任何针对性的决策产生。

私立医疗机构同样没有对药物治疗管理服务支付任何费用，原因是他们不支持任何关于药物的服务。西班牙的医疗服务体系普及到所有在西班牙的居住者，每个人通过扣除一定的薪水纳入整个体系。另外，也有一些公司提供商业保险，只不过必须作为在公共保险的基础上额外增加的部分。

（2）药学院的职责

过去几年间，欧洲刮起了变革之风，其中博洛尼亚进程（Bologna Process）的目标是在2010年建立起新的欧洲高等教育体制。药学院也根据这项内容做了相应的改变以使药学教育更适应药学服务的需要。可惜的是，变革仍然没有在执业理念的基础上针对药物治疗管理服务来设计，反而将重点放在了社区药房提供的处方相关的不同服务上。

在博洛尼亚进程开始前，药物治疗管理服务就没有纳入当时的教育课程中，此种情况到今天依然如此，然而药学院却执意认为他们已经做出了改变。

12.10.8　西班牙药物治疗管理服务的未来

现在看来，西班牙药物治疗管理服务的未来依然不明朗，在其真正实现之前还需要克服许多障碍。

现在要做的是强制创建试点来开展这行服务，并且向药师、患者、医师和医疗服务提供方宣传这项工作的益处。否则药物治疗管理服务必将陷入恶性循环：没有实践、没有改变、缺乏理念认同、职责不明、教与学不具体、法律不明确以及无人付费等。

专家教授、政府官员以及药师只是在互相指责，时至今日，药物治疗管理服务仍然可以说是失败的，工作做了不少但是方向出了问题。

如果我们依然只是期待于社区药师孤军奋战，而不建立正规的教育、培训和支付体系，那么西班牙的药物治疗管理服务将看不到未来。我们必须认识到不是只有社区药房才能开展药物治疗管理服务，我们还要将其视为一项执业行为而不论处于何种执业环境。只要我们真正面对挑战，将关注的重点放在患者的药物相关需求上，必将有药物治疗管理服务的未来。任何一种职业只有将其关注点放在受众的需求上才能生存下去，显然药师亦不例外，因为全面的药物治疗管理服务是我们社会的需求。药师如果不去面对挑战，则必将被另一种职业所替代。其他国家在门诊开展药物治疗管理服务的经验已经显示出这项服务是可行的，是大有益处的，而且无论是患者、医师还是其他医疗人员或管理者，都在很高程度上认可了这项服务。所以既然其他国家都可以开展，在西班牙也完全可以。

在开展药物治疗管理服务的同时有必要对其在经济、临床和生活质量方面的效益进行研究。只要这项服务被广泛了解，配套的教学体系才能够更好地建立起来，并且可以要求国家对其进行包括财政方面在内的支持。

遗憾的是，现在的局面只是满足了那些光说不练或者自私自利、不考虑患者需求和痛苦的人的私利。为了美好的未来，西班牙的药师如果再不去尝试真正开展这项工作，不把关注的重心放在患者需求上，那将来也就不会得到实际意义上的实践、教学以及财政或者法律上的支持。

在西班牙如果要开展药物治疗管理服务，我们除了要考虑到药房，甚至药师，还应该注重执业理念，建立起一个真正的职业服务。当我们能够为患者提供高质量服务的时候，我们就有能力去向患者、医师以及政府部门展示这项服务的价值所在，也有能力去进一步讨论如何去认证一个人能否成为药师。只是目前在西班牙，还有很多困扰我们的问题无法解决，只有当我们将来真正实现了职业的价值，这些问题才能逐渐被我们所遗忘。

参考文献

[1] Fernández-Llimós F，Faus MJ. From "drug- related problems to negative clinical outcomes". *Am J Health Syst Pharm*，2005，62(22): 2348-2349.

[2] Cipolle R，Strand LM，Morley PC. *Pharmaceutical Care Practice*. New York: McGraw-Hill，1998.

[3] Consensus panel ad hoc. Consensus of Granada on Drug-related Problems. *Pharm Care Esp*，1999，1: 107-112.

[4] Sabater D，Silva-Castro MM，Faus MJ. Método Dáder. *Guia de seguimiento farmacoterapéutico* (3a Ed). Granada: GIAF-UGR，2007.

[5] Consensus on Pharmaceutical Care. Madrid: MSyC，2001.

[6] Second Consensus of Granada on Drug Therapy Problems. *Ars Pharm*，2002，43(3-4): 175-184.

[7] Consensus Committee. Third Consensus of Granada on Drug Related Problems (DRP) and Negative Outcomes Associated with Medication (NOM). *Ars Pharm*，2007，48(1): 5-17.

[8] Consensus Forum. Foro de Atención Farmacéutica. Documento de Consenso (Pharmaceutical Care Forum. Consensus Document). Madrid: CGCOF，2008.

[9] Tuneu L，García-Peláez M，López Sánchez S，et al. Drug related problems in patients who visit an emergency room. *Pharm Care Esp*，2000，2: 177-192.

[10] Otero MJ，Bajo A，Maderuelo JA，Domínguez GA. Evitabilidad de los problemas relacionados con medicamentos en un servicio de urgencias. *Rev Clin Esp*，2000，199: 796-805.

[11] Martín MT，Codina C，Tuset M，et al. Problemas relacionados con medicamentos como causa de ingreso hospitalario. *Aten Farm*，2001，3: 9-22.

[12] Tuneu L，García PM，López S，Serrá G，Alba G，Irala C. Problemas relacionados com los medicamentos em usuarios que visitan um servicio de urgencias. *Pharm Care Esp*，2002，2: 177-192.

[13] Baena MI，Faus MJ，Martín R，Zarzuelo A，Jiménez-Martín J. Problemas de salud relacionados con los medicamentos en un servicio de urgencias hospitalario. *Med Clin (Barc)*，2005，124: 250-255.

[14] Silva-Castro MM，Calleja MA，Tuneu L，Fuentes B，Gutiérrez-Sáinz J，Faus MJ. Seguimiento del tratamiento farmacológico en pacientes ingresados en un servicio de cirugía. *Farm Hosp*，2004，28(3): 154-169.

[15] Campos-Vieira N，Bicas-Rocha K，Calleja MA，Faus MJ. Seguimiento farmacoterapéutico em pacientes ingresados em el Servicio de Medicina Interna del Hospital Infanta Margarita. *Farm Hosp*，2004，28(4): 251-257.

[16] Fornos JA，et al. Evaluación de un programa de seguimiento farmacoterapéutico a diabéticos tipo 2. *Aten Primaria*，2004，34: 48-54.

[17] Gastelurrutia MA，Faus MJ，Fernández- Llimós F. Providing patient care in community pharmacies in Spain. *Ann Pharmacother*，2005，39(12): 2105-2109.

[18] Cortes Españolas. Ley 16/1997，de 25 de abril，de regulación de los servicios de las oficinas de farmacia. BOE 1997；(100 de 26 de abril): 13450-13452.

[19] Cortes Españolas. Ley 29/2006，de 26 de julio，de garantías y uso racional de los medicamentos y productos sanitarios. BOE 2006；178: 28122-28165.

[20] Costas Lombardía E. Análisis crítico de la atención farmacéutica. *Med General*，2000，25: 591-596.

[21] Costas Lombardía E. La amenaza de la atención farmacéutica. El País 2001，9nov. Page 39.

[22] Anonymus. El 73% de los médicos considera que la farmacia debería limitarse a dispensar. El Global. El Global 2004；13 a 19 de diciembre.

[23] Anonymus. La OMC rechaza el papel que el Plan de Sanidad da a la atención farmacéutica. El Global 2005；28 de febrero al 6 de marzo. Page 8.

12.11　冰岛和北欧 --------------------------------

Anna Birna Almarsdóttir，PhD

冰岛，雷克雅未克，冰岛大学，制药科学系，教授

12.11.1　序言

　　我（本部分内容的作者）是冰岛人，但学习和工作的大部分时间是在丹麦和瑞典度过的，虽然母语不同，但依然可以很好地运用斯堪的纳维亚语言来交流。我在药学监护领域工作了近20年，但目前没有参与其他任何北欧国家的药学监护项目，所以本义并不能完全代表这些国家的现状，仅仅是个人观点。感谢那些给我提供宝贵资料的人们，让我能找到感兴趣的文章。还要特别指出的是，本文引用的很多与药学监护相关的文献并未用英文发表或甚至从未公开发表过。

12.11.2　简介

　　斯堪的纳维亚地区包括挪威、瑞典和丹麦，而说到北欧国家则还包括芬兰和冰岛。这些北欧国家类似一个政治共同体，从外人看来更像是一个统一的整体，他们之间在文化上有很深的连带关系，政府之间的合作也很多，比如北欧部长理事会。尽管有大量的跨国合作，我们终究还是不能视他们同属一类国家。

Vallgårda[1]认为在医疗卫生领域，丹麦、挪威和瑞典在处理公共卫生问题上有很多相似之处。比如，这三个国家都以福利和社会民主著称，但是在解释和处理具体问题上还是有很大的不同，药学也不例外。Holmberg等人[2]发现在药品配送、服务水平、各种角色的劳务分工以及立法上这些国家还是有很多差异的。

近几十年，各国的社会药房组织有各自不同的发展方向。丹麦过去已经创建了一个系统，国家授予拥有执照的药师开设社会药房的权利[3,4]。冰岛在1944年独立为共和国以前作为丹麦的殖民地，在药品管理上采用了丹麦的立法规定。丹麦的这套系统在1996年发生了改变[5]，源于药师失去了自己的经营垄断地位。挪威在2001年开始学习冰岛，并且社会药房很快从全部为药师私有转变为大部分隶属于欧洲批发企业集团。

在瑞典，从1971年到2009年，所有的社会药房和医院药房都归国家所有，也就是说所有的瑞典药房都归属于政府组织的单一链条模式，称作Apoteket AB[6]。但是从2009年7月1日起，瑞典通过了一项法律，解除了政府对药房所有权的控制[7]。一些社会药房从Apoteket AB中剥离出来，使药房的所有权市场化。

北欧各国的基层卫生保健系统也各不相同，其中瑞典推行的是基于各地区不同水平的自上而下的管理模式，丹麦和挪威则倾向于在基层卫生保健系统中调动更多的专业积极性，比如开设全科诊所，而冰岛则从20世纪70年代开始采用了瑞典的模式[8]。

12.11.3 当地的药学监护服务

（1）概念理解和实施情况

可以肯定地说，这里几乎无人知晓全面的药物治疗管理服务的概念，而药学监护的概念则得到了这些国家的药师组织的接纳。当讨论药学监护概念的时候，很少提到如果这个短语后面加上一个"实践"会是怎样。所以我只能重点来谈谈药学监护的概念了。

我们首先来看看在这些国家，大家采用的是哪一个"药学监护"的定义，以便能更好地理解这个概念是怎样被解释和运用的。Hepler和Strand的[9]文章中的定义常用来介绍药学监护的相关工作，而Cipolle等[10,11]出版的两本书中的定义则很少被各类文章和非正式出版物所引用。

无论是社会药学还是医院药学都提到过药学监护的概念，然而在各种正式或非正式的出版物中，很难在文章的题目中找到这个词语，反而使用其他一些概念来阐明工作是否和药学监护实践有关。目前比较流行的一些概念有"用药评估"（Medication Review）（主要在挪威和丹麦）、随访预约咨询（Booked Counseling with Follow-up）［在瑞典以前叫作"患者用药记录（Patient Medication Record）"］以及"以医院为中心的隆德整合药物管理模式"（Lund Integrated Medicines Management

Model，LIMM，主要在瑞典）。"临床药学"（Clinical Pharmacy）一词也经常用来描绘医院药学中的药学监护实践。

如何对药物相关问题或称药物治疗问题进行分类是药学监护实践的基础[11]。值得注意的是，在北欧和冰岛，所使用的分类并不相同。有很多加入了欧洲药学监护协作网（PCNE）的社会药房的领导开发出了他们自己的分类方法，被称为PCNE分类法。此分类法是基于Westerlund等[12]的工作成果开发出来的，应用广泛，只是有些国家（如挪威）在应用时做了一些改进[13,14]。还有一些挪威研究人员应用的是改进后的Cipolle等[15]提出的分类法，一些冰岛的医院药师则采用了改进后的Viktil等[15]提出的分类法。

北欧国家的医疗人员有义务保存好所有患者的就医资料，但药师例外，特别是在社会药房提供的服务。除了Apoteket AB以外，大多数电子病历系统都没有设计能让药师记录药学服务的功能。

（2）先行者/领军人物

为了理解这些国家药物管理服务的政策和执业指南，很重要的一点就是要知晓在药学监护领域的主要先行者。

在冰岛，药学监护的开展只限于医院药学范围，工作的促进源于部分工作在冰岛国立大学医院（LSH）——即工作于Landspitali特定病房的几个临床药师。而且可以说只有LSH提供与全面的药物治疗管理相关的服务。虽然Cipolle等[10, 11]提出的药学监护实践的定义和可操作性已经得到了认可，但是里面强调的工作准则并没有完全渗透到实践中。

丹麦的大型药房Pharmakon对社会药房中开展药学监护工作给予了很大帮助。该组织隶属于社会药房所有者协会，并且与政府部门[3,4]有着长期深入的联系。尽管尝试做出若干改变，但药房的所有权掌握在药师手中的现状依然没有改变。Pharmakon可称作是药房的发展研究院，代表了药房所有者对于服务架构的观点。

Pharmakon倾向于将药师的工作分为药物使用/依从性研究、临床药学、患者安全、用药评估和药品单剂量调剂等。其中名为用药评估的这项工作最接近于药学监护，而且在丹麦的很多地方医院已经开始了这项工作[16]。丹麦的一些地区由于需要自己管理医疗财政预算，所以服务中包含有药师提供的促进合理用药的工作[17]。

2002年，借助于挪威私有者协会的资源成立了一个名为Apoforsk的机构，旨在开展与其他医疗人员合作的独立研究，以期提高药师的利用率和药房为患者和公众服务的胜任力，促进药物的合理使用。机构还被授权进行一些其他问题的研究，比如针对老年人群的药学干预和药物治疗问题。由于理事会后来将独立研究的模式改为了高度依赖服务发展的模式，使得机构在2009年关闭。期间开展的一些研究与药学监护有关，如针对2型糖尿病患者[14,18]和居住在护理机构的老年人的用药评估项目[13]。

近些年来，瑞典曾经成立了一个大型药学监护领域的组织——国有Apoteket AB，其研究发展部门与国家的各个药房进行合作，并于2002年开展了一项咨询服务，名为随访预约咨询服务[6]。但该部门由于在2009年违反了相关规定而被撤销。

其他还有一些重要的先行者，比如在瑞典隆德大学医院的临床药师，与其他医疗人员合作建立并实施了隆德整合药物管理模式。

（3）用药评估

目前看来，在北欧国家（丹麦和挪威）倾向于使用"用药评估"的概念，不过并未统一，而且理解上也不尽相同。

丹麦Pharmakon的专家所做的用药评估模式研究，强调Thomsen LA等人[16]如何推广概念，结果显示在基层医疗机构中主要有四种模式的用药评估：① 在药品分发阶段针对药品及其使用方法进行医嘱审核；② 对患者的药物治疗进行技术评价以确保合理用药，比"①"更专注患者个体；③ 以优化药物治疗为目的对患者的药物治疗进行评价，关注于患者的整体治疗及其效果；④ 以患者为中心进行用药评估，在"③"的基础上更关注于患者如何使用药物。

"④"也许最接近于药学监护实践的理念。社会药房、诊所、护理院、家庭医疗服务、医疗中心以及残障人士之家都在使用这些模式，而且屡弱的和用药种类多的患者得到了更多的关注。这项服务既有医师独立提供，也有医师、药师、护士、宣教者和患者合作保证其实施。一般来说，这项服务是基于相应的协议的，并且大多数会被系统地记录。

2005年，挪威政府发布了一份药品使用白皮书，里面着重说到了用药评估的内容。这份报告的背景源于挪威卫生部打算开始的试点工作，主要涉及的对象有：① 与患者信息有关的医院；② 护理院；③ 家庭护理单元；④ 社会药房中与医师合作的特定患者群。2011年，挪威健康董事会发布了一份关于在护理院和家庭护理中对老年人药物治疗效果评估的报告[20]。

有官方报告作为基础，对于理解用药评估的核心概念来说非常重要。从2011年发布的报告可以清晰地看出，用药评估是指医疗人员对患者使用的每一种药品的适宜性进行的评价。而且特别强调了此项工作应该由包含医师、药师和护士的多学科团队来完成。评估的内容包括对药物适应证、安全性问题、禁忌证、药物相互作用、剂量以及简化多药治疗等问题的评估工作。用药评估可以决定患者治疗的改变，有需求的话可能与患者和（或）其监护者进行讨论是有必要或有意义的，因此，从侧面看，在挪威还没有强调患者应该主动参与药物的治疗管理。

针对用药评估的项目都是在挪威政府的白皮书的基础上进行的。目前，还有少数几个针对开展标准化药学监护的项目在进行中。其中一项在西部医疗区域进行的项目旨在促进从系统层面上评价和解决药物治疗问题，以期帮助到那些没有用药评估经验但又需要开始这些工作的药师，但这项工作还没有覆盖到全国范围。

（4）随访预约咨询

这项咨询服务是基于药学监护的原理（Cipolle等的定义）[10,11]，由Apoteket AB在2002年开始实行并发展起来的。初期被称为"患者用药记录"，在11个社会药房进行试点实施，再由乌普萨拉大学的研究人员进行评价[21]。此项目的专家组成员包括各医师专业协会的代表，并且知会了项目所涉及社区的全科医师。

总的来说，这项服务的目的就是通过药学的干预和建议帮助患者达到最佳的药物治疗效果。大致包括最初在独立或半独立区域中进行的一次预约咨询（大约30分钟）和随后一系列的时间稍短的随访评估。

药师和可以开具处方的医疗人员都可以提供这项服务，前提是他们要接受药学监护、沟通技能和反思实践的理论和实战培训（总有效培训时间为7天）。另外在获得资质前还要通过药理学方面的知识考试。每个药房配备有1～2名这样的执业人员。

服务中需要记录的内容如下：患者使用的药品、发现的药物治疗问题（基于Westerlund等提出的分类）[12]、讨论的问题和给予的建议。因为没有划定具体的人群范围，所有患者都可以免费享受这项服务，药房也没有第三方来支付相关的费用，一切都是自愿开展的。作为一项公共服务内容，Apoteket AB利用其自身的利润给予这项工作资金支持。在Apoteket AB的所有权变更前，900个社会药房中有260个将此项服务纳入常规开展的工作，也有一些药房卖给了个体药师来提供。

2002年开始，Apoteket AB与乌普萨拉大学合作，目的是对随访预约咨询服务进行评价，相关的博士论文在2009年进行了答辩[6]，有以下一些主要结论：对于以患者为中心的标准的理解不尽相同；咨询期间过于关注电脑应用，限制了执业者提供以患者为中心的药学监护能力；只有一半的患者接受了接下来的随访评估；患者是否接受随访更多的是由接受服务的人数所决定而不是根据患者的情况来决定；接受服务的多为老年人和用药多的患者[6]。

（5）医院的模式

瑞典医院的药学监护模式中最具特点的是LIMM模式，其包含两个核心概念，一是用药重整，比较患者正在服用的和实际应该服用的药物，然后解决差异性问题的流程[22]。二是用药评估，不过概念同前述一样未给予明确定义。

LIMM是在北爱尔兰提出的整合药物管理概念的基础上发展起来的[23]。而药物管理的概念又来源于英国医疗卫生系统特别是NHS[24]。虽然此概念与管理思维密切相关，但是推动其发展的却是医疗人员和患者[25]。LIMM模式的核心是一系列系统的、认证过的临床药学服务，服务对象不局限于住院患者，但是提供服务的仅限于医院的医疗人员[26]。近来，挪威中部医疗区域也开始建立了类似于瑞典LIMM模式的药物管理服务。

在瑞典的另一项重要进展是在乌普萨拉大学的几所医院中进行的一项随机临床试验，显示了药师和医疗团队的合作能够对80岁以上的患者的治疗结局产生重要影响[27]。这从医师在一次国家会议上对这项研究的声明中就可以看出："我们要的不只是用药评估，我们要的是身边的药师"[28]。

冰岛直接将Cipolle等提出的实践指南作为工作指导，并正在努力开展工作。挪威也有部分地区开始尝试瑞典的LIMM模式。丹麦的医院药学虽然主要使用临床药学代表其工作，但是更多的围绕患者开展的工作是用药评估。

12.11.4 专业人员及其资格认证

如何描述在社会药房和医院药房的工作人员是件有趣的事情，虽然门诊患者的药学监护相关工作大多都是由药师完成，但其实也都离不开医师、护士、护士助理甚至是社工。医院更是离不开医师、护士和药师组成的多学科团队进行紧密合作[16,23]。

（1）药房的专业人员

北欧国家的社会药房中主要有三类专业人员，丹麦和挪威的药房中有大约60%是药学技术员，挪威的其余40%几乎都是药师，他们或是取得了学士学位（学历3年）或是取得了硕士学位（学历5年）；而丹麦其余的13.7%是获得过硕士学位的药师，24.8%是其他人员。冰岛的情况有所不同，药房中大约一半的人员是没有接受过专业培训的，其余的30%是药师，20%是药学技术员[29]。在瑞典，药房工作人员中有40%～60%接受过大学药学教育[6]。

瑞典和挪威都有国家承认的药学学士学位教育，瑞典将获得学位的专业人员称为处方药师，挪威则称为学士药师。丹麦和冰岛没有这样的分类，不过丹麦有针对技术员的为期3年学历教育，程度接近于其他国家学士水平的药师，并且他们还被授予了相应的权力比如管理药房等。

医院的人力资源情况比较类似，只是在临床药学领域被认证的更多的是硕士水平的药师。除冰岛外的北欧国家中都有正规的药学教育，一些人还有机会到英国和美国接受培训。

（2）正规的准入培训

正规的药学实践训练由一系列基础学位课程构成，以培养药师或者药学技术员，此外每个国家还有一些继续教育课程可供选择。

传统的正规药学基础课程主要关注于化学和生物学，而社会药学和临床药学只占课程的很小一部分。在过去的二十年间，虽然这些课程的比重逐渐增加，但仍然有很多从事患者监护的药师认为这还远远不够。这导致了在南丹麦大学建立了一项新的临床药学硕士学位项目，打破了以往哥本哈根大学对丹麦药师教育的垄断局面。此外，挪威的奥斯陆大学开始了一项为期2年的临床药学硕士学位项目，瑞典的隆德大学也在2012年开始了5年的课程项目。

欧盟规定药学生在完成5年的大学教育后，还需要完成一项为期6个月的在社会药房或医院药房的实习，才能注册为欧盟国家的药师。丹麦、挪威和瑞典的大学都包含了这6个月的实习期，根据不同的学位要求培训学生的患者监护能力。

哥本哈根大学的实习项目始于2008年，是一项实践加科研的项目，学生需要边践行患者监护，边收集数据。此项目名为Medisam，目的是对一项纳入患者、药师和全科医师的用药评估和药物重整工作的多方对话形式进行开发、实施和评估，旨在解决患者的药物治疗问题，并且让患者也参与到决策过程中来。此项目从2008年到2011年共获得了由丹麦卫生部提供的120万丹麦克朗的资金支持。丹麦的全科医师采用了另一种途径来培训其用药评估的技能[30]。

（3）药学监护的继续教育

一般来说，继续教育的开展方式分为两种，一种是大型的药学监护实施项目，另一种是持续的改进计划。在丹麦，Pharmakon提供一系列的继续教育课程并且可以对所有执业人员进行培训。挪威曾经有专门负责继续教育的机构（VETT），由奥斯陆大学负责运行，不过现在已经解散了，所以需要建立新的提供继续教育的方式。瑞典有一个名为Apotekarsocieteten(http: //www.lakemedelsakademin.se/)的专业协会提供少量的继续教育课程，而更多的药学监护课程则是一些医院的或是Apoteket AB的项目。冰岛只是偶尔有很少的关于药学监护的继续教育项目。

12.11.5 对药学监护的接受情况

（1）药师对药学监护的接受程度

冰岛在20世纪90年代末期进行的一项研究发现，社区药师更多的还是从药物的角度出发考虑问题，证实了他们自己谈到的"迷失在调配中"[31]。瑞典近些年来被邻国看作最有机会促进药师开展药学监护的国家，其原因是药房的私有化以及紧密的研究和发展有关。当然，Apoteket AB提供的随访预约咨询服务也在其中，只是由于系统的变化，此项服务也随之消失了。基于对Apoteket AB服务的蒙哥马利评估，发现这项服务已经伴随着药师的日常工作产生了积极的影响，药师们的药学知识也得到了更充分的利用[6]。

北欧国家已经对临床药学产生了越来越浓的兴趣，药师也越来越关注于患者监护了。

（2）患者对药学监护的接受程度

20世纪90年代末冰岛曾对药房的顾客群进行调研，发现只要一提到药房服务质量时，他们会立刻想到医师的处方行为问题。他们并不知道药师能做什么，也不觉得药房在提供类似的"监护服务"，因为他们对此的期望值较低[32]。相似的研究结果在丹麦和瑞典[33]也都相继获得，比如丹麦的一个尚未正式发表的对药房顾客的研究

（Traulsen JM.Do Patients' views and expectations of pharmacistsmatch those of the profession? FIP invited speaker 2010.Pharmacy as a profession: today and tomorrow monday 30th of August 2010.Organized by the FIP Board of Pharmaceutical Practice）。

2009年发表的论文显示，接受了瑞典Apoteket AB服务的患者感到他们真正了解了药师，获得了重要的信息，并且相比较于接受标准服务的患者，他们找医师看病的感觉会好得多[6]。

（3）其他医疗人员对药学监护的接受程度

冰岛LSH医院的一篇尚未正式发表的研究表明护士和年轻的医师非常认可药师提供的患者监护服务，并且认为药师是医疗团队中的重要成员，而年资高的专科医师则对此不以为然[34]。

瑞典的Södergaard等[35]描绘了HIV诊所卫星药房的药师通过和HIV患者紧密合作，提高了医疗人员对药师的满意度和对药师工作的接受程度。虽然药物监护一词用来形容药师的工作，但其并没有指明除了提供药品的工作外还应该直接提供患者监护工作。对Apoteket AB的评估研究发现有些医师对于这项服务持肯定的态度，因为他们认为这增加了药物治疗的安全性，但也有一些医师认为药师所关注的某些非临床相关的治疗问题打扰到了他们[6]。

Bergkvist等[23]利用调查问卷的形式研究了其他医疗人员（护士和医师）对于LIMM模式的态度，调查他们对全科和专科的临床药学服务的评价和药师给医疗团队带来的益处。挪威的评估项目在政府给予用药评估工作以特殊资金支持后已经展开，但至今还未有相关报告。

12.11.6　药学院的课程

北欧国家的药师教育和美国的药学院相比有很大的不同。从项目的评估报告和课程设置就可以看出，大多数硕士水平的药学项目是以培养具有广泛的自然科学技术技能的药师为出发点。与美国不同的是，学生毕业时更多的关注于工业药学，也许这与这些国家的制药工业现状有关。

显然药师的胜任力和工作前途直接影响了诸如药学实践和临床药学等学科分支在药学专业中的定位。这些学科分支固然有其价值所在，但并非所有学生所必需，学生更需要的还是自然科学相关的学科分支。患者导向的学科与药学知识的整合并未获得太大的发展空间。

实际上还需要克服的障碍是临床药学和药学实践（社会药学）的教员在药学院内从组织结构上常常被分开。这就很难做到通盘考虑，让处于萌芽阶段的药师无论从理论还是实际的角度都能应用他们的技能为患者服务。虽然欧盟规定了6个月的实习来根据不同学位培养学生为患者服务的能力，但表面上看来他们这6个月的药师并没有真正融入医疗系统和其他医疗人员。大学中负责相关课程（通常是社会药学）

的教研室就是以这样的方式制订实地的实践方案，但不确定是否可以通过实习项目影响学生的实践。

12.11.7 政府/付费者对服务的认识和报销情况

在北欧国家，医疗服务（包括医院服务）的付费者一般来说都是政府（国家的、地区的或是当地的）。这就意味着通常情况下医院员工的工资由政府通过直接或间接的方式支付，药学服务也包含在其中。许多医院药师除了为患者提供直接服务外，还有其他一些工作比如将药品配送到住院病房。

门诊患者的药学服务还没有支付的先例，只有丹麦和挪威政府给一些用药评估的试点项目提供了资金支持[36]。丹麦的一项社区药学服务——吸入器使用技术评估服务，虽然不能称之为药学监护，但是这项服务目前可以报销[37,38]。

2011年4月，42个丹麦利益相关者（患者组织代表、政策制订者和研究人员）集中对用药评估如何作为医疗服务的一部分进行了讨论，其中提到的项目有Medisam（大学和药房的合作项目）和丹麦医院药学中的临床药学。论坛得出的结论认为应该从国家层面为用药评估制订临床指南。另外，服务应瞄准一些特殊人群，如联合使用多种药物的患者。

12.11.8 北欧和冰岛的药物治疗管理服务的未来

本节一开始阐述了很难将北欧各国看作一个整体，不过从药学服务在这些国家开展的情况来看，还是有很多的共性。

首先，有趋势表明大家将注意力逐渐集中在了一些特定人群上，或按照疾病谱分类，或按年龄分类，再或是按使用药品的多少分类，究其原因可能是药师们担心从药物治疗学的角度很难为如此庞大的公众人群提供这项服务。另外，为了说服政策的制订者，药师需要展示在重症患者人群的研究成果，因为对于重症患者的发病率已经有了相当广泛的研究，也是药学监护在这方面能发挥做大的作用。

其次，对于药学监护服务的概念普遍存在误解。从Pharmakon项目中结果发现，用药评估既可以是没有患者参与治疗的一项技术很强的服务，也可以被称为全面的药物治疗管理服务。所以似乎利用用药评估的概念去说服政治家和政策制订者比用监护服务的概念更容易——用药评估这项服务似乎是切实可行的，意味着比药学监护更具体。

在一项对HIV诊所的研究中，药学监护一词被随意地用来描述只是与药品分发和信息服务有关的工作[39]。这种对概念的滥用将导致服务标准缺乏统一，甚至给理解和认可药学监护服务造成阻碍。另外，研究者（不除外作者）对于定义缺乏统一，也是不负责任的。他们只是让合作者设计研究方案，然后一起完成了研究，但并没有对药学服务的理解进行缜密的思考。

再有，社会药房内对药学监护的研究和项目评估一直很有压力，因为这方面的工作始终无法对服务的现状产生持续改进的效果。唯一似乎兑现改变的Apoteket AB，又由于威胁到了所有人的利益而被迫终止。住院患者服务的开展让人更能看到希望，这些服务从一开始就有了持续的改观，并且确实是将注意力放在了以患者治疗为中心的团队合作上。丹麦贸然地把全科医师作为用药评估工作的核心成员，这令很多药师感到迷惑不解，医院以外的药师就更无法理解医师如何看待他们自己，以及患者如何看待他们作为提供服务的（药学服务和其他服务）核心成员。

欣喜的是，我们可以看到挪威人努力付出的结果，可惜的是如前所述，很多问题比如理念、清晰的概念以及服务的持久性等依然没有得到重视。瑞典社会药房模式因其规模和背后的支持被认为是迄今为止最成功的，但依然遭到废止。丹麦的社会药房系统也难逃厄运。很明显，四个国家中每当人们将目光投向社会药房时，政治家和公众就立即开始对药物的价格进行争论，而对药房提供的服务视而不见。

北欧和冰岛的全面的药物治疗管理服务的光明未来就蕴藏在各国的医院中。那里的临床药师除了作为执业者外还常常担当研究者和教师的角色，这样他们就会记录下自己的服务，并传授给学生执业的理念。传统的药学教育机构将注意力分散在了宽泛的药学教育领域，试图用一种模式就能覆盖从社会药学到药物研发的各个领域。他们没有意识到制药工业并不需要注册药师，而当社会药学作为一种职业消失后，药学教育也就没有了存在的必要。社会药房处方调配业务的终结，也就是去专业化进程的开始。过去二十年间非药师开办药房有愈演愈烈的趋势。从积极的方面看，新的临床药学教育项目即将启动并能让人看到希望，无论是在基层还是三级医疗机构，不久的将来，全面的药物治疗管理服务最终将变为现实。

参考文献

[1] Vallgårda S. Public health policies: a Scandinavian model? *Scand J Public Health*，2007，35(2): 205-211.

[2] Holmberg C，Kjellberg H，Axelsson B. *Läkemedelsdistribution i Norden—en komparativ studie av aktörer，resurser och aktiviteter. [In Swedish. Drug distribution in the Nordic countries—a comparative study of actors，resources and activities.] SEE/EFI Working paper series in business administration(vol. 10).* Center for Marketing，Distribution and Industry Dynamics: Stockholm no，2003.

[3] Larsen JB，Mount J，Kruse PR，Vrangbæk K. Dynamics of Pharmacy Regulation in Denmark，1932-1994: a study of profession-state relations. *Pharm Hist*，2004，46(2): 43-61.

[4] Larsen JB，Mount J，Kruse PR，Vrangbæk K. Dynamics of Pharmacy Regulation in Denmark，1546-1932: a study of profession-state relations. *Pharm Hist*，2004，46(1): 3-25.

[5] Morgall JM，Almarsdóttir AB. No struggle，no strength: how pharmacists lost their monopoly. *Soc Sci Med*，1999，48: 1247-1258.

[6] Montgomery A. Counseling in Swedish Community Pharmacies. Understanding the Process of a Pharmaceutical Care Service. Acta Universitatis Upsaliensis. Digital Comprehensive Summaries of Uppsala Dissertations from the Faculty of Pharmacy 107. 71 pp. Uppsala. ISPN 978-91-554-7622-9.

[7] Swedish Law. Lag om handel med läkemedel [Statute on drug retailing] SFS，2009: 366.

[8] Johnsen JR. *Health Systems in Transition: Norway.* Copenhagen，WHO Regional Office for Europe on behalf of the European Observatory on Health Systems and Policies，2006.

[9] Hepler CD，Strand LM. Opportunities and responsibilities in pharmaceutical care. *Am J Hosp Pharm*，1990，47: 533-543.

[10] Cipolle RJ，Strand LM，Morley PC. *Pharmaceutical Care Practice.* New York: McGraw-Hill Companies Inc，1998.

[11] Cipolle RJ，Strand LM，Morley PC. *Pharmaceutical Care Practice: The Clinician's Guide.* 2nd ed. New York: McGraw-Hill Companies Inc，2004.

[12] Westerlund LT，Almarsdottir AB，Melander A. Drug-related problems and pharmacy interventions in community pharmacy. *Int J Pharm Pract*，1999，7: 40-50.

[13] Halvorsen KH，Ruths S，Granas AG，Viktil KK. Multidisciplinary intervention to identify and resolve drug-related problems in Norwegian nursing homes. *Scand J Primary Health Care*，2010，28: 82-88.

[14] Granas AG，Berg C，Hjellvik V，et al. Evaluating categorisation and clinical relevance of drug-related problems in medication reviews. *Pharm World Sci*，2009，32: 394-403.

[15] Viktil KK，Blix HS，Reikvam A，et al. Comparison of drug-related problems in different patient groups. *Ann Pharmacother*，2004，38(6): 942-948.

[16] Thomsen LA，Herborg H，Rossing C. Pharmakon. Models for medication reviews in the Danish primary health care sector [in Danish: Modeller for medicingennemgang i den danske primære sundhedssektor] Version 1. 1(5. april 2011)，2011. ISBN 978-87-91598-47-0.

[17] IRF. County-based medicinal advisers of medicinal products and the Danish regions' treatment guidelines [in Danish: Regionale lægemiddelkonsulenter og regionernes behandlingsvejledninger. Accessed August 16，2011 from http: //www. irf. dk/dk/om_irf/alke. htm.

[18] Haukereid C，Horn AM，Berg C，Granas AG. Medication reviews for patients with type 2 diabetes. [in Norwegian: Legemiddelgjennomganger for pasienter med type 2-diabetes]. *Norsk farmaceutisk tidsskrift*，2008，7-8: 18-22.

[19] Helse- og Omsorgsdepartementet. In Norwegian: Stortingsmelding nr. 18(2004-2005). Rett kurs mot riktigere legemiddelbruk. 2005. Accessed April 24，2011 from http: //www. regjeringen. no/nb/dep/hod/dok/regpubl/stmeld/20042005/Stmeld-nr-18-2004-2005-. html?id=406517.

[20] Helsedirektoratet. In Norwegian: Riktig legemiddelbruk til eldre pasienter/beboere på sykehjem og i hjemmesykepleien. Forslag til tiltak. [homepage on the Internet]. 2011 cited 2011 April 24]. 2011. Available from: http: //www. helsedirektoratet. no/vp/multime dia/archive/00330/IS-1887_Tiltak_for__330569a. pdf.

[21] Kettis Lindblad Å，Ring L. *Internal Report 2: Customer evaluations* [in Swedish: Kundutvärdering Projekt Läkemedelsprofiler，delrapport 2]. Apoteket AB，2003.

[22] Institute for HealthCare Improvement. Prevent Adverse Drug Events with Medication Reconciliation. Accessed April 24，2011 from: http: //www. ihi. org/explore/adesmedicationreconciliation/ Pages/default. aspx.

[23] Bergkvist Christensen A. A systematic approach to improving pharmacotherapy in the elderly. Lund University，Faculty of Medicine Doctoral Dissertation Series 2010: 123，61 pp. Lund. ISBN 978-91-86671-39-6.

[24] Audit Commission. *A Spoonful of Sugar—Medicines Management in NHS Hospitals*. London: The Audit Commission，2001. http: //www. audit-commission. gov. uk/nationalstudies/health/other/Pages/aspoonfulofsugar. aspx.

[25] Barber N. Pharmaceutical care and medicines management—is there a difference? *Pharm World Sci*，2001，23(6): 210-11.

[26] Scullin C，Scott MG，Hogg A，McElnay JC. An innovative approach to integrated medicines management. *J Eval Clin Pract*，2007，13(5): 781-788.

[27] Gillespie U，Alassaad A，Henrohn D，et al. A comprehensive pharmacist intervention to reduce morbidity in patients 80 years or older a randomized controlled trial. *Arch Intern Med*，2009，169(9): 894-900.

[28] Bergqvist K. In Swedish: Bort med läkemedelsgenomgångar，in med apotekare i vården. Läkartidningen 2008-11-28(48). 2008. Accessed June 29，2011 from http: //www. lakartidningen. se/engine. php?articleId=10912#comment

[29] Jónsdóttir，HÞ. Deregulating outpatient pharmacies in Denmark，Iceland and Norway—a comparison of key parameters [in Icelandic]. MS thesis. Reykjavik: University of Iceland.

[30] Glintborg D. Medication reviews in general practice [in Danish: Medicingennemgang i almen praksis]. Månedsskrift for Praktisk Lægegerning，January 2011.

[31] Almarsdóttir AB，Morgall JM. Technicians or Patient Advocates?—still a valid question. (Results of Focus Group Discussions with Pharmacists). *Pharm World Sci*，1999，21(3): 127-131.

[32] Morgall Traulsen J，Almarsdóttir AB and I Björnsdóttir. The lay user perspective on the quality of pharmaceuticals，drug therapy，and pharmacy services. *Pharm World Sci*，2002，24(5): 196-200.

[33] Renberg T，Wichman Törnqvist K，Kälvemark Sporrong S，Kettis Lindblad Å，Tully MP(in press). *Pharmacy Users' Expectations of Pharmacy Encounters: A Q-methodological Study*. Health Expectations 2011，Vol. 14 Issue 4，p361-373.

[34] Jósteinsdóttir OA(2011) Clinical work of pharmacists at LSH—the impact of interventions and the attitudes of other health care professionals [in Icelandic]. MS thesis. Reykjavik: University of Iceland.

[35] Södergaard B，Barretta K，Tully MP，Kettis Lindblad A. A qualitative study of health care personnel's experience of a satellite pharmacy at a HIV clinic. *Pharm World Sci*，2005，27(2): 208-115.

[36] Bernsten C，Andersson K，Gariepy Y，Simoens S. A comparative analysis of remuneration models for pharmaceutical professional services. *Health Policy*，2010，95(1): 1-9.

[37] Herborg H，Sorensen EW，Frokjaer B. Pharmaceutical care in community pharmacies: practice and research in Denmark. *Ann Pharmacother*，2007，41: 681-689.

[38] Kaae S. Analysis of the local organizational situation's impact on a permanent implementation of the first officially reimbursed pharmacy service "Inhaler Technique Assessment Service". [PhD thesis. In Danish: Analyse af lokale organisatoriske forholds betydning for varig implementering af de forste offentligt betalte apoteksydelse "Tjek på inhalationen"]. Copenhagen: University of Copenhagen，2009.

[39] Södergaard B. *Adherence and readiness to antiretroviral treatment*. Acta Universitatis Upsaliensis. Digital Comprehensive Summaries of Uppsala Dissertations from the Faculty of Pharmacy 43. 2006；82 pp. Uppsala. ISBN 91-554-6719-9.

[40] Björkman IK，Sanner MA，Bernsten CB. Comparing 4 classification systems for drugrelated problems: processes and functions. *Res Social Adm Pharm*，2008，4: 320-331.

12.12 英国

Dr.Paul F.Grassby，BSc，PhD，MRPharmS

英国诺福克郡诺维奇，东安格利亚大学药学院，药学系副主任

"一项伟大的新事业！"

安奈林·贝文

为了充分理解有关全面的药物治疗管理服务在英国的发展现状和问题，有必要简单概述一下英国国民健保制度的历史和结构。1948年7月5日英国卫生部启动了国民健保制度。该体系的建立和发展是基于三个核心原则：

① 满足每位公民的需求。

② 在供应点提供免费服务。

③ 制度的建立是依据临床需求而不是支付能力。

国民健保制度把医院、全科执业医师、药师、牙医和其他医疗人员汇聚到一个完整的医疗体系下。而本质上依然提供免费服务，费用来自总税收。因此，富人需要支付更多的保金以获取相对的利益。前苏联以外的极少数国家曾经使用过这种模式，大多依赖于保险计划。结果，就药品而言，即便是那些轻微的自限性疾病，大多数患者都可以通过全科医师的免费处方得到所有的常规药品。国民健保制度仍然是英国最钟爱的制度之一，既属于人民也服务于人民。正因如此，对于政客们来说要想对服务及其潜在规则进行大张旗鼓的改革几乎是不可能的。然而，随着人口老龄化，起始的基本原则如果依然原封不动，那么服务效率就必须提高，但试图引进服务的竞争机制将极为艰难。

国民健保部门雇佣了170万员工，是世界第四大雇主，仅次于中国人民解放军、沃尔玛超市连锁以及印度铁路公司。国民健保体系分成基层医疗和二级医疗结构体，但实际上基层医疗管理中心负责了80%的医疗预算、二级医疗委员会以及该地区基层医疗服务的管理。在英格兰共有151个单体基层医疗管理中心[1]。

此项医疗服务推广到了苏格兰、威尔士和北爱尔兰。在苏格兰有12个医疗保健理事会在苏格兰政府的管理下工作。威尔士和北爱尔兰则有类似的组织机构安排，接受各自选举议会的管理。

很难用一种一成不变的系统方法来衡量国民健保制度的效率。而患者自己也极不情愿去批评或谴责国民健保制度的疏忽。患者总是支持他们地方的医院（即便是正在伤害他们！），这是因为独立议会议员都是在受到以地方医院停业来威胁的背景下被选举出来的。甚至还出现了令人尴尬的数字，提示存在不合格服务的问题。英国医学会的Keith Brent博士说"他们想要的是一种解释。而钱其实并不是他们想要的。他们希望能有一个解释，一个歉意，抑或是一份保证，只要那些本可避免的错

误，不会再在其他人身上发生"[2]。此外，在近期的一次意见投票显示有92%患者继续支持他们的医师（相比而言，牧师只有71%的支持率）[3]。

药师正试图扩展自己的角色并开展患者监护服务，以超越简单供应功能，要想体会他们所面临的挑战，重要的就是要了解现实的情况。在国民健保制度启动之前，处方调剂业务的收入只占药师收入的不到10%，而在诞生国民健保制度后，处方调剂业务的收入一夜之间增加到94%，并一直延续到今天。国民健保制度已经建立并强化了患者的意识，即医师是管理患者安全、有效、合理的疾病治疗和敦促医嘱依从的唯一责任人。药师依然主要被看作以处方调剂和OTC药品销售为主要功能的供给角色。这个结论得到许多研究的确认，这些研究强调了患者把全科医师当作得到医疗保健建议的第一选择对象，甚至还表达了患者对药师扩展其角色感到忧虑，尤其是对患者记录的可及性和工作量飙升的担忧[4]。

12.12.1 用药评估："尽一切可能做到大家满意"

"用药评估"术语已普遍被许多国民健保服务组织引用并定义为"一种有条理的患者用药评判性检查，其目的是就患者的疾病治疗、优化药物的作用、最大化地减少用药相关问题的数量并减少浪费等达成一致"[5]。若只看表面，这看起来是满足了"全面的药物治疗管理"的一些要求，即我们讨论的重点。而实际工作中，"用药评估"是指涉及药品评估的所有工作！这个术语已应用到不同的执业环境和不同的合同框架文本。因情况各异，下文将逐一讨论。2002年的一份题为"评估空间"的报告中首次描述了用药评估的四个等级。这份报告是由国家处方中心[5]的许多相关利益者组成的工作小组编写的，并被很多组织用来阐述其服务拓展。

0级：临时情况，非结构的机会性评估。
1级：处方审核，患者用药清单的技术评估（纸质）。
2级：治疗评估，患者完整记录的用药评估（不需要患者在场）。
3级：临床用药评估，与患者面对面的用药情况评估。

国民健保制度的老人医疗服务框架推荐：大于75岁的老人应该每年（12个月）进行一次用药评估，或如果服用4种或4种以上的常规处方药的患者，应该每半年（6个月）做一次用药评估[6]。

12.12.2 全科医师执行的用药评估

全科医师签订的一般医疗服务（General Medical Services，GMS）合同含有一份"服务质量与疗效评估框架"（Quality and Outcomes Framework）[7]来作为支付全科医师是否达成确定目标的依据。这个框架涵盖了134个指标和可以达到的1000个总点数。有关用药评估的要求是："在之前15个月内有4种或4种以上重复调剂药物的患者（7个点）或有任何重复调剂用药（8个点）的患者须有用药评估的文字记录（有具体的支付编码)。"指导手册中要求是"至少需要满足2级用药评估",所以此最低标准甚至不需要患者在场。

"服务质量与疗效评估框架"的最新分析成果有97%是依据患者病历的记录编码分析出来的。按照每位全科医师每个点得到200美元计算,前面15个点的结算价值等于3000美元。如果仅纳入名单中65岁以上的正服用4种或4种以上药物的患者,评估工作相当于一位典型全科医师出诊8%(或144人次)的工作量,即每次用药评估得到20美元。尽管有指导手册给出用药评估的基本原则,即必须以系统的方式进行评估,但由于记录不完善无法对评估的条理性、花费时间或最终结局进行质量评估,只能推测所花费的时间和评估的质量。近来有研究认为全科医师遗漏了85%的药学监护问题[8]。

(1)基层医疗药师执行的用药评估

基层医疗机构也称为基层医疗管理中心,负责管理国民健保制度在当地实施和医疗服务委员会的预算。他们直接聘用一些药师,这些药师可以在基层医疗管理中心对药物治疗管理相关的所有问题起到示范作用,包括促进以循证为基础的处方行为,发展和管理地方处方集,处方预算的财务管理以及与当地医院的接洽。他们也在教育和培训起到积极作用。有些药师受聘工作于全科医师的诊所。他们的作用包括在外科、护理、养老院或付费出诊在内的患者进行临床用药评估。有文献报道在组织和结果方面有一些很好的实践案例[9～11]。然而,也有一些研究显示较差的结果,其中一个甚至显示患者住院率的显著增加[12]。基层医疗组织的药师可能受聘于基层医疗管理中心,或直接受于全科医师或其他提供药物治疗管理的医疗机构。药师这一团队确实在各个层面执行许多全科医师类似的临床用药评估工作。然而,新政府提议基层医疗管理中心应该被解散,而全科医师目前应该负责基层医疗的预算并承担受托的服务。现今这样的改变正在对受聘于这些基层医疗组织的药师的士气和数量产生很大的影响。

(2)医院药师执行的用药评估

医院药师从事的工作涉及传统的药品采购、供应和生产服务,制订和审核指南,提供直接服务患者的教育、培训和临床药学等工作。2001年12月,审计委员会发布了题为"一勺糖"[13]的国家报告,谈论医院的药物治疗管理问题。报告强调了药师在确保药物合理使用方面的核心地位,应该将药物治疗管理作为一种核心的临床服务。近来,委员会发布了医院内部的审计报告,其中一项就是药物治疗管理的内容之一。报告建议应该以结果来驱动优良服务标准的建立。报告还指出在某些医院里的药师花在临床服务上的时间与其他执业环境相比高出2倍以上还多,所占的时间从20%到80%之多,然而,许多医院的药师在每个患者身上仅仅花费10分钟时间。

急诊服务的用药评估是没有明确定义的。一项标准要求在住院24小时内就应该记录准确的用药史，但实际并不能完全做到。医疗委员会题为"良药——急诊服务和专科服务的药物管理"[15]的报告认为"评估"的术语更加贴切，但接受"全面的用药评估"的患者数量平均只有54%，而其中有81%的评估，患者没有参与。用药评估还发现如果患者服用超过5种以上的药品，通常需要做出改变。委员会继续声明需要更加明确"用药评估"的意思，而不是简单描述为药师对药物记录做个回顾。评估应该围绕患者的完整用药史（包括无效药物和副作用）以及考虑更广泛的临床信息。当然，人们认为患者可能在医院的时间很短，对于全科医师应该明确作出用药的改变，一些改变应该从全科医师开始，监测才会有效。报告还陈述需要做更多的工作来定义用药评估的功能范围。

12.12.3　英格兰和威尔士社区药师执行的用药评估

所有的社区药房需要与国民健保制度签订合同，在国家层面进行谈判，以便确定服务的范围。这些药师或是一些独立执业的药师，但多数属于在大型跨国组织工作的药师，他们共同构建了英国庞大的社区药房体系。

当前，英格兰和威尔士的药房合同（2005年）是由三个药学服务层次组成：

- **基本药学服务**：签订合同的药师必须提供的基本服务，包括处方调剂、公共卫生倡议、宣传海报张贴以及自我保健的支持服务。
- **高级药学服务**：符合特定认证资质的药师必须提供的高级服务，包括药物使用评估、处方干预服务和一项新药品服务。
- **增值药学服务**：地方基层医疗管理中心委任的药师提供的附加服务，各式各样的药学服务包括免费紧急避孕药指导、血管健康检查、轻微病症治疗，药师处方药品以及全方位的临床用药评估。

2005年药物使用评估作为社区药师的一项高级药学服务在其药房合同中出现。近来，每家药房每年对服用多种药品特别是慢病患者开展高达400次的药物使用评估工作。新合同的改革得到药师的广泛支持，使他们能更好地利用药师的知识和技能，并提升药师的胜任力和自律的感受。

药物使用评估的根本目的是通过改善患者对治疗的认识和用药行为来提升用药依从性，可采用的方法有掌握患者的实际用药情况和对用药的理解和体验；辨别、讨论和解决药物使用较差或无效的问题；确认可能影响到患者的顺应性的副作用和药物相互作用，改善处方给患者的药物的成本效益以最终减少药物的浪费。因此，这并非旨在成为一种临床用药评估，而是一种"以患者依从性为中心的评估"。

要开展药物使用评估，药师必须获得单独的认证资格（通常是免费的在线或面对面的培训和考试），并且必须在药房里设置一个咨询区域。服务对于患者是免费的，但每次咨询服务药师可以得到基层医疗管理中心给付40英镑的费用。

由于这是一种患者用药的一致性评估（3 级）但并没有涉及患者记录（2 级），所以这项服务并不适用于先前定义的用药评估级别。因此用药评估的三个级别现在提议[10]改为：

类型 1：处方审核。
类型 2：一致性和依从性评估。
类型 3：临床用药评估。

药物使用评估降为 2 级用药评估，2009 ～ 2010 年社区药师应用药物使用评估已经稳步增加到 170 万次。2008 年有 59% 社区药师在做药物使用评估，平均每个药店 65 次实施情况因药店分类而有显著差异。连锁药房实施的药物使用评估次数比其他药房高两倍多[17,18]。

新签约药师的经验和意见印证了药物使用评估的临床价值。一些药师汇报说药物使用评估工作是非常值得的、有成就感的，而也有人报告说这项工作接近欺骗行为[17]。全科医师的医学杂志抓住了这一点，并且以"药师的药物使用评估接近欺诈"为主题报道了这一情况。

此外，其他的报告说由于雇主正在推行目标管理，因此目标管理更多的是一种压力来源而并非有利于药师与患者之间的义务履行或是紧张关系的缓和。许多患者感觉没有必要让药师做用药评估（因为过去都是医师做的），药师发现在招募患者方面很难做到积极主动，也很难评价患者不依从的策略以及选择使用处方药治疗方案，来到达一种自我生活的平衡以及得到愉快和自控的感觉[17]。

全科医师对这项服务的态度和急功近利的"打勾文化"让药师很无奈。尽管初期"药物使用评估"的研讨和记录文件与"全面的药物治疗管理"有很多相似之处，并且看起来像药学监护的药物治疗评估工作，但是最终版本去掉了患者病历、过敏史、不良反应和前期用药史的内容，变成只选择药物清单所需要的随访指导、药品信息、合理配方和副作用的内容。药师的专业行为只剩下提供给患者有关药品的一般信息以及给全科医师转诊的信息。

有人认为当前的药物使用评估虽然为药师在扩展角色和责任方面提供了很多机会，但如果药学监护不去考虑适应证、有效性和安全性，而只是极力说服患者顺应用药，那这种药物使用评估将会起到相反的作用。再说到服务质量，也有各种各样的证据表明服务质量良莠不齐[19]。

在最近的一份关于社区药房在现代国民健保制度[20]中的作用的报告中，资深自由民主党成员、国会议员 Norman Lamb 和首席议会副部长兼政治顾问 Nick Clegg 指出："药师的作用的确需要有效协调。让我震惊的是在最近走访一个全科医师时，发现他们有大量的药物使用评估结果并没有真正得到有效利用。这种花很多钱只是烘托气氛而没有得到实质益处的做法看起来相当危险。药物使用评估的原理非常好，但评估结果必须用来改善患者服务才是有意义的药物使用"[20]。报告还建议药物使用评估应该完全整合进入患者监护流程路径，并且必须与全科医师建立很好的沟通关系。

2011年3月15日国民健保管理部门宣布：未来的重要事情是展示药物使用评估服务的益处，并提供优质的、有价值且能获益的服务给患者，并同意做出一系列改变。大家一致认为70%的药物使用评估应该针对目标人群（服用高危药品、刚出院的患者以及特定治疗领域如呼吸疾病的患者），并且临床结局的绩效衡量工作应在工作开展前就制订并达成一致。

临床用药评估是社区药房合同内的许多增值药学服务中的一项。但目前增值药学服务的收益大约只占药师收入的1%[14]。

此项服务可以描述为"一种结构化的对患者用药的严格审查，其目的是就治疗的合理有效的持续性、优化药物的作用和最大化地减少用药相关问题的数量并减少浪费与患者达成一致"，此项服务属于3级用药评估，要求得到患者的病例记录、尤其是支持复杂药物治疗方案的信息。

对临床结局（疗效）的描述如下：

（1）为确保患者得到最佳治疗，对医师处方进行评估并给予建议以达到治疗结局的改善。

- 治疗的有效性；
- 基于最新证据的治疗方案的适宜性；
- 药物不良反应；
- 测试结果，解释结果并针对性采取措施；先前的审查建议是否已经采取对策处理；
- 推荐新的治疗方案，例如，对患有冠心病的患者，给予阿司匹林或他汀类降脂药；
- 如果药师是处方者，他们应该有能力经医师同意后改变患者的治疗方案。

（2）通过下列措施改善患者对治疗方案的顺应性。

- 与患者讨论他们的顾虑并询问他们的用药问题；
- 改善患者对自己用药的理解；
- 简化用药方案和医嘱开立的合理过程；
- 确认药物使用中的实际问题，必要时将患者转诊进行评估；
- 为患者和看护者提供指导和帮助，包括合理转诊到专科中心或其他医疗和社会护理医疗人员处；
- 确保患者积极参与治疗，分享治疗决策，对任何改变达成一致意见。

对照药物使用评估，一次完整的临床用药评估基本满足全面的药物治疗管理的很多要求。这属于15项增值药学服务范围的一项，但需要得到当地基层医疗管理中心的委任。实际的增值药学服务因基层医疗管理中心的不同而存在差异。尽管许多基层医疗管理中心通过社区药房提供不少很受欢迎的增值药学服务，像免费紧急避孕指导、免费戒烟诊所和免费心血管风险评估等。然而这些服务的具体说明和费用支付情况在各地区差异显著。

社区药房的合同药师在2009～2010年期间一共提供了29526次增值药学服务[14]。2009～2010年最常提供的服务自从2006～2007年起始终没有变化。这些服务是患者戒烟支持、美沙酮监督管理、轻微疾病治疗、由PGD（Patient Group Directions）指导的免费药品供应等。按照签订合同提供"用药评估服务"的个体药房数量约为2357家，占总数的8%。因为这些是由当地医疗管理机构委托的服务，而许多增值药学服务并没有一致的国家定义，所以"药物使用评估"各式各样，其中有许多已经很接近全面的用药评估。此外服务还包括家庭照护的目标药物治疗管理服务、特种疾病服务，以及一些延伸或目标性药物使用评估服务，如在患者家中或针对特定患者群[21]。

新的立法已经把法定的责任授予了所有地方的基层医疗管理中心，来执行和公布国民健保制度要求的药品需求评估，其定义为："识别当地需求的一种重要工具，用于支持社区药房和其他医疗人员提供药学服务和其他服务的委托意图。"法规旨在准许基层医疗管理中心解释如何开展增值药学服务，以及服务范围和开展方法。由于有151个基层医疗管理中心，每个都执行个体的药品需求评估，因此只讨论典型的实例。

诺福克基层医疗管理中心[22]有开展药学服务的需求，其中主要是支持长期疾病患者和确保药品安全和有效的使用。其结论是他们已有的用药评估服务（属于增值药学服务）应该是一种必要的服务。此项服务包含评估者对在家的脆弱患者实施用药评估，以及改善依从性方面的建议。尽管近期有文献建议在基层医疗的药物评估中应首先考虑用药评估，但对于全面的药物治疗管理尚未提出任何建议[23]。

在改善和应对这一系列服务的质量保证和责任问题方面，全国各地有很大的不同。"健康生活药房"的概念已经出现在2008年政府白皮书《英格兰药房：夯实基础，服务未来》[24]中。

这种模式的药房最初在朴茨茅斯市亮相，并在许多英国相关网址散发信息，勾勒出一个更有条理和层次的方法解决一系列的健康需求：包括吸烟、肥胖、饮酒、体力活动、性健康、男性健康、药品滥用、小病和长期疾病[26]。与这些健康需求相关的药店分为四个层次：核心、1级（推广）、2级（预防）和3级（保护）。临床用药评估作为一个3级的服务，需要高级临床技能。这一模式旨在将药学服务传播开来，而药房将能获得健康生活药房的质量标记。

12.12.4 苏格兰社区药师执行的用药评估

苏格兰议会负责管理全民医疗服务。社区药师为苏格兰国民健保提供药学服务。近期一份题为"正确用药——苏格兰药学监护"的实施策略[26]指出需要更好地利用药师技能和专业以改善患者的监护服务。慢性疾病用药服务[27, 28]是所有1223社区药房签约的一项核心业务。从2010年4月开始实施第一阶段工作，到2010年11月结束，1100个药房已经登记了19000名患者。

慢性疾病用药服务要求患者是自愿选择参与的，分三个阶段：

- 第一阶段：患者登记；
- 第二阶段：药学监护计划和患者情况评估；
- 第三阶段：与患者的全科医师共享24周或48周开具的系列处方以及支持患者的疾病治疗方案。

慢性疾病用药服务内的核心干预行为是药学监护计划流程，包括以下关键步骤：

- 步骤一：确认药学监护需求和问题；
- 步骤二：制订药学监护计划，记录药物治疗问题、结局和干预行为；

药学监护计划和患者情况的文字记录将使用基于互联网操作的药房监护记录系统来完成[29]。这一系统允许药师制订和维护药学监护计划，而监护计划则成为持续监测和患者评估的基础，确保问题能够得到解决。

- 步骤三：执行、监测和评估药学监护计划，包括对每个疗效指标的进程监测和评估。

期待药师持续地监测和评估患者监护计划。关于执行的内容可能是患者的用药指导，确保患者的药物治疗得到适当的监测，或当症状未得到有效控制时转诊给全科医师。这表明药学监护计划是一个动态的过程，并且实施监护计划的常规评估非常重要。

慢性疾病用药服务刚刚起步，目前尚处于执行阶段。如果药师达到处方调剂数量的目标，那么服务的费用包括每月固定费用和分级费用支付。

12.12.5 药师的教育和培训

在英国注册成为一名药师，需要在得到认证资质的药学院学习4年获得药学硕士学位，参与52周注册前的实习培训，达到一系列的绩效标准并通过国家注册考试。全英药学会（General Pharmaceutical Council）即英格兰、苏格兰和威尔士药师的协调者，最近发布了"未来的药师——药师的初期教育和培训的标准指南"[30]，详细说明了专业新手的学习结果，包括疾病和慢性疾病用药的管理、药物使用评估以及监护计划的制订。

虽然很多药学生没有选修全面的药物治疗管理的具体课程，但是他们已经把越来越多的时间投入到了提高沟通和临床技能上，以巩固他们在临床的新角色如实施临床用药评估等。在笔者工作的诺里奇东安吉利亚大学药学院，学生们都在准备着各种个体化药学监护计划，并有机会实习对患者进行药学监护。此外，作为研究项目的一部分，2011～2012年的毕业生将得到必要技能的培训，以便对当地全科医师管理的患者实施全面的用药评估及确认药学监护问题。最后，政府近期正在对一项为期5年的整合药学资质的提议进行审议，提议的目的旨在培养出能够提供广泛临床服务的药师[31]。

在医学教育方面，75%的新医师认为他们还是缺乏药理学、治疗学和开具处方的培训，而只有20%的医师认为他们在这些领域能够驾轻就熟[32]。针对这样的顾虑，英国药理学学会正在为所有的新医师开发一项国家处方技能评估研究。

然而，许多社区药师没有机会在大学发展这些临床技能。在英格兰和威尔士为了支持药师实施药物使用评估，药师需要通过一个短期的"在线"课程学习得到认证[33]。而对于支持慢性疾病用药服务，苏格兰国民健康管理部门已提供全额资金给社区药师用6个月时间进行50小时的短期课程学习，来为自己准备在线的认证课程[34,35]。此外，社区药师还有机会参与一系列的研究生课程，如全科药学实践文凭（联合计划委员会），包括药学监护计划和用药评估在内的课程[36]。

12.12.6 英格兰与苏格兰

在全英有许多优秀的例子讲述个体药师提供出色的药学监护服务，但这些事例似乎是零星的，并且缺乏一致性、执业记录或随访工作。在一般情况下，全面的药物治疗管理服务是首要任务，尤疑会随着人口老龄化和资源日益稀少而增加。在提升医疗服务效率方面，对老年人和慢性疾病患者的照护问题现在已提到较高层次的政治议程上来。

总有人开玩笑说，如果一个来自苏格兰的运动员失败了，一定说他是苏格兰人，而如果他获胜，就说他一定是英国人！为此，我们应该宣称苏格兰的慢性疾病用药服务（CMS）是在英国新兴的全面的药物治疗管理服务的卓越案例！此服务包括个性化的监护计划和适宜随访和执业记录等内容，是在国家协作协议框架内与全科医师和患者之间建立起来的服务。

相反，药物使用评估在英国很少开展，因其几乎没有全面的药物治疗管理所需的属性，基本上只是一种缺乏监护计划或随访的依从性评估。然而，从积极的一面来说，药物使用评估又可以作为今后发展服务的一个很好的平台，并且已经有一些优秀的药师把提供更全面的用药评估作为增值药学服务的部分内容了。

在英国新的联合政府目前正在努力改变英格兰国民健保制度的结构。与苏格兰不同的是，购买或授权服务的事宜将要交给地方医疗的全科医师组织。其目的是把英格兰的医疗保健预算交给具有决定权的地方全科医师来实施。

有人认为，这种变化将鼓励竞争，提升医师个人的责任，但也是一种政客为资源配置难以决定开脱自身责任的表现。这是在尝试将政治从医疗中清除出去，同时给予工作在一线的全科医师以权力。矛盾的是，因为联盟政府在英国的重要地位，已经成为一个重大的政治问题，特别是竞争问题。所以变革被整合监护的新口号大大冲淡了。然而，考虑到药物相关的发病率和死亡率很高，也就不用再说什么地方授权的服务必须包括全面的药物治疗管理服务，以便更好地使用现有的药品并提高医疗卫生系统的效率。目前的当务之急是英格兰和威尔士的药师需要获得知识、技能、工具和热情，承诺参与开展以患者为中心的药物治疗管理服务，并有效地推广这些服务给地方授权机构。如何管理成了问题。也许药师应等待他们的谈判机构，即药物服务谈判委员会，来按照苏格兰的示范模式，在国家层面推进药物治疗管理服务。由于医疗卫生授权机构具有地方性质，也许英格兰更适合自下而上的方法。因此，推动变革的动力必须来自药师，以独特的方式理解变革和发展专业服务超越供给功能的必要性，以满足社会需求。需要个人在教育和时间方面做出投入来开展药物治疗管理服务，才能满足社会的需要，然后推广给医疗卫生授权机构。

参考文献

[1] About the NHS (NHS Choices). http: //www. nhs. uk/NHSEngland/thenhs/about/Pages/ overview. aspx. Accessed June 15，2011.

[2] British reluctant to sue health system. Marketplace (American Public Media). http: // marketplace. publicradio. org/display/web/2010/01/06/pm-nhs-docs-sued/. Accessed June 15，2011.

[3] Ipsos MORI Doctors remain the most trusted profession. http: //www. ipsos-mori. com/ researchpublications/researcharchive/2478/Doctors-Remain-Most-Trusted-Profession. aspx. Accessed June 15，2011.

[4] Iversen L，Mollison J，MacLeod TNN. Attitudes of the general public top the expanding roles of community pharmacists: a pilot study. *Fam Pract*，2001，18: 534-536.

[5] Room for Review. Taskforce on Medicines Partnership and the National Collaborative Medicine management Services Programme at the National Prescribing Centre，2002. http: //www. keele. ac. uk/ schools/pharm/npcplus/medicinespartnership/room for review. htm. Accessed June 15，2011.

[6] The National Service Framework for Older People. Department of Health. 2007. http: // www. dh. gov. uk/en/Publicationsandstatistics/Publications/PublicationsPolicyAndGuidance/ Browsable/DH_4096710. Accessed June 15，2011.

[7] NHS employers Quality Outcomes Framework. http: //www. nhsemployers. org/PayAnd Contracts/ GeneralMedicalServicesContract/QOF/Pages/QualityOutcomesFramework. aspx. Accessed June 15，2011.

[8] Krska J，Ross SM and Watts M. Medication reviews provided by general medical practitioners (GP's) and nurses: an evaluation of their quality. *Int J Pharm Pract*，2005，13: 77-84.

[9] Zermansky AG，Alldred DP，Petty DR，Raynor DK，Frteemantle N，Eastaugh J and Bowie P. Clinical medication review by a pharmacist of elderly people living in care homes -randomised controlled trial. *Age and Ageing*，2006，35: 586-591.

[10] A Guide to Medication Review. National Prescribing Centre. 2008. http: //www. npc. nhs. uk/review_ medicines/intro/resources/agtmr_web1. pdf. Accessed June 15，2011.

[11] Lowe CJ，Pettey DR，Zermansky AG and Raynor DK. Development of a method for clinical medication review by a pharmacist in general practice. *Pharm World Sci*，2000，22(4): 121-126.

[12] Holland R，Lenaghan E，Harvey I，et al. Does home based medication review keep older people out of hospital? The HOMER randomised controlled trial *BMJ*，doi: 10. 1136/bmj. 38338. 674583.

AE (published 24 January 2005).

[13] Audit Commission. A spoonful of Sugar Medicines Management in NHS Hospitals. Audit Commission 2002. http: //www. audit-commission. gov. uk/health/nationalstudies/other/Pages/ aspoonfulofsugar_copy. aspx. Accessed June 15，2011.

[14] Audit Commission. Medicines Management. Review of National Findings (2002). http: //www. audit-commission. gov. uk/health/nationalstudies/other/Pages/medicines management_copy. aspx. Accessed June 15，2011.

[15] The Best Medicine—The Management of Medicines in Acute and Specialist Trusts. Commission for Healthcare Audit and Inspection. 2007 http: //www. cqc. org. uk/_db/_documents/The_Best_ Medicine_acute_trust_tagged. pdf. Accessed June 15，2011.

[16] The Pharmacy Contract. http: //www. psnc. org. uk/pages/introduction. html. Accessed June 15，2011.

[17] The impact of incentives on the behavior and performance of primary care professionals. A Report for the National Institute for HealthResearch Service Delivery and Organisation programme. Queen's Printer and Controller of HMSO 2010 http: //www. sdo. nihr. ac. uk/files/project/158-final-report. pdf. Accessed June 15，2011.

[18] NHS Information Centre. http: //www. ic. nhs. uk/statistics-and-data-collections/primary-care/ pharmacies/general-pharmaceutical-services-in-england-2000-01-to-2009-10. Accessed June 15，2011.

[19] James DH，Hatten S，Roberts D and John D Identifying criteria for assessing the quality of medicines use review referral documentation by community pharmacists. *Int J Pharm Practice*，2008，16: 365-374.

[20] Delivering enhanced pharmacy services in a modern NHS: Improving outcomes in health and long term conditions. The Bow Group. www. bowgroup. org. Accessed June 15，2011.

[21] PSNC Services database http: //www. psnc. org. uk/services_db. php Accessed June 15，2011.

[22] NHS Norfolk Pharmaceutical Needs Assessment. 2011. http: //www. norfolk. nhs. uk/sites/ default/ files/Pharmaceutical%20Needs%20Assessment%20(PNA). pdf.

[23] Williams SE，Bond CM，Menzies C. A pharmaceutical needs assessment in a primary care setting. *Br J Gen Pract*，2000，50: 95-99.

[24] Pharmacy in England: building on strengths—delivering the future. Department of Health. 2008. http: //www. dh. gov. uk/en/Publicationsandstatistics/Publications/PublicationsPolicy AndGuidance/ DH_083815. Accessed June 15，2011.

[25] Healthy Living Pharmacy. NHS Portsmouth. http: //www. portsmouth. nhs. uk/Services/ Guide-to-services/Healthy-Living-Pharmacy. htm. Accessed June 15，2011.

[26] The Right Medicine: A Strategy For Pharmaceutical Care In Scotland. The Scottish Government. 2002. http: //www. scotland. gov. uk/Publications/2002/02/10633/File-1. Accessed June 15，2011.

[27] Chronic Medication Service. The Scottish Government. http: //www. scotland. gov. uk/ News/ Releases/2010/08/30095953/. Accessed June 15，2011.

[28] Chronic Medication Service. Community Pharmacy Scotland. http: //www. community pharmacyscotland. org. uk/nhs_care_services/chronic_medication_service/what_is_the_ chronic_ medication_service. asp. Accessed June 15，2011.

[29] Pharmacy care record user guide. NHS Education for Scotland. 2010. http: //www. communitypharmacy. scot. nhs. uk/documents/PCR_user_guide. pdf. Accessed June 15，2011.

[30] Future Pharmacists. Guidance on standards for the initial education and training of pharmacists. 2010. (http: //www. pharmacyregulation. org/pdfs/consultations/gphcdraftstand ardsfortheinitialeducationan dtrainingofpharmacists. pdf. Accessed June 15，2011.

[31] Modernising Pharmacy Careers Programme Board. Medical Education England. http: // www. mee. nhs. uk/programme_boards/modernising_pharmacy_careers_p. aspx. Accessed June 15，2011.

[32] Heaton A，Webb DJ and Maxwell SRJ Undergraduate preparation for prescribing: the views of 2413 UK medical students and recent graduates *Br J Clin Pharmacol*，2008，66(1): 128-134.

[33] MUR Online http://www. medicines-use-review. co. uk/murtools. asp. Accessed June 15，2011.

[34] Clinical Skills for Chronic Disease Management. Robert Gordon University. http://www4. rgu. ac. uk/pharmacy_life/courses/page. cfm?pge=80807. Accessed June 15，2011.

[35] Supporting the Pharmacy Contract. NHS Education Scotland http: //www. nes. scot. nhs. uk/ disciplines/pharmacy/supporting-the-pharmacy-contract-/chronic-medication-service- (cms)/cms-general-info. Accessed June 15，2011.

[36] Joint Programmes Board. Diploma in general Pharmacy Practice. http: //www. jpbsoutheast. org/ Accessed June 15，2011.

12.13　巴西

Djenane Ramalho de Oliveira，BSc，RPh，MSc，PhD

巴西贝洛奥里藏特，米纳斯联邦大学药学院，社会药学部，教授

明尼苏达州，明尼阿波利斯市，费尔维尤药学服务公司药物治疗管理部，药物治疗管理专科药师，研究员

明尼苏达州，明尼阿波利斯市，明尼苏达州立大学药学院，药学监护与卫生系统部，兼职教授

　　"我没有正式准备好来从事药学监护。在药学院的学习中，没有人教过我如何照护患者。但是，在过去几年我已经有了一些好的老师……我的老师们就是那些每日服用药物的患者。我不断从他们那儿学到很多东西。"

——Sofia

　　开篇的引文来自于2011年5月巴西一份28位药师参与的关于药学监护实践的在线调查问卷。这份调查问卷由本文作者发送给85位公认的在药学监护领域从事教学、研究，或者管理、提供服务的药学工作者。这份问卷有11个问题，涉及以下话题：药师的训练、执业环境、执业方式、招募患者、服务流程、同其他医疗人员的协作、记录文件、服务取得的结局、质量保证以及药学监护在巴西更好地实施的办法与发展的观点。

12.13.1　鸟瞰巴西

　　巴西是一个联邦共和国，占有南美洲47%的土地，同时拥有190732694人（2010年）[1]。巴西是世界上第五大人口国，种族构成复杂。巴西被葡萄牙殖民统治直到1822年，并在1889年成为一个共和国。巴西的政治系统由几个政党及3个自治政府-

联邦政府、26个州、1个联邦特区和5563个自治市构成[2]。巴西的卫生部门改革由民权社会促进而不是政府。巴西的医疗卫生改革始于20世纪70年代，并随着联合健康体系［Unified Health System（Sistema Único de saúde，SUS）］的创建而达到顶峰，SUS认为健康问题是一个社会和政治问题，需要公共解决，而不是由医疗服务来解决单一的生物学问题[3]。SUS在巴西于1988年经宪法确立，是基于健康卫生是公民的权利、是国家的职责这一原则。随后，SUS基于普遍性、整合监护、促进健康、以及社区参与的原则组建[2]。这个把健康卫生作为一项宪法赋予权力的原则意味着所有的巴西公民拥有享受预防保健、医疗照护以及药物使用的权利。需要注意的是，巴西另外拥有一套私营的医疗卫生系统，其受到政府的监督。

再看看药物的使用情况，与巴西绝大多数涉及处方药的医疗措施一样，政府建立起保证药物充足供应以及合理安全用药的路径十分重要。公共医疗卫生系统中的药学服务，即巴西所谓的"Assistência Farmacêutica"，包括了药物的研究、开发，制造药品的获取、分发、调配，以及用药后的跟踪随访，从而不仅保证药品的质量，还从有效性、安全性以及生活质量上保证用药对患者的生活产生良好的影响[4]。但是，药学监护作为一种对患者所有药品全面评估与随访的服务，还不是一项由巴西公共医疗卫生系统提供的常见服务。

在2010年，巴西有142841名注册药师，82204个私营药房，8379个公立药房，7351个药品包装厂，5631名医院药师，以及1053个补充药房[5]。在2008年，巴西有321所药学院：255所为私立，66所为公立的[6]。值得一提的是，不管是私立的还是公立的药学院，其数量都在增加。

12.13.2 药师、药房以及药学监护实践

那28位参与调查问卷回复我们的药师中，20位在大学附属的综合医疗门诊提供药学监护，同时这里也是药学院学生的轮转场所；6位在公共卫生系统的综合医疗门诊提供药学监护服务；还有2位在社区药房（1位在商业社区药房，另1位在药学院附属教学社区药房）。有趣的是，这些实践中70%都与处方调剂无关，60%的实践涉及基层医疗门诊，40%涉及专科医疗门诊［丙型肝炎、艾滋病（AIDS）、麻风、结核、血液病、肿瘤、慢性肾病、抗凝以及移植相关］。此外，80%回应调查的药师参照了"药物治疗评估方法"和药学监护理念实施服务，与Strand、Cipolle和Morely[7,8]提出的实践框架一样。

目前，尚无巴西药师提供药学监护人数的具体数字。Sofia（化名）是受访者中的一位，她于2004年从药学院毕业，并从2007年起在巴西某个主要城市的一家公立医院附属的综合医疗门诊持续提供药学监护服务。与大部分巴西的药师一样，Sofia在药学院没有接受过药学监护和药物治疗管理的正规训练。但这无关紧要，她通过阅读文献和做有临床经验药师的学徒来学习。Sofia对药学监护的要求和具备高质量执业规范的重要性有很好的理解。她通过评估患者服用的所有药物来确认患者是否

存在药物治疗问题，针对每一个患者的情况拟订出一份监护计划，并通过随访患者来获得药物治疗的真实结局。提供的监护和实际结果按照执业实践要求专门设计的样式记录存档。她与某老年诊所的医师、营养师、精神科医师以及社工密切合作，并且把她自己作为这个团队中的重要一员。

Sofia的经历在巴西非常常见，因为大多药学院并没有为临床实践培养药师。Silva[9]，在他引人入胜的博士论文中，提出了一个针对巴西药师教育的深度评论，强调医疗卫生系统的需求、药学执业的现实与药学院所教授的内容之间的不一致。在他的论述中，指出巴西往往是培养药师来管理药房，只教会药师一些技能和技术，而不是培养药师执业的实践能力。在绝大部分情况下，人或者患者并不是药学课程关注的焦点，所以药师在医疗跨专业团队中的职责并不清晰。往往可以遇到一些药学生在他们药学院的最后一年仍然不能说出他们在医疗系统中的职责来。Ramalho de Oliveira[10]最近强调指出，目前对药学专业有一个不利的假设，在巴西的确是这样，即推测药师"做得越多"，才越会得到社会的认可。关于这个问题，作者强调：

> "实际上，因为药师对自己职责的理解变得模糊了，药师工作职责的扩大使药师在医疗团队中的定位变得复杂。再来，药师是做了许多事情，但却做得很浅薄。这个观点应及时纠正，也就是说不能否定药学是一种专业，需要更好地界定其职业自身的特性，并需要阐释药师未来会给医疗团队带来独特价值"[10]。

在2002年，巴西教育部针对全科药师的培养建立了新的课程标准[11]。我认为这个课程体系会把重点放在患者照护上，也会更好适应巴西公共医疗系统的需求，跟之前比较，还为药学监护的教学创造了更大的空间[12]。但是，如同前面所述[9,10,12]，这个课程体系并没有引入执业规范，即定义和说明药师作为医疗团队一员的职业责任。一旦列出众多的工作内容，就应该教会药师增加其执业的范围。我认为这个职业数年来一直存在着一个重大疏忽，并正在伤害药师的职业身份。事实就是绝大多数巴西的药学院并未让药师做好准备，以具备一种能力来施展独特知识造福患者。

同Sofia一样，Mario，一位在市级行政区公共卫生系统基层医疗机构工作的药师，在药学院并未按照临床工作者来培养，但是他有幸参加了巴西药学委员会筹备的理论训练项目。他这样说道：

> "'我的药学院从来没有将患者监护放在优先位置'。说真的，我过去真不知道药学监护究竟是什么……所以我参加了药学委员会提供的药学监护启蒙课程，并且爱上了这个专业。所以，即便在该课程中我们无须照看真正的患者，但在那之后我开始接触了第一个患者。而且此后我根本停不下来"。

——Mario

对于所有的受访者，药学教育限制了药学监护在巴西的发展。应该强调的是，美国20世纪60年代发展的临床药学在巴西并未发生，直到80年代[13]才有了规模非常小的启蒙运动，并且仅局限于巴西的少数公立大学。在巴西，随着制药工业的壮大以及药品生产的放开，在 20 世纪 70 ~ 80 年代，药师走出药房并参与到一些其他领域比如食品科技、实验室分析、毒理学，还有基础科学研究[9,10]。更多的是，在巴西，一些新兴的职责清晰定位的职业（如生物医学）正在出现，并且与药师这一职业相比，这些新的职业迅速占据了较大的市场。这可能是由于药学没有清晰的使命来作为一个职业，同时也因为繁多而肤浅的"全科课程"等原因造成的。所以，与美国不同，巴西的药学教育还没有向临床实践转变。总体来说，巴西药学院的课程既不聚焦于药学实践，也没有临床导向。Pereira 和 Freitas[14] 在他们关于巴西药学监护进展的文章中呼吁为药师增加治疗学、病理生理学以及基于问题学习内容上更为健全的训练，从而通过这个有意义的手段来鼓励发展药学实践。在有关巴西培养新型药师的章节中，Ramalho de Oliveira[10] 强调了重新思考药学院教学方法的重要性，药学院的使命应该是培养能够协助医疗团队管理患者药物治疗的药师执业者。药学院课程必须提供必要的经验式教学，并培育药师做好承担药物治疗结果责任的准备。

同样应当提及的是，绝大多数药学院，特别是公立大学，虽历史悠久，但缺乏有临床经验的教学员工。大多数教授受到的训练是基础科学方面的，他们认为药学教育就是培养药学生进入研究生院，而不是培养临床应用型人才。但我们也注意到，跟传统药学院相比，新型药学院在培养药师成为医疗系统中骁勇一员的步伐上走得更快。此外，在最近 10 年，临床教学员工成为新型药学院教职教师正变得更为普遍。但是，值得强调的是，如果巴西想要做好临床药师培养的话，那么，我敢说这需要一场"教育革命"。

Mario 同时提到当前他面临最大的挑战是得不到药事管理委员会的支持，委员会希望他建立药学监护实践，但是同时需要继续处方调剂和开展药物警戒的工作。处方调剂的低效物流工作仍然是他在基层医疗门诊的主要职责。他最后说到：

"我根本无法开展工作。我都要疯了！如果我不能增加每天接诊的患者数量，我怎么才能把事情做得更好，怎么才能拓展实践呢？我需要管理层能理解建立一种执业行为确实需要付出什么代价。"

——Mario

由于这个原因，Mario 每周只有两天半的时间来进行临床实践，而且他不得不经常把时间同时花在库存盘点、处方调剂和药物治疗管理上。他意识到同时承担这些责任效果不好，因为建立一种执业行为需要专注和时间，以及一套与处方调剂和药房管理完全不同的技能。药学监护和处方调剂是两码事，需要不同的管理系统和知识，因此两者需要分开，这个观点在一些文献中就曾被充分讨论过[7,8,10,15 ~ 18]。但是，对于 Mario 的上司来说，这些就是她所理解的"药学服务"或者药学监护。

在巴西，2002年发布了一项关于药学监护的全国性共识的提议，根据这个共识，处方调剂、咨询服务、健康教育以及药物治疗监测都是药学监护的组成部分[19]。正像Freitas等[20]指出那样，定义药学监护就像一把伞，涵盖了一些药学活动，可以认为是有问题的，那仅仅是给旧的药学活动冠以新的名字而已，而不是阐明或重新定义药师在直接照护患者方面的职责。尽管如此，应该强调的是，这个共识朝更广泛的全国性讨论迈进了重要一步，研究药师在医疗系统中的角色以及在药学专业中展望创建药师执业者的可能性。从那以后，巴西出现了一些药学监护研习班及会议，是由专业组织和不同级别的政府组织的。还有，联邦政府专门为药学监护领域内的研究提供财政经费[12,21,22]。Funchal-Witzel[23]对巴西1990～2007年相关的文献进行了统计研究。她确认了324份经过评价的文献，同时从2006年开始，文献的数量有了一个显著的提高。因此，随着巴西2002年药学监护共识的发布，相关人群对药学监护的兴趣和讨论明显增加，并在巴西各种不同医疗环境努力实施新的药学实践和进行研究项目。

另外一位药师，Elena，是巴西一所药学院的教授，她从2005年起就一直研究、教授和提供药学监护。带着让药学监护成为她学生未来实践的这个目标，Elena与市政府合作，在基层医疗综合医疗门诊中管理药房以及指导学生。该项目在她的监督下，由她和她的学生来运作。她陈述到：

> "基层医疗诊所是践行药学监护的绝佳地点。在家庭健康战略中，有一个医疗团队来照护百姓，而我们通过提供药学监护帮助团队更好地管理患者的药物治疗。毫无疑问，这对药师执业者来说是非常合适的"。
>
> ——Elena

家庭健康战略[Family Health Strategy，（Estratégia Saúde da Família，ESF）] 是由巴西政府于1994年为了在联合卫生系统中重新构建市政医疗系统而发起的政府战略。其战略强调了基层医疗诊所的重组以便集中关注家庭和社区，将健康促进和公共卫生行动与医疗整合起来[24]。ESF由家庭医疗团队组成，包括1位医生、1位护士、1位助理护士，以及4～6位社区卫生工作者。这些家庭医疗团队被委派到具体的地理区域，每个团队负责600～1000个家庭[2]。这些团队主要集中在家庭的社会和自然环境上，重视他们对健康和生病的过程和体验方面的更多观点。ESP的预想之一就是要促进团队协作，这需要尊重这个团队的所有成员，同时认识到其他专业人员的培养不能亚于医生的训练。期望团队工作要求所有的专业人员共同建立新的常规工作氛围[11,25,26]，并对医疗专业人员采用新的教学方法[27]。在一份关于ESF的官方文件中，卫生部强调用一个不同的创新模式来协调团队的工作：

> "对团队中各成员之间建立一种新的合作关系提出了一个新的概念，其与传统的生物医学模式不同，需考虑行为上的更多差异并需持续寻求达成共识。

这个新的关系，是以专业学科间的紧密互动协作为基础的，但与多学科没有更多的关联，接受生物医学的循证论点，要求用一种方法评估专业人员的工作并且鼓励在团队成员之间持续平等地交流。所以，实际上，为了有效实施新型医疗模式，对个体、家庭以及社区专业服务模式上的改变必须是有意义"[25]。

在2008年，政府提交了一份法案，把（医师以外的）其他医疗人员（药师、精神科医师、物理治疗师、体育工作者等）作为支援人员整合成ESF团队——Núcleo de Apoio a Saúde da Família 或 NASF[28]，尽管药师不是这些团队的主要成员。期望每位支援专业人员可以协助几个医疗团队。药师在ESF中扮演着不同的角色，从库存管理到患者教育再到各种不同的药物治疗管理服务[29~31]。2006年5月至2008年1月在贝洛哈里桑塔市（米纳斯吉拉斯州）开展的一项研究描述了在公立基层医疗门诊实施药学监护服务的过程，介绍了药师如何作为ESF团队的成员融入团队[31~35]。这个研究揭示了患者、药师以及其他专业人员在这种模式下的想法和体验，同时发现了药师加入基层医疗的患者照护服务中所带来的挑战和益处。Soler等人[30]的工作采用不同的方法来安排药师监护ESF负责的患者人群。这个研究描述了药师为慢性疾病（如哮喘、糖尿病、结核）患者提供群体的随访，参与到高危患者的个案管理，提供个体化患者教育以及其他预防性服务。需要强调的是，因为巴西政府各部门对于公共卫生和人口健康的关注，药师经常参与到促进卫生健康以及使用药物的政策和项目的制订工作中。根据Vieira的讨论[36]，除了作为在大众健康领域内的健康促进的策略行动者，药师应该更为有效地融入医疗团队，改善巴西医疗体系的合理用药问题。如同本文中多次提及，巴西所缺失的，与世界上其他地方一样，是这个职业的执业规范定义，就是准确地定义药师的临床角色并使其独立执业。作为医疗的其他专业人员，药师需要有一个患者监护流程可以在任何执业环境下服务患者，这也是药学监护给药学专业带来的价值。由于目前巴西使用药师的情况，并不意味着药师不能以其他方式去影响人群的健康。就像药师观察到一样：

"我们能够参与健康促进以及保证患者获得药物治疗，真是太好了！但是，我们需要的是一种实践行为，这样我们就能同其他专业人员以及我们的患者互相沟通。"

家庭健康战略最有可能为巴西药师提供最好的机会来证明他们给医疗团队创造的价值[10,28,30,31]。因此，许多药师诸如Elena，表示这是他们实施并且提高药学监护实践能力的机会。

但是，Elena强调：属于NASF的药师往往更热衷于库存管理和其他一些行政管理工作。因此，她担心自己倡导的药学监护实践最后完全依赖于她的学生来发挥作用。就是这个缘由，她目前正在与市政府商谈，以便能够让药师专门提供药学监护。

　　包括我本人在内，诸多巴西药师担心的一件事，就是全国一些地方开展药学监护实践仅仅是为了研究而已。硕士生和博士生践行一项实践，其目的是为了能够解答他们具体的研究问题。然而，只要学生完成了他/她的研究，收集到必要的数据后，这些实践就逐渐消失了。这是一个重要的问题，需要通过医疗系统和学校学术机构来共同处理和解决。

　　问题的另一个方面，巴西的药师在医院和社区药房开展了这项实践，其成果各有差异。比如，有两个受访的药师一直在社区药房提供药学监护服务，长达8年之久，并且达到很好的临床结果和患者满意度。

　　与世界上其他国家一样，在巴西不同的人对药学监护可能有不同的感受。药学监护可能表现为药师对患者的关爱态度，或者在一个半私密的房间与患者坐下来交流和疾病的患者教育，或者评估和随访一个患者具体的用药，常常是关注最贵药物的情况。在他们调研的反馈中，一些药师把他们的药学监护实践描述成对使用高价格药物的患者监护服务。在这些案例中，他们不是指一个对患者的整体评估方法，即评估患者所有的疾病状况和所有的药物，而是指一个针对一些疾病（如丙型肝炎、移植、麻风、结核、一些种类的癌症或者艾滋病）遵守治疗方案的方法。当然，这是巴西医疗系统中一个重要的方法，这个方法花费大量的费用来保障民众获得这些治疗。但是，正如前文说到的一样[10]，这是药学专业一个老生常谈的问题，即在清晰定义和实施一项全科实践之前，应努力创造出一项专科实践。但药学需要清晰理解其在医疗系统中的使命，创造良好的开端就是定义自身为一个全科实践的职业，具备执业标准来服务于大众，能独立执业处理药物或疾病的问题。与巴西多数的药房组织和药学院的理解相反，一位全科药师不是指某个只能肤浅地胜任不同工作的人，而是指能提供一致性的专业服务给任何患者来预防和解决医疗卫系统中具体问题的药师。

12.13.3　什么即将发生？

　　环顾一下现今巴西的医疗环境和已建立的项目（如家庭健康战略），就会令药学界和药师感到兴奋。医疗体系是一个跨学科之间合作的团队，因此要求药师具有丰富的专业知识以及具备监护患者治疗的一种整体观念。这是药师挺起胸膛成为一名患者监护关键成员的绝佳时刻。为了实现这一理想，药学院和医疗系统需要满足药师的利益并努力培养所期待的药师，即在巴西社会培养出那种能够真正确保患者用药安全、有效和实用的人才。但一些药学教学员工，如Maria并未预见到药学教育将会发生如此巨大的变化。她讲到：

　　　"我担心药学专业将永远不能承担这个职责……如果我们考虑到传统的药学院的僵化体系，即教职工没有临床经验，同时也不能理解到底什么是药学监护……即便是在较新的药学院，即这里有临床教职工，但大多数财政资源仅用于基础研究，而且大部分教职工感兴趣的是实验室的工作。我对目前的药学专业感到悲观，因为我看不见这个职业会直接承担照护患者、承担患者药物治疗管理的责任……我们或许该创建一个具有全新使命的新职业"。

——Maria

从巴西药学实践的现实和药师的教育来看，为了让药学监护广泛开展起来，必须进行变革和创新。首先，药师的培养模式必须彻底变革。药学院必须理解到一种临床实践在医疗系统中的真正价值，以便所有的教职工能够接受和很好地理解这种专业实践，并传授给学生。另外，课程设计的关键是能够为学生创造机会，获得大量的经验，接触患者、医疗团队的其他成员以及感知真实的医疗系统状况。为了创造团队合作的理念继而传递给医疗系统，巴西急需学科间的互动教育。

应该注意到2008年巴西启动了一个新的大学改革方案。在其他改变措施中，一个称为REUNI的巨大投资计划正在帮助巴西联邦大学网络的飞速发展，并准备实施跨学科的本科教育课程[37]。对于医疗人员的教育来说，SUS的思想引发了一个强烈的政策要求，即替换原有以疾病为导向、以医院为中心的专业驱动模式的职业教育，将其转变为更加体现人文的、以健康导向的、聚焦于基层医疗和得到社会支持的职业教育。在改革内容中，国家受到社会运动的推动，创建了激励计划，比如REUNI，特别是Pró-Saúde——一个具有SUS理念的提升医疗人员高等教育的项目[21]。这应该被认为是一个最大的机会，在过去10年药师已成为巴西公共医疗系统中医疗团队的积极成员。

其次，药学院传授的课程内容与医疗系统的需求之间必须更加匹配，以满足巴西社会对经济、有效、安全的用药需求。也许，联邦政府应该找到方法来鼓励和奖励大学培养出药学监护的执业者，在家庭健康战略中与其他医务专业人员协同工作。

第三，联邦政府应该建立并引入药学监护政策，在医疗系统中提供药学监护的执业规范以及建立药学监护实践流程的指南。这可以阐述正确的共同用语和一致的患者监护流程，用于所有提供服务的专业人员（如药师、护士、医师）。例如，在SUS联邦层面的基层医疗部门（Departamento de Atenção Básica）可以定义监护患者的标准，引入药学监护实践并监测结果。这个基层医疗部门负责运作联邦管理内的家庭健康战略政策，建立管理和评估的机制，并且向各市州提供实施和组织家庭健康战略的技术合作。所以，相同的流程可以用于推进药学监护在巴西基层医疗的实施。

因此，对于肩负巴西药学监护重任的药学专业来说，必须对未来药师的教育进行重大改革。此外，政府也可以发挥重要作用，定义一项实践，共同遵守国家具体的质量标准。这样就可以保证患者接受相同品质的服务，不管患者在哪都能接受到医疗服务。

在巴西存在一种认识，认为在药师可以直接提供患者监护之前，参加的药品相关的所有活动和服务，必须是完全由"药学会"组织的。我相信这是一个谬论，我将会进一步声明这是不愿意改变药师现有工作的一个借口。保证药品的供应很重要，但这是远远不够的。特别是在巴西正可能成为世界第五大经济体起飞的时候，一定要有方法保证巴西患者能够从药物中获益，同时不受到伤害。即便目前还不清楚药学执业者是否会成为巴西药学监护的法定责任人，但显而易见的是，患者有权利接受能够确保他们的药物治疗取得最佳结果的服务。因此，药学监护必须避免药师每日的理论空谈，而是走进巴西患者的现实生活，否则将会有另一个职业介入承担这个责任。尽管充满挑战，几乎可以肯定，药学专业必须将自身重塑为一个临床职业。我们必须认识到我们拥有一项专业实践——药学监护，并已经做了很好的宣传并得到认可，如果得到适当地实施，并提供给患者，这将会为我们赢得真正的医疗服务提供者的称号。巴西的药师绝不能错过！

参考文献

[1] IBGE—Instituto Brasileiro de Geografia e Estatística. *Séries estatísticas & séries históricas.* Rio de Janeiro: O Instituto；2010. http: //seriesestatisticas. ibge. gov. br/lista_tema. aspx?op=0&no=10. Accessed June 15，2011.

[2] Paim J，Travassos C，Almeida C，et al. The Brazilian health system: history，advances，and challenges. *Lancet*，2011，37: 1778-1797.

[3] Pego RA，Almeida CM. Teoria y práctica de las reformas de los sistemas de salud: los casos de Brasil y Mexico. [Theory and practice from health care reforms: the cases of Brazil and Mexico]. *Cad Saúde Pública*，2002，4: 971-989.

[4] Conselho Federal de Farmácia. A assistência farmacêutica no SUS/Conselho Federal de Farmácia，Conselho Regional de Farmácia do Paraná；organização Comissão de Saúde Pública do Conselho Federal de Farmácia，Comissão de Assistência Farmacêutica do Serviço Público do CRF-PR. Brasília: Conselho Federal de Farmácia，2010: 60 p.

[5] CFF—Conselho Federal de Farmácia. Estatísticas. 2010. Available at http: //www. cff. org. br/pagina. php?id=16&menu=16&titulo=estat%c3%adsticas. Accessed July 11，2011.

[6] Anuário das Graduações em Saúde 1995-2008. 2008. Observa RH—Estação de Trabalho IMS/UERJ. Available at http: //www. obsnetims. org. br/atlas/farmacia. pdf. Accessed July 14th 2011.

[7] Cipolle RJ，Strand LM，Morley PC. *Pharmaceutical Care Practice.* New York: McGraw- Hill，1998.

[8] Cipolle RJ，Strand LM，Morley PC. *Pharmaceutical Care Practice: The Clinician's Guide.* 2nd ed. New York: McGraw-Hill，2004.

[9] Silva WB. *A emergência da atenção farmacêutica: um olhar epistemológico e contribuições para o seu ensino* [The emergence of pharmaceutical care: an epistemological glimpse and the contributions for teaching]. 2009: 305 p. Thesis (Doctorate in Scientific and Technological Education). Centro de Ciências da Educação，Universidade Federal de Santa Catarina，Florianópolis.

[10] Ramalho de Oliveira D. *Atenção farmacêutica: da filosofia o gerenciamento da terapia medicamentosa* [*Pharmaceutical Care: From Its Philosophy to Medication Therapy Management*]. São Paulo: RCN Editora，2011: 328 p.

[11] Brasil. Ministério da Educação. Resolução no. CNE/CES 2，de 19 de fevereiro de 2002. Institui as diretrizes curriculares Nacionais do Curso de Graduação em Farmácia. Diário Oficial da União，Mar 04，2002.

[12] Castro MS，Correr CJ. Pharmaceutical care in community pharmacies: practice and research in Brazil. *Ann Pharmacother*，2007，41: 1486-1493.

[13] Funchal-Witzel MDR. *Aspectos conceituais e filosóficos da Assistência Farmacêutica，Farmácia Clínica e Atenção farmacêutica* [Conceptual and philosophical aspects of pharmaceutical assistance，clinical pharmacy and pharmaceutical care] In: Storpirtis S，et al. *Ciências Farmacêuticas: farmácia clínica e atenção farmacêutica.* Rio de Janeiro: Editora Guanabara Koogan，2008.

[14] Pereira LRL，Freitas O. A evolução da Atenção Farmacêutica e a perspectiva para o Brasil [The evolution of pharmaceutical care and the perspective for Brazil]. *Braz J Pharm Sci*，2008，44(4): 601-612.

[15] Pereira ML，Ramalho de Oliveira D，Mendonça SM，et al. *Atenção Farmacêutica: implantação passo-a-passo* [*Pharmaceutical Care: Implementation Step by Step*]. Belo Horizonte: Faculdade de Farmácia，Universidade Federal de Minas Gerais，2005.

[16] Pereira ML，Ramalho de Oliveira D，Tirado MGA，Frade JCQP. Da Teoria à Prática: Relatos da Experiência de Implantação da Clínica de Atenção Farmacêutica em Minas Gerais，Brasil [*From theory to practice: experiences of implementation of pharmaceutical care in Minas Gerais，Brazil*]. *Latin Am J Pharm.* 2009；28(6): 869-875. Available at http: //www. latamjpharm. org/trabajos/28/6/ LAJOP_28_6_1_10_8A8907011I. pdf. Accessed May 12th 2011.

[17] Ramalho de Oliveira D，Brummel AR，Miller DB. Medication therapy management: 10 years of experience in a large integrated health care system. *J Manag Care Pharm*，2010，16: 185-195. http: //www. amcp. org/data/jmcp/185-195. pdf. Accessed May 2011.

[18] Ramalho de Oliveira，D. *The Reality of Pharmaceutical Care-based Medication Therapy Management: Patients'，Pharmacists' and Students' Perspectives.* Koln: Lambert Academic Publishing，2010: 382 p.

[19] OPAS—Organização Pan-americana da Saúde. *Consenso Brasileiro de Atenção Farmacêutica: proposta* [*Brazilian Consensus on Pharmaceutical Care: A Proposal*]. Brasília. Organização Pan-Americana da Saúde；2002. http: //bvsms. saude. gov. br/bvs/publicacoes/ PropostaConsensoAtenfar. pdf. Accessed May 11，2011.

[20] Freitas EL，Ramalho de Oliveira D，Perini E. Atenção farmacêutica-teoria e prática: um dialogo possível? [Pharmaceutical Care—Theory and Practice: A Possible Dialogue?] *Acta Farm. Bonaerense*，2006，25(3): 447-453.

[21] Ministério da Saúde，Ministério da Educação. National program for reorientation of professional preparation in health. 2007. http: //prosaude. org/rel/pro_saude1. pdf. Accessed August 10，2011 (in Portuguese).

[22] Ministério da Saúde，Secretaria de Ciência，Tecnologia e Insumos Estratégicos，Departamento de Assistência Farmacêutica e Insumos Estratégicos. *O ensino e as pesquisas da atenção farmacêutica no âmbito do SUS* [*Education and Research in Pharmaceutical Care in the Unified Health System*]. Brasília: Ministério da Saúde，2007: 74-78.

[23] Funchal-Witzel MDR. *Produção científica brasileira na área de atenção farmacêutica entre 1990 e 2007* [*Scientific Brazilian Production in the Area Of Pharmaceutical Care Between 1990 And 2007*]，2009: 94 p. Thesis (Master in Public Health). Programa de Pós-Graduação em Saúde Pública da Faculdade de Saúde Pública da Universidade de São Paulo，São Paulo.

[24] Ministério da Saúde. *Saúde da Família: uma estratégia para reorientação do modelo assistencial.*

[Family Health: a strategy to reorient the patient care model] 1997. http: //bvsms. saude. gov. br/bvs/ publicacoes/cd09_16. pdf. Accessed May 3，2011.

[25] Brasil. Ministério da Saúde. Cadernos de Atenção Básica: Programa de Saúde da Família. *A implantação da unidade de saúde da família. Caderno 1.* Brasília: Ministério da Saúde，2000.

[26] Brasil. Ministério da Saúde. Apostila: O Programa Saúde da Família e a atenção básica no Brasil，Brasília；2002.

[27] Santos MAM，Cutolo LRA. A interdisciplinaridade e o trabalho em equipe no Programa de Saúde da Família [The interdisciplinarity and teamwork in the Health Family Program]. *Arquivos Catarinenses de Medicina.* 2003；32(4): 31-40. http: //www. acm. org. br/revista/pdf/ artigos/182. pdf. Acessed June 23，2011.

[28] Ministério da Saúde，Secretaria Atenção à Saúde. Portaria 154 de 18 de março de 2008. http: //dab. saude. gov. br/nasf. php. Acessed June 23，2011.

[29] Severino P，Zanchetta B，Cavallini ME，Leme ALSA. A inserção do profissional farmacêutico no Programa de Saúde da Família [The insertion of the pharmacist in the Health Family Program]. *Rev Bras Farm*，2008，89(1): 56-58.

[30] Soler O，Rosa MB，Fonseca AL，et al. Assistência farmacêutica clínica na atenção primária à saúde por meio do Programa Saúde da Família [Clinical Pharmacist assistance in primary care services offered through the family health program]. *Rev Bras Farm*，2010，91(1): 37-45.

[31] Ramalho de Oliveira D，Furtado BT，Mendonça SAM，Freitas EL. *Atenção Farmacêutica e a Estrategia Saúde da Família: Processo de implantacao e as experiencias dos profissionais envolvidos* [Pharmaceutical care and the Family Health Strategy: the implementation process and the experiences of the health professionals involved]. In review by Brazilian Journal of Pharmaceutical Sciences. Submitted December，2011.

[32] Ramalho de Oliveira D，Mendonça SAM，Furtado BT，Freitas EL. Programa Saúde da Família e Atenção Farmacêutica: Construindo uma nova realidade [Family Health Program and Pharmaceutical care: constructing a new reality]. [Abstract] In: I Seminário Internacional para Implementação da Atenção Farmacêutica no SUS，2006，Brasília. *Anais do I Seminário Internacional para Implementação da Atenção Farmacêutica no SUS*，2006，1: 1-121.

[33] Ramalho de Oliveira D，Mendonça SAM，Furtado BT，Freitas EL. Atenção Farmacêutica no Programa Saúde da Família [Pharmaceutical care in the Family Health Program]. [Abstract] In: 2° Seminário de Atenção Básica do SUS BH，2007，Belo Horizonte. *Livro de Resumos do 2° Seminário de Atenção Básica do SUS BH*，2007，1: 1-246.

[34] Ramalho de Oliveira D，Mendonça SAM，Furtado BT，Freitas EL，Silva L. A Estratégia Saúde da Família e a prática da atenção farmacêutica [The Strategy of Family Health and pharmaceutical care practice]. [Abstract] In: I Congresso Nacional de Saúde da Faculdade de Medicina da UFMG，2008，Belo Horizonte. *Rev Méd Minas Gerais.* Belo Horizonte: Coopmed，2008，18: 40-40.

[35] Ramalho de Oliveira D，Mendonça SAM，Furtado BT，Freitas EL，Silva L. "Yo no sabía que había farmacêutico"：La integración de la atención farmacêutica en los equipos de salud，en Belo Horizonte，Brasil ["I didn't know there was a pharmacist"：the integration of pharmaceutical care in the health care team，Belo Horizonte，Brazil]. [Abstract] In: VI Congreso Nacional de Atención Farmacéutica，2009，Sevilla. *Rev Pharm Care Esp.* Barcelona: Ediciones Mayo，2009，11: 32-33.

[36] Vieira FS. Possibilidades de contribuição do farmacêutico para a promoção da saúde [How pharmacists can contribute to health promotion]. *Ciência e Saúde Coletiva*，2007，12(1): 213-220.

[37] Almeida-Filho N. Higher education and health care in Brazil. *Lancet*，2011，377: 1898-1900.

12.14　加拿大 ------------------------------------

Barbara Gobis Ogle，BSc（Pharm），ACPR，MScPhm
加拿大不列颠哥伦比亚省北温哥华市，专科药师

12.14.1　加拿大的医疗服务

（1）公费系统

加拿大的3400万公民通过一个公共资助的医疗服务系统，享受到应有的医疗服务，这在联邦立法的《加拿大健康法案》（Canada Health Act）中得到阐述的[1]。联邦政府为保险医疗服务和扩展医疗服务订立标准和适用条件，并为各省和地区提供资金以保障医疗服务在所在行政区得到执行。这样做的目的是确保加拿大所有符合条件的居民在预付费的基础上，不用在服务点直接付费，就可以享受保险内的适当医疗服务[2]。

（2）药品和药师服务的费用支付

除了住院治疗的情况下，药物治疗并不涵盖在《加拿大健康法案》中。省和地区政府提供药物计划来帮助人们处理他们的药物费用问题，药品报销通常由需求（在患病的情况下）和支付能力来确定。在2006年210亿美元的处方药支出中，46%出公共部门出资，36%资金由私人保险公司出资，余下的39亿美元是由加拿大人自己买单的[3]。

作为药物治疗最大的支付方，省和地区政府决定了为哪些产品和服务买单、以什么样的价格去支付，以及在自己辖区内的药物报销政策。在公众药品计划（Public Drug Programs）下的药师服务传统上是与药品调配活动关联的。近年来，公共支付者对于探索用不同的方式来支付药师进行除调配处方药之外的患者监护相关的服务越来越感兴趣。例如，安大略省和不列颠哥伦比亚省都支付药师为患者提供的用药评估类服务（Medication Review-type Services）和提供目前用药重整清单的服务费用[4,5]，不列颠哥伦比亚省还支付药师调整处方和为符合条件的居民提供政府资助的疫苗注射的服务费用[6,7]。

12.14.2　加拿大的药师

（1）法规

药学在加拿大是一种自治的专业。药师必须符合法律规定，进行登记注册，维护执业许可，并在合适的省份或地区监管机构管理下保持良好的信誉来执业。

截至2010年1月1日，加拿大共有32586名注册药师，8718家经过认证和授权的

药店（请注意，在西北地区、育空地区、努纳武特地区和魁北克省不授权药店，只授权药师）[8]（见表12-8）。

（2）教育和培训

10所加拿大大学提供获得药学学位（理学学士）的教育项目。大多数药学本科课程为期4年，并要求进入药学项目前完成至少1年额外的本科学习[9]。此外，还有帮助在其他国家培训药师得到在加拿大执业许可的过渡课程[10]。

不列颠哥伦比亚大学和多伦多大学（安大略省）都提供学士后2年的药学博士学位（PharmD），每年培养出6～21名PharmD毕业生[11,12]。这个PharmD毕业后的更高学位与准入级的药学博士是不同的，因为其目的是培养学生成为超过执业准入要求的高级执业者。加拿大药师协会（Canadian Pharmacists Association）和加拿大药学院系协会（Association of Faculties of Pharmacy of Canada）支持加拿大所有药师从准入级药师教育项目过渡到准入级药学博士项目[13,14]。

表12-8　加拿大药师和药房（全国数据）[44]

全国药师和药房数据	2010
注册药师总数	32586
药房①：	
社区药房	8428
医院住院药房（在权威监管机构注册）	290
注册药房总数	8718

① 西北地区、育空地区、努纳武特地区和魁北克省不授权药店。数据仅供信息参考。

两所大学现在提供药学博士作为第一专业学位，并不提供药学理学学位课程。蒙特利尔大学（魁北克）于2007年9月第一次招收了其准入级药学博士班级，拉瓦尔大学（魁北克）于2010年第一次招收了其准入级药学博士班级[15,16]。其他大部分加拿大大学都在探索专业项目方面的改革而将药学博士作为第一个专业学位[17]。

加拿大药学教育计划不断进化，提供给毕业生开展服务所需要的知识、技能和职业价值：

● 承担执行直接监护患者的基层医疗服务责任；
● 以减少用药相关的发病率和死亡率为目标，促进健康和预防疾病；
● 提供药学监护[18]。

药师必须在整个职业生涯中维持高水平的执业能力，来保证在药房的执业许可，正如被列入加拿大国立药学监管机构协会（National Association of Pharmacy Regulatory Authorities，NAPRA），加拿大药师全国示范可持续能力项目（National Model Continuing Competence Program）[19]的胜任能力评估是以省为单位执行管理的，评估方式包括要求药师的最低继续教育学分，要求药师完成书面知识评估考试，或要求药师展示他们临床实践的行为记录[20]。

（3）药师在哪执业

大部分（超过70%）的加拿大执业药师在社区药房工作，还有15%在医院工作[21]。也有在医药行业、政府、高校和行业协会工作的药师。

个体药师通常没有收费编码或其他手段直接让第三方直接支付他们服务患者的报酬。在社区环境，公共和私人的第三方支付者通常与药店所有者或经理就服务的内容和支付达成协议。因此，大多数的药师作为雇员工作，只有一小部分担任作为顾问或独立的临床执业者来工作。

在医院、诊所和其他临床机构工作的药师通常是地方性的、政府资助的卫生部门的付薪工会员工。在社区工作的药师通常受雇于私立的、盈利性的连锁药店或者个体的小企业主。一些省份坚持要求药店所有者必须是药师，但大多数省份都没有这种要求，并且加拿大药店行业往往是受到零售商业驱动的。

加拿大大多数执业药师都持有准入级药学学士学位。少数接受过研究生培训教育的药师（药学博士或硕士）在加拿大通常在管理部门、医院或在不同寻常的高级执业环境里工作。

12.14.3　加拿大药师的执业变化

由于需求的增加、有限的预算和满足需求的有限能力，加拿大的医疗体系正面临着巨大的压力。支付方不断寻求方法来最大限度地提高医疗服务的效率，并让花费在医疗上费用产生的价值都达到最大化。

在每次挑战中都孕育着机会，加拿大的药学领袖一直在积极与医疗费用支付者和决策者合作，将药师实践的重点从最初主要以物品为基础（调配）的模式扩展到更宽广的、以监护患者为基础的模式。

2007年，加拿大成立了一个药学工作组，与全加拿大的广大药学利益相关者一起，承担起一项咨询程序的工作，并为未来药学定义了一个愿景和明确的行动计划[22]。其结果就是一幅"药学蓝图"，其中药学的愿景是："通过以患者为中心的监护为加拿大人提供最佳的药物治疗效果"[23]。这一幅蓝图包括了药学人力资源关键战略行动、教育和职业持续发展、信息和通信技术、财务可行性和可持续性以及立法、监管法规和职业责任[24]。

在每个省和地区内，法规变化在发展之中，或即将扩大药师的执业范围，其中包括注射和免疫接种的管理、调整处方（更新和改变）的权利以及在特定临床情况下药物治疗的初始处方[25]。

（1）政府的行动计划

大约在药学工作组成立的同一时间，省级政府开始对社区药房的传统偿付模式进行了变革。政府支付方采用了各种策略来"压低"药品价格和增加药品价格的透明度。为了换取他们的合作，政府将部分药品价格降低而来的资金转而以一种资助药师执业变革计划的形式，投资到社区药房[27]。

对执业在所有患者监护环境的加拿大药师来说，尽管最终的目标是提供全面的药物治疗管理，药师的执业模式一直在以不同的变化速度和方式以及以两种不同路径在发生变革：

- 在医院和卫生当局的环境中；
- 在社区药房的环境中。

12.14.4　加拿大的药物治疗管理

（1）以医院为基础的实践

自20世纪90年代早期起，在医院工作的药师已经开始为患者提供药学监护服务[28]。有限的人力资源和实现全面的药物治疗管理服务的挑战之间的矛盾引发了一项研究——在一个拥有350个床位的BC社区医院，通过使用传统的临床药物监测或使用药学监护，来研究比较两种方法对确认和解决的药物相关问题的差异[29]。在两个全科医学病房，进行了超过为期两个8周的前瞻性的数据收集。在第一阶段，药师为接受一些药物治疗的目标患者提供药物监测。在接受了4个月的以学习和实践如何提供药学服务的培训后，这些药师们回到了病房，并使用新的药学监护方式为患者提供监护。研究人员得出结论，与使用同等人力针对大量患者来进行特定药物（Drug-specific）或特定问题（Problem-specific）的监测这种路径相比，注重特定患者的临床服务，并为这些患者提供全面的药学监护的路径能够鉴定和显著解决更多的药物相关问题。

临床药学服务研究（Clinical Pharmacy Services Study，CPSS）提供了进一步的证据，表明让药师将更多的时间花在向患者提供全面服务上，而更少时间花在发放药物和监测特定药物上，是具有价值的[30,31]。在临床药学服务研究中，有15家安大略省医院提供了药师为住院患者提供三种不同级别监护的数据：

- 用药医嘱审查（Drug Order Review）：用药医嘱的常规检查，确保其正确性；
- 药物治疗基本监测（Basic Pharmacotherapy Monitoring）：同义于临床药物监测，即患者的照护过程被审阅，以期对特定药物治疗进行评估；
- 药物治疗即时监测（Concurrent Pharmacotherapy Monitoring）：同义于全面药物治疗管理以及对患者、药物治疗以及治疗反应进行持续监测。

在投资回报方面，"每小时药师建议占总时间"的平均数：用药医嘱审查0.67，药物治疗基本监测0.98，药物治疗即时监测1.22。根据以上材料推算，一个假定有37张床位的病房，建议配置药师的数量是：当只提供用药医嘱审查服务时，每天所需的药师数量是1个；当提供药物治疗基本监测服务时，每天所需药师数量为3个；

当提供药物治疗即时监测服务时，所需药师数量为11个。这些数据提出了一个问题："在那些短缺药师而不能提供监测服务的医院，未解决的药物相关问题将造成怎样的后果？"

即时药物治疗管理服务提示可以给患者提供更大的好处，但是需要资源的投入（人员和技术）、药师的教育和培训、工作量的重新规划，让药师有更多的时间监护患者以及拓展组织的服务能力（让药师可以随时服务患者）[32]。

尽管面临财政压力，医院药师已经成功推动了必要的变革，这么做是让药师可以集中时间为患者提供全面的药物治疗管理[33,34]。一个实例说明在加拿大有几个司法辖区内对药房技师的管理做了调整[35,36]。

（2）安大略的IMPACT项目和药师家庭保健团队

IMPACT项目是一个由安大略基层医疗转型基金（Ontario Primary Health Care Transition Fund）资助的2004 ~ 2006年的示范项目[37]。IMPACT项目的目的是使用合作医疗模式来改善药物治疗，这种模式就是要使药师融入基层医疗团队。药师在团队中的主要作用是进行患者个体评估，来确定、预防或解决用药相关问题。基层医疗转移基金是联邦政府的一个大规模行动，加拿大政府提供8亿美元的资金到省和地区，来支持投入基层医疗系统的改革[38]。IMPACT项目特别收到了来自安大略资金包（Ontario Funding Envelope）的资助。

IMPACT项目涉及多个站点、7名药师（2位有药学博士学位，其余有学士学位）、约70名医师，为约15万名患者提供监护。参与实践的家庭医师有各种各样的实践模式，如安大略家庭健康网络（Ontario Family Health Networks）、基层医疗网络（Primary Care Networks，PCNS）和其他类型的家庭医师团体。在每个执业地点，通过项目支付药师的薪水来完成每周2.5天的工作，持续1年时间，并协调多方的介入，包括来确定和解决用药问题的患者评估、优化药物治疗和提高患者治疗效果[39]。在项目实施期间，IMPACT项目药师接受了针对性的专项培训，并在如何思考、实践和与相关的其他医疗专业人员相处方面经历了重大的转变[40]。

IMPACT项目本身提供了丰富的信息并了解把药师与基层医疗团队的整合过程，以及全面的药物治疗管理服务对患者产生的影响[41]。例如，药师学习到记录下他们对患者评估的重要性以及如何记录评估情况。在医疗团队中也形成一种药师的特定身份和角色。研究人员开发出用于评估药师对患者监护团队内部贡献的工具，而药师学会了基层医疗的实践技能，如与患者访谈、进行评估、测量血压、对多个药物相关问题进行重要性排序。

IMPACT项目的付出，结合其他地方性的举措和政策变化，为安大略医疗服务的远期变革铺平了道路[42]。多学科医疗团队的利用已经发展为学科间的合作实践群体——家庭健康团队（Family Health Teams，FHTs）。自2005年4月，170个家庭健康团队已在全省创建。据预计，170个小组使超过270万的安大略省居民更容易得到医疗的帮助。2010年8月，政府宣布增加30个团队，将在安大略的家庭健康团队的总数增加到200个[43]。

所有参与IMPACT项目的服务点都成了家庭健康团队的成员，并且在编制内包括一名药师。在2008年就已经有67名相当于的全职（Full-time Equivalents，FTE）药师服务在安大略得到批准并获得资助[44]。IMPACT项目中的文献资源和方法仍然对那些想在家庭医疗团队提高实践能力的药师开放使用[45]。举例来说，可用的资源包括：临床管理资源（药师工作描述、员工发展方向，以及如何确定哪些患者可能从药师咨询中受益）；为执业医师准备的资源（药学服务的方向、药师咨询信件样本和实践创新的事例）；支持药师的资源（样本咨询、支持材料和教育资源）。

安大略的卫生与长期护理署（Ontario Ministry of Health and Long-term Care）让这些丰富的资源可以在网上得到，来帮助执业者在安大略社区建立家庭健康团队[46]。招聘和补偿非医师的、跨学科的医疗服务提供者的指南也可以获得。一个全职的药师薪水（年薪）范围为61685～88869美元，另外还有20%的额外收益，这个工资不包括超支费用补偿，并且是根据每周工作40小时来计算的。兼职和出勤率是按照薪酬范围设置的[47]。

（3）其他地区资助药师的情况

地点：萨斯喀彻温省和阿尔伯塔省

其他各省份的卫生管理部门示范、评估、实施和资助药师进入医疗团队的工作仍处于各个阶段的试点中。其中两个试点计划分别位于阿尔伯塔省和萨斯喀彻温省。

2003年，阿尔伯塔卫生和健康署（Alberta Health and Wellne）、阿尔伯塔医学会（Alberta Medical Association）和阿尔伯塔地区卫生局（Alberta's Regional Health Authorities）[现在的阿尔伯塔健康服务部（Alberta Health Services）]建立了基层医疗试点计划（Primary Care Initiative，PCI），来提高阿尔伯塔居民获取家庭医师和其他一线的医疗卫生人员服务的可及性。基层医疗试点计划的目的是发展基层医疗网络（PCN）并支援他们达到项目的目标[48]。"将药师纳入基层医疗网络"的试点项目于2006年4月开始，以改善药物治疗和患者治疗结局。资金中的400万美元用来实施和评估30位PCN兼职药师的试点工作[49]。在项目中，投入到PCN工作中来的药师与患者、医师和其他医疗专业人员一同协作，提供"结构化用药审查"，来确认、预防和解决具有挑战性、复杂和需要长期监护的患者药物相关问题。评价的结果并没有被广泛发布，同时，药师继续其PCN工作。

萨斯喀彻温省卫生署目前资助23个基层医疗（Primary Health Care，PHC）药师，在全省范围内的基层医疗站点兼职执业。这些药师直接向PHC董事或每个区域的药房主任报告，并且与其他PHC团队成员在一起工作。PHC药师的最低要求为：药学学士学位并具有药学服务的实践经验（包括：进行患者访谈和用药审查等工作；开发、实施和监测患者的监护计划；按照要求与跨学科的医疗团队交流或合作）[50,51]。

另一组20～30人的兼职药师通过当地的卫生部门接受持续的资金支持，在城市特定执业场所来提供特定服务。

（4）社区试点计划

加拿大社区药店的药师一直难以把以患者为中心、全面药物治疗管理整合到执业服务之中[52]。药房所有者一般都同意，即我们需要药师服务和获得报酬的新模式。他们也在呼吁管理转变到资助模式的策略，需要建立在一种基于药师服务与政府支付方合作的基础上，而非直接发展全面的药物治疗管理业务[53]。

阿尔伯塔省和不列颠哥伦比亚地区的政府已经迈出了最大的一步，来支持全面的药物治疗管理的发展，作为社区药房的药师提供的标准化患者监护服务。

示范项目：阿尔伯塔省药学实践示范项目

在2008年，阿尔伯塔省卫生和健康署为阿尔伯塔省药师协会提供资金支持，以便来实现以下目标：

- 建立一种创新性的服务模式，充分利用药师掌握的知识、技能和能力来达到社区环境药物使用的利益最大化；
- 运行示范项目以揭示服务对患者治疗结果的影响；
- 为决策者提供有用信息，帮助他们创建为患者监护服务的新型补偿模式[54]。

为阿尔伯塔省药学实践示范项目（Alberta Pharmacy Practice Models Initiative，PPMI）选择的服务模式是根据药学监护理念，将标准化药物治疗管理监护流程与在阿尔伯塔省药师独有的服务范围以及药师执业规范结合起来[55]。阿尔伯塔省药学实践示范项目服务模式的其他要素还有：

- 独立调剂药物；
- 适合预约服务；
- 药师培训和支持；
- 监护行为的记录；
- 整合式质量管理；
- 使用基于资源成本的相对价值评估补偿模式；
- 在线收费程序。

图12-7为阿尔伯塔省药学实践示范项目中使用的患者监护流程的概览。

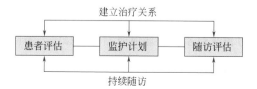

图12-7 阿尔伯塔省药学实践示范项目：患者监护流程步骤[65]

阿尔伯塔省药学实践示范项目所使用的补偿模式是一种按服务时间计算的捆绑费。费用是分两个部分来计算的：

● 基本费用，包括患者评估、制订监护计划和随访评估；

● 具体干预的额外费用，要求药师接受额外监护患者的直接责任，比如说调整处方、在急诊室开方、高级处方授权、注射输液或者自我管理的糖尿病患者教育。

基础费用是根据资源成本的相对价值评估法（RBRVS）确定的，反映了由患者复杂程度和需求来决定服务深度和时间等变量。基础费用也包括额外的资金来覆盖项目相关的成本，首次服务的收费范围为54 ~ 126美元，而随访服务则根据患者病情的复杂程度收费36 ~ 108美元。患者病情的复杂程度是由服用药物（处方药、非处方药或天然健康产品）的数量、疾病的数量和出现的药物治疗问题的数量所决定的[56]。

在2009年3月1日到2010年6月30日，186名药师在107个试点药房为总计18623名患者在33993次就诊中解决了39517个药物治疗问题。整个项目中支付药师的费用为2133263.40美元，平均每个患者的费用是114.22美元，每次就诊的费用为62.36美元，总计在18623个患者中发现了39517个药物治疗问题，并予以解决。表12-9为发现和解决的药物治疗问题总结[57]。

在PPMI项目中获得最大成功的药师是那些有效地把技术和行政的工作授权给其他员工，并有效管理药品购进和药房的运营、与当地的医师和其他医疗人员建立合作关系的人。

表12-9　阿尔伯塔省药学实践示范项目中共有18623名患者的33993次就诊中确认和解决的药物治疗问题总结[65]

药物治疗问题类型		药物治疗问题的数量
适应证	不必要的药物治疗	832（2%）
	需要增加药物治疗	21575（55%）
有效性	无效的药物	1235（3%）
	给药剂量过低	6811（17%）
安全性	药物不良反应	2170（5%）
	给药剂量过高	1717（4%）
依从性	不依从性	5177（13%）
总计		39517

虽然阿尔伯塔省政府想要在药学实践示范项目的基础上建立一种持续的药物治疗管理服务的费用支付模式，但结果并不足以满足决策的需求。到2011年5月，虽然阿尔伯塔省政府用更多时间与药房代表们和其他医疗专业人士合作，来确定在药师现有的工作环境下可以成功实施的服务和支付模式[58]，但未来社区药师提供药物治疗管理服务仍然没有进展。

（5）示范项目：不列颠哥伦比亚省药物治疗管理项目

在不列颠哥伦比亚省，省卫生署的药品服务部门（Pharmaceutical Services Division，PSD）和省药学会在2008年达成一项协议，政府把从示范项目的设计、开发和未来实施的药物政策调整节省下来的一些费用重新投资到药物治疗管理和评估上[59]。

这么做的结果就是不列颠哥伦比亚省药物治疗管理项目（BC Medication Management Project，BCMMP）于2010年秋天上马，参与者是来自全省118家社区药房的291名药师们[60]。项目的目的是支持药师为社区患者提供标准化的药物治疗管理服务，以此来改善患者监护的质量、提高药物治疗结果和医疗系统的可持续性[61]。

不列颠哥伦比亚省的这一项目包括全面的药物治疗管理服务，药师与患者建立关系，并和患者一起努力，共同促进安全和有效的药物使用，提高治疗结果，这些服务包括：

- 准备和评审详细的用药史；
- 发现药物治疗问题（药物相关的问题）；
- 设定以患者为中心的治疗目标；
- 执行监护方案来解决问题并达成目标；
- 监测用药效果并根据患者需求的变化调整解决方案；
- 监护过程的记录归档；
- 与患者的其他医疗团队沟通协作。

项目数据搜集一直持续到2012年2月，对结果的评估将会为未来社区药师提供的服务和相关的报酬模式的政策决定提供依据。中期结果在论文完成时还未得到。

虽然管理项目的某些方面与阿尔伯塔省药学实践项目很相似，但也有少数明显的差异。大不列颠哥伦比亚服务模式是基于全面的药物治疗管理，没有阿尔伯塔省项目中增加的地区性调整。在不列颠哥伦比亚省的药师可以在没有额外执业范围要求的条件下提供全面的药物治疗管理。两个项目都采用了基于资源成本的相对价值评估的补偿模式，但在不列颠哥伦比亚省项目中，可支付的服务费用是以提供的服务为基础的，同时项目中增加了单独的津贴费用，用于支持额外的工作和IT建设、药师培训和数据搜集相关的支出。但阿尔伯塔省药学实践项目使用的捆绑服务费用补偿模式是把服务和项目支持的报酬放在一起。

至今最大的差异是，在不列颠哥伦比亚，省卫生署与省药学会和加拿大连锁药店协会达成了嗣后协定，致力于资助临床药学服务的变革，诸如用药评估，针对所有社区药师额外提供项目基金补助。这些临床药学服务允许项目之外的药师准备好迎接未来向全面的药物治疗管理服务的转变[62]。在阿尔伯塔省，只有一部分药师参与到药学实践模式项目中来，并且在2010年，服务随着项目和资助的终止而停止了。谈判仍继续围绕如何定义和资助全面的药物治疗管理服务以及如何将之整合到现存和已出现的医疗服务模式中去。

12.14.5　挑战和机遇

全面药物治疗管理的未来最终取决于药师在面对经济、政治以及零售上的持续压力下，专注于患者监护服务的能力。

（1）公共和私人资助模式

第三方（主要是政府）支付者正在与药学领袖合作，共同建立可行的费用支付模式和政策，来支持药师执业的变革。然而，整个医疗体系并没有新的资金来支付这些新的服务。支付者希望新服务可以从提高效率、降低成本和减少医疗资源的使用以及改善患者治疗效果所节省的费用中来得到资助。这些对话是具有挑战的，尤其是鉴于这一切发生的同时，包括医院和医师在内的其他医疗部分也在要求得到更多的资金。

过去，加拿大的私人支付者都定位自己是第二支付者，而公共支付方才是第一支付者。因此，只有公共支付方在开发支付药师提供患者监护服务的项目之前，确定了全面药物治疗管理的具体支付水平、可以提供服务的内容以及入选服务资格的标准之后，私人支付者才会买单。此外，当私人客户（雇主）开始要求这些服务可以报销时，私人支付者才有了反应。药师需要在第一线向决策者证明全面的药物治疗管理服务的价值。

（2）医师与药师之间的关系

药师和医师之间的关系在近几年已经有所变化，但仍有很长的路要走。个体医师和个体药师在共同服务患者时，如果两者之间的工作关系是良好的，那一般来讲，医师对药师的看法也是乐观正面的。但是一些药师只是不明白这种工作关系的重要性，在这种情况下，医师对药师的意见往往是不太友好。

在政治和宣传层面上，医师普遍认为药师是数量有限的医疗费用的竞争者，并且是医师对患者监护控制权的一种威胁。医师们提出的典型问题有：

- 药师不应试图干预"医学实践"；
- 药师的报告和电话增加了医师工作量；
- 药师的努力加剧了患者监护的四分五裂；
- 药师的努力削弱了神圣的"患者-医师"关系。

药师必须意识到与其他医疗专业人员维持关系的重要性，并体现出一种令人尊重和乐于合作的态度，最终医师的问题才会消失。

（3）创新性的执业环境

也许药师在其执业变化的努力中面临的最大挑战与社区药房的所有者之间复杂的、相互依存的关系有关。一些药师对于在零售环境下做一名职业人士的挑战感到越来越沮丧。这种挫折感让很多的药师寻求创新的执业环境，比如说与区域内卫生当局签订雇佣合同、参与示范项目，甚至寻求像家庭医疗机构一样的非传统雇主。一小部分的药师正在探讨成为注册许可的不参与调配的临床药师，这样他们才能签署协议，利用现有的药房支付机制并向公众纳税人申请偿付。

在社区执业环境中，药师需要越来越有创造力。药房技师正开始接受管理并持照承担一些技术性的调剂工作。这种状况使得处方调剂的成本逐渐下降。最终的结果将是，在加拿大零售药店内，药师所需要做的传统的调剂工作将越来越少。

在各种层级，对于药师来说，关键是要对自己在加拿大医疗系统内的作用保持一种清醒的认识，不让政治、市场份额或零售议程分散注意力，以免偏离为患者提供全面的药物治疗管理服务的初衷。

无论存在或出现什么障碍，药师必须毫不动摇地坚持以监护患者为中心。一般来说，接受过药师全面的药物治疗管理服务的患者，对于他们得到的监护和健康福利满意度都是非常高的，而福利对患者来说才是他们真正关心的。决定给患者、决策者和决策相关者提供全面的药物治疗管理服务的个体药师将会引领发展方向，最终达到一个顶点，那就是：全面的药物治疗管理将成为在加拿大所有药师共同接受的标准。

参考文献

[1] Statistics Canada. *Population Estimates and Projections.* http: //www40. statcan. ca/l01/cst01/ demo23b-eng. htm. Accessed April 23，2011.

[2] Health Canada. *Health Care System. Canada Health Act.* http: //www. hc-sc. gc. ca/hcs-sss/ medi-assur/ cha-lcs/index-eng. php. Accessed April 23，2011.

[3] Canadian Institute for Health Information. *Pharmaceutical Care and Utilization.* http: // www. cihi. ca/ CIHI-ext-portal/internet/en/Document/types+of+care/pharmaceutical/ FAQ_PCU_DID_YOU_KNOW. Accessed April 23，2011.

[4] Ontario Ministry of Health and Long-Term Care. *Public Information: About MedsCheck.* http: //health. gov. on. ca/en/public/programs/drugs/medscheck/. Accessed April 23，2011.

[5] Medication Review Services Guidelines for Pharmacists. *BC PharmaCare.* April 1，2011. http: //www. health. gov. bc. ca/pharmacare/pdf/medrevguide. pdf. Accessed July 13，2011.

[6] BC PharmaCare Newsletter. March 25, 2011 Edition 11-004. http: //www. health. gov. bc. ca/ pharmacare/newsletter/news11-004. pdf. Accessed July 13，2011.

[7] Resource Guide for Pharmacists and Publicly Funded Vaccine. October 2010. http: // www. health. gov. bc. ca/pharmacare/pdf/ResourceGuideforPharmacistsandPubliclyFunded- Vaccine-FINAL. pdf. Accessed July 13，2011.

[8] National Association of Pharmacy Regulatory Authorities. *Pharmacy Practice and Regulatory Resources.* National Statistics. http: //napra. ca/pages/Practice_Resources/National_ Statistics. aspx. Accessed April 23，2011.

[9] Canadian Pharmacists Association. Directory. *Canadian Faculties and Schools of Pharmacy.* http: // www. pharmacists. ca/content/about_cpha/about_pharmacy_in_can/directory/ associations. cfm?main_ heading=Canadian$Faculties$and$Schools$of$Pharmacy. Accessed April 23，2011.

[10] University of Toronto. Lesley Dan Faculty of Pharmacy. International Pharmacy Graduate Program.

http: //www. ipgcanada. ca/. Accessed April 24，2011.

[11] University of British Columbia. Faculty of Pharmaceutical Sciences. Doctor of Pharmacy Program Overview. http: //www. pharmacy. ubc. ca/programs/degree-programs/PharmD. Accessed April 23，2011.

[12] University of Toronto. Lesley Dan Faculty of Pharmacy. Doctor of Pharmacy. http: // pharmacy. utoronto. ca/programs/pharmd. htm. Accessed April 23，2011.

[13] *CPhA Position Statement on a Doctor of Pharmacy Degree as an Entry-Level to Practice.* Canadian Pharmacists Association. 2009. http: //www. pharmacists. ca/content/about_cpha/who_ we_are/ policy_position/pdf/PharmD%20Entry%20Level. pdf. Accessed April 23，2011.

[14] *Educational Outcomes for First Professional Degree Programs in Pharmacy (Entry-to-Practice Pharmacy Programs) in Canada.* Association of Faculties of Pharmacy of Canada. Annual General meeting，Vancouver BC，June 3，2010. http: //afpc. info/downloads/1/AFPC_ Education_ Outcomes_AGM_June_2010. pdf. Accessed April 23，2011.

[15] Universite de Montreal. Faculte de pharmacie. Doctorat en pharmacie. http: //www. pharm. umontreal. ca/etudes_cycle1/pharmd. html Accessed April 23，2011.

[16] Universite Laval. Faculte de pharmacie. Admission au doctorat de premier cycle (Pharm D). http: // translate. google. com/translate?hl=en&sl=fr&u=http: //www. pha. ulaval. ca/&ei=OjCzTby-PIKos QOt08ThCw&sa=X&oi=translate&ct=result&resnum=6&ve d=0CEMQ7gEwBQ&prev=/search%3 Fq%3DU%2Bof%2Blaval%2BPharm%2BD% 26hl%3Den%26safe%3Doff%26client%3Dfirefox-a%26hs%3DMuj%26rls%3Dorg. mozilla: en-US: official%26prmd%3Divns. Accessed April 23，2011.

[17] Koleba T，Marin JG，Jewesson PJ. Entry-level PharmD degree programs in Canada: some facts and stakeholder opinions. *Can Pharm J.* 2006；139(6): 42–50. http: //www. pharmacists. ca/content/ cpjpdfs/nov_dec06/EntryLevelPharmD_Koleba. pdf. Accessed April 25，2011.

[18] AFPC Mission Statement for Pharmacy Education in Canada. Association of Faculties of Pharmacy of Canada. http: //www. afpc. info/content. php?SectionID=2&Language=en. Accessed April 23，2011.

[19] National Model Continuing Competence Program for Canadian Pharmacists. National Association of Pharmacy Regulatory Authorities. 2002. http: //napra. ca/pages/Practice_ Resources/contiuning_ competence. aspx?id=2091. Accessed July 13，2011.

[20] College of Pharmacists of BC. Professional Development and Assessment Program. http: // www. bcpharmacists. org/professional_development/professional_development/index. php. Accessed April 23，2011.

[21] Canadian Pharmacists Association. *About Pharmacy in Canada.* http: //www. pharmacists. ca/content/ about_cpha/about_pharmacy_in_can/index. cfm. Accessed April 24，2011.

[22] Task Force on a Blueprint for Pharmacy. *Blueprint for Pharmacy: The Vision for Pharmacy.* Ottawa (ON): Canadian Pharmacists Association；2008. http: //www. pharmacists. ca/content/about_cpha/ whats_happening/cpha_in_action/pdf/BlueprintVision. pdf. Accessed April 24，2011.

[23] *Blueprint for Pharmacy: The Vision for Pharmacy. About the Vision.* http: //blueprintforpharmacy. ca/ home. Accessed April 24，2011.

[24] Task Force on a Blueprint for Pharmacy. *Blueprint for Pharmacy: The Vision for Pharmacy.* Ottawa (ON): Canadian Pharmacists Association；2008. http: //www. pharmacists. ca/ content/about_cpha/ whats_happening/cpha_in_action/pdf/BlueprintVision. pdf. Accessed April 24，2011.

[25] *Blueprint for Pharmacy: The Vision for Pharmacy. Policy Changes by Region.* http: // blueprintforpharmacy. ca/policy-changes-by-region Accessed April 24，2011.

[26] Turning Point for Pharmacy. *2010 CACDS Report.* Canadian Association of Chain Drug Stores；

2010: 4–14. http: //www. cacds. com/supplement/index. html. Accessed April 24，2011.

[27] *Blueprint for Pharmacy: The Vision for Pharmacy. Policy Changes by Region.* http: // blueprintforpharmacy. ca/policy-changes-by-region. Accessed April 24，2011.

[28] *Pharmaceutical Care: Information Paper on the Evolution of Patient Pharmacotherapy Monitoring to Pharmaceutical Care.* Canadian Society of Hospital Pharmacists，1994.

[29] Shalansky S，Nakagawa B，Wee A. Drug-related problems identified and resolved using pharmaceutical care versus traditional clinical monitoring. *Can J Hosp Pharm*，1996，49(6): 282–288.

[30] Ogle BG，McLean WM，Poston JW. The Clinical Pharmacy Services Study: a study of clinical services provided by pharmacists in Ontario hospitals. *Can J Hosp Pharm*，1996，49(1): S1–S25.

[31] Brown G. The Clinical Pharmacy Services Study: rocket fuel. *Can J Hosp Pharm*，1996，49(1): 1–2.

[32] Ogle BG，McLean WM，Poston JW. The Clinical Pharmacy Services Study: a study of clinical services provided by pharmacists in Ontario hospitals. *Can J Hosp Pharma*，1996，49(1): S1–S25.

[33] *Pharmaceutical Care: Guidelines on Optimizing the Use of Limited Resources to Provide Pharmaceutical Care.* Canadian Society of Hospital Pharmacists，2001.

[34] *Hospital Pharmacists: Information Paper on Direct Patient Care and Beyond.* Canadian Society of Hospital Pharmacists，2010.

[35] Pharmacy Technician Regulation. College of Pharmacists of British Columbia. http: // www. bcpharmacists. org/about_us/key_initiatives/index/articles27. php. Accessed April 24，2011.

[36] The Regulation of Pharmacy Technicians. Ontario College of Pharmacists. http: //www. ocpinfo. com/ client/ocp/OCPHome. nsf/web/Tech_Overview. Accessed April 24，2011.

[37] *IMPACT: Integrating Family Medicine and Pharmacy to Advance Primary Care Therapeutics.* A Primary Health Care Transition Fund Demonstration Project (G03–02671). http: // www. impactteam. info/impactProject. php. Accessed April 24，2011.

[38] Primary Health Care Transition Fund. *Health Canada.* http: //www. hc-sc. gc. ca/hcs-sss/ prim/phctf-fassp/index eng. php. Accessed April 24，2011.

[39] Dolovich L，Pottie K，Kaczorowski J，et al. *IMPACT: Project Summary.* http: //www. impact team. info/impactProject. php. Accessed April 24，2011.

[40] Pottie K，Haydt S，Farrell B，et al. Pharmacist's identity development within multidisciplinary primary health care teams in Ontario；qualitative results from the IMPACT project. *Res Soc Adm Pharma*，2009，5: 319–26. http: //www. impactteam. info/documents/Pottieetal2009. pdf. Accessed April 24，2011.

[41] IMPACT. Results and News: Publications. http: //www. impactteam. info/publications. php. Accessed April 24，2011.

[42] Farrell B，Pottie K，Haydt S，et al. Integrating into family practice: the experiences of pharmacists in Ontario，Canada. *Int J Pharma Pract*，2008，16: 309–315. http: //www. impactteam. info/ documents/ Narrativereportpaper 1 stfourmonths IMPACT. pdf. Accessed April 24，2011.

[43] Ontario Ministry of Health and Long-Term Care. *Family Health Care Teams: Public Information.* http: //www. health. gov. on. ca/transformation/fht/fht_mn. html. Accessed April 24，2011.

[44] IMPACT Resources for Pharmacists. *Practice Enhancements.* http: //www. impactteam. info/ practice Enhancements. php. Accessed April 24，2011.

[45] IMPACT Resources for Pharmacists. *Practice Enhancements.* http: //www. impactteam. info/ practiceEnhancements. php. Accessed April 24，2011.

[46] Ontario Ministry of Health and Long-Term Care. *Family Health Teams: Information for Family Health Teams.* http: //www. health. gov. on. ca/transformation/fht/fht_guides. html. Accessed April 24，2011.

[47] Ontario Ministry of Health and Long-Term Care. *Family Health Teams: Advancing Family Health Care. Guide to Interdisciplinary Provider Compensation (Version 3. 2，Updated May 2010). Appendix A: Salary Benchmarks for Interdisciplinary Health Care Providers.* http: //www. health. gov. on. ca/transformation/fht/guides/fht_inter_provider. pdf. Accessed April 24，2011.

[48] Alberta Primary Care Initiative (PCI). *About the PCI.* http: //www. albertapci. ca/AboutPCI/Pages/default. aspx. Accessed April 24，2011.

[49] Alberta Primary Care Initiative (PCI). *Pharmacy Pilot Project.* http: //www. albertapci. ca/AboutPCI/RelatedPrograms/Pages/Pharmacy. aspx. Accessed April 24，2011.

[50] Government of Saskatchewan. *Primary Health care in Saskatchewan.* http: //www. health. gov. sk. ca/primary-health-care-in-saskatchewan. Accessed April 24，2011.

[51] Pharmacy Association of Saskatchewan. *Media Release: Pharmacist Awareness Week Celebrates 100 Years of Provincial Pharmacist Regulation in Saskatchewan. March 7，2011.* http: //www. skpharmacists. ca/media/34952/prescriptive%20authority%20media%20release% 20-march%207，2011. pdf. Accessed April 24，2011.

[52] Ramaswamy-Krishnarajan J，Hill，DS. Pharmaceutical care in Canada: an exploratory study of 81 community pharmacies. *Can Pharm J*，2005，138(4): p46–p50.

[53] Value of Pharmacy: Building on a Firm Foundation. *CACDS Report.* Canadian Association of Chain Drug Stores，2010: 27–29. http: //www. cacds. com/supplement/index. html. Accessed April 24，2011.

[54] Tachuk M. Alberta Pharmacy Practice Models Initiative. Presentation at the Canadian Pharmacists Association Annual Conference. June 2009. http: //www. pharmacists. ca/ content/about_cpha/whats_happening/cpha_in_action/pdf/Matt%20Tachuk_Blueprint_CPhA_2009. pdf. Accessed April 24，2011.

[55] Alberta College of Pharmacists. *Health Professions Act: Standards for Pharmacist Practice.* April 1，2007. https: //pharmacists. ab. ca/Content_Files/Files/HPA_Standards_FINAL. pdf. Accessed April 24，2011.

[56] *A lberta Pharmacy Practice Models Initiative: Evaluation Report.* Alberta Pharmacists Association. March 28，2010. http: //www. rxa. ca/Content_Files/Files/PPMIEvaluationReport. pdf. Accessed April 24，2011.

[57] *A lberta Pharmacy Practice Models Initiative: Final Data Summary.* Alberta Pharmacists Association. September 20，2010. http: //www. rxa. ca/Content_Files/Files/PPMIExtension- Report. pdf. Accessed April 24，2011.

[58] Letter from the Alberta Minister of Health and Wellness to Alberta Pharmacists and Pharmacy Owners. June 29，2010. http: //www. rxa. ca/Content_Files/Files/Zwozdesky_ Jun292010. pdf. Accessed April 24，2011.

[59] Interim Agreement between the Ministry of Health Services and the BC Pharmacy Association. December 12，2008. http: //www. health. gov. bc. ca/pharmacare/suppliers/ia. pdf. Accessed April 24，2011.

[60] De Jong I. *How Medication Management is Changing Pharmacy Practice.* The Tablet: Official Publication of the BC Pharmacy Association，2011: 10–12.

[61] Studies and Reviews. *Information for Pharmacists and Other Medical Suppliers.* PharmaCare Program. BC Ministry of Health. http: //www. health. gov. bc. ca/pharmacare/suppliers. html.

Accessed April 24，2011.

[62] Pharmacy Services Agreement. *Between the BC Ministry of Health，BC Pharmacy Association and Canadian Association of Chain Drug Stores.* July 7，2010. http: //www. health. gov. bc. ca/ pharmacare/suppliers/psa. pdf. Accessed April 24，2011.

[63] *A lberta Pharmacy Practice Models Initiative: Final Data Summary.* Alberta Pharmacists Association. September 20，2010. http: //www. rxa. ca/Content_Files/Files/PPMIExtension Report. pdf. Accessed April 24，2011.

12.15　美国

Brian J.Isetts，PhD，BCPS
明尼苏达州明尼阿波利斯市，明尼苏达大学药学院，药学监护和医疗系统系，教授

12.15.1　简介

自从Hepler和Strand于1990年发表的里程碑文章"药学监护的机会与责任"唤醒了美国的药师，行业开始了反思并对全面的药物治疗管理进行了正式的研讨[1]。人们普遍认识到执业者的作用不应仅限于保障准确调剂药物给患者，这一需求的变化几乎引起药学专业的一次"文艺复兴"。药学监护（Pharmaceutical Care，PC）这一词语已经流行了几年，直到建立一种承担患者用药相关需求责任的执业模式，即完全区别于调剂药品业务，才变得明朗起来。1993～1997年的明尼苏达药学监护示范项目（Minnesota Pharmaceutical Care Demonstration Project）得到的一个重要教训：试图提供与日常调剂处方业务混杂并行的全面的药物治疗管理注定是"一心多用，一事无成"的，而使项目成功落地的关键是理解药物治疗管理服务与药学监护实践的关系。

12.15.2　背景

本节的目的是总结全面的药物治疗管理服务在美国的历史和现状，包括重要的发展、出现的机会和未来的挑战，确保药师对每位患者的用药进行评估，确认药物的适应证是否正确，药物的有效性、安全性以及患者按照医嘱主动服用药物的能力是否达到。在全美构建一个全面的药物治疗管理的基础体系的重要历史要从说清重新设计药物使用体系的必要性开始，并描述一种统一标准的系统性患者监护过程、进行以循证药学支持服务的必要研究，强调药学监护对降低药物相关的发病率和死亡率的紧迫性，最后在官方健康报告命名系统中得到承认、获得费用补偿，建立大范围推广应用的能力。

12.15.3 历史回顾

"不从历史中汲取教训的人，注定重蹈覆辙。"

——英国政治家、哲学家Edmund Burke（1729—1797）

回顾历史发展的目的是为了勾勒出医疗专业人员所提供服务的背景，这种一致的系统性监护服务是以社会认可的方式来满足社会的具体需求，包括监护理念、标准化的患者监护流程和执业管理体系。呈现重要历史发展需要回顾药师已经到达现状的艰辛旅程，学习过去的成功经验和面临的挑战。这次的历史性回顾是药物使用相关问题引起的发病率和死亡率产生的社会需求。

（1）药物相关的发病率和死亡率：1780年至今

药物相关的发病率和死亡率是指药物治疗问题引起的疾病、生病、伤害和死亡的发生和流行状况。正是这种社会的主要需求，几十年来促进了药师在患者监护方面贡献的升华。在殖民地时期，药师要到患者家中拜访并治疗患者，准确地量度和调配安全有效的药物，以满足患者个体的需求，并在健康方面给出建议。

然而，第二次世界大战后，商业性制药厂家的发展，加上1951年《杜汉 - 哈费尔食品药品法修正法案》的要求，规定只有医师才能开立处方，导致现代药师发展成为药品的调配者。此外，在1950年，还有一项由药学领袖做出的重要决定，影响了药师作为医疗专业人员长达半个多世纪之久，那就是：付给药师的专业服务费用应该包含在药物调剂的费用里。在当时，由于"材料＋劳力"的付费体系借鉴了类似水管工和房屋承建商的商业模式，这最终决定了药师的社会地位。药房所有者由于在处方的价格上有相当大的加成，使得他们很多年来收入颇丰。然而，对于药师真正做什么才能让调剂专业的服务合理化，多少年来却始终是一团迷雾。

在这段时间的实践中，药物相关的发病率和死亡率始终存在，故在医院出现了临床药师的岗位。药物复杂性的日益增加迫使医疗专业人员需要具备广泛的专业知识，掌握急症患者使用药物的药动学和药效学。1974年法律规定咨询药师必须对那些具有熟练护理技能的每位住院药师记录的患者用药情况进行回顾，以评估患者药物使用的合理性。明尼苏达药学监护示范项目和立法实施药物治疗管理服务等创举就表现出了对减低门诊患者药物相关问题引起的发病率和死亡率的一种回应。

药物相关问题引起的发病率和死亡率并不仅仅是药物不良反应事件和药物相互作用，认清这一点非常重要。它还与无效和预料之外的用药结果有关。比如，解决因患者缺乏用药常识而导致的药物治疗问题就是要消除影响正确使用药物的障碍。消除合理用药的障碍意味着患者按照医嘱服用药物不能受到伤害，即患者服用的药物应该是有效和安全的。换句话说，患者没有达到治疗目标就是出了问题，因为他/她没有从安全、有效的用药中获得益处。

药物治疗问题与患者安全的关系最近因一些学者报告康涅狄格州Medicaid卫生

信息技术展示项目的结果而受到重视。使用美国联邦协调委员会用药差错报告预防计算法的用药安全等级，已扩展到不仅包括药物的危险作用，还包括无效的药物使用和预料之外的后果，药师提供药物治疗管理服务解决的75.9%药物治疗问题归类于可预防的用药差错[2]。

药物相关问题引起的发病率和死亡率是一种巨大的挑战，每年给美国医疗卫生系统增加2000亿美元的负担[3,4]。由于患者的不合理使用药物，造成医疗卫生系统的损失，据估计每年高达2900亿美元[5]。另外，处方药费用支出占到整个美国医疗卫生费用支出的10%（2490亿美元），是住院监护（31%）及医师和临床服务（21%）之外的第三大花销项目[6]。有一半的药品没有达到预期效果，这种将近1∶1药物成本与药物不良反应所增加的开销是考虑进行药物治疗管理干预、强调正确使用药物和提高患者用药依从性的真正原因[5,7]。

（2）复制临床药物试验的科学成果

虽然药物相关问题引起的发病率和死亡率的原因是多种因素造成的。药品上市之后的问题是匮乏像药品临床试验审批一样的一贯而完善的科学流程，这个问题成为重要的考虑因素[8]。目前已经设计出用于患者用药的一套系统性监护流程，以帮助患者达成想要的药物治疗目标，并解决目标达成过程中面临的药物治疗问题[9]。这种方法在官方医疗卫生报告中命名为"药物治疗管理服务"[10,11]，其具有改善患者监护质量、降低医疗费用支出，以达到一个乐观的投资回报的潜力[12,13]。

复制患者临床药物试验的成果，需要从系统性的角度再次评估美国医疗状况。著名哈佛学者，前美国Medicare行政专员、医疗改革派Donald Berwick博士经常这样评价："每一个系统的完美设计就是为了得到良好的结果"[14]。Edward Deming倡议广泛使用系统性的方法以改善所有人为因素的干扰。Deming的系统性方法要求持续的流程分析得以进一步的改进。从流程改进来观察药物的使用。不幸的是，对于在家中治疗的美国患者来说，还没有配备监护患者药物使用的指导系统和流程。

一个合理的药物使用体系应强调帮助患者达到预期设定的治疗目标，并解决那些妨碍达成目标进程的药物治疗问题。这样的体系包括一个连续的系统性患者监护流程，可以应用到所有的执业环境下的患者监护中去。得到普遍认可的是，完成这种愿景需要时间，也需要共同的努力，以及妥当地衔接目前成功的项目和计划。

（3）认识服务项目与服务者

尽管药师可能已经为患者做了各种各样的服务，并早在2005年之前就已经开始投身于各种临床活动，但他们并没有获得美国官方医疗卫生报告术语中认可的名分，而且也没有标准的联邦服务身份（National Provider Identification，NPI）编号。如果没有官方认可的汇报医疗服务和服务许可的身份，药师就无法被认为是医疗专业人员。在创立一个合理用药体系进程的前期，大概在2000年，我回想起药师为此而叹息："要是我们有收费编码（Billing Codes）和服务许可身份编号的话，那我们在监护患者方面能做更多的事"。俗话说"会哭的孩子有奶吃"。

现行临床程序术语（Current Procedural Terminology，CPT）创建于1966年，是一种系统性分类和报告医疗程序和服务的方法[15]。需要一种持续一贯的报告术语来将全美境内医疗程序和服务标准化。现行临床程序术语作为官方医疗报告术语的首要功能常常被其次要的行政管理功能所遮盖，所谓的次要功能是指医疗保险的计费和报销问题。现行临床程序术语的另外一个重要行政管理功能在于开发绩效衡量的基线。绩效衡量基线已成为"基于价值的医疗服务"[16]以及不断演变的新医疗融资系统的核心部分。药物治疗管理在基于价值的医疗融资中的作用将在本节小结部分中简要讨论。

在争取医疗卫生报告命名官方机构认可药物治疗管理服务作为一项卫生服务以及认可药师作为药物治疗管理服务提供者的道路上，可以追溯到很多先驱和投资者们做出的努力。然而，鲜为人知的是，1996年《医疗保险便携责任法案》（HIPAA）中相关的条款为药学专业向CPT术语编写专家组申请进入官方医疗报告术语系统打开了大门。2000年8月，美国卫生及公共服务部（Department of Health and Human Services）公布了实施HIPAA的最终决定，寻求简化医疗保险申请系统的行政手续，并让某些医疗健康信息的传输更加高效。与药学专业有关的是，最终的规则决定了电子数据传输标准的使用，是用于所有医疗专业人员包括药师的专业服务费用申请。医疗保险报告系统的电子交易规范中将药师的专业服务包含在内的这一法规，为申请将其纳入现行临床程序术语编码创造了一个机会。

美国医学会（AMA）负责监督CPT编辑专家小组的进展和CPT的出版。在2002年，8个全国性的药学组织共同为此成立了联盟组织，该联盟与美国医学会和CPT编辑专家小组合作，启动了申请药物治疗管理（MTM）服务正式编码建议的流程。这个联盟就是今天为人所知的药师服务技术咨询联盟（Pharmacist Services Technical Advisory Coalition，PSTAC），在与CPT相关的问题上，被认为是药学界官方的"医疗专业学会"，Daniel Buffington被美国医学会批准作为医疗服务专业人员咨询委员会CPT编辑专家小组的药学代表人。

药师服务技术咨询联盟在2004年提交的最初版CPT编码建议请求得到一个永久的Ⅰ类MTM编码系统，根据患者（病情）的复杂程度，使用基于资源成本的相对价值评估方法，该法类似于医疗专家们提供评估和管理服务的编码（例如99201—99205）。在CPT编码提议中含有的MTM的疗效和安全性依据来自药学监护实践的报道文献。药学监护（首次于1975年提出）和MTM之间的关系已在证据中说明[10]。

在PSTAC CPT编码提议中的MTM服务概念是从药学监护实践（PCP）的文献派生出来的。MTM服务的基本内容包括：药师执行面对面的综合用药审核和评估，以确定、解决和防止药物治疗中出现的问题；拟订出一份药物治疗计划，帮助患者达到治疗的目标；对患者治疗的结果进行监测和评估。CPT编辑专家小组批准了以下对于MTM服务的定义："药物治疗管理服务（MTMS）是指药师面对面评估和干预患者用药的服务。MTMS的目的是为了优化药物治疗，或者控制治疗相关的药物相互作用或并发症的发生[10,11,17]"。

由药师提供的MTM服务CPT编码被归类为Ⅲ类（临时性）。Ⅲ类CPT编码用来报告新的或新出现的手段和服务，最多可以使用5年，当证据搜集齐全，就可申请向Ⅰ类（永久性）CPT编码转换[15]。在CPT编辑专家小组签署的临时CTP编码状态不久，PSTAC联盟的同事们就开始着手收集MTM在全国范围内得到应用的证据，并为服务提供者制订了一份市场调查问卷发放下去，按照CPT2006的要求，收集提供MTMS服务的药师数量信息。一份9项内容的调查问卷是由PSTAC在咨询CPT编辑专家小组成员、顾问和员工之后制订出来，电子调查问卷使用很多邀请方法分发给已知或被认为从事MTM服务的几组药师。共计240个实践基地反馈调查提供者的情况。已确认在全国50个州、哥伦比亚特区和波多黎各提供了MTM服务。大多数问卷回馈（86%）来自综合医疗门诊，包括社区药房、诊所和医师办公室、出院药房、企业工作地、养老院和临终关怀机构。此次调查表明，在两年（2005～2006年）的研究期间，共计有大约280万次MTM就诊面谈。基于这次调查的结果，PSTAC向CPT编辑专家小组提交了编码改进建议，药物治疗管理服务的CPT编码于2007年10月被定为永久性的Ⅰ类地位[10]。

12.15.4 美国药物治疗管理的现状

（1）药物治疗管理服务与药学监护实践的关系

了解药物治疗管理的起源非常重要，搞清它与药学监护实践的关系也同样重要。本节最重要内容之一就是要理解到所有的医疗服务必须具备一项实践（执业行为），以支持这些服务的践行。否则，这项医疗服务无非是一项安排不周且注定失败的实践。牙科的实践组成了所有的牙科常规服务，而外科常规手术就构成了外科实践，所有诊所看诊服务构成了医疗实践。实践的定义是："在常见理念和患者监护流程的指导下，以协会认可的标准和方法，创造性地应用知识来解决具体的问题[9]"。换句话说，MTMS是在一种执业理念下来提供的专业服务，例如满足一种社会的义务，以降低药物相关的死亡率和发病率，承担患者药物治疗结果的责任；包括一个患者监护流程，比如对患者的系统性评估、制订一份监护计划、对患者所有的药物相关需求进行随访评估；一个执业管理体系，比如工作量管理、绩效评估、文件记录、患者预约安排、收费、开票和收入系统。

药物治疗管理服务这一术语的起源似乎有点神秘和阴谋感。甚至在流行的、只是质量不高的维基百科中讲述的MTMS起源都是不准确的，虽然大部分是可信的信息。在20世纪90年代中期，国会立法意在补偿药师提供的药学监护服务，运用药物治疗管理、药品管理以及合作药物治疗管理模式，努力找到药学监护服务的精髓。

在2002年，联邦老人医疗保险费用支付顾问委员会（Medicare Payment Advisory

Commission，MedPAC）为国会准备了一份关于Medicare支付非医师服务提供者的报告。这份报告大体上已经认识到用药问题导致的发病率和死亡率，尤其是老年人药物使用不当的问题。药品管理被描述为："监护服务的演变模式，通过医师、药师，以及其他医疗人员，还有患者之间协同合作来做出药物治疗的决策"，并且产生一项具体的建议，那就是美国卫生及公共服务部（Department of Health and Human Services）的部长应该"评估出院医疗合作药物治疗管理服务的模式"[18]。报告还提出了优化那些使用复杂药物治疗的Medicare受益者的需求。这些对老人不恰当使用药物的观察也为开始一项Medicare福利奠定了基础，其中包括的药物治疗管理服务在以下部分会叙述到。

（2）Medicare D项药品福利计划

在1965年，国会启动了Medicare，作为"大社会"愿景的一部分，这个愿景的源头可以追溯到总统Franklin Delano Roosevelt、Harry S. Truman，以及其他为民族努力奋斗、走出20世纪30年代大萧条的美国人。当颁布Medicare后，老人住院和找医生就诊就可报销。Medicare A项是指住院报销的内容，B项包括找医生就诊保险。然而，处方药的报销并没有包含在Medicare的法规中。在1965年流行的说法是：递交一份处方药保险的行政费用比一个普通处方药的平均费用还多。然而，由于个体退休人员巨大的住院花费相关的迫切问题，加上把Medicare的立法规定作为"全民医疗"的激进冲击下，阻碍了将处方药品福利纳入到社保报销范围[19]。

Medicare颁布40年后，药品的平均开销大大增加。尽管对Medicare的处方药福利进行资金补助是一个引起强烈争论的问题，但处方药的消费对美国老人的经济负担已成为一个值得的关注问题。虽然Medicare项目极度需要获得药品福利已经成为广泛共识，MedPAC针对非医师的服务提供者的服务支付报告强调了将药物治疗管理包含进来的想法，所以我们不能仅仅将药品扔给老人就完事，需要带领他们降低用药相关问题引起的发病率和死亡率。MedPAC的报告指出，"作为多方面的项目改革的一部分，国会应该考虑Medicare受益人不仅应得到药品管理服务，还要得到全面监护协作的服务"。而且报告继续特别指出：随着国会考虑创建一个Medicare药品福利，包括药物管理福利可能为那些用药复杂的Medicare受益人群提供一种优化的药物治疗的机制[18]。

2003年的《美国联邦老人医疗保险现代化法案》（Medicare Modernization Act of 2003，MMA）第423条D项计划确定了一个Medicare的处方药品福利，以及要求D项计划和赞助者必须满足成本控制和质量改进，包括药物治疗管理项目的相关要求。在2008年，Medicare D项计划处方药品福利提供了2500万份的Medicare受益保单，担保受益人获得药品福利。有趣的是，实际的药品支出比原来计划的项目预算低了将近40%，部分是因为在处方药品计划和药房之间采用的竞争机制[20]。

《美国联邦老人医疗保险现代化法案》（MMA）为药物治疗管理详尽解释了其广义的目标，即通过一些项目来改善药物使用和减少药物不良事件的发生，从而最大化地提高目标受益人的治疗结果。最初的CMS法规为MTMP建立了一个总体框架，允许赞助者在推广最佳实践方法时有一定的灵活性，因为每个D项计划赞助者都被要求将一个MTM项目纳入到其疾患的受益结构中[21]。此外，Medicare D项计划的MTM项目筹资，已经被设计作为支付给D项计划和赞助者行政费用的一个组成部分，而其他大部分健康服务的支付都是支付给健康服务提供者或者医疗服务组织。

在一个理想的情况下，采取一种类似于其他健康服务的方式来构建和资助Medicare的MTM项目是完美的。这种状况与当年将MTM的概念加进官方医疗报告术语体系相当类似，因为初期临时性的、依据时间计算的CPT报告和收费编码是标准程序和协议的一个例外。这些成果要归功于那些数药片的提供商品服务药师们，以及60年前他们作出的那个决定，即摒弃"材料+劳力"的非专业性商业模式。然而，正如下所述，有日益增长的大量证据，支持药师成为以患者为中心的家庭化医疗团队的成员。

从乐观的角度来看，在解决药物相关的发病率和死亡率方面以及构建一个合理用药体系的方面，过去6～7年中药师已经取得了非常显著的进步并且做出了巨大的贡献。一个最初设计中几乎没有明确定义的指导方针、执业标准或服务水平预期的项目如何在股东的合作下得到强化，Medicare D项计划中MTM项目就是一个绝佳的例子。Medicare药品福利C项和D项计划数据组的同事们一直以来都在努力监控进程、追踪结果、教育参保受益者、验证并公布结果、推广最佳实践方法，并且改善提供给Medicare受益人的服务质量。2011年《美国联邦老人医疗保险D项计划MTM事实列表》提供了至今为止此进展的概述。同时也通过一个叫做"预示"的流程（详见该列表的总结部分）为未来服务水平期望和研究方向提供了一个很好的路线图[21]。

所有Medicare MTM项目的核心是"全面用药评估"（Comprehensive Medication Review，CMR）。CMR是指"对受保人的药物，包括处方药、非处方药、草药和膳食补充剂等进行评估，目的是帮助评估药物治疗和优化患者治疗结果"[21]。CMR必须每年至少进行一次评估，对符合资格的受益人进行面对面的互动咨询，用药评估既可以面对面，也可以通过其他互动形式进行，如电话沟通。在2011年，每个MTM项目都会通过电话进行全面用药评估，其中大概1/4（27.0%）的项目提供面对面的用药评估（较2010年的25.8%略微上升）[21]。随着Medicare D项计划MTM项目受益水平数据的证实，在未来将可能对治疗结果和质量进行有效的评估。

（3）评估执业者在药物治疗管理中做出治疗决策的质量状况

在医院和综合医疗门诊开展的医疗服务质量状况已经通过一系列多样化的评估工具和方法进行了评估[22]。药师在药物治疗管理服务中作出的治疗决策的质量状况也已经使用结构化绝对方法——一种用于医疗质量评估的方法，进行了评估[23]。

由12位医师和药师等成员组成的专家组对在协作执业内提供药学监护的药师做出的治疗决策进行了随机选择患者病历的研究。这是对接受预付费的医疗辅助患者中进行药物治疗管理效果的一项研究，验证质量改进和监护流程。由医师和药师进行同行审查，评估执业者在综合医疗门诊中确认和解决药物治疗问题并协助患者达到治疗目标的干预能力[23]。这项研究结果表明，执业者与医师和其他看护者协作提供药物治疗管理服务做出的决策在临床上是可靠的。据预测，同样的方法论可以用来评估在Medicare D项计划中MTM项目的服务质量。另外，药房质量联盟（Pharmacy Quality Alliance，PQA，一个为了开发可用于Medicare D项计划的绩效评估指标的股东组织）一直在制订Medicare D项计划MTM项目的前瞻性评估CMR质量的共识[24]。

（4）药学监护示范项目的作用

在美国，已经有很多试验性研究和示范项目都为药物管理知识库的建设做出了贡献。如之前所提到的明尼苏达药学监护示范项目（Minnesota Pharmaceutical Care Demonstration Project）、阿什维尔项目（Asheville Project）和美国药师协会基金会项目（American Pharmacists Association Foundation Project）的ImPACT研究只是其中有重要创举的几个例子[9,25～27]。

很多从这些和其他研究中获取的经验已经运用到充满活力的行业中，以为美国药物治疗管理确立合理的基本服务水平。

诸多由州政府管理的Medicaid项目在这些投入中产生了重要影响。在1998年，由于医疗财政总署（现在称为联邦老人医疗保险与医疗救助保险服务中心）的弃权，密西西比州成为最早支付服务费用给药师、为Medicaid患者提供药学监护服务的州之一。在密西西比州项目计划下，费用补偿获得认证的药师来管理患有哮喘、糖尿病、高脂血症以及凝血异常患者的药物相关需求[30]。威斯康星州Medicaid的激励项目——药学付费系统[31]，采用了一个稍有不同的方式，选择采用一种放弃调剂费用的高级费用补偿系统作为药房收取药学监护服务的收费系统。爱荷华州和北卡罗来纳州的Medicaid项目也已被文献记录下来[32,33]。此外，从州立法机关全国研讨会获悉，至少18个州已经拥有了一些准备就绪的药物治疗管理计划[34]。

（5）案例学习：明尼苏达州医疗救助保险药物治疗管理监护法

明尼苏达州医疗救助保险药物治疗管理监护法提供了一个实例，介绍了如何充分利用其他州Medicaid项目、CPT编辑专家组以及前述的示范项目，根据最佳实践方法和其他项目成功经验，来周密建立一个药物治疗管理项目获得实践经验。《明尼苏达州MTM 监护法》（Minnesota Statute §256B.0625，subd.13h.，2005）是立法者、支付者和各利益相关组织12年深度合作努力的成果。该法案主要的内容包括：明确药学监护服务中药物治疗管理的内容，认可获得资格的药师作为执业者，项目评估的授权，通过公共服务部（Department of Human Services，DHS）药物治疗管理顾问委员会初期管理项目实施的方式，以及基于资源成本的相对价值评估补偿体系到MTM CPT编码组、一个资源丰富的网站和患者的认识以及教育内容[35]。

在项目实施后的前10个月中，收集了首批在MTM监护法下接受服务的259位明尼苏达Medicaid受益者的数据，对这项在法律管控下项目进行了评估。在评估中，药师在这259人中确认并解决了789个药物治疗问题（人均药物治疗问题是3.1个），其中没有获得有效的治疗（例如，有效性的剂量过低问题，需要增加药物治疗以及患者不依从的问题）占已经解决的药物治疗问题的73%；根据对已解决药物治疗问题的分析，发现需要治疗的疾病数量是人均6种；用药种类人均为14种，证明在项目的初始阶段，对明尼苏达州医疗救助保险受益人提供了服务，也对具有复杂疾病和药物相关需求的常规医疗保险受益人提供了服务[36]。

对于其他州的立法计划行动而言，明尼苏达州Medicaid MTM监护计划的经验正是一种激励他人的典范模式。另外，值得注意的，《平价医疗法案》要求在慢性疾病治疗中实施药物治疗管理服务的规定，正是参照了《明尼苏达州MTM监护法》与服务质量有关的所有内容。

12.15.5　未来方向

这部分内容的目的是为了对未来的方向提供一个有依据的预测和做出重要决策，为每位美国公民创建一个终生的合理用药体系。正如之前所述，美国目前并没有一个可用的合理用药体系。一般而言，医疗监护存在杂乱而安排不周的问题已经不利于按系统方式来解决药物使用问题。幸运的是，用于新药审批的科学原则正在作为一种方式，帮助评估药物治疗，以确保正确的治疗用药，以及药物上市后使用的有效性、安全性和便利性。这个部分讨论的三个主要领域是：为每一位美国人提供药物治疗管理的计划能力、药物治疗管理提供者的人力特征和药物治疗管理课程设置的影响。另外，需要解决医疗信息技术不断扩张的能力和医疗信息交换的问题。

（1）为每一位美国人提供药物治疗管理的计划能力

正如之前提示，据估测，今天并非每位药师都将愿意或有能力承担患者药物治疗结果的全部责任。在过去50年，对于个体选择进入药学专业的心理状态分析超出了这篇文章的话题范围。现在可以说，很多药师已经变得非常安逸于现状，甚至自我满足于作为药品供应者的这样一种角色，只是偶尔讨论患者应该如何服用药物。这并不是对药师没有过多价值的一种控诉，因为这是药品调剂行业公认的现实。尽管如此，已有很多实例说明药师已经克服了处方调剂这个行业"惯性"并构建药物治疗管理实践以弥补药品分销业务的不足。

综合多源信息，可估算出所需提供药物治疗管理服务、承担患者药物治疗结果责任的人数。这些信息包括：早期的示范项目数据（比如明尼苏达药学监护示范项目）；医疗系统的经验（已经将药物治疗管理整合到重新设计的监护模式中），以及2005年在安大略实施的以患者为中心的家庭化医疗项目的结果。需要注意的是，这些项目都是基于对服务整个美国大众的全科执业者的需要。要不是最初重视全科执业者培养的话，那么，培养药物治疗管理的专科执业者的可靠预测就很难做到。另外，药物治疗管理执业者这一个名词将会用来描述那些承担药物治疗结果责任的个体药师。药师具备从事服务于社会所需的训练和专业知识；但一个药物治疗管理提供者也应包括其他医疗人员，他们也需要学习患者监护流程、拓展专业知识、不断进步以满足需求。

明尼苏达项目记录的最初关键假设之一是一个药师可以在任何地点及时合理地负责750～1000位患者的用药问题。这是一种处在"稳定状态"下的估计，在这种情况下，大部分的患者都已是药物治疗管理监护计划的患者，而余下的患者是新接触这种服务的患者。稳定状态指的是已确定的退出既定监护系统的患者将被新监护的患者替代[9]。

第二个假设是源自具体的实践活动，重新设计药师功能，将其融入以患者为中心的医疗团队监护模式。随着以患者为中心的家庭化医疗以及责任制医疗组织从基于数量到基于价值补偿模式的转变，已依据绩效指标确定费用补偿，由诊所中更小规模"团队"（teamlets）的医疗人员来提供监护服务[38]。例如，拥有3000名患者规模的中等诊所可能需要3个医疗团队的执业者。在明尼波利拥有3000名患者的医疗诊所里，就需要一位相当于全职服务的药师。不得不说的是，诊所的3000名患者中，大约有1/3的患者存在复杂的药物相关需求，要求药师提供全面的药物治疗管理服务，才能填补医疗团队的工作。

第三个假设是来自安大略家庭健康团队模式产生的结果，其中也包括了卫生部（Ministry of Health）资助的一个项目，该项目中规定一位药师需要为10000人提供服务[39,40]。这个预估数包含了那些经常光顾医疗系统的患者，以及一般处于良好健康状态也许并不需要去拜访基层医疗诊所或在基层医疗人员监护下的个体患者。

因此，从这些预估和假设中，一个项目所需的药物治疗管理全科执业者的数量可以根据3亿美国居民来预估计算。如果按每3000人需要1位药物治疗管理提供者来估算，那么将会需要10万位执业者。如果每10000人需要1位药物治疗管理执业者，那也需要3万个执业者。在这些估算中有两个关键性的变量，一个是医疗保险改革的影响，在美国将会有超过92%的人拥有医疗保险，另一个是医疗信息技术和医疗信息交换的影响。如果美国可以从目前以疾病治疗为主的医疗系统的累累负担中走出来，转变为以疾病预防为主的模式，并且在合适的电子安全防护下实行自由的医疗信息交换，那么这些估算将会变化。虽然从3万到10万名全科药物治疗管理执业者的贮备范围相当大，但有意思的是，国家可以对20多万注册药师进行重新部署，来建立一个合理用药系统，这样仍有超过10万的药师可充当药物治疗管理方面的专科药师，并且可监督药物配送。

（2）药物治疗管理提供者的人力特征

正如在本文和其他药学监护教科书和药物治疗管理资料中描述的那样，执业者必须拥有一套核心的价值观：一个以患者为中心的执业理念、一个统一标准的系统化患者监护流程以及一个执业管理体系。正如贯穿全节反复强调的，药物治疗管理执业者必须具备内在的动力来承担患者所有药物治疗结果的责任，并对自己的承诺负责（信守诺言）。对于那些从来没有感受患者生命掌握在自己手中的执业者来说，这可能会感到有点害怕。因此，执业者需要补充与患者建立治疗关系的技能以及掌握药物作用、药物反应、药物代谢动力学和药效学等方面的专业知识。

从明尼苏达项目中学到的经验告诉我们：一名药师不会因为年龄太大而无法成为一名药物治疗管理服务提供者。仔细领悟患者的用药体验，并且全身心地与患者建立一种治疗的同盟关系，可以作为储备必要技术知识的敲门砖。患者并不期待你"什么都懂"，这就是为什么我们教导学生和执业者们去告诉患者，他们可以自己去观察或按自己想法研究解决药物治疗问题。然而，众所周知，整合到患者健康或家庭化医疗的一名药物治疗管理服务者会被其他医疗人员认可作为具有特殊贡献的一位真正同行。与其他医疗专业人士类似，为了让社会了解药物治疗管理提供者和其他医疗执业者的差异，某种类型的执业者认证是非常有必要的。因此，对执业者的执业许可和获得补偿权利的认证对未来美国的药物治疗管理执业者来说是非常重要。

（3）药物治疗管理课程设置的影响

大概在20年前，美国药学院协会（American Association of Colleges of Pharmacy）已认可将药学监护作为药学实践和药学教育的使命。然而，在学校和药学院在药学监护实践下提供药物治疗管理服务的课程则是五花八门。一些学校试图将药物治疗管理中统一标准的系统化患者监护流程植入到药学院学生的整个学习课程。而另一些则把药物治疗管理课程作为学生在第三学年最后阶段的一个学习模块。另外，在涉及美国培养出的药学专业学生到底是太多还是太少的问题上，同行间的分歧也不断增加。不幸的是，两个答案都存在！从事药物调剂的毕业生太多了，而去践行药物治疗管理的太少了。

已经努力重新构建课程设置的药学院都会说这不是一项轻松的任务。这里当然有很多的挑战需要克服。其中朝此方向迈出第一步的一个建议是，所有学校或药学院应该在培养药师的核心能力上达成共识。最近一份很有见地的博士学位论文已经进行了一次彻底的文献评价，并把药学监护执业者对患者观察和确定的访谈结合起来研究，开发了七个基本核心胜任能力的案例[41]。这些胜任能力应成为世界范围药学院课程修订的新起点。

12.15.6　总结

总而言之，在美国，过去的15 ～ 20年，对合理用药系统的开发已经取得了一系列显著的进展。在药学监护实践领域，已有证据表明药物治疗管理服务带来的结果数据和信息在确定药物治疗管理的官方医疗报告和收费编码上非常有用。药物治疗管理服务不能作为一项无法协调的医疗服务而单独存在，因此，必须是直接与药学监护实践相关并受到其支持的一项服务。尽管Medicare D项计划MTM项目的推出并没有明确应达到的服务水平，但已经开展起来了，而且现在已经可以证实其结果和衡量综合用药评估的质量。尽管用药相关问题引起的发病率和死亡率的事件非常严重，但患者对药物管理的认识可能还不够。虽然到期的疗效研究展示了以患者为中心的疗效研究以及比较性的效果研究的成果，但药物治疗管理的商业开发情况还具有很大的挑战。如今摆在美国人面前的基本问题是，每年用药导致的疾病和死亡所耗费的2000亿美元支出是否是可以接受呢？

参考文献

[1] Hepler CD，Strand LM. Opportunities and responsibilities in pharmaceutical care. *Am J Hosp Pharm*，1990，47:533-543.

[2] Smith MA，Giuliano MR，Starkowski MP. Connecticut: improving patient medication management in primary care. *Health Affairs*，2011，30:646-654.

[3] Johnson JA，Bootman JL. Drug-related morbidity and mortality: a cost-of-illness model. *Arch Intern Med*，1995，155:1949-1956.

[4] Ernst FR，Grizzle AJ. Drug-related morbidity and mortality: updating the cost-of-illness model. *J Am Pharm Assoc*，2001，41:192-199.

[5] Engleberg Center for Health Reform at Brookings and the Dartmouth Institute for Health Policy and Clinical Practice. *Brookings-Dartmouth Accountable Care Organization Toolkit* . Washington DC: The Brookings Institution；2011:119. Available at https:// xteam. brookings. edu/bdacoln/Documents/ ACO%20Toolkit%20January%202011. pdf. Accessed July 19，2011.

[6] Martin A，Lassman D，Whittle L，Catlin A，National Health Expenditure Accounts Team. Recession contributes to slowest annual rate of increase in health spending in five decades. *Health Aff (Millwood)* ，2011，30(1):11-22.

[7] Aspen P，Wolcott JA，Bootman JL，eds. *Preventing Medication Errors* . Institute of Medicine. Washington: National Academy Press，2007.

[8] Cipolle CL，Cipolle RJ，Strand LM. Consistent standards in medication use: the need to care for patients from research to practice. *J Am Pharm Assoc*，2006，46:205-212.

[9] Cipolle RJ，Strand LM，Morley PC. *Pharmaceutical Care Practice: The Clinician's Guide*. New York: McGraw-Hill，2004.

[10] Isetts BJ，Buffington DE. CPT code-change proposal: national data on pharmacists' medication therapy management services. *J Am Pharm Assoc*，2007，47:491-495.

[11] American Medical Association. *CPT Changes 2006: An Insider's View* . Chicago: American Medical Association，2005:309-312.

[12] Smith MA，Bates DW，Bodenheimer TS，Cleary PD. Why pharmacists belong in the medical home. *Health Aff (Millwood)*，2010，29(5)：906-913.

[13] Patient-Centered Primary Care Collaborative. *The patient-centered medical home: Integrating*

comprehensive medication management to optimize patient outcomes . 2010. Available at http://www. pcpcc. net/content/medication-management . Accessed July 19，2011.

[14] Carr S. *A quotation with a life of its own* . Quotation often attributed to Donald Berwick，W. Edward Deming，and Paul Bataldén as a guiding principle for quality improvement. *Patient Safety Quality Healthcare E-Newsletter* ，July/August 2008. Accessed July 19，2011. http:// www. psqh. com/ julaug08/editor. html.

[15] American Medical Association. *About CPT®*. Accessed July 19，2011. http://www. ama-assn. org/ama/ pub/physician-resources/solutions-managing-your-practice/codingbilling-insurance/cpt/about-cpt.

[16] Porter ME，Teisberg EO. *Redefining Health Care: Creating Value-based Competition on Results* . Boston: Harvard Business School Press，2006.

[17] Pharmacist Services Technical Advisory Coalition. *Medication Therapy Management Service Codes* . Accessed July 19，2011. http://www. pstac. org/services/mtms-codes. html .

[18] Medicare Payment Advisory Commission，Hackbarth GM (Chair). *Report to the Congress: Medicare Coverage of Nonphysician Practitioners*. Washington DC，June 2002 ；21-26. Accessed July 19，2011. http://www. medpac. gov/documents/jun02_NonPhysCoverage. pdf .

[19] Oliver TR，Lee PR，Lipton HL. A political history of Medicare and prescription drug coverage. *The Milbank Quarterly* ，2004；82(2):283-354. Available through The Henry J. Kaiser Family Foundation (2004 Milbank Memorial Fund，Blackwell Publishing). http:// www. kff. org/medicare/ upload/A-Political-History-of-Medicare-and-Prescription-Drug-Coverage. pdf .

[20] Benner JS，Kocut SL. Medicare Part D: good for patients and an opportunity for pharmacists. *J Manag Care Pharm*，2009，15:66-70.

[21] Centers for Medicare and Medicaid Services. *Medicare Part D Medication Therapy Management (MTM) Programs 2011 Fact Sheet* ，updated June 30，2011. Accessed July 15，2011. https://www. cms. gov/PrescriptionDrugCovContra/Downloads/MTMFactSheet2011. pdf.

[22] Goldman RL. The reliability of peer assessments: a meta-analysis. *Eval Health Prof*，1994，17:3-21.

[23] Isetts BJ，Brown LM，Schondelmeyer SW，Lenarz LA. Quality assessment of a collaborative approach for decreasing drug-related morbidity and achieving therapeutic goals. *Arch Intern Med*，2003，163:1813-1820.

[24] Pharmacy Quality Alliance，Medication Therapy Management Work Group. Accessed July 1，2011 at http://www. pqaalliance. org/MTMCare. htm.

[25] Cranor CW，Bunting BA，Christensen DB. The Asheville project: long-term clinical and economic outcomes of a community pharmacy diabetes care program. *J Am Pharm Assoc*，2003，43:173-190.

[26] Bluml BM，McKenney JM，Cziraky MJ. Pharmaceutical care services and results in Project ImPACT: Hyperlipidemia. *J Am Pharm Assoc*，2000，40:157-165.

[27] Goode JV，Swiger K，Bluml BM. Regional osteoporosis screening，referral，and monitoring program in community pharmacies: findings from Project ImPACT: Osteoporosis. *J Am Pharm Assoc*，2004，44:152-160.

[28] Bluml B. Definition of medication therapy management: development of profession-wide consensus. *J Am Pharm Assoc*，2005，45:566-572.

[29] American Pharmacists Association，National Association of Chain Drug Stores Foundation，et al. Medication therapy management in pharmacy practice: core elements of an MTM service model (version 2. 0). *J Am Pharm Assoc*，2008，48:341-353.

[30] Medicaid to pay Mississippi pharmacists for disease management. *Am J Health Syst Pharm*，1998，55:1238-1239.

[31] HMOs adopt Wisconsin Medicaid pilot project for commercial enrollees. *Payment Strat Pharmaceut Care*，1998，3:1；2；5-8.

[32] Chrischilles EA，Carter BL，Lund BC，et al. Evaluation of the Iowa Medicaid pharmaceutical case management program. *J Am Pharm Assoc*，2004，44:337-349.

[33] Michaels NM，Jenkins GF，Pruss DL，Heidrick JE，Ferreri SP. Retrospective analysis of community pharmacists' recommendations in the North Carolina Medicaid medication therapy management program. *J Am Pharm Assoc*，2010，50:347-353.

[34] National Conference of State Legislatures. *Medication Therapy Management: Pharmaceutical Safety and Savings* . Updated June 2011. Accessed July 19，2011 at http://www. ncsl. org/ default. aspx?tabid=19064.

[35] State of Minnesota Medicaid Medication Therapy Care Program documents and information available at: http://www. dhs. state. mn. us/ Advanced Keyword Search: medication therapy management. Accessed July 1，2011.

[36] Isetts BJ. *Evaluating Effectiveness of the Minnesota Medicaid Medication Therapy Management Care Program—Report to the Legislature* . State Contract Number B00749，Posted December 14，2007. Accessed July 19，2011 at http://www. dhs. state. mn. us/main/groups/business_partners/documents/ pub/dhs16_140283. pdf.

[37] Affordable Care Act，2010: *Medication Management Services in Treatment of Chronic Diseases，Grants or Contracts to Implement Medication Management Services in Treatment of Chronic Diseases.* Public Law 111-148，companion Reconciliation Act P. L. 111-152，Title III，Subtitle A，Sec. 3503，Public Health Services Act，42 U. S. C. 201，2010 Amendments to the P. H. S. Act，Sec. 935，(pp. 1055-1061). Accessed July 19，2011 at http://www. healthcare. gov/center/authorities/ title_iii_improving_the_quality_and_efficiency. pdf .

[38] Fairview Health System—Medication Therapy Management Program. Accessed July 18，2011 at http://www. fairview. org/Pharmacy/MedicationTherapyManagement/index. htm .

[39] Rosser WW，Colwill JM，Kasperski J，Wilson L. Progress of Ontario's family health team model: a patient-centered medical home. *Ann Fam Med*，2011，9:165-171.

[40] Rosser WW，Colwill JM，Kasperski J，Wilson L. Patient-centered medical homes in Ontario. *N Engl J Med*，2010，362(3):e7.

[41] Losinski VL. *Educating for Action: Understanding the Development of Pharmaceutical Care Practitioners.* A PhD dissertation presented to Faculty of the Graduate School of the University of Minnesota，May 23，2011.

12.16 总结：未来的展望

药物治疗管理是一个备受全球关注的问题。在过去的30年，我们已经在很多国家实地看到药学服务都在发生变化以满足患者药物治疗的需求。确实，我们也已经得到授权参与推动药学监护实践的开展，并且已经在许多国家落实了药物治疗管理服务项目。我们在不同的场合也遇到了前面章节谈到的障碍和问题。

药物不良事件是全球性的现象。目前有大量的证据可以说明这种现象。此外，日益增加的数据表明巨大的人力和费用成本几乎无法接受。今天摆在我们面前的两个最重要的问题是：可以做些什么？谁来做？这些都是开展药物治疗必须说清楚的问题。

本书已经努力解决了第一个问题，并提供了一个具有系统性的、全面的合理药物治疗管理的方法。本书也强调药师是纠正药物治疗问题的核心人物。

药学专业是由具备差异化知识的个体药师组成的。但是，他们能解决这一问题吗？基于他们近来在各地的发展，我们确信他们可以。世界上许多地方的专业协会都公开宣布支持药学专业方向的重大变化。确立药师作为合法的医疗团队成员，而非仅仅作为产品的供应者和分发者，这一想法是目前在药学专业中谈论的主题。因此，当我们不断发现不同意见的时候，我们也同样找到了药学专业共享的核心价值、目标和角色。药师应该并且能够充当患者药物治疗全面管理的主要参与者。在尝试开展这项业务的地方已经证明其在挽救生命、节省费用、改善患者生活质量方面是卓有成效的。现在我们有大量数据支持我们的这一主张，是更加积极主动地向新的方向迈进的时候了。

所有以上陈述只是一个开端。我们坚信药学必将在医疗机构中表现出更为积极的临床角色。完成这一使命的关键步骤就是积极发展和推动药学所扮演的以患者为中心的临床身份。目前发现在其他医疗执业者或一般公众的意识里并没有广泛认可药师作为临床人员。这并不代表药师没有在做临床的工作。相反，有相当的证据说明所有的药师在不同的场合确实做出了积极的临床干预。更准确地说，临床"行为"目前并没有马上要定义药学为临床角色，但我们发现医师和其他医疗执业者还是认可药师掌握的药物知识特性和深度。但是，在杂乱无章的医疗执业环境中，更多是依靠专业行为来判断个人或群体的能力，而不是依靠声称自己的专业知识有多丰富。局外人想亲自了解药师利用这些复杂知识所能做的事。不管药师们吹嘘自己多厉害，但局外人只看重实际行动和最终结果。而直接出药师的干预所产生的积极结局被认为是专业诉求的可信依据。因此，未来的发展必须涉及更多的论证项目和研究，以及接受药师、其他执业者和患者可以评估的实践活动。这里的核心想法是继续建立以实践为基础的循证药学，不仅可以证明自身价值，而且可以创建持续和充满活力的动态服务，并完全公开透明得到专业和公众的监督。

获得真正的合法职业身份需要共同目标和行动的明确陈述。任何职业身份必须传递清晰的专业信息，说出职业的功能，并定义现实的共同使命。领导者无论是否是被选举出来的，都应该十分清楚职业目标达成共识的重要性。领导者要利用这样的共识推动药学的各种功能和角色的转变，共同参与到临床实践更细微的工作之中。

简单列出药师能否胜任的许多临床工作，是无法提出一个严谨的行动计划来改造和振兴可以提供众多临床服务的一个职业形象。为达到这一目的必须要有一个统一的目标，即关注患者的临床治疗需求。总之，药师这样的一种身份，要通过得到其他医疗专业人员和大众的理解与尊重，并建立一种具有合法地位的专业实践的职业，才能为提供其服务的价值提供必要的动力，并促进职业的成长和发展。

药学监护的执业规范

药学监护的执业规范：

A.监护标准：执业者个体的服务标准。

B.行为准则：执业者群体的行为准则。

A.药师执业的监护标准

监护标准1：采集个体患者的信息

要求：采集患者相关的特性信息，作为判断药物治疗适宜性的参考。

衡量标准

1.用适宜的面谈技巧来采集患者的有关信息。

2.需要时可向患者、患者家属、看护者及其他医疗人员采集信息。

3.引导患者说出自己的用药体验，作为做出决策的参考。

4.所有信息可以用来描述患者用药状况、健康状况和患者药物相关的需求。

5.由患者的现状、疾病、欲望、需求和偏好来确定所采集信息的相关性与重要性。

6.取得完整、正确的用药史。

7.取得完整且正确的当前用药记录，包括适应证、药品、用药剂量和当前监测结果。

8.信息采集的过程必须有系统性、全面性，且能持续追踪。

9.仅采集需要的且用得到的信息，不要询问无关的信息。

10.最好以可重复取得的方式记录相关信息。

11.所有询问过程与记录的信息都应该确保患者的隐私，并予保密。

监护标准2：评估患者用药相关的需求

要求：执业者应从所收集的患者信息中分析评估其药物相关的需求是否得到满足，即患者所使用的药品适应证是否合适，药品是否有效、安全，患者是否能够并愿意依从医嘱服用药物。

衡量标准

1. 用所收集的患者相关信息评估其所用药品是否均有相关适应证。

2. 评估患者是否需要使用其他药品，而目前并未给予服用（有病没治疗）。

3. 患者正在使用的药物，是否能让病情获得最大的改善。

4. 所使用药品的剂量或用法，是否能确切地达到治疗目标。

5. 是否存在任何药物引起的副作用。

6. 药品的剂量是否过量，从而造成毒性的产生。

7. 评估患者的用药依从性行为，是否均按时用药，以实现既定的治疗目标。

监护标准3：确认疗效与药物治疗问题

要求：执业者应评估相关数据，来确认是否存在任何药物治疗问题。

衡量标准

1. 根据上述观察和发现的相关证据，来确认是否存在药物治疗问题。

2. 需要时，联系患者、患者家属、看护者或其他医疗人员，确认患者的药物治疗问题。

3. 需明确描述药物治疗问题。清楚描述相关疾病与药物治疗之间的相互关系或造成问题的原因。

4. 将药物治疗问题按优先次序排好，以解决优先选出的问题。

5. 配合监护计划中拟订的治疗目标和期望的治疗结局，记录药物治疗问题。

监护标准4：拟订监护计划的治疗目标

要求：执业者应明确以患者为中心的治疗目标。

衡量标准

1. 治疗目标应依照患者的每一种疾病来设定，每种疾病有其治疗控制的目标。

2. 描述要达到的治疗目标，应以能观察或可测量的临床参数和（或）化验结果来描述，这些参数能用来评估药物治疗的有效性和安全性。

3.在适当情况下，药师应与患者和其他医疗执业者互相讨论治疗目标，并获得共识。

4.治疗目标应实际可行，是患者目前能力或潜在能力可做到的（指在患者所拥有的资源下能达到的）。

5.治疗目标应包含一份能达成的时间表。

监护标准5：执行药学干预活动的内容

要求：执业者所拟订的一份患者监护计划应包括解决药物治疗问题、达成治疗目标、预防药物治疗问题的药学干预活动。

衡量标准

1.每次药学干预活动必须个性化针对患者病情、药物相关需求和药物治疗问题。

2.应考虑所有可解决药物治疗问题的几种可选方案，然后选择最好的方案。

3.必要时，药物治疗问题的干预活动应与患者、患者家属或看护者以及其他医疗人员共同合作开展。

4.记录所有药学干预活动。

5.为了达到监护患者的连续性，该计划应包含持续随访评估的时间表。

监护标准6：建立一份患者疗效随访评估的时间表

要求：执业者应订出随访计划表，拟订何时监测什么项目，评估药物治疗的疗效，并评估患者是否发生过任何药物相关的不良事件。

衡量标准

1.建立能评估疗效的临床或化验指标，并且拟订何时应收集这些数据。

2.建立能反映患者用药副作用的临床或化验指标，拟订收集该数据的时间表。

3.与患者一起建立一份疗效随访评估的时间表。

4.随访评估的时间表和计划必须做记录。

监护标准7：患者疗效随访评估

> **要求**：执业者应评估患者的实际治疗结果，并确定治疗的进展程度，判断是否存在任何安全性或用药依从性的问题，同时评定是否出现了新的药物治疗问题。
>
> **衡量标准**
>
> **1.** 记录患者药物治疗的实际结果，以及医师是否经药师建议后有调整处方，或患者经药师教育后而改变用药行为。
>
> **2.** 评估药物治疗的效果，并比较实际结果与预期达到的治疗目标，以确定患者的治疗进展状况。
>
> **3.** 评估药物治疗的安全性。
>
> **4.** 评估患者的用药依从性。
>
> **5.** 依照需求修改患者监护计划。
>
> **6.** 患者监护计划的修改必须记录下来。
>
> **7.** 评估必须是系统的且持续执行，直到达到治疗目标。
>
> **8.** 若有需要，患者、患者家属或看护者、其他医疗人员应参与评估过程。

B.药师执业的行为准则 ------------------------------

标准1：监护质量

> **要求**：执业者应依照专业实践规范和相关法规条例，以评估自己的执业行为。
>
> **衡量标准**
>
> **1.** 执业者利用文献中的循证证据来评价自己的执业表现。
>
> **2.** 执业者应持续并经常寻求同行评审，以评估自己的监护行为。
>
> **3.** 执业者运用自己执业结果的数据，以严谨态度评价自我执业的表现。

标准2：道德伦理

> **要求**：执业者代表患者利益所做的决定及行动，应遵从道德伦理和行为规范。

衡量标准

1. 执业者应维护患者的隐私与机密。

2. 执业者应作为患者权益的支持者和维护者，应帮助其节省医疗经费的支出。

3. 执业者应排除主观偏见及歧视的态度执行监护行为，并对患者的独特性保持尊重态度。

4. 执业者应以维护/保护患者的自主性、尊严和权利的态度执行监护工作。

5. 执业者应寻求资源来协助规范道德伦理相关决策。

标准3：同僚关系

要求：执业者应协助其他执业者、同事、学生和其他专业人员的职业发展。

衡量标准

1. 当其他医疗专业人员要求协助时，执业者愿意提供专业协助。

2. 执业者愿促进患者、医师、护士以及其他医疗人员之间的互动关系。

标准4：多方合作

要求：执业者照顾患者时，应与患者、家属或看护者及其他医疗人员共同合作。

衡量标准

1. 患者应被看作最终的决策者，而各专业间应相互合作与配合。

2. 执业者应与患者的医疗人员合作，构建对患者最有利的治疗监护环境。

标准5：继续教育

要求：执业者需要不断学习药理学、药物治疗学和药学监护实践方法的最新知识。

衡量标准

1. 执业者运用反思来发现需要补充的专业知识。

2. 执业者持续通过订阅专业期刊、最新书籍、执业者间的互动以及参加继续教育课程来更新知识。

标准6：参与研究

要求：执业者应在执业中经常运用各类研究的结果，在必要时也参与研究。

衡量标准

1.执业者应运用各类研究的结果作为执业决策的依据。

2.执业者通过系统地回顾文献，来找出有助于执业的知识、技巧、技术和产品，并及时加以运用。

3.有机会时，执业者可在执业中规划应用性研究，边执业边收集数据。

标准7：资源分配

要求：执业者在规划和提供患者照护时，应考虑药物的疗效、安全性和成本等相关因素。

衡量标准

1.执业者对于患者、其他医师及往来机构的财务需求与资源的限制应有清楚认识。

2.执业者应决定尽力节省资源，并在执业中让资源的使用得到最大的价值。

绝对危险度差（absolute risk reduction）

- 两组（通常是治疗组与对照组）事件发生率的差值。

依从性（adherence）

- 患者采用给药方案治疗疾病的能力或意愿，给药方案是指执业者基于目前所有有效临床证据，判定药物的选择有正确的适应证、药物有效、可以达到想要的结果而不产生任何伤害。
- 患者能够并愿意按照医嘱服用药物。

权益保护[advocacy（patient）]

- 代表患者，积极承担获取信息或解决问题的意愿。
- 维护患者利益，可能需要对部分的医疗行为进行干预。

评估（assessment）

- 对患者的药物相关需求的一次系统回顾和评价。
- 评估的目的是确保患者所有的药物治疗都具有正确的适应证，使用的药物是最有效的并且最安全的，以保证患者有能力和意愿去遵守药物治疗方案并且使药师可以确认出药物治疗问题。
- 包括药物治疗评估的决策过程。
- 是药学监护实践中患者监护流程的三个步骤之一（整个过程还包括监护计划和随访评估两个步骤）。

善行（beneficence）

- 做对患者最有益的事情。
- 善行是药学监护实践中的一个基本伦理原则。

监护计划（care plan）

- 指一份详尽的计划安排，概括了执业者和患者的工作内容和承担的责任。计划的目的是帮助患者达成治疗的目标，解决及预防药物治疗问题。
- 监护计划的制订是依据患者的疾病情况或药物治疗的适应证。
- 包括：① 治疗目标的陈述；② 执业者做出的干预措施以及患者需要采取的行动，以解决和预防药物治疗问题并达成治疗的目标；③ 随访评估的时间安排。

监护/关切（caring）

- 一种对他人需求的回应状态，涉及个人参与的意愿。
- 承诺为他人减少病痛伤害及痛苦。
- 监护是治疗关系的基石，是药学监护实践理念的一个主要组成部分。
- 包括执业者必须做到的三个方面：① 评估患者的需求；② 获取满足评估需求的信息资源；③ 确定药师的帮助是否已经产生了正面的或负面的治疗结局。

临床药学（clinical pharmacy）

- 从19世纪60年代中至今，药学专业的重心已经从药品供给转移到以患者为导向的服务，其中包括患者咨询。
- 还包括很多不同的服务，比如个体化（药代动力学）给药服务、药物使用评估，这些主要都是由医疗机构提供的服务。
- 大多数都是为医师提供的服务或者应医师的要求而做的，或为迎合医疗政策和规范而做的。
- ACCP（美国临床药学学会）的定义：临床药学是指药师将药理学、毒理学、治疗学、临床药代动力学、药物经济学、药物基因组学以及其他生命科学的科学原理应用于患者的用药监护并发展起来的一门临床学科。

临床胜任能力（clinically competent）

- 执业者具备法律和道德意识，运用恰当的药学知识解决临床问题，以满足患者需求的能力。

顺应性（compliance）

- 指患者与执业者之间达成共识，执行药物治疗方案的能力和意愿。
- 有时也使用术语：依从性（adherence）和一致性（concordance）。
- 本术语特指对给药剂量方案的顺应，而非对家长式或独断式医嘱的顺应。

患者隐私[confidentiality（patient）]

- 保护患者个人信息不被公之于众的行为。

- 保护患者治疗过程中所有的隐私信息是对患者的尊重也是法律的要求［见"医疗保险携带与责任法"（HIPPA），于2003年4月14日发布］。
- 药学监护实践的道德准则之一。

利益冲突（conflict of interest）

- 指个人、金钱或政治的利益破坏了一个人本应具备满足或履行职业责任、道德伦理或法律责任的能力。

禁忌证（contraindication）

- 药物不适宜用于特定患者的情况或因素。
- （存在）一个原因或者一种理由（如一种症状或病症），导致不宜进行一个特定的治疗或操作。

当前用药记录（current medication record）

- 描述患者目前服用或接受的所有药物治疗的整理信息。
- 包括药物的适应证、具体药品、给药方案、疗程以及到目前的临床效果。
- 包括处方药品、非处方药品、替代药品、维生素、营养补充剂、草药以及患者为了获得治疗效果服用的其他产品。

诊断（diagnosis）

- 确定一种疾病的特性以及区别其他疾病的过程。
- 当需要时，通过综合分析患者的体征、症状、病史、化验结果以及体格检查后，对一种疾病的确认。

疾病（disease）

- 特定的病症或功能失调，具有一系列可识别的体征和症状特征。
- 人体的一种病理学的客观状况，临床表现出一系列生理学及生物学界定的症状。
- 除了外伤直接导致以外的功能异常或衰竭。

用法/用量（dosage）

- 患者在特定时间内使用的活性药物总量。
- 包括药物剂量、使用方法、频次以及疗程。

单次剂量（dose）

- 患者（他或她）每次自我使用药品的活性成分的量。
- 患者单次给药时所使用的药量。

给药间隔（dosing interval）

- 给药的间隔时间（比如，每8小时1次）。
- 特定时间段内的给药频次（比如，一日3次）。

药物（drug）

- 患者以治疗、预防或诊断为目的使用或服用的物质或产品。

药物相关的发病率（drug-related morbidity）

- 与药物治疗相关的疾病或伤害的发生率和患病率。
- 指药学监护实践理念解决社会需求的一个方面。

药物相关的死亡率（drug-related mortality）。

- 与药物治疗相关的死亡发生率。
- 指药学监护实践理念解决社会需求的一个方面。

药物相关需求（drug related need）

- 与药物治疗相关的患者医疗需求，其药物治疗可以得到药学监护执业者提供的专业帮助。
- 包括：① 每种疾病药物治疗的合理使用；② 每种适应证的最有效药物；③ 最安全可行的给药方案；④ 患者遵医嘱服药的意愿及能力。

药物治疗（drug therapy）

- 包括针对治疗指征，患者使用的药物和给药方案。
- 与pharmacotherapy同义。

药物治疗问题（drug therapy problem）

- 患者经历的、涉及或者怀疑涉及药物治疗的任何不良事件，会妨碍达到预期的治疗目标，需要临床判断去解决或预防。
- 陈述问题需包括描述患者的情况或问题、涉及的药物治疗以及两者之间的关系。
- 问题可按下列情况分类：
  ① 适应证不恰当的用药
  a.患者需要增加药物治疗（存在没得到治疗的适应证）。
  b.患者正在接受不必要的药物治疗。
  ② 无效的药物治疗
  a.患者正在使用一种无效的药品。
  b.患者正在使用的药物剂量偏低。

③ 不安全的药物治疗

a.患者出现药物不良反应。

b.患者正在使用的药物剂量过高。

④ 治疗依从性差

患者无法或不愿意按医嘱接受药物治疗。

（药物治疗的）有效性 [effectiveness（of drug therapy）]

- 药物治疗对特定患者产生理想或预期的有益结果（结局）的能力。
- 在实际执业过程中，干预个体患者治疗所产生的效果。

药效（efficacy）

- 一种药物在特定患者人群中可以产生有益效果的证据。
- 按照临床试验方法，进行对照试验评估一次干预所产生的效果。

伦理困境（ethical dilemma）

- 采用两种不同的解决方式处理一种状况（它们都符合伦理原则）所产生的冲突。
- 对两位具有不同价值观、不同知识层次、期望和欲望的个体临床状况碰撞产生的结果。
- 与伦理难题（ethical problem）和伦理问题（ethical issue）同义。

伦理原则（ethical principles）

- 应用于描述患者监护中道德准则的概念。
- 形成药学监护实践理念的基础。
- 包括善行原则、无伤害原则、诚实原则、公正原则、忠实尽责原则、自主权原则和保密性原则。

伦理学（ethics）

- 一套道德标准或价值观，用于帮助执业人员树立正确的职业行为准则。
- 管理个人或规范一种职业的特征或理念。

随访评估 [evaluation（follow-up）]

- 在计划的间隔时间对患者进行详尽的面谈以确定药物治疗的效果（结局）。
- 评估的目的是记录药物治疗的实际效果，评估患者对实现治疗目标的进展，确定之前的药物治疗问题是否已经得到解决，并评估是否发生了新的药物治疗问题。
- 是药学监护实践中患者监护流程的第三步骤（其他两个步骤是患者评估及监护计划）。

死亡（expired）

- 用于描述患者的疾病在药物治疗期间结局状态方面的一个标准术语。
- 患者在药物治疗期间死亡。

失败（failure）

- 用于描述患者的疾病在药物治疗期间结局状态方面的一个标准术语。
- 治疗中尽管使用足够的剂量与疗程，但没有达到治疗目标。需要停止目前用药并开始新的药物治疗。

忠诚尽责（fidelity）

- 忠诚守信的行为。
- 是药学监护实践应具备的主要伦理原则之一。

全科医疗人员（generalist）

- 向不同性别、疾病、药物治疗或器官系统的患者群提供持续、全面、可协调的监护服务的执业者。
- 是医疗体系中患者第一个接触到的执业者，为患者提供开放、不受限制医疗帮助，不论年龄，性别或其他个人因素，处理患者所有的健康问题。

治疗目标（goals of therapy）

- 药物治疗期望的临床终点。
- 体现为：预防疾病，治愈疾病，减少或消除体征和症状，减缓疾病的发展，化验结果正常化或帮助诊断的方法。
- 包括临床参数（体征和症状）和/或化验结果（可观察、可测量和可得到，期望的数值或可观察到参数的变化以及一个具体的时间范围）。

生病（illness）

- 患者对疾病或健康状况的一种生活经历（体验）。
- 可以看作是一个"过程"，它常发生在一段漫长的时期。
- 生病的经历涉及生理、社会、心理和文化的因素。

改善（improved）

- 用于描述患者的疾病在药物治疗期间结局状态方面的一个标准术语。
- 从时间方面来看，正朝达到治疗目标方向取得很大进展。将继续进行相同的药物治疗。

发生率（incidence）

- 某段时间内，人群中出现的新发病例数或生病人群的数目。

（药物治疗）适应证［indication（for drug therapy）］

- 针对特定患者某种情况（疾病、症状）的治疗、预防或诊断需求，而采用药物治疗的原因。
- 提示有必要或需要开始药物治疗的患者体征或症状。

起始（initial）

- 用于描述患者的疾病在药物治疗期间结局状态方面的一个标准术语。
- 表示对于一个临床适应证开始药物治疗。

公正性（justice）

- 应当或必须给予他人公平、平等以及恰当的治疗。
- 是药学监护实践应具备的主要伦理原则之一。

药物（medication）

- 患者为了治疗、预防或诊断为目的而使用的一种药品。

用药体验（medication experience）

- 患者一生中所有与药物治疗有关的事件的总和。
- 患者个人的用药经历。
- 包括患者的态度、信仰、偏好、顾虑、期望和用药行为的生活经历。
- 包括患者对于其经历的表述，患者用药史以及患者的当前用药记录。

用药史（medication history）

- 患者以往所用的药物治疗及预防性药物治疗的记录。
- 包括处方药、非处方药、替代治疗、营养补充剂以及其他以治疗为目的的产品。
- 包括免疫接种、社交性药物的使用、药物过敏以及不良反应、警示、特殊需要及相关药物的使用史。

药物治疗管理服务（medication management service）

- 药物治疗管理服务是一项需要符合监护标准的专业活动，通过个体化评估可确保评估每位患者的每项用药（不论是处方药、非处方药、替代药、传统药、维生素或营养补充剂）是否适合需要治疗的病症、用药是否有效达到已确立的目标、用药对存在并发症以及可能服用其他药物的患者是否安全、患者是否能够和愿意按医嘱用药。这项评估是以一个系统的和全面的方式完成的。

- 除了全面评估患者的药物相关需求，药物治疗管理服务还包括个体化监护计划，该计划是利用患者的用药体验及偏好与患者一起确定期望的治疗目标以及适当的随访，以评估按治疗计划产生的患者实际结局。这些行为需要在取得患者理解、同意，并且积极参与治疗方案的基础上才能全部实现，这样才能优化每位患者的用药体验及临床结局。药物治疗管理服务的实施及记录应该体现出对患者监护附加的独特价值以及容易融合到医疗团队共同监护患者。
- 药物治疗管理服务必须立足于药学监护的执业理念和专业实践的伦理，并且要按照规范中所规定的患者监护过程的执业标准来实施。

用药行为（medication taking behavior）

- 指患者服用药物的决定及其遵从药物使用和给药方案的行为，作为观察患者用药顺应性或依从性的指标。
- 用药行为受患者的信仰、态度、偏好、欲望以及药物治疗相关经验的影响。

药物治疗管理（medication therapy management，MTM）

- 美国联邦政府使用此专业术语来描述为符合Medicare D项药品福利计划条件的Medicare受保人提供的服务，并阐明以患者为中心的服务旨在改善治疗结局。
- 与现行临床程序术语（Current Procedural Terminology，CPT）（由美国医学会建立）编码一起使用于进行计费的术语。
- 美国医学会将其定义为药师按照要求，对患者进行面对面评估及适当的干预。药物治疗管理服务用于优化药物治疗的效果或管理与治疗相关的药物相互作用及并发症。包括以下记录内容：患者相关病史回顾、药物治疗档案（处方药及非处方药）以及为提高治疗结局及治疗依从性而提出的建议。

道德（morality）

- 与伦理（ethics）同义（见伦理）。

无伤害原则（nonmaleficence）

- 最重要的是不能伤害他人。
- 是药学监护实践应具备的主要伦理原则之一。

需要治疗的患者数（number needed to treat）

- 在特定时期内获得一例有利（治疗）结果或避免一例不利结局的发生（预防）而需要治疗的人数，等于绝对危险度差（absolute risk reduction）的倒数。

起效时间（onset of action）

- 从服用药物至药物在体内开始发挥药理作用的时间。

治疗结局，患者（outcomes，patient）

- 临床干预药物治疗产生的实际结果。
- 可包含如下特征：经济的（如成本），社会的/行为的（如患者的偏好），生理的和临床的（如化验结果，体征和症状）。

结局状态（outcome status）

- 每种疾病状况进行药物治疗后，通过随访评估作出的首要临床决策。
- 描述治疗过程中患者药物治疗有效性的特性。
- 采用一系列标准的定义描述疾病状况：治愈、稳定、改善、部分改善、未改善、恶化、失败和死亡。

部分改善（partially improved）

- 用于描述患者的疾病在药物治疗期间结局状态方面的一个标准术语。
- 患者病情正朝理想的治疗目标方向发展，可以有指标评估。但仍需对药物治疗方案进行调整，通常需要调整剂量，或增加药物辅助治疗或协同治疗。

家长作风式（指患者监护方式）［paternalistic（approach to patient care）］

- 权威人物所采取的一种方式，来管理那些在其控制范围内可影响到患者的事情，以及影响到患者与权威之间的关系。
- 其特点是执业者的决策很少考虑到患者的意愿。
- 这种权威的方式有悖于药学监护实践的理念。

患者（patient）

- 接受或需要医疗服务的个体。
- 患者都有自己独特的需求、价值观以及信仰，这些因素与医疗执业者会产生互动关系。
- 有时候患者也被描述为客户、消费者或顾客。

患者监护流程（patient care process）

- 在监护个体患者时，执业者执行的一套标准服务的工作内容。
- 当药学监护执业者为患者提供监护时，需要执行的一套系统的专业服务行为包括患者评估、监护计划及随访评估。
- 允许执业者做出合理的和证据充足的循证决策的一个流程。

以患者为中心（patient-centred）

- 监护工作是把患者的需求作为医疗人员的核心工作。
- 监护工作是把患者视作一个完整的人来监护，而不是把细分患者成疾病类别、器官系统或药物种类来处理。
- 是药学监护实践理念的基石。

和患者达成一致的依从性（patient-centered adherence）

- 只要药学监护执业者能够确保对患者使用的药物恰当、有效及安全，并且参照患者用药体验对其拟定个体化监护计划，就可实现"和患者达成一致依从性"的目标。这样，患者就能够积极参与临床治疗的用药决策，并参与拟定监护计划以达到治疗目标，而且患者能够为达到最佳治疗结果做出的行为负责。

药学监护（pharmaceutical care）

- 一种以患者为中心的执业行为，要求执业者承担解决患者药物需求的责任，并坚守这一承诺。
- 一种医疗专业人员的执业行为，其目的是通过确认、解决和预防药物治疗问题来满足患者的药物需求。
- 药学监护实践的目标是提供负责任的药物治疗帮助达到积极的治疗结局。

药物治疗（pharmacotherapy）

- 使用药物治疗或者预防人类疾病。
- 包括患者按其临床指征使用的药品及其给药方案。
- 与 drug therapy 的同义。

药物治疗评估方法（pharmacotherapy workup）

- 药学监护实践中采用的一个合理的决策过程。
- 执业者的临床决策涉及评估患者的药物相关需求、确认药物治疗问题、确立治疗目标、选择干预措施以及评估治疗的结局。
- 描述在药学监护中的思考过程、假设、所建立的关系、所做决策和解决的药物治疗问题。

执业行为（practice）

- 在常见的执业理念及患者监护流程指导下，以社会可以接受的方式和标准创造性地运用知识解决特定问题的行为。
- 执业者在监护患者过程中，与患者面谈评估的经历（体验）
- 执业者对患者群体提供的监护服务。

执业理念（practice philosophy）

- 用来指导相应职业领域的执业行为的一套价值观。
- 帮助执业者做出符合临床、伦理和管理的决定，而且用于执业者判断重要事项以及决定解决问题优先顺序。
- 始终应该做的事情并且适用于所有执业者的专业实践。
- 指导执业者的日常执业行为。
- 药学监护的执业理念包括满足社会责任，尽量减少与药物相关的发病率和死亡率，接受承担确认、解决和防止药物治疗问题的直接责任，以及运用以患者为中心的监护方式。

执业者（practitioner）

- 拥有独特知识体系、技能和价值观的个人并将这些运用于满足患者医疗需求。
- 认同一种具体的执业理念并与同行的其他执业者保持一致的执业方式（患者监护流程）。
- 依据具体的监护标准和专业行为标准来执业的个人，并要求其同事也需遵循这些标准。
- 与临床人员（clinician）同义。

患病率（prevalence）

- 在一个特定时期所有案例的数量或者发生率。

预防（preventive）

- 用于阻止或避免患病或疾病的措施，包括为药物治疗以及降低药物治疗问题引起的风险和/或阻止疾病发展而采取的干预措施。

职业（profession）

- 通过在文科或理工科方面的培训，并且在某一专科领域有更深入的学习，从而进入的一种行业。
- 在一种特定的职业或工作或领域中可以胜任的一个群体。
- 体现出以下特性：① 超越个人利益的服务；② 专业知识的应用；③ 具有人道主义的技能；④ 道德准则；⑤ 一种诚信的执业者与客户之间的关系；⑥ 需要通过注册或州级认证，体现出培训和实践在法律上的规范；⑦ 规范推广服务的行为；⑧ 独立于外部的管理。

职业伦理（professional ethics）

- 执业理念界定的一套伦理准则和价值观。

- 执业者规范的恰当。

相对危险度（relative risk）

- 治疗组与对照组对比的治疗，达成一个事件或结局的风险，也可描述为以预防措施防止一个事件的发生。
- 在临床试验中，用于比较患者不接受新的治疗（或安慰剂）与接受已确立的（标准）治疗时患疾病的风险。
- 还用于比较正在接受一种药物治疗的患者与不接受药物治疗（或安慰剂）的患者发生副作用的风险。

相对危险度差（relative risk reduction）

- 治疗组与对照组相比，事件发生的减少值，这个数字通常表示为一个百分比。
- 计算时以绝对危险度差除以对照组事件发生率。
- 在确定一个适当的治疗计划时可能比绝对危险度差更有用，因其不仅考虑到所推荐治疗的有效性，也考虑到在缺乏治疗时一个事件发生的相对可能性（正面或负面）。

反思型执业者（reflective practitioner）

- 执业者应该积极主动并深思熟虑地、自觉地参与临床工作，才能了解并批判性地分析，从执业经验中学习，以提高临床能力和改善与患者关系。

治愈（resolved）

- 用于描述患者的疾病在药物治疗期间结局状态方面的一个标准术语。
- 治疗的目标已经实现，药物治疗已完成或现在可以停止。通常与急性疾病的成功治疗有关。

专科医疗人员（specialist）

- 确认、解决并预防比全科医疗人员解决更为复杂的问题的执业者。
- 使用与全科医疗人员相同的患者监护流程促进他们之间的沟通。
- 接待的患者通常来自于转诊或会诊。
- 在医学领域中，通常涉及特定的执业范围，如肾脏病、肺病、心脏病、神经病、泌尿系统病、胃肠病和传染病。

（患者的）安全性［safety（of the patient）］

- 患者免受副作用、毒性或其他不良药理作用影响的程度（已知该药物以一定的剂量用于患者治疗时可发生上述反应）。

稳定（stable）

- 用于描述患者的疾病在药物治疗期间结局状态方面的一个标准术语。
- 治疗的目标已经实现，相同的药物治疗将会继续。通常与慢性疾病的治疗有关。

职业行为准则（standards for professional behavior）

- 描述执业者职业责任的权威声明。
- 执业者对公众承担的责任。
- 包括监护质量、道德伦理、同行关系、多人合作、教育研究和资源分配的指南。

监护标准（standards of care）

- 期望执业者为患者提供监护的水平。
- 每位患者有权期望执业者按照执业规范提供监护服务。
- 接受同行、监管机构和公众评价的一套行为标准。
- 监护标准应包括患者评估、确认药物治疗问题、制订监护计划和随访评估的指南。

（药品的）规格[strength（of a product）]

- 每种剂型中有效的活性药物成分的含量（如750mg/片）。

治疗关系（therapeutic relationship）

- 以优化患者的用药体验为目的，在执业者和患者之间形成的合作关系或联盟。
- 特点是：信任、同理心、尊重、真实性和积极响应。

未改善（unimproved）

- 用于描述患者的疾病在药物治疗期间结局状态方面的一个标准术语。
- 描述在达到治疗目标方面无法评估出治疗的进展。从临床判断看要达到有效的回应还需要更多的时间。
- 治疗方案不做任何调整，这时将继续相同的药物治疗。

恶化（worsened）

- 用于描述患者的疾病在药物治疗期间结局状态方面的一个标准术语。
- 在当前的药物治疗方案下，患者健康状况一直在下降，需要在对药物选择和用法用量上做一些调整。

附录3

药物治疗评估的记录表格

药物治疗评估的记录表格			患者评估			
联系信息	姓名					
	地址		城市		州	邮编
	宅电	工作电话	手机		电子邮件地址	
	药房名		诊所名			
	电话		电话			

个人信息	年龄		出生日期		性别	
	体重		身高		去脂体重	
	妊娠　是/否		哺乳　是/否		预产期	
	职业					
	生活安排/家庭					
	医疗保险（报销项目）					

面谈评估的原因

用药体验	问题	监护时是否需要特别注意	
	患者对服用药物的态度怎么样？	需要	不需要
	患者对自己的药物治疗有何希望或期望？	需要	不需要
	患者是否对自己的药物治疗感到忧虑？	需要	不需要
	患者对其药物治疗了解的程度如何？	需要	不需要
	是否有文化、宗教、伦理问题影响患者的服药意愿？	需要	不需要
	描述患者的服药行为	需要	不需要

	物质	使用史	物质	使用史
社交性药物使用	烟草制品	□ 不使用烟草制品 □ 每天0～1包 □ 每天大于1包 □ 曾经有吸烟史 □ 试图戒烟	酒精	□ 不使用酒精 □ 每周小于2次 □ 每周2～6次 □ 每周大于6次 □ 有酒精依赖史
	咖啡因	□ 不使用咖啡因 □ 每天小于2杯 □ 每天2～6杯 □ 每天大于6杯 □ 有咖啡因依赖史	其他社交性用药	

2015年美国推荐出生至6岁儿童免疫计划

出生	1个月	2个月	4个月	6个月	12个月	15个月	18个月	19～23个月	2～3岁	4～6岁
乙型肝炎疫苗	乙型肝炎疫苗			乙型肝炎疫苗						
		轮状病毒疫苗	轮状病毒疫苗	轮状病毒疫苗						
		百白破联合疫苗	百白破联合疫苗	百白破联合疫苗		百白破联合疫苗				百白破联合疫苗
		流感嗜血杆菌疫苗	流感嗜血杆菌疫苗	流感嗜血杆菌疫苗	流感嗜血杆菌疫苗					
		肺炎球菌疫苗	肺炎球菌疫苗	肺炎球菌疫苗	肺炎球菌疫苗					
		灭活的脊髓灰质炎疫苗	灭活的脊髓灰质炎疫苗	灭活的脊髓灰质炎疫苗						灭活的脊髓灰质炎疫苗
				流感疫苗（每年）						
				麻腮风联合疫苗						麻腮风联合疫苗
				水痘疫苗						水痘疫苗
				甲型肝炎疫苗						

▨ 在该年龄范围内可接种疫苗

2015年美国推荐7～18岁儿童免疫计划

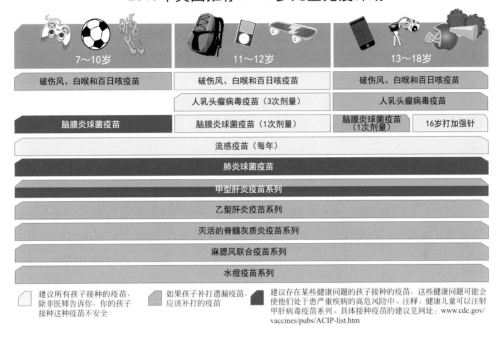

7～10岁	11～12岁	13～18岁

破伤风、白喉和百日咳疫苗	破伤风、白喉和百日咳疫苗	破伤风、白喉和百日咳疫苗
	人乳头瘤病毒疫苗（3次剂量）	人乳头瘤病毒疫苗
脑膜炎球菌疫苗	脑膜炎球菌疫苗（1次剂量）	脑膜炎球菌疫苗（1次剂量） / 16岁打加强针

流感疫苗（每年）

肺炎球菌疫苗

甲型肝炎疫苗系列

乙型肝炎疫苗系列

灭活的脊髓灰质炎疫苗系列

麻腮风联合疫苗系列

水痘疫苗系列

建议所有孩子接种的疫苗，除非医师告诉你，你的孩子接种这种疫苗不安全

如果孩子补打遗漏疫苗，应该补打的疫苗

建议存在某些健康问题的孩子接种的疫苗，这些健康问题可能会使他们处于患严重疾病的高危风险中。注释：健康儿童可以注射甲肝病毒疫苗系列。具体接种疫苗的建议见网址：www.cdc.gov/vaccines/pubs/ACIP-list.htm

2015年美国推荐成人免疫计划

疫苗 \ 年龄组	19～21岁	22～26岁	27～49岁	50～59岁	60～64岁	≥65岁
流感疫苗①	每年1次剂量					
破伤风、白喉和百日咳疫苗①	用1倍剂量的Tdap替代Td加强剂；每隔10年Td加强					
水痘疫苗	2次剂量					
人乳头瘤病毒疫苗（女性）①	3次剂量					
人乳头瘤病毒疫苗（男性）①	3次剂量					
带状疱疹疫苗					1次剂量	
麻腮风联合疫苗①	1次或2次剂量					
13价肺炎球菌结合疫苗①	1次剂量					
肺炎球菌多糖疫苗	1次或2次剂量					1次剂量
脑膜炎球菌疫苗①	1次或多次剂量					
甲型肝炎疫苗①	2次剂量					
乙型肝炎疫苗①	3次剂量					
流感嗜血杆菌疫苗①	1次或3次剂量					

① 可由疫苗伤害赔偿计划报销

目录中满足年龄要求和缺乏免疫依据（如缺乏免疫记录或以前没有感染依据）所有人群；不管带状疱诊的前期怎么样，推荐接种带状疱疹疫苗

如果存在一些其他危险因素（如疾病问题、职业问题、生活状态问题或其他适应证）推荐使用

不推荐

注：更多信息、脚注及参考文献见http://www.CDC.gov/vaccines/。

过敏史与警示	药物过敏（药物，发生的时间，出现的反应如皮疹、休克、哮喘、恶心、贫血）
	过去曾发生的药物不良反应
	其他警示、健康协助、特殊需求（视力、听力、活动性、素养、残疾）

	适应证	药品	用法用量（剂量、给药途径、用药频率、疗程）	起始时间	反应情况（有效性、安全性）
目前病史和用药情况					

	适应证（目前的医疗问题）	药物治疗	反应情况	日期
过去的药物治疗				

病史（相关疾病、住院治疗、手术过程、伤害、妊娠、分娩）

营养状况（记录每天摄入的热量、钙、钠、胆固醇、钾、维生素K）			
热量	K⁺	胆固醇	维生素K
钙	Na⁺	纤维素	

其他食物或饮食限制/需求

重要体征：血压_____/_____　　　心跳_____　　　呼吸次数_____　　　体温_____

		是/否				是/否	
全身系统评估	一般系统		食欲缺乏	生殖系统		痛经/月经异常
			体重变化			尿失禁
			疼痛			性功能障碍
			头痛			性欲低下
			头晕（眩晕）			阴道分泌物或瘙痒
			视力改变			潮热
	眼、耳、鼻、喉		失聪	肾脏/泌尿系统		尿频
			经常性耳鸣			血尿
			流鼻血			肾功能低下
			过敏性鼻炎	造血系统		过度损伤
			青光眼			出血
	心血管		胸口疼痛			贫血
			高血脂	骨骼肌		背部疼痛
			高血压			关节炎疼痛（骨关节炎/类风湿关节炎）
			心肌梗死			肌腱炎
			直立性低血压			肌肉疼痛
	肺部		哮喘	神经、精神方面		四肢麻木、刺痛感（麻木）
			呼吸窘迫			手部颤抖
			喘息			走路平衡感丧失
	胃肠道		烧心			沮丧/忧郁
			腹痛			有自杀倾向
			恶心			焦虑/紧张
			呕吐			注意力无法集中
			腹泻			易激怒/情绪不稳定
			便秘			脑卒中/缺血性脑卒中
	皮肤		湿疹/银屑病			失忆/记忆力减退
			瘙痒	感染性疾病		HIV/AIDS
			皮疹			疟疾
	内分泌系统		糖尿病			梅毒
			甲状腺功能减退症			淋病
			更年期综合征			疱疹
	肝脏		肝硬化			沙眼
			肝炎			结核
	营养/体液/电解质		脱水			
			水肿			
			缺钾			

需要解决的药物治疗问题

疾病和涉及的药物治疗	适应证
	不必要的药物治疗 – 无适应证 – 重复治疗 – 提示可以非药物治疗 – 治疗可以避免的不良反应 – 成瘾/社交性用药 **需要增加药物治疗** – 存在未治疗病情或疾病 – 应给予预防性药物治疗 – 需要合并另一种药物来加强疗效
疾病和涉及的药物治疗	有效性
	需要选择不同药品 – 还有更加有效的药物 – 存在治疗禁忌 – 药品剂型不合适 – 疾病治疗无效 **给药剂量过低** – 错误剂量 – 给药频率不合适 – 存在药物相互作用 – 疗程不合适
疾病和涉及的药物治疗	安全性
	药物不良反应 – 产生不期望的药理作用 – 药物对患者不安全 – 存在药物相互作用 – 剂量调整速度过快 – 产生过敏反应 – 出现药物禁忌 **给药剂量过高** – 错误剂量 – 给药频率不合适 – 疗程不合适 – 药物相互作用 – 不正确给药
疾病和涉及的药物治疗	依从性
	依从性差 – 没有理解用药说明书 – 患者不愿意服药 – 患者忘记服药 – 药品太贵 – 无法吞咽/服用药物 – 药品短缺

（__此时没有出现药物治疗问题）

药物治疗问题

药物治疗评估的记录表格	监护计划

适应证 _____
（目前疾病的描述和病史，包括先前的治疗情况和反应）

治疗目标（体征、症状、化验结果的改善或正常化，或风险降低）

1.

2.

即将解决的**药物治疗问题**

　　□ 此时无药物治疗问题

治疗其他选择（以解决药物治疗问题）

1.

2.

药物治疗计划（包括当前药物治疗及调整）

药物（药品名称）	用药方案（剂量、途径、频次、疗程）	调整记录

其他优化药物治疗的措施

下次随访评估的时间安排：

药物治疗评估的记录表格	随访评估

健康情况：＿＿＿＿＿＿＿＿＿＿＿＿＿＿＿＿＿＿＿＿＿＿＿＿＿＿＿＿＿＿

	结局指标	治疗前基线水平（日期）	第一次随访（日期）	第二次随访（日期）
有效性	症状/体征			
	症状/体征			
	实验室检查			
	实验室检查			
安全性	症状/体征			
	症状/体征			
	实验室检查			
	实验室检查			
	其他			
状态	状态 初始：已建立治疗目标，开始新的治疗 治愈：达到治疗目标，治疗完成 稳定：达到治疗目标，继续相同的治疗方案 改善：治疗进程理想，继续当前治疗 部分改善：治疗进程尚可，需要微调治疗方案 未改善：治疗无明显进展，继续当前治疗 恶化：健康状况下降，需要调整治疗方案 失败：治疗目标未达到，需停止当前治疗并改换治疗方案			
	新发现的药物治疗问题		□无 □已记录	□无 □已记录

日期	下次随访时间	备注

签字＿＿＿＿＿＿＿＿＿＿ 日期＿＿＿＿＿＿＿＿＿＿

评估药物治疗有效性和（或）安全性的常用指标

指标	治疗目标（正常范围）	临床应用
血压	治疗目标包括：收缩压 110 ～ 140mmHg，舒张压 75 ～ 85mmHg，糖尿病或肾病<130/80mmHg	用来评估抗高血压药物治疗的有效性和安全性，这些药物包括利尿药、β受体阻滞药、ACEI、血管紧张素 II 受体拮抗药、醛固酮拮抗药、钙拮抗药
总胆固醇	治疗目标为<200mg/dL（SI <5.17mmol/L）	代表血液中所有种类胆固醇的总和，包括高密度脂蛋白（HDL）、低密度脂蛋白（LDL）和甘油三酯（TG）
低密度脂蛋白（LDL）	治疗目标视其他危险因素而异，包括吸烟、高血压、HDL<40mg/dL、家族冠心病史以及男性>45 岁或女性>55 岁 ● 无其他危险因素：治疗目标为<160mg/dL（SI <4.1mmol/L） ● 有2项危险因素：治疗目标为<130mg/dL（SI <3.4mmol/L） ● 有冠心病且危险因素≥2项：治疗目标为<100mg/dL（SI<2.6mmol/L）	用来评估降脂药物的有效性，这些药物包括：阿托伐他汀、氟伐他汀、洛伐他汀、普伐他汀、辛伐他汀、烟酸、吉非贝齐、氯贝丁酯、考来替泊、考来烯胺
高密度脂蛋白（HDL）	治疗目标为>40mg/dL（SI >1.04mmol/L）	HDL 从外周组织清除多余的胆固醇，所以被称为"好"胆固醇。高HDL水平与冠心病风险减少有关
甘油三酯	<160mg/dL <1.8mmol/L	甘油三酯水平升高为冠心病的独立危险因素
葡萄糖	治疗目标包括：餐前血糖80 ～ 120mg/dL，睡前血糖100 ～ 140mg/dL。 两次随机空腹血糖均>126mg/dL 可诊断为糖尿病	用来评估糖尿病的药物治疗效果，这些药物包括胰岛素、格列吡嗪、格列本脲、吡格列酮、罗格列酮
糖化血红蛋白（HbA$_1$C）	治疗目标为<7%（某些情况<8%），正常范围是4% ～ 6%	用来评估糖尿病患者血糖控制的有效性，反应过去2 ～ 3个月间血糖控制的情况

续表

指标	治疗目标（正常范围）	临床应用
促甲状腺激素（TSH）	治疗目标为降低TSH水平到正常范围：0.3 ～ 5μU/ml（SI 0.3 ～ 5mU/L）	用来评价甲状腺功能减退症患者使用甲状腺替代治疗，如左甲状腺素的有效性；TSH升高可能意味着甲状腺功能减低
国际标准化比值（INR）	治疗目标因适应证不同而不同 心房纤颤、深静脉血栓、肺栓死：2.0 ～ 3.0，人工关节：2.5 ～ 3.5	用来评价抗凝治疗的有效性和安全性，用来决定华法林治疗的方案调整
血清钾（K$^+$）	治疗目标为使血清钾维持在正常范围内：3.5 ～ 5.0mEq/L（SI 3.5 ～ 5.0mmol/L）	用来评价和预防由利尿药、腹泻或呕吐引起的低钾血症所带来的心脏毒性，低钾血症还可加重地高辛的毒性。高钾血症与肾功能不全和使用ACEI和ARB类药物有关，包括：卡托普利、依那普利、赖诺普利、雷米普利、厄贝沙坦、氯沙坦和缬沙坦
肌酐：血清肌酐（SCr）和肌酐清除率（CrCl）	肌酐正常范围：0.6 ～ 1.3mg/dL（SI 53 ～ 115μmol/L），肌酐清除率正常范围：80 ～ 100mL/min，当CrCl<30ml/min时常需要调整药物剂量	用于指导通过肾脏排泄药物的剂量调整；用于判断肾毒性是否由药物引起或药物浓度是否由于肾功能下降而蓄积到不安全水平
丙氨酸氨基转移酶（ALT）	正常范围：男性：10 ～ 40U/mL 女性：8 ～ 35U/mL	用来评价药物引起的肝损伤，这些药物包括辛伐他汀、普伐他汀、洛伐他汀、阿托伐他汀、氟伐他汀、卡马西平、苯妥英、对乙酰氨基酚。如果水平上升至2 ～ 3倍，应考虑药物引起的肝损伤
天冬氨酸氨基转移酶（AST）	男性：20 ～ 40U/mL 女性：15 ～ 30U/mL	

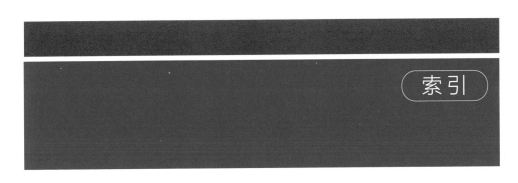

声　明

　　医学是一门不断发展的科学。由于新的研究成果的层出不穷，临床经验的不断积累，因此我们需要对治疗方法和药物治疗进行不断完善。本书的作者和出版者已经核查了相关信息来源，以确保本书所提供的信息完整可信并符合出版时的要求及标准。然而，鉴于可能存在的疏漏和医学的发展，作者、出版者以及其他参与本书出版工作的人员都无法保证书中的信息在任何情况下都是准确或完整的。他们不承担任何的错误或遗漏以及由于使用本书的信息所导致结果的一切责任。我们鼓励读者参考其他资料来确认书中的信息。特别是建议读者参考药品说明书以核实本书中的信息是否准确，建议的剂量或服用禁忌证是否已被修改等。这一建议尤其适用于新药或不常使用的药物。